Christoph Berg (Hrsg.)

Fetale Therapie

Christoph Berg (Hrsg.)

Fetale Therapie

—

DE GRUYTER

Herausgeber
Prof. Dr. med. Christoph Berg

Bereich Fetalchirurgie
Universitätsfrauenklinik Bonn
Sigmund-Freud-Str. 25
53127 Bonn

und

Bereich für Pränatale Medizin und Gynäkologische Sonographie
Universitätsfrauenklinik Köln
Kerpenerstr. 34
50931 Köln

E-Mail: christoph.berg@ukb.uni-bonn.de

ISBN 978-3-11-043841-3
e-ISBN (PDF) 978-3-11-043116-2
e-ISBN (EPUB) 978-3-11-043121-6

Library of Congress Cataloging-in-Publication Data
A CIP catalog record for this book has been applied for at the Library of Congress.

Bibliografische Information der Deutschen Nationalbibliothek
Die Deutsche Nationalbibliothek verzeichnet diese Publikation in der Deutschen
Nationalbibliografie; detaillierte bibliografische Daten sind im Internet über
http://dnb.dnb.de abrufbar.

© 2017 Walter de Gruyter GmbH, Berlin/Boston
Umschlaggestaltung: Christoph Berg, Bonn
Satz: le-tex publishing services GmbH, Leipzig
Druck und Bindung: CPI books GmbH, Leck
♾ Gedruckt auf säurefreiem Papier
Printed in Germany

www.degruyter.com

Für Anne

Vorwort

Seit der ersten intrauterinen intraperitonealen Transfusion im Jahr 1963 wurden weltweit Konzepte entwickelt, vorgeburtlich diagnostizierbare Erkrankungen bereits intrauterin zu behandeln. Über 50 Jahre später blicken wir nun dank der Fortschritte in der Ultraschalldiagnostik und der fetoskopischen Techniken auf eine Vielzahl möglicher intrauteriner Interventionen, vorwiegend bei Erkrankungen, die unbehandelt bereits intrauterin letal verlaufen oder postnatal mit erheblicher Morbidität und Mortalität vergesellschaftet sind.

Allerdings haben nur wenige dieser Methoden ihren Wert im Rahmen kontrollierter Studien unter Beweis gestellt. Die Lasertherapie des fetofetalen Transfusionssyndroms, die bald ihr dreißigjähriges Jubiläum feiert, ist eine der wenigen Ausnahmen. klinische Studien werden vor allem durch die Seltenheit der für eine intrauterine Therapie in Frage kommenden Erkrankungen erschwert, aber auch durch das Fehlen qualitativ hochwertiger nationaler Screeningprogramme, in Folge dessen immer noch viele therapierbare fetale Erkrankungen nicht oder erst sehr spät entdeckt werden. Somit handelt es sich bei den vorgeburtlichen Therapiemethoden meist um vielversprechende experimentelle Ansätze, die in einzelnen hoch spezialisierten Zentren angeboten werden, deren Wert aber noch nicht endgültig erwiesen ist. Zudem sind selbst in den spezialisierten Zentren die Therapieansätze und angewandten Techniken sehr unterschiedlich, was insbesondere bei den verschiedenen Operationsmethoden der Spina bifida offensichtlich wird. All dies macht die Beratung betroffener Paare zu einer großen Herausforderung.

Das vorliegende, im deutschsprachigen Raum einzigartige Basiswerk soll dieser Problematik Rechnung tragen. Die fetalen Erkrankungen, ihr sonographisches Erscheinungsbild und die in Frage kommenden intrauterinen Behandlungsmethoden werden detailliert geschildert und kritisch bewertet. Dabei wurde vor allem auf eine hohe Praxisrelevanz geachtet, so dass sich dieses Werk sowohl als Beratungsgrundlage für den rein diagnostisch tätigen Pränatalmediziner, als auch als technischer Leitfaden für klinische Abteilungen für Pränatale Medizin eignet.

Mein besonderer Dank gilt den Autoren – sämtlich international und national renommierte Experten auf dem Gebiet der Pränatalen Medizin und Fetalchirurgie –, die ihre wertvolle Zeit für die Erstellung dieses deutschsprachigen Buches zur Verfügung gestellt haben.

Christoph Berg   Bonn im Juli 2017

Inhalt

Autorenverzeichnis

Prof. Dr. med. Christoph Berg
Universitätsfrauenklinik Bonn
Sigmund-Freud-Str. 25
53127 Bonn
und
Universitätsfrauenklinik Köln
Kerpener Straße 34
50931 Köln
E-Mail: christoph.berg@ukb.uni-bonn.de

Dr. med. Bence Csapo
Universitätsklinikum für Frauenheilkunde
und Geburtshilfe
Medizinische Universität Graz
Auenbruggerplatz 14
8036 Graz
Österreich
E-Mail: bence.csapo@medunigraz.at

Prof. Dr. med. Jan Deprest
Department of Obstetrics and Gynaecology
University Hospital Gasthuisberg, KU Leuven
Herestraat 49
3000 Leuven
Belgien
E-Mail: Jan.Deprest@uzleuven.be

PD Dr. Martin Enders
Labor Prof. G. Enders & Kollegen
Rosenbergstr. 85
70193 Stuttgart
E-Mail: M.Enders@labor-enders.de

Dr. med. Alexander Engels
Department of Obstetrics and Gynaecology
University Hospital Gasthuisberg, KU Leuven
Herestraat 49
3000 Leuven
Belgien
E-Mail: alexander.engels@med.kuleuven.be

PD Dr. med. Florian Faschingbauer
Universitätsklinikum Erlangen
Geburtshilfe und Pränataldiagnostik
Universitätsstraße 21–23
91054 Erlangen
E-Mail: Florian.Faschingbauer@uk-erlangen.de

Prof. Dr. med. Annegret Geipel
Universitätsklinikum Bonn
Abteilung für Geburtshilfe und Pränatale
Medizin, Zentrum für Geburtshilfe und
Frauenheilkunde
Sigmund-Freud-Straße 25
53105 Bonn
E-Mail: annegret.geipel@ukb.uni-bonn.de

Prof. Dr. med. Ulrich Gembruch
Universitätsklinikum Bonn
Abteilung für Geburtshilfe und Pränatale
Medizin, Zentrum für Geburtshilfe und
Frauenheilkunde
Sigmund-Freud-Straße 25
53105 Bonn
E-Mail: ulrich.gembruch@ukb.uni-bonn.de

Dr. med. Ingo Gottschalk
Universitätsfrauenklinik Köln
Abteilung für Pränatale Medizin und
Gynäkologische Sonographie
Kerpener Straße 34
50931 Köln
E-Mail: ingo.gottschalk@uk-koeln.de

Prof. Dr. med. Eduard Gratacos
University of Barcelona
Department of Maternal-Fetal Medicine, ICGON,
Hospital Clinic-IDIBAPS
Barcelona
Spanien
E-Mail: Gratacos@clinic.cat

DOI 10.1515/9783110431162-201

Dr. med. Patrick Greimel
Universitätsklinikum für Frauenheilkunde
und Geburtshilfe
Medizinische Universität Graz
Auenbruggerplatz 14
8036 Graz
Österreich
E-Mail: patrick.greimel@medunigraz.at

Prof. Dr. med. Dr. rer. nat. Klaus Hamprecht
Universitätsklinikum Tübingen
Institut für Medizinische Virologie und
Epidemiologie der Viruskrankheiten
Elfriede-Aulhorn-Straße 6
72076 Tübingen
E-Mail:
klaus.hamprecht@med.uni-tuebingen.de

Dr. med. Astrid Hellmund
Universitätsklinikum Bonn
Abteilung für Geburtshilfe und Pränatale
Medizin, Zentrum für Geburtshilfe und
Frauenheilkunde
Sigmund-Freud-Straße 25
53105 Bonn
E-Mail: astrid.hellmund@ukb.uni-bonn.de

PD Dr. med. Ulrike Herberg
Universitätsklinikum Bonn
Zentrum für Kinderheilkunde, Abteilung für
Kinderkardiologie
Adenauerallee 119
53113 Bonn
E-Mail: Ulrike.Herberg@ukb.uni-bonn.de

Prof. Dr. med. Karl Oliver Kagan
Universitäts-Frauenklinik Tübingen
Abteilung für pränatale Medizin
Calwerstr. 7
72076 Tübingen
E-Mail: Karl.Kagan@med.uni-tuebingen.de

Prof. Dr. med. Philipp Klaritsch
Universitätsklinikum für Frauenheilkunde
und Geburtshilfe
Medizinische Universität Graz
Auenbruggerplatz 14
8036 Graz
Österreich
E-Mail: philipp.klaritsch@medunigraz.at

Prof. Dr. med. Thomas Kohl
Universitätsklinikum Gießen-Marburg (UKGM)
Deutsches Zentrum für Fetalchirurgie &
minimal-invasive Therapie (DZFT)
Klinikstraße 33
35392 Gießen
E-Mail: Thomas.Kohl@uniklinikum-giessen.de

Prof. Dr. med. Liesbeth Lewi
Department of Obstetrics and Gynaecology
University Hospital Gasthuisberg, KU Leuven
Herestraat 49
3000 Leuven
Belgien
E-Mail: Liesbeth.Lewi@uzleuven.be

Prof. Dr. med. Martin Meuli
Universitäts-Kinderspital
Chirurgische Klinik
Steinwiesstrasse 75
8032 Zürich
Schweiz
E-Mail: martin.meuli@kispi.uzh.ch

PD Dr. med. Ueli Möhrlen
Universitäts-Kinderspital
Chirurgische Klinik
Steinwiesstrasse 75
8032 Zürich
Schweiz
E-Mail: Ueli.Moehrlen@kispi.uzh.ch

Prof. Dr. med. Kypros Nicolaides
Harris Birthright Research Center
Kings College Hospital
London
Großbritannien
E-Mail: kypros.nicolaides@kcl.ac.uk

Dr. med. Maria Röthlisberger
Universitätsklinikum Köln
Klinik und Poliklinik für Frauenheilkunde
und Geburtshilfe
Kerpener Straße 34
50931 Köln
E-Mail: maria.roethlisberger@uk-koeln.de

Dr. med. Philipp Wagner
Universitätsklinikum Tübingen
Frauenklinik, Pränataldiagnostik
Calwerstr. 7
72076 Tübingen
E-Mail: pp.wagner@med.uni-tuebingen.de

Dr. med. Brigitte Strizek
Universitätsklinikum Bonn
Frauenklinik (Zentrum), Abteilung für
Geburtshilfe und Pränatalmedizin
Sigmund-Freud-Straße 25
53105 Bonn
E-Mail: Brigitte.Strizek@ukb.uni-bonn.de

Dr. med. Aikaterini Zamprakou
Universitätsklinikum Bonn
Frauenklinik (Zentrum), Abteilung für
Geburtshilfe und Pränatalmedizin
Sigmund-Freud-Straße 25
53105 Bonn
E-Mail: zamprakou@yahoo.com

Philipp Klaritsch, Bence Csapo, Patrick Greimel, Jan Deprest

1 Fetoskopisches Instrumentarium und Techniken

1.1 Zusammenfassung

Minimalinvasive intrauterine Eingriffe nehmen mittlerweile einen zentralen Platz in der Fetalmedizin ein. Interventionen an der Plazenta, der Nabelschnur und den Eihäuten oder am Fetus selbst erfordern spezielle Endoskope mit dazugehörigen Operationsschäften, Kanülen und zusätzlichen Instrumenten. Instrumente für die fetale Chirurgie sind häufig speziell für diesen Zweck entwickelt, weshalb nur wenige Spezialisten mit ihnen vertraut sind. Im folgenden Kapitel werden gängige Instrumente, die zur vorgeburtlichen Behandlung komplizierter monochorialer Mehrlingsschwangerschaften, der kongenitalen Zwerchfellhernie, des Amnionstrangsyndroms, der unteren Harnwegsobstruktion oder des Hydrothorax eingesetzt werden, beschrieben.

1.2 Einleitung

Seit ihrer Einführung in den 1970er-Jahren wurde die Fetoskopie zu diagnostischen und therapeutischen Zwecken am Fetus eingesetzt, beispielsweise um Blutproben zu gewinnen, Fehlbildungen abzuklären oder Bluttransfusionen unter Sicht durchzuführen. Vorerst fand diese Technik aber keine große Verbreitung, teils aufgrund der Invasivität und Komplexität der Methode, andererseits aufgrund der fehlenden Verfügbarkeit geeigneter Instrumente, sodass die Fetoskopie durch die aufstrebende Ultraschalltechnologie verdrängt wurde.

Die Entwicklung der Videoendoskopie trieb in den 1980er-Jahren die operative Endoskopie voran, hauptsächlich durch die Miniaturisierung der Endoskope und den Einsatz besonders leichtgewichtiger Kameras [1, 2]. Im Rahmen des „Eurofoetus"-Projekts, einer durch die Europäische Union geförderten „Research-and-Development"-Kollaboration zwischen europäischen Fetalmedizinern und einem Hersteller endoskopischer Instrumente, wurden bedarfsorientierte Fetoskope und Instrumente entwickelt und fabriziert, deren Vermarktung unter kommerziellen Gesichtspunkten wohl nicht zustande gekommen wäre, da die Indikationen selten und die vermeintlichen Risiken hoch sind. Die ersten klinischen Anwendungsgebiete lagen in der Behandlung komplexer monochorialer Mehrlingsschwangerschaften, wodurch ein weiteres europäisches Forschungsprojekt („Eurotwin2twin") möglich wurde, in dessen Rahmen eine entscheidende randomisierte klinische Studie über fetoskopische Lasertherapie im Vergleich zur Amniondrainage in der Behandlung des fetofetalen Transfusionssyndroms (FFTS) durchgeführt wurde [3]. Seither hat die Fetoskopie einen fixen Platz in der Fetalmedizin eingenommen und wird in spezialisier-

DOI 10.1515/9783110431162-001

ten Zentren routinemäßig verwendet, um Eingriffe an der Plazenta, der Nabelschnur und am Fetus durchzuführen [4].

Manche der im Rahmen fetoskopischer Eingriffe benutzten technischen Ausrüstungsgegenstände sind bereits aus der allgemeinen endoskopischen Chirurgie bekannt. Für die eigentliche Fetoskopie werden aber besonders kleine Endoskope mit verschiedenen Operationsschäften, Trokarsystemen und Zusatzinstrumenten benötigt, die speziell an die jeweiligen Erfordernisse und Indikationen angepasst sind.

1.3 Allgemeines Instrumentarium

1.3.1 Fetoskope und Embryoskope

Moderne Endoskope in der operativen Gynäkologie weisen meist einen Durchmesser von 2,0–10 mm bei einer Länge von 20 bis 40 cm auf und beinhalten ein Stablinsensystem, in welchem optische Linsen und Lichtfaserkabel angeordnet sind. Das verfügbare Spektrum von Fetoskopen hat hingegen Durchmesser von 1,0 bis 3,8 mm und Arbeitslängen von 20 bis 30 cm, was ausreichend ist, um auch bei stark vermehrter Fruchtwassermenge überall in der Gebärmutterhöhle arbeiten zu können. In Einzelfällen, wie beispielsweise bei stark adipösen Bauchdecken, kann sogar diese Länge etwas kurz erscheinen. Während bei den ersten verfügbaren Modellen das Okular direkt am Schaft des Fetoskops angebracht war, ist es bei Fetoskopen der neueren Generation über ein Kabel abgesetzt, um das Gewicht des Fetoskops zu verringern und damit die Handhabung zu erleichtern. Um die Invasivität der Eingriffe zu reduzieren, wurde versucht, immer kleinere Gerätedurchmesser zu erreichen. Im Falle der Stablinsensysteme musste dabei noch ein technischer Kompromiss zwischen Auflösung und Minimaldurchmesser eingegangen werden. Mit der Einführung von Fiberendoskopen wurden dann noch kleinere Durchmesser (<2,0 mm) bei ebenso hoher Auflösung erreicht. Um verschiedene Blickwinkel zu ermöglichen, wurden Stablinsenoptiken mit verschiedenen Winkeln sowie gebogene Fetoskopieschäfte für Fiberendoskope entwickelt.

Zwei Arten von Optiken werden unterschieden:
Bei *Stablinsenendoskopen* (Abb. 1.1a) wird das Bild über ein gläsernes Linsensystem übertragen, welches der britische Physiker Harold Hopkins (1918–1994) in den 1960er-Jahren erfunden hatte. Dabei wird das Bild nicht, wie bis dahin üblich, über eine Reihe dünner gläserner Linsen übertragen, sondern über mehrere optisch bearbeitete Glasstäbe, wodurch eine höhere Lichtübertragung bei weiterem Gesichtsfeld (70° bis 95°) möglich wurde. Der Blickwinkel kann hierbei gerade (0°, Abb. 1.1b) oder gewinkelt (z. B. 12°, 30°, 70°, Abb. 1.1c) sein. Diese Technologie ist in den meisten heutigen Laparoskopen und Hysteroskopen enthalten. In einem Endoskop verlaufen auch Glasfasern, welche das zur Beleuchtung notwendige Licht von einer Kaltlicht-Quelle

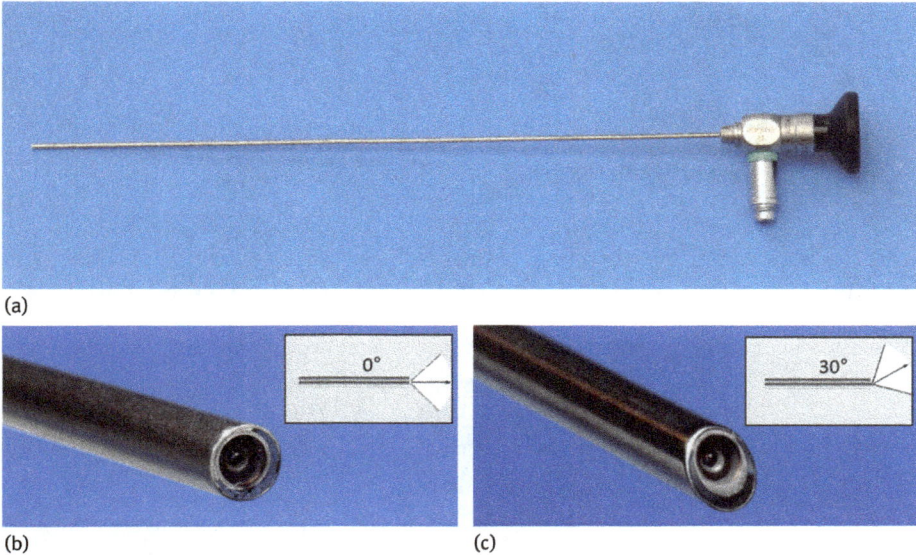

(a)

(b)   (c)

Abb. 1.1: (a) 2,0 mm Stablinsenfetoskop mit Standardokular, (b) Spitze eines 2,0 mm Stablinsenfe-toskops mit 0° Blickwinkel, (c) Spitze eines 2,0 mm Stablinsenfetoskops mit 30° Blickwinkel.

weiterleiten. Kaltlicht beschreibt Licht, bei welchem der wärmestrahlende Infrarotan-teil herausgefiltert wurde, wodurch eine Erwärmung des Operationsgebietes vermie-den wird. Heute werden zur Beleuchtung häufig schon Xenon- oder LED-Lichtquellen verwendet. Stablinsenendoskope sind definitionsgemäß gerade und starr, was bei In-strumenten mit geringem Durchmesser zu erhöhter Zerbrechlichkeit führt. Länge und Durchmesser dieser Instrumente müssen perfekt aufeinander abgestimmt sein, um eine optimale Licht- und Bildübertragung zu erlauben. Diese Abstimmung stellt – zu-mindest bei heutiger Technologie – den limitierenden Faktor für Stablinsenendoskope dar, weil damit bei einer üblicherweise erforderlichen Instrumentenlänge von >25 cm der Durchmesser nicht unter 2,0 mm liegen kann.

Mit der Einführung von *Fiberendoskopen* (Abb. 1.2a–c) wurden kleinere Durch-messer bei gleicher Instrumentenlänge möglich. Bei diesen Optiken werden Licht *und* Bild über optische Fasern übertragen, wobei die Auflösung durch die individuelle Fa-seranzahl determiniert ist (50.000 Pixel und mehr sind heute möglich). Eine Vermeh-rung von Fasern verbessert also die Bildübertragung und Helligkeit, reduziert ande-rerseits aber auch die Flexibilität der Optik, welche daher als halbstarr oder semirigide bezeichnet wird. Fiberendoskope bieten naturgemäß einen Geradeausblick (0°), kön-nen aber auch mit einer geschliffenen Linse bestückt werden, die dann einen Blick-winkel bis zu 12° erlaubt (z. B. 3,8 mm Mini-Fiber-Optik 8746.401, Fa. Richard Wolf, Knittlingen, Deutschland, Abb. 1.3). Alternativ können semirigide Fiberoptiken auch vorsichtig in gekrümmte Fetoskopieschäfte eingebracht werden, um sie in Biegung

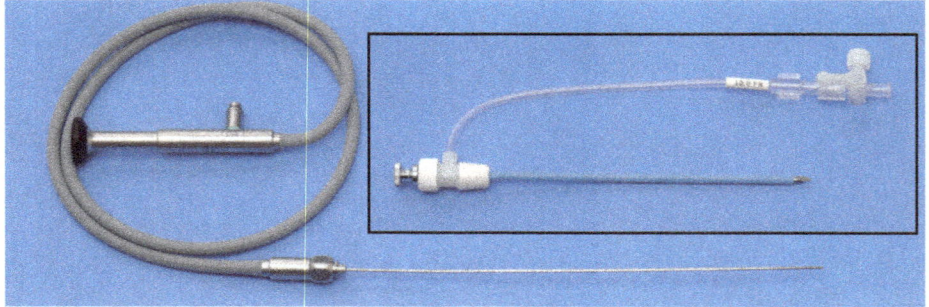

(a)

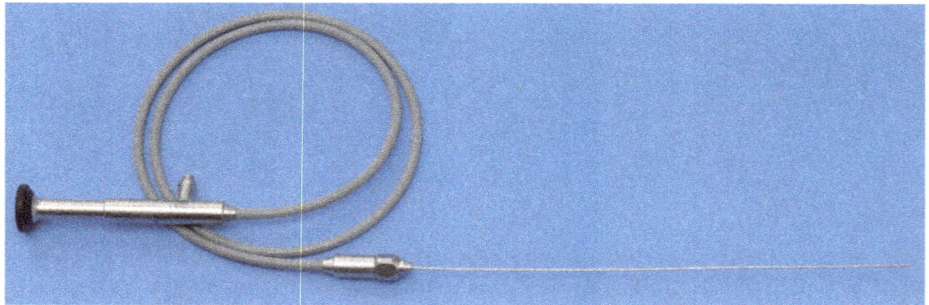

(b)

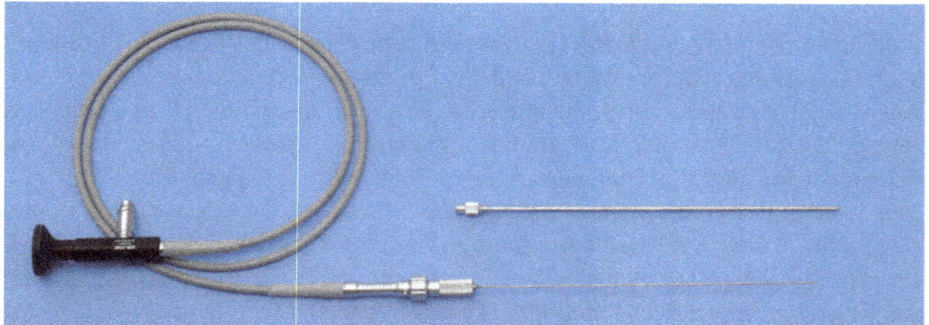

(c)

Abb. 1.2: (a) 2,0 mm Fiberfetoskop mit abgesetztem Okular; Insert: 10 Fr flexible Kanüle, geladen mit scharfem Trokardorn zur direkten Insertion, (b) 1,3 mm Fiberfetoskop mit abgesetztem Okular, (c) 1,0 mm Fiberembryoskop mit abgesetztem Okular und Schutzhülle für die Aufbewahrung (Fr = French, (1 Fr = 0,3333 mm)).

zu bringen und so einen gewinkelten Blick, zum Beispiel auf eine Vorderwandplazenta, zu ermöglichen (Abb. 1.4). Die neueste Generation an Fetoskopen ist bereits fix in einen geraden oder stark gebogenen Schaft integriert, der weitere Arbeits- und Spülkanäle aufweist (Abb. 1.5). Theoretisch wären lenkbare flexible Endoskope, wie sie beispielsweise in der Gastroenterologie verwendet werden, auch in der Fetosko-

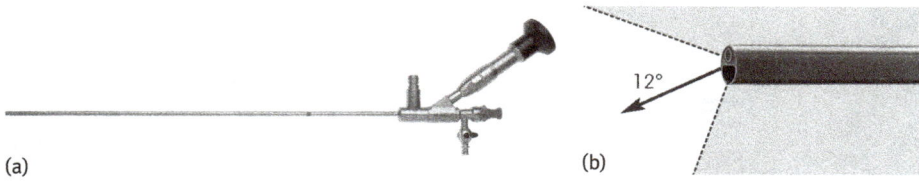

(a)   (b)

Abb. 1.3: 3,8 mm Fiberendoskop mit 12°-Blickwinkel (Fa. Richard Wolf, Knittlingen, Deutschland, mit freundlicher Genehmigung).

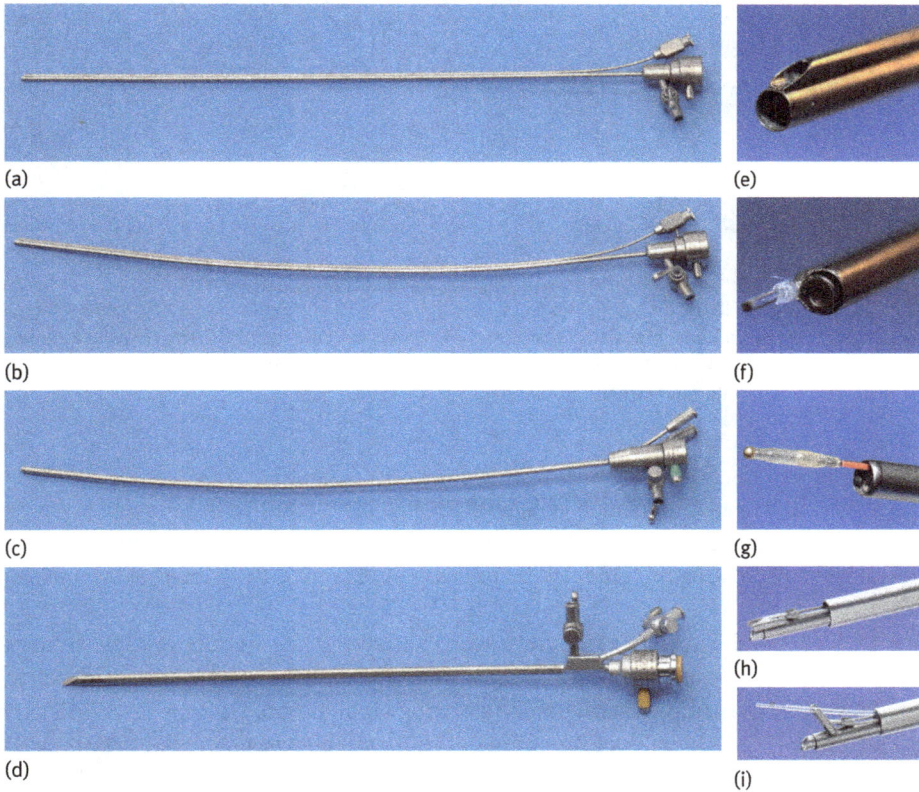

(a)   (e)

(b)   (f)

(c)   (g)

(h)

(d)   (i)

Abb. 1.4: (a) 3,0 mm gerader und (b) 3,0 mm gekrümmter Doppellumenschaft für Gebrauch mit 2,0 mm Fetoskop, (c) 3,0 mm Schaft mit zwei internen Arbeitskanälen für die fetale Trachealokklusion, (d) 3,8 mm Schaft zum Gebrauch mit 2,0 mm Stablinsenendoskop und Einsatz mit Lenkhebel für Laser bei Vorderwandplazenta, (e) Spitze eines Doppellumenschafts, (f) Doppellumenschaft mit eingeführtem Fetoskop und Laserlichtleiter, (g) Schaft mit eingeführtem Ballonsystem zur fetalen Trachealokklusion, (h) Spitze des 3,8-mm-Schaftes mit eingeführtem Lenkhebelmechanismus in gerader und (i) flektierter Stellung.

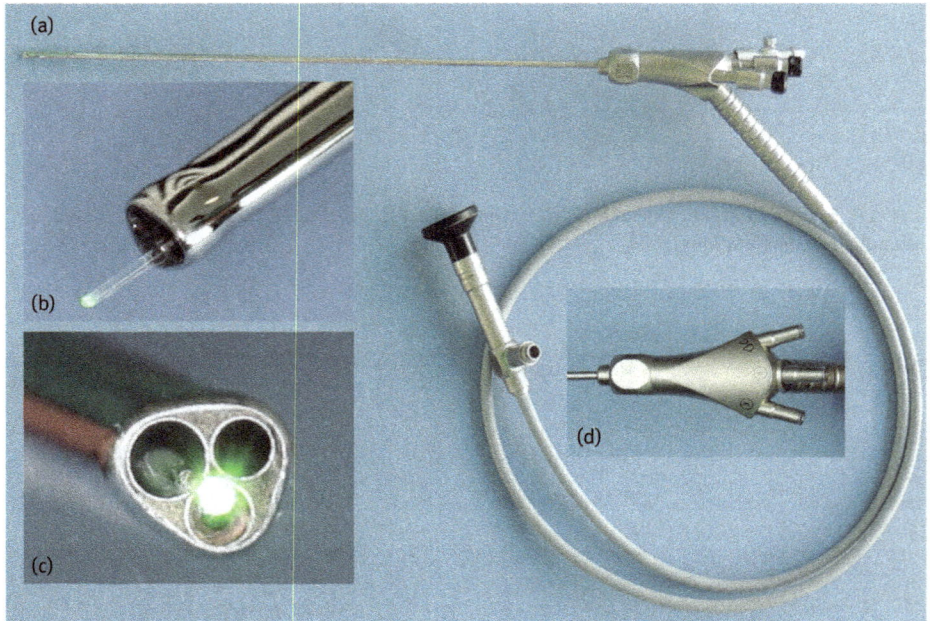

Abb. 1.5: (a) 3,3 mm Fiberfetoskop – fixes Set aus halbstarrer 2,0 mm Optik mit abgesetztem Okular, einem integrierten Spülanschluss sowie zentraler 4 Fr Arbeitskanal und seitlichem 3 Fr Arbeitskanal, (b) seitliche Ansicht mit eingeführtem Laserlichtleiter mit grünem Pilotlicht, (c) frontale Ansicht mit Laserlichtleiter mit grünem Pilotlicht, (d) Aufsicht mit Arbeitskanälen.

pie hilfreich. Diese wurden auch gelegentlich eingesetzt, dann aber mit recht geringer Auflösung [5], da aufgrund der Notwendigkeit eines Lenkmechanismus eine entsprechend hohe Auflösung mit einem wohl inakzeptabel großen Durchmesser verbunden wäre.

Endoskope, die nach der 12. Schwangerschaftswoche verwendet werden, werden üblicherweise als *Fetoskope* bezeichnet, während jene, die in noch früheren Wochen zur Anwendung kommen, *Embryoskope* genannt werden (Abb. 1.2c). Letztere sind kürzer (20 cm) bei noch kleinerem Durchmesser (1,0 mm) und geringerer Leuchtkraft und Auflösung (10.000 Pixel), wobei aber vor allem der Lichtbedarf in frühen Wochen geringer ist. Eine Übersicht über gängige Fetoskope gibt Tab. 1.1.

1.3.2 Fetoskopische Operationsschäfte

Fetoskopische Optiken werden bei ihrem Einsatz immer in einen Operationsschaft eingebracht, der, neben dem Schutz der Optik, noch weitere Funktionen erfüllt. So bietet der Schaft auch eine Führung, welche bei gekrümmter Schaftform die Optik in

Tab. 1.1: Übersicht über gängige Fetoskope.

Optikdurchmesser (mm)	Außendurchmesser (inkl. Schaft in mm)	Arbeitslänge (cm)	Blickwinkel	Typ	Flexibilität	Öffnungswinkel	Zusätzliche Details	Hersteller	Referenznummer
1,0	1,85	20,0	0°	Fiberendoskop	semi-rigid	70°	abgesetztes Okular	Storz	11510 A
1,3	2,64	30,6	0°	Fiberendoskop	semi-rigid	90°	abgesetztes Okular	Storz	11540 AA
2,0	2,30	27,0	0°	Fiberendoskop	semi-rigid	–	–	Wolf	8754.401
2,0	2,97	30,0	0°	Fiberendoskop	semi-rigid	95°	abgesetztes Okular	Storz	11630 AA
2,0	2,97	26,0	0°	Stablinsen-endoskop	rigid	–	–	Storz	26008 AA
2,0	2,97	26,0	12°	Stablinsen-endoskop	rigid	–	–	Storz	26008 FUA
2,0	3,30	30,0	0°	Fiberendoskop	semi-rigid, komplett mit Schaft		abgesetztes Okular, 3 Arbeits-kanäle	Storz	11506 AAK
2,0	3,30	30,0	0°	Fiberendoskop	semi-rigid, gebogen, komplett mit Schaft		abgesetztes Okular, 3 Arbeitskanäle	Storz	11508 AA
2,0	3,50	30,0	30°	Fiberendoskop	semi-rigid	–	zur Anwendung mit Lenkhebel- Mechanismus	Wolf	8930.422
2,0	3,80	26,0	30°	Stablinsen-endoskop	rigid	–	–	Storz	26008 BUA
2,0	3,80	30,0	12°	Fiberendoskop	semi-rigid, komplett mit Schaft	–	1,67 mm Arbeitskanal	Wolf	8746.401

eine gewisse Biegung bringt und damit einen besseren Zugang zum Ziel ermöglichen kann. (Abb. 1.4b–c). Zusätzlich beherbergt der Operationsschaft meist einen Spülkanal mit Luer-Lock-Adapter und oft auch weitere Arbeitskanäle, über welche Spülflüssigkeiten, Laserlichtleiter oder Instrumente wie kleine Zangen, Nadeln oder Scheren eingebracht werden können. Eine höhere Anzahl an Arbeitskanälen bedeutet aber immer auch einen größeren Außenumfang des Instruments und damit eine größere Invasivität des Eingriffs. Operationsschäfte können rund, oval oder auch doppelläufig sein, wenn sie zwei parallele Röhren ausweisen (Abb. 1.4e). Die neueste Generation an halbstarren Fetoskopen für Lasereingriffe zur Behandlung des FFTS hat einen Außendurchmesser von 3,3 mm bei einer Länge von 30 cm. Sie bestehen aus einem fixen Set aus halbstarrer 2,0 mm Optik (30.000 Pixel) mit abgesetztem Okular und eingebauter Fiberglaslichtleitung, einem integrierten Spülanschluss sowie zwei zusätzlichen Arbeitskanälen (ein zentraler Arbeitskanal mit 4 Fr und ein seitlicher Arbeitskanal mit 3 Fr) und werden in gerader oder stark gebogener Ausführung angeboten (Abb. 1.5).

1.3.2.1 Trokare

Fetoskopieschäfte können mit einem scharfen Obturator geladen und so direkt über die Bauchdecke in den Uterus eingeführt werden. In Analogie zur Laparoskopie kann aber auch eine Trokarkanüle mit einem scharfen Trokardorn geladen werden, um in die Fruchthöhle einzugehen. Eine solche Trokarkanüle bietet den Vorteil, dass Instrumentenwechsel (z. B. Umstieg von Laserablation zu bipolarer Nabelschnurokklusion oder Instrumentenaustausch bei technischem Defekt) möglich sind und Reibungs- und Scherkräfte bei Instrumentenmanipulation reduziert werden, wodurch eventuell das Risiko für Membranablösungen verringert wird. Andererseits bedeutet der Gebrauch einer Trokarkanüle eine weitere Erhöhung des Gesamtaußendurchmessers. Trokarsysteme besitzen je nach Modell einen Drei-Wege-Hahn mit Luer-Lock-Adapter und können so auch bequem zur Amnionreduktion im Anschluss an den jeweiligen Eingriff verwendet werden. Es gibt ein breites Angebot an sterilisierbaren Trokarsystemen unterschiedlicher Längen zur wiederholten Anwendung. Typischerweise sind solche metallenen Trokarkanülen aber nicht flexibel und haben eine vergleichsweise dicke Wand. Wir verwenden daher dünnwandige Einweg-Kunststoffkanülen, die ursprünglich für den vaskulären Zugang entwickelt wurden (Check-Flo Performer® Introducer Set, Cook Medical Inc., Bloomington, USA, Abb. 1.2) und gut biegsam sind. Sie bieten außerdem einen Seitenarm mit Spülkanal, eine wasserdichte Verschlussmembran und sind bei einer Länge von 13 cm mit Durchmessern zwischen 4 und 15 Fr (1,33 und 5,0 mm) erhältlich, sodass die Stärke je nach geplantem Eingriff und Instrumentarium variiert werden kann. Für diese Kunststoffkanülen sind speziell angefertigte wiederverwendbare Trokardorne in verschiedenen Stärken zwischen 7 und 12 Fr (2,5 bis 3,9 mm) und Längen von 16 bis 17 cm erhältlich (Karl Storz, Tuttlingen, Deutschland).

1.3.2.2 Operativer Zugang

Der Zugang erfolgt perkutan über die Bauchdecke der Schwangeren. Gewählt wird ein Bereich, in dem keine mütterlichen Organe und Gefäße liegen, der möglichst frei von Plazenta ist und den optimalen Zugang zum Zielgebiet verspricht. Vor der Insertion empfiehlt sich die genaue sonografische Evaluierung des Zugangsweges und die Anwendung der Farbdopplersonografie, um das Anstechen mütterlicher oder plazentarer Gefäße zu vermeiden. Verschiedene Techniken der Analgesie wurden beschrieben, von der Allgemeinnarkose über die Regionalanästhesie mit kombinierter spinaler-epiduraler oder einfacher periduraler Anästhesie bis hin zur Lokalanästhesie. Generell gilt eine loko-regionale Anästhesie als weniger risikoreich als die Allgemeinanästhesie [6]. Wir führen fetoskopische Eingriffe unter lokaler Anästhesie der oberflächlichen und tiefen Bauchdeckenschichten (2-mal 5 ml Mepivacain 0,5 mg) in Kombination mit einer Sedoanalgesie durch intravenöse Dauerinfusion von Remifentanil (0,1 µg/kg/min) durch [7]. Wie erwähnt, können fetoskopische Operationsschäfte mithilfe eines scharfen Obturators ultraschallgezielt direkt in den Uterus eingeführt werden, oder es wird zuvor eine Trokarkanüle gesetzt. Bei der Seldinger-Technik wird vorerst das Cavum uteri mit einer herkömmlichen 18-G-Nadel punktiert und über das Nadellumen ein Führungsdraht vorgeschoben, über den dann ein Dilatator und die Kunststoffkanüle vorgeschoben werden [8]. Natürlich kann die Trokarkanüle auch mithilfe des Trokardorns direkt gesetzt werden, was an unserer Klinik das Standardvorgehen ist. Zur leichteren Durchdringung der Haut führen wir zuvor eine Stichinzision mit einem 15er-Skalpell durch. Zur ultraschallgezielten Insertion können diese Kanülen mit einem speziell dafür entwickelten scharfen Trokardorn geladen werden. Unter bestimmten Umständen kann auch eine Mini-Laparotomie notwendig sein oder eine laparoskopisch-assistierte oder offene Insertion der endoskopischen Instrumente erwogen werden [9, 10]. Generell wird angenommen, dass der Durchmesser, mit dem ein Instrument die Uteruswand durchdringt, eine wesentliche Rolle in der Begünstigung eines vorzeitigen Blasensprungs spielt. Dieser Zusammenhang wurde allerdings in einer aktuellen Studie nicht klar belegt [11]. Die Rate an vorzeitigen Blasensprüngen binnen vier Wochen nach Eingriffen mit Instrumenten zwischen 2,3–4,0 mm Durchmesser war nicht signifikant unterschiedlich. Möglicherweise sei aber das Risiko von Frühgeburten <28 SSW mit größeren Durchmessern assoziiert. Eine Reihe von Zentren hat auch unterschiedliche Methoden zum Verschluss der uterinen Insertionsstelle (z. B. Kollagen-Plug) beschrieben, um Nachblutungen und vorzeitige Blasensprünge möglichst zu vermeiden. Ein Nachweis eines Nutzens dieser Verfahren wurde bisher aber nicht erbracht [12].

Die fetoskopische Chirurgie bringt offenbar keine nennenswerten negativen mütterlichen Langzeiteffekte mit sich. Dies wurde nun auch durch eine aktuelle Studie unterstrichen, worin das Outcome von Frauen nach fetoskopischen Interventionen bei fetaler Zwerchfellhernie untersucht und mit einer Kontrollgruppe ohne Fetoskopie verglichen wurde [13]. Dabei zeigten sich zwischen den beiden Gruppen keine Unterschiede, weder die nachfolgende Fertilität und Schwangerschaft betreffend noch das gynäkologische Outcome. Das angegebene Hauptproblem liegt in der Belastung durch das Schicksal des Kindes.

1.3.3 Kamerasystem und Doppelbilddarstellung

Das Fetoskop ist über das abgesetzte Okular mit einem Kamerasystem und einem fiberoptischen Lichtkabel (häufig Durchmesser von 2,5 bis 3,5 mm) verbunden. Letzteres führt zu einer Kaltlichtquelle (meist Xenon oder LED) und sollte ausreichend lang sein (z. B. 230 cm), um eine variable Positionierung des Equipments um den Operationstisch zu ermöglichen. Die verwendeten Kamerasysteme unterscheiden sich nicht von jenen, die in der herkömmlichen Laparoskopie benutzt werden, wobei aber das damit generierte Bild nicht das einzig relevante für die Operateure ist. Da der operative Zugang ultraschallgezielt erfolgt, müssen die Operateure neben den Kamerabildern auch die Ultraschallübertragung einsehen können. Dies kann durch Platzierung des Ultraschallgerätes in Blickrichtung des Operateurs bewerkstelligt werden, wenn dieser den Schallkopf selbst führt oder wenn dies auf der gegenüberliegenden Patientinnenseite durch eine Assistenz vorgenommen wird. Hierfür stellt die Möglichkeit der Ultraschallbildübertragung auf den OP-Monitor als Vollbild oder auch als Bild-im-Bild-Technologie eine interessante Alternative dar. Jedenfalls muss im Vorfeld die Kompatibilität zwischen den jeweiligen Ein- und Ausgängen der Geräte beachtet und eventuell ein Adapter oder Videomixer zwischengeschaltet werden. Da Operateur und Assistenz häufig auf der jeweils gegenüberliegenden Seite der Patientin arbeiten, sollte gewährleistet sein, dass beide die wesentlichen Schritte des Eingriffs verfolgen können, was oft zwei Monitore erfordert. Moderne Operationssäle haben solche Lösungen oft bereits integriert. Auch die technische Ermöglichung einer Bild- und Videodokumentation und -archivierung des Kamera- und Ultraschallsignals sollte gewährleistet sein. Dies kann zum Beispiel über DVD-Recorder direkt am Laparoskopieturm erfolgen und durch Archivierung der Ultraschallbilder in entsprechenden Softwareprogrammen.

1.3.4 Distensionsmedium

Obwohl die Fetoskopie im Fruchtwassermilieu prinzipiell gut durchgeführt werden kann, wird gelegentlich ein Distensionsmedium benötigt, um zusätzlichen Raum zu schaffen oder die Visualisierung zu verbessern, was im Falle trüben Fruchtwassers notwendig sein kann.

Zur Amnioninfusion kann vorgewärmte Hartmann-Lösung (Ringer-Laktat) oder auch Ringer-Lösung verwendet werden, wobei Ringer-Laktat dem Elektrolytgehalt und pH-Wert des Fruchtwassers etwas näherkommt [14, 15]. Die Flüssigkeiten können mithilfe eines Infusionswärmers (z. B. Hotline®, Smiths Medical, Watford, UK) gewärmt und infundiert werden.

Gasdistension könnte eine bessere Visualisierung und vor allem eine geringere Sichteinschränkung bei auftretenden Blutungen ermöglichen, wobei umgekehrt durch die Gasinsufflation die Anwendung von Ultraschall stark eingeschränkt wird. Kohlendioxid (CO_2) wird hierfür bevorzugt, da es löslich ist und ein geringes Risiko für eine mütterliche Gasembolie darstellt. Meist wird eine partielle amniotische Kohlendioxid-Insufflation (PACI) angewendet, wobei hier das Fruchtwasser teilweise durch CO_2 ersetzt wird. In einigen frühen Arbeiten wurden Bedenken die Förderung einer fetalen Azidose betreffend geäußert [16–18]. Andere, und teils auch neuere, Fallserien berichten von einem akzeptablen mütterlichen und fetalen Nebenwirkungsprofil [19–21].

1.4 Instrumente für spezielle Indikationen

1.4.1 Laserkoagulation beim fetofetalen Transfusionssyndrom (FFTS)

Die bisher einzige kausale Therapie des FFTS ist die fetoskopische Laserablation der plazentaren Gefäßanastomosen [3, 22]. Ziel ist dabei eine funktionelle „Dichorionisierung" der Plazenta durch die Schaffung zweier unabhängiger plazentarer Territorien [23, 24]. Hierfür wird der dazu vorgesehene Arbeitskanal des Operationsschafts mit einem 400–600 μm Laserlichtleiter bestückt und unter Ultraschallsicht in die Fruchthöhle des Rezipienten eingeführt (Abb. 1.5b–c). Ab 18–20 SSW werden dafür meist semi-rigide 2,0 mm Fiberoptiken oder 2,0 bis 3,8 mm Stablinsenendoskope verwendet. In früheren Gestationsaltern können auch kleinere Fetoskope (z. B. 1,2 mm) einen ausreichenden Überblick bieten (Abb. 1.2b). Damit wird die Plazentaoberfläche untersucht, die beiden Nabelschnuransätze dargestellt und der vaskuläre Äquator, also der Grenzbereich der plazentaren Territorien, aufgesucht. Jedes diesen Äquator überquerende Gefäß wird verfolgt, wodurch alle Anastomosen identifiziert werden sollten. Venen werden in der Regel von Arterien überkreuzt und erscheinen aufgrund des besser oxygenierten Blutes heller als Arterien. Die Anastomosen werden aus einem Abstand von rund 1 cm und in einem Winkel von 90° mittels Laserenergie solange bestrahlt, bis ein vollständiges Sistieren des Blutflusses eintritt und sich das Zielareal weißlich verfärbt. Dazu können nur Laserquellen benutzt werden, die im wässrigen Milieu anwendbar sind und einen guten Frequenzbereich für Hämoglobin aufweisen (Abb. 1.6). Darunter befinden sich Diodenlaser mit einer Wellenlänge von 940 nm und einer Energieerfordernis von ca. 10–40 W (z. B. Medilas D Multibeam, Dornier MedTech, Wessling, Deutschland) oder Neodym-dotierte Yttrium-Aluminium-Granat- (Nd:Yag) Laser mit einer Wellenlänge von 1.064 nm und einer Energieerfordernis von 50–100 W (z. B. Medilas Fibertom 8100, Dornier). Auch Kalium-Titanyl-Phosphat- (KTP) Laser mit einer Wellenlänge von 532 nm (800 Serie, Laserscope, San Jose, CA, USA) können für

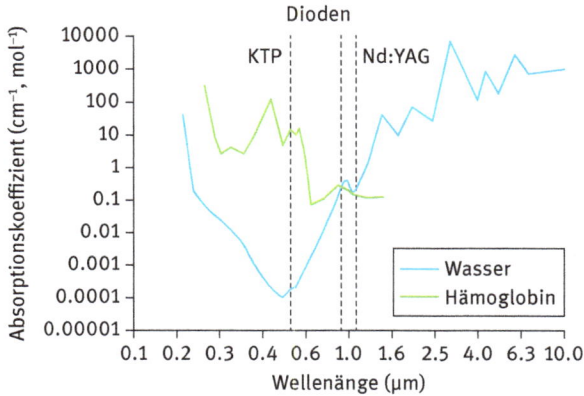

Abb. 1.6: Absorptionskoeffizienten von Hämoglobin und Wasser mit Wellenlängen von KTP-Laser (Wellenlänge 532 nm), Nd-YAG-Laser (Wellenlänge 1.064 nm) und Diodenlaser (Wellenlänge 940 nm).

Lasereingriffe verwendet werden. Die Laserlichtleiter haben einen Kerndurchmesser von 400 bis 600 µm mit blanker Faserspitze, wobei der Außendurchmesser durch die Isolation bedingt ist und insgesamt <1,0 mm beträgt (Abb. 1.7).

Da die ideale Energieeinwirkung einen Winkel von ca. 90° erfordert, kann eine Laserung besonders im Falle einer Vorderwandplazenta schwierig werden. Um dieses Hindernis zu überwinden, wurde eine Reihe von Techniken vorgeschlagen. Darunter finden sich der Einsatz gekrümmter Fetoskope [9], die Anwendung von Flexionsmechanismen (Abb. 1.4h–i) [25], die den Winkel des Laserlichtleiters verändern können, seitlich-abstrahlende Lichtleiter (Abb. 1.7) [5] und sogar Zugangswege über die Uterushinterwand unter laparoskopischer Sicht [10] oder nach Laparotomie [26]. Alternativ kann die Plazenta auch durch externen Druck bis zu einem gewissen Grad in ihrer Position verändert werden oder, noch wirkungsvoller, intern durch direkte Druckeinwirkung mit der Kunststoffkanüle [27]. Letzteres beugt auch direktem Kontakt zwischen Lichtleiter und Plazenta bzw. Fetus vor und bewirkt überdies eine direkte lokale Gefäßkompression, die wiederum die Koagulation erleichtert. Wenn die Kanüle in direktem Kontakt mit der Plazentaoberfläche steht, ist es jedoch ratsam, die Laserenergie zu verringern (im Fall von Diodenlaser auf ca. 10 W), da in diesem Fall die Flüssigkeitsmenge, in der sich die Wärmeenergie verteilen kann, auf den Kanüleninhalt beschränkt ist, und es dadurch zu höheren Temperaturen kommt, was wiederum das Risiko für Gefäßperforation erhöht. Eine klare Überlegenheit einer der verschiedenen beschriebenen Techniken lässt sich derzeit nicht ableiten und wird vor allem von der individuellen Situation und der Vorliebe und Erfahrung des Operateurs abhängen.

In den Anfängen der Lasertherapie wurden alle die Membrangrenze querenden Gefäße „unselektiv" koaguliert, was zu einem erhöhten Verlust von plazentarem Versorgungsgebiet des Donors geführt hat, da die Membrangrenze durch das

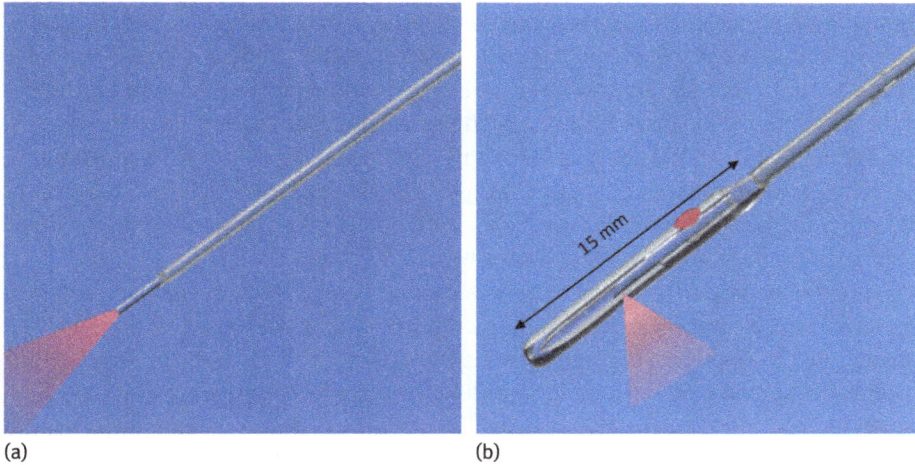

Abb. 1.7: (a) Standardlichtleiter (Dornier MedTech), Durchmesser 1,0 mm, (b) Lichtleiter mit lateraler Lichtemission (Dornier MedTech), Durchmesser der Spitze 1,9 mm.

Oligo-/Anhydramnion meist weit auf die Donorseite verlagert ist. Heute werden, wenn technisch möglich, nur mehr jene Gefäße, die den *vaskulären Äquator* überschreiten und als echte interfetale Anastomosen die beiden Nabelschnüre verbinden, koaguliert (= *selektive Laserablation*). Von Quintero wurde die *sequenzielle selektive Laserablation* etabliert, bei der zuerst die vom Donor zum Rezipienten führenden Anastomosen und erst anschließend die in umgekehrter Richtung führenden Gefäße koaguliert werden [28]. Ob die Reihenfolge der Laserung eine entscheidende Rolle spielt, ist eine seit Jahren geführte Debatte [28–32]. Nach erfolgter Laserablation aller Anastomosen wird eine Amniondrainage durchgeführt, um einerseits geburtshilfliche Komplikationen durch die große Fruchtwassermenge zu verringern und andererseits durch Verringerung des Drucks auf die Plazenta die Perfusion zu verbessern.

Lasereingriffe werden häufig unter prophylaktischer Tokolyse in regionaler oder lokaler Anästhesie und perioperativer Antibiotikaprophylaxe durchgeführt und sind meist mit kurzen stationären Aufenthalten von 24–48 Stunden verbunden.

1.4.2 Selektiver Fetozid bei komplizierten monochorialen Schwangerschaften

Bei monochorialen Mehrlingen kann es aufgrund von schwerwiegenden strukturellen (Herzfehler, Neuralrohrdefekte etc.) oder funktionellen (ausgeprägte selektive Wachstumsrestriktion, fortgeschrittenes FFTS etc.) Komplikationen zum spontanen intrauterinen Fruchttod des betroffenen Kindes kommen. Aufgrund der aktiven Gefäßverbindungen ist ein solcher intrauteriner Fruchttod eines monochorialen Zwillings immer mit dem Risiko der Schädigung des überlebenden Kindes verbunden, da dieses beträchtliche Blutmengen in den pulslosen Kreislauf des abgestorbenen Zwillings verlieren kann. Im Falle eines schwer beeinträchtigten oder geschädigten Kindes besteht daher, auf Wunsch der Eltern, auch die Möglichkeit eines *selektiven Fetozids*. Ein Fetozid kann bei monochorialen Mehrlingen aber nicht mittels intravaskulärer Kaliumchloridinjektion durchgeführt werden, da die Substanz auch in den Kreislauf des gesunden Kindes „embolisieren" kann und da bei intrauterinem Fruchttod eines Kindes die oben genannten Risiken bestehen.

Embolisierende Substanzen wurden aufgrund von hohen Versagerraten, die vermutlich durch inkomplette Gefäß-obliterierende Wirkung oder einen zu raschen Substanzverlust bedingt waren, rasch wieder aufgegeben [33]. Ligaturen der Nabelschnur konnten zwar eine sofortige und völlige Okklusion der Nabelschnurgefäße erreichen, waren aber technisch aufwendig und zeitintensiv [34]. Diese Techniken wurden daher durch thermoablative Verfahren ersetzt, wobei hier verschiedene Energiequellen zum Einsatz kommen. So kann Laserenergie unter direkter endoskopischer Sicht zur Koagulation der Nabelschnur oder auch ultraschallgezielt intrafetal bzw. interstitiell appliziert werden [35, 36]. In weiter fortgeschrittenen Schwangerschaftswochen (ab ca. 18 Wochen) könnte die Laserkoagulation der Nabelschnur wegen ihres zunehmenden Durchmessers weniger effektiv sein als die ultraschallgezielte bipolare Nabelschnurokklusion, die in diesen Wochen heute bevorzugt durchgeführt wird [37, 38]. Dafür wurden resterilisierbare 2,4 und 3,0 mm Koagulationszangen mit einer Länge von 26 und 30 cm (Bipolar Grasping Forceps, Karl Storz) entwickelt (Abb. 1.8). Es stehen auch 3,0 mm Einmalinstrumente zur Verfügung, die den Vorteil von drehbaren Branchen mit sich bringen (Everest MOLly Forceps, Gyrus ACMI, Maple Grove, MN, USA, Abb. 1.8). Auch sogenannte „optische" Koagulationszangen wurden entwickelt (3,0 mm, Länge 24,5 cm, Optical Bipolar Grasping Forceps, Karl Storz, Abb. 1.8), die mit einem 1,3 mm Fetoskop geladen werden können und eine direkte Visualisierung der Nabelschnur ermöglichen. All diese Koagulationszangen benötigen wiederum den Gebrauch einer Trokarkanüle, die möglichst unter Vermeidung einer Septostomie eingeführt werden sollte, da letztere eine monoamniote Situation provozieren würde. Unter solchen Umständen sollte nach vollständiger Koagulation eine Durchtrennung der Nabelschnur erfolgen [39]. Die Überlebensrate für das jeweils gesunde Kind nach Nabelschnurokklusion beträgt rund 80 % [37, 40].

Intrafetale Blutgefäße können mittels interstitiellen Lasers [36, 41], monopolarer Thermoablation [42] oder auch Radiofrequenzablation [43–45] verödet werden (z. B. RF 3000 mit LeVeen Needle Electrode, Boston Scientific, Natick, MA, USA oder Starburst, RITA Medical Systems, Manchester, GA, USA). Interstitielle Techniken stellen vor allem in früheren Schwangerschaftswochen eine interessante Alternative dar, da sie über dünne Nadeln durchgeführt werden können, die einen kleineren Durchmesser als die oben erwähnten Trokarkanülen aufweisen. Die Überlebensraten werden hierbei mit rund 70–90 % angegeben, wobei eine klare Überlegenheit einer jeweiligen Methode bisher nicht gezeigt werden konnte [38, 41, 46].

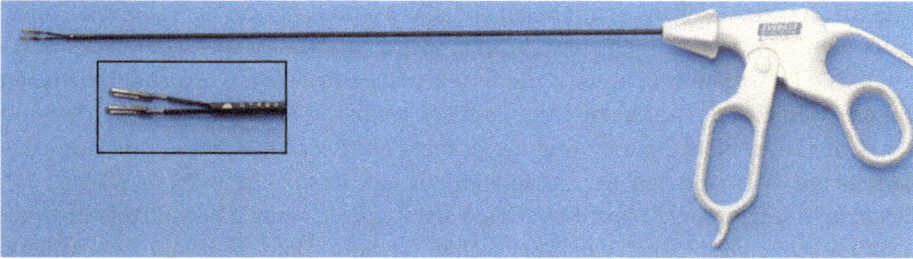

(a)

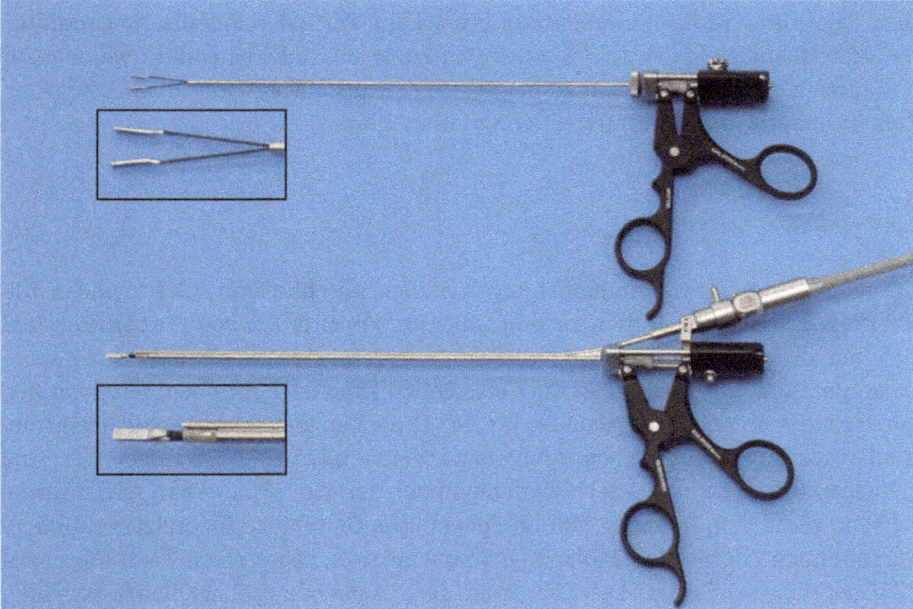

(b)

Abb. 1.8: (a) 3,0 mm bipolare Koagulationszange mit drehbaren Branchen für den Einmalgebrauch, (b) oben: 2,4 mm wiederverwendbare bipolare Koagulationszange, unten: 3,0 mm wiederverwendbare optische bipolare Koagulationszange geladen mit 1,3 mm Fiberendoskop.

1.4.3 Kongenitale Zwerchfellhernie

Feten mit isolierter kongenitaler Zwerchfellhernie weisen verschiedene Schweregrade der Lungenhypoplasie auf, die noch immer eine Mortalität von rund 30 % verursacht [47]. Eine Verbesserung und Beschleunigung des pränatalen Lungenwachstums könnte die Überlebenschancen betroffener Kinder vergrößern. Dies scheint durch eine vorgeburtliche Trachealokklusion ermöglicht zu werden: Es sei hier auf die entsprechenden Buchkapitel und verfügbare Literatur verwiesen (Kapitel 4.7 in [48]). Die perkutane fetale endoskopische Trachealokklusion (FETO) wird derzeit im Rahmen eines multizentrischen internationalen Trials (www.totaltrial.eu) bei Feten mit isolierter Zwerchfellhernie und schwerwiegender oder moderater Lungenhypoplasie untersucht. Die Intervention beinhaltet die fetoskopische Insertion eines endotrachealen Ballons während der kanalikulären (26–28 SSW) bzw. der sakkulären (30–32 SSW) Phase der Lungenentwicklung und der pränatalen (fetoskopischen) Entfernung des Ballons am Übergang von der sakkulären zur alveolären Phase (34 SSW) [49, 50]. Bevorzugte Instrumente hierfür sind eine semirigide 1,3 mm (17.000 Pixel) 0°-Optik (11540 AA) in einem 3,3 mm Operationsschaft (11540 AA Karl Storz) mit zwei Arbeitskanälen, welche das Einführen des Ballonsystems (z. B. GVB16, Nfocus Neuromedical Inc., Palo Alto, CA, USA) ermöglichen (Abb. 1.4g). Zur Ballonentfernung kann über die Arbeitskanäle eine Fasszange oder eine Punktionsnadel eingeführt werden. Zur notfallmäßigen postnatalen Ballonentfernung wurde eigens ein Tracheoskop mit Stablinsenoptik und Fasszange entwickelt (Karl Storz).

1.4.4 Amnionstrang

Die genaue Ätiologie von Amnionsträngen ist nicht abschließend geklärt, jedoch führen diese in manchen Fällen zur progredienten Konstriktion von Körperteilen und Gefäßen, die als Amniotisches-Band-Syndrom beschrieben wurde und bis zur Spontanamputation führen kann [51, 52]. Gelegentlich kann nach intrauterinen Eingriffen ein Pseudo-Amnionstrang entstehen [53, 54]. Die ersten klinischen Versuche einer intrauterinen Durchtrennung von Amnionsträngen wurden 1997 beschrieben [55] und seither wurde eine Reihe von Fallberichten publiziert [56–58]. Es kann recht schwierig sein, einen Amnionstrang tief im ödematösen Gewebe zu identifizieren und zu durchtrennen. Die hierfür benötigten Instrumente sind, neben einem Fetoskop, spezielle Operationsschäfte und Laserlichtleiter, deren Anwendung aber Kollateralschäden verursachen kann [56]. Aus diesem Grund wurden „optische" Scheren entwickelt, die „papageienschnabelähnliche" Branchen aufweisen und mit einem Fetoskop geladen werden können, um eine direkte Visualisierung der Schnittführung zu gewährleisten (Karl Storz).

1.4.5 Shunteinlage und interventionelle Fetoskopie

Die Anlage intrauteriner Shunts wurde zur Behandlung verschiedener fetaler Erkrankungen wie obstruktiver Uropathien [59, 60] und bestimmter Formen des Hydrothorax [61–64] beschrieben. Aus „historischer Sicht" ist noch die intrauterine Shunteinlage beim fetalen Hydrozephalus [65–67] zu nennen, wobei dies auch heute noch von einigen Autoren als realistische Behandlungsoption angesehen wird [68]. Shunts können unter sonografischer Sicht mithilfe spezieller Insertionssets (Introducer) gelegt werden [69]. Die meisten Arten von Shunts weisen eine Doppel-J-Form auf, um das

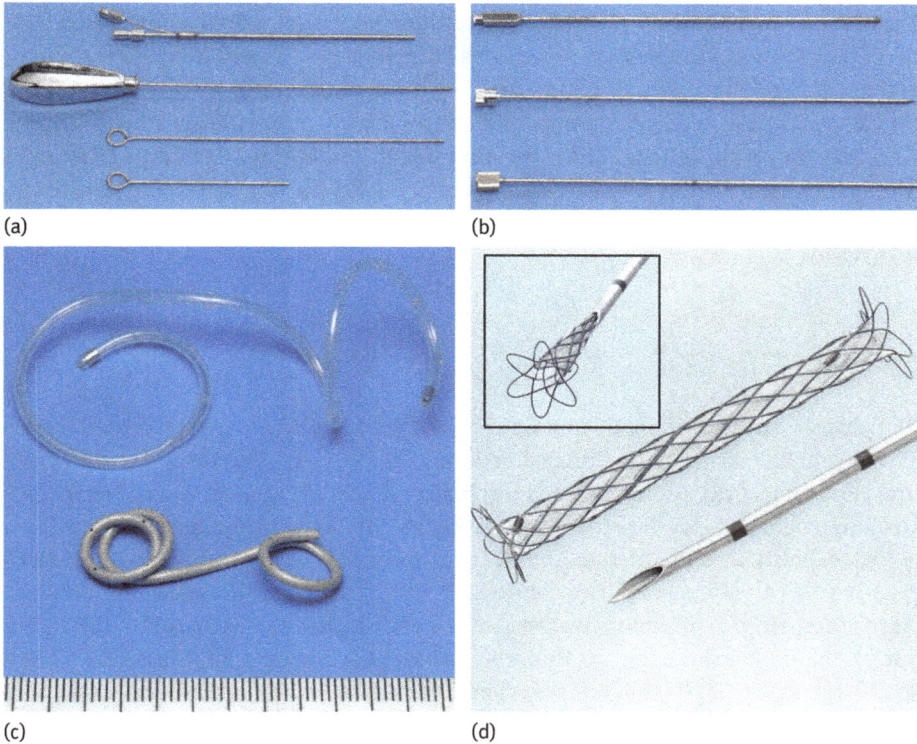

(a)

(b)

(c)

(d)

Abb. 1.9: (a) Das Insertionsset für das „Rocket shunting system" von Rocket (oben) und (b) von Storz. (c) Shuntsysteme von Rocket „Rodeck Shunt" (oben) und Cook „Harrison shunt" (unten). (d) Shuntsystem von Somatex mit 18-G-Insertionsnadel.

Risiko der Dislokation zu verringern. Zu den gebräuchlichsten Shunts gehören der sogenannte „Rodeck"-Shunt (KCH®, Rocket Medical, Watford, UK) und der „Harrison"-Shunt (Fetal Bladder Stent Set®, Cook Medical Inc., Bloomington, USA, Abb. 1.9). Der „Rodeck"-Shunt hat einen Durchmesser von 2,1 mm und weist eine röntgenmarkierte und echogene Spitze auf. Dazu gehört ein spezielles Introducer-Set mit einer 3,0 mm Trokarkanüle und zwei Pushern mit 12 und 22 cm (Abb. 1.9). Alternativ wurde eine 3,0 mm Kanüle mit einem scharfen 20 cm Obturator und Pusher entwickelt („Feto-amniotic Shunting Set", Karl Storz, Abb. 1.9). Der „Harrison"-Shunt hat einen kleineren Durchmesser (5 Fr = 1,67 mm) und kann über eine dazugehörige 13-G-Nadel (= 2,4 mm) mithilfe eines Pushers eingeführt werden. Ein weiteres innovatives System (Somatex Medical Technologies GmbH, Deutschland) kann sogar über eine 18-G-Nadel (= 1,2 mm) eingeführt werden und entfaltet sich bis zu einem Durchmesser von 2,6 mm bei einer Länge von 25 mm (Abb. 1.9). Der Shunt besteht aus einem Nitinolgeflecht mit innenliegender, undurchlässiger Silikonbeschichtung und trägt an den Enden selbstentfaltende röntgenmarkierte Schirme. Damit soll eine Dislokation verhindert und auch eine bei JJ-Shunts gelegentlich vorkommende Konstriktion fetaler Körperteile soll so vermieden werden. Das komplette Set besteht aus Shunt, Punktionskanüle, Vorladesystem und Auswerfer.

Die Wahl des jeweiligen Shunts wird hauptsächlich durch die jeweilige klinische Situation, den erforderlichen Durchmesser und die Vorliebe des Operateurs bestimmt werden. Kleinere Shunts könnten aber ein höheres Risiko für Obstruktion und vor allem Dislokation mit sich bringen, welche bei Benutzung herkömmlicher Shunts in bis zu 20 % beobachtet wurden [70, 71].

1.5 Danksagung

Dank ergeht an Hendrik Roels und Gerd Schwager der audio-visuellen Einheiten des KU Leuven, Belgien, und der Universitätsklinik für Frauenheilkunde und Geburtshilfe Graz, Österreich, für die Aufnahmen der Instrumente. Wir danken weiter Herrn Markus Rheinwald von Dornier MedTech und Nadine Peißker von Somatex Medical Technologies GmbH für Bildmaterial. Abbildungen wurden teilweise publiziert in Klaritsch P, Albert K, Van Mieghem T, Gucciardo L, Done' E, Bynens B, Deprest J. Instrumental requirements for minimal invasive fetal surgery. BJOG. 2009; 116(2):188–197. Abbildung 1.3h und 1.3i stammen aus Huber A, Baschat AA, Bregenzer T, Diemert A, Tchirikov M, Hackelöer BJ, Hecher K. Laser coagulation of placental anastomoses with a 30 degrees fetoscope in severe mid-trimester twin-twin transfusion syndrome with anterior placenta. Ultrasound Obstet Gynecol 2008; 31:412–416.

Literatur

[1] Quintero RA, Abuhamad A, Hobbins JC, Mahoney MJ. Transabdominal thin-gauge embryofetoscopy: a technique for early prenatal diagnosis and its use in the diagnosis of a case of Meckel-Gruber syndrome. Am J Obstet Gynecol. 1993,168(5),1552–1557.

[2] Luks FI, Deprest JA. Endoscopic fetal surgery: a new alternative? Eur J Obstet Gynecol Reprod Biol. 1993,52(1),1–3.

[3] Senat MV, Deprest J, Boulvain M, Paupe A, Winer N, Ville Y. Endoscopic laser surgery versus serial amnioreduction for severe twin-to-twin transfusion syndrome. N Engl J Med. 2004,351(2),136–144.

[4] Deprest J, Jani J, Lewi L, Ochsenbein-Kolble N, Cannie M, Done E, et al. Fetoscopic surgery: encouraged by clinical experience and boosted by instrument innovation. Semin Fetal Neonatal Med. 2006,11(6),398–412.

[5] Quintero RA, Bornick PW, Allen MH, Johson PK. Selective laser photocoagulation of communicating vessels in severe twin-twin transfusion syndrome in women with an anterior placenta. Obstet Gynecol. 2001,97(3),477–481.

[6] Rossi AC, Kaufman MA, Bornick PW, Quintero RA. General vs local anesthesia for the percutaneous laser treatment of twin-twin transfusion syndrome. Am J Obstet Gynecol. 2008,199(2),137 e1–7.

[7] Van de Velde M, Van Schoubroeck D, Lewi LE, Marcus MA, Jani JC, Missant C, et al. Remifentanil for fetal immobilization and maternal sedation during fetoscopic surgery: a randomized, double-blind comparison with diazepam. Anesth Analg. 2005,101(1),251–258, table of contents.

[8] Seldinger SI. Catheter replacement of the needle in percutaneous arteriography; a new technique. Acta radiol. 1953,39(5),368–376.

[9] Deprest JA VSD, Van Ballaer PP, Flageole H, Van Assche FA, Vandenberghe K. Alternative technique for Nd:YAG laser coagulation in twin-to-twin transfusion syndrome with anterior placenta. Ultrasound Obstet. Gynecol11:347–352. 1989,11,6.

[10] Middeldorp JM, Lopriore E, Sueters M, Jansen FW, Ringers J, Klumper FJ, et al. Laparoscopically guided uterine entry for fetoscopy in twin-to-twin transfusion syndrome with completely anterior placenta: a novel technique. Fetal Diagn Ther. 2007,22(6),409–415.

[11] Petersen SG, Gibbons KS, Luks FI, Lewi L, Diemert A, Hecher K, et al. The Impact of Entry Technique and Access Diameter on Prelabour Rupture of Membranes Following Primary Fetoscopic Laser Treatment for Twin-Twin Transfusion Syndrome. Fetal Diagn Ther. 2016.

[12] Engels AC, Van Calster B, Richter J, DeKoninck P, Lewi L, De Catte L, et al. Collagen plug sealing of iatrogenic fetal membrane defects after fetoscopic surgery for congenital diaphragmatic hernia. Ultrasound Obstet Gynecol. 2014,43(1),54–59.

[13] Gregoir C, Engels AC, Gomez O, DeKoninck P, Lewi L, Gratacos E, et al. Fertility, pregnancy and gynecological outcomes after fetoscopic surgery for congenital diaphragmatic hernia. Hum Reprod. 2016.

[14] Evrard VA, Verbeke K, Peers KH, Luks FI, Lerut AE, Vandenberghe K, et al. Amnioinfusion with Hartmann's solution: a safe distention medium for endoscopic fetal surgery in the ovine model. Fetal Diagn Ther. 1997,12(3),188–192.

[15] Adama van Scheltema PN, In't Anker PS, Vereecken A, Vandenbussche FP, Deprest JA, Devlieger R. Biochemical composition of fluids for amnioinfusion during fetoscopy. Gynecol Obstet Invest. 2008,66(4),227–230.

[16] Luks FI, Deprest J, Marcus M, Vandenberghe K, Vertommen JD, Lerut T, et al. Carbon dioxide pneumoamnios causes acidosis in fetal lamb. Fetal Diagn Ther. 1994,9(2),105–109.

[17] Saiki Y, Litwin DE, Bigras JL, Waddell J, Konig A, Baik S, et al. Reducing the deleterious effects of intrauterine CO2 during fetoscopic surgery. J Surg Res. 1997,69(1),51–54.

[18] Gratacos E, Wu J, Devlieger R, Van de Velde M, Deprest JA. Effects of amniodistention with carbon dioxide on fetal acid-base status during fetoscopic surgery in a sheep model. Surg Endosc. 2001,15(4),368–372.

[19] Kohl T, Tchatcheva K, Berg C, Geipel A, Van de Vondel P, Gembruch U. Partial amniotic carbon dioxide insufflation (PACI) facilitates fetoscopic interventions in complicated monochorionic twin pregnancies. Surg Endosc. 2007,21(8),1428–1433.

[20] Pedreira DA, Zanon N, Nishikuni K, Moreira de Sa RA, Acacio GL, Chmait RH, et al. Endoscopic surgery for the antenatal treatment of myelomeningocele: the CECAM trial. Am J Obstet Gynecol. 2016,214(1),111 e1–e11.

[21] Kohl T, Hering R, Van de Vondel P, Tchatcheva K, Berg C, Bartmann P, et al. Analysis of the stepwise clinical introduction of experimental percutaneous fetoscopic surgical techniques for upcoming minimally invasive fetal cardiac interventions. Surg Endosc. 2006,20(7),1134–1143.

[22] Roberts D, Gates S, Kilby M, Neilson JP. Interventions for twin-twin transfusion syndrome: a Cochrane review. Ultrasound Obstet Gynecol. 2008,31(6),701–711.

[23] De Lia JE, Cruikshank DP, Keye WR, Jr. Fetoscopic neodymium:YAG laser occlusion of placental vessels in severe twin-twin transfusion syndrome. Obstet Gynecol. 1990,75(6),1046–1053.

[24] Ville Y, Hyett J, Hecher K, Nicolaides K. Preliminary experience with endoscopic laser surgery for severe twin-twin transfusion syndrome. N Engl J Med. 1995,332(4),224–227.

[25] Huber A, Baschat AA, Bregenzer T, Diemert A, Tchirikov M, Hackeloer BJ, et al. Laser coagulation of placental anastomoses with a 30 degrees fetoscope in severe mid-trimester twin-twin transfusion syndrome with anterior placenta. Ultrasound Obstet Gynecol. 2008,31(4),412–416.

[26] De Lia JE, Kuhlmann RS, Harstad TW, Cruikshank DP. Fetoscopic laser ablation of placental vessels in severe previable twin-twin transfusion syndrome. Am J Obstet Gynecol. 1995,172(4 Pt 1),1202–1208; discussion 8–11.

[27] Klaritsch P, Albert K, Van Mieghem T, Gucciardo L, Done E, Bynens B, et al. Instrumental requirements for minimal invasive fetal surgery. BJOG. 2009,116(2),188–197.

[28] Quintero RA, Ishii K, Chmait RH, Bornick PW, Allen MH, Kontopoulos EV. Sequential selective laser photocoagulation of communicating vessels in twin-twin transfusion syndrome. J Matern Fetal Neonatal Med. 2007,20(10),763–768.

[29] De Lia J, Fisk N, Hecher K, Machin G, Nicolaides K, Hyett J, et al. Twin-to-twin transfusion syndrome – debates on the etiology, natural history and management. Ultrasound Obstet Gynecol. 2000,16(3),210–213.

[30] Quintero RA, Comas C, Bornick PW, Allen MH, Kruger M. Selective versus non-selective laser photocoagulation of placental vessels in twin-to-twin transfusion syndrome. Ultrasound Obstet Gynecol. 2000,16(3),230–236.

[31] Ierullo AM, Papageorghiou AT, Bhide A, Fratelli N, Thilaganathan B. Severe twin-twin transfusion syndrome: outcome after fetoscopic laser ablation of the placental vascular equator. BJOG. 2007,114(6),689–693.

[32] Quintero RA, Kontopoulos E, Chmait RH. Laser Treatment of Twin-to-Twin Transfusion Syndrome. Twin Res Hum Genet. 2016,19(3),197–206.

[33] Denbow ML, Overton TG, Duncan KR, Cox PM, Fisk NM. High failure rate of umbilical vessel occlusion by ultrasound-guided injection of absolute alcohol or enbucrilate gel. Prenat Diagn. 1999,19(6),527–532.

[34] Deprest JA, Van Ballaer PP, Evrard VA, Peers KH, Spitz B, Steegers EA, et al. Experience with fetoscopic cord ligation. Eur J Obstet Gynecol Reprod Biol. 1998,81(2),157–164.

[35] Hecher K, Hackeloer BJ, Ville Y. Umbilical cord coagulation by operative microendoscopy at 16 weeks' gestation in an acardiac twin. Ultrasound Obstet Gynecol. 1997,10(2),130–132.

[36] Jolly M, Taylor M, Rose G, Govender L, Fisk NM. Interstitial laser: a new surgical technique for twin reversed arterial perfusion sequence in early pregnancy. BJOG. 2001,108(10),1098–1102.

[37] Lewi L, Gratacos E, Ortibus E, Van Schoubroeck D, Carreras E, Higueras T, et al. Pregnancy and infant outcome of 80 consecutive cord coagulations in complicated monochorionic multiple pregnancies. Am J Obstet Gynecol. 2006,194(3),782–789.

[38] Gaerty K, Greer RM, Kumar S. Systematic review and metaanalysis of perinatal outcomes after radiofrequency ablation and bipolar cord occlusion in monochorionic pregnancies. Am J Obstet Gynecol. 2015,213(5),637–643.

[39] Middeldorp JM, Klumper FJ, Oepkes D, Lopriore E, Kanhai HH, Vandenbussche FP. Selective feticide in monoamniotic twin pregnancies by umbilical cord occlusion and transection. Fetal Diagn Ther. 2008,23(2),121–125.

[40] Robyr R, Yamamoto M, Ville Y. Selective feticide in complicated monochorionic twin pregnancies using ultrasound-guided bipolar cord coagulation. BJOG. 2005,112(10),1344–1348.

[41] O'Donoghue K, Barigye O, Pasquini L, Chappell L, Wimalasundera RC, Fisk NM. Interstitial laser therapy for fetal reduction in monochorionic multiple pregnancy: loss rate and association with aplasia cutis congenita. Prenat Diagn. 2008,28(6),535–543.

[42] Rodeck C, Deans A, Jauniaux E. Thermocoagulation for the early treatment of pregnancy with an acardiac twin. N Engl J Med. 1998,339(18),1293–1295.

[43] Kumar S, Paramasivam G, Zhang E, Jones B, Noori M, Prior T, et al. Perinatal- and procedure-related outcomes following radiofrequency ablation in monochorionic pregnancy. Am J Obstet Gynecol. 2014,210(5),454 e1–6.

[44] Moise KJ, Jr., Johnson A, Moise KY, Nickeleit V. Radiofrequency ablation for selective reduction in the complicated monochorionic gestation. Am J Obstet Gynecol. 2008,198(2),198 e1–5.

[45] Tsao K, Feldstein VA, Albanese CT, Sandberg PL, Lee H, Harrison MR, et al. Selective reduction of acardiac twin by radiofrequency ablation. American Journal of Obstetrics and Gynecology. 2002,187(3),635–640.

[46] Bebbington MW, Danzer E, Moldenhauer J, Khalek N, Johnson MP. Radiofrequency ablation vs bipolar umbilical cord coagulation in the management of complicated monochorionic pregnancies. Ultrasound Obstet Gynecol. 2012,40(3),319–324.

[47] Samangaya RA, Choudhri S, Murphy F, Zaidi T, Gillham JC, Morabito A. Outcomes of congenital diaphragmatic hernia: a 12-year experience. Prenat Diagn. 2012,32(6),523–529.

[48] Nelson SM, Cameron AD, Deprest JA. Fetoscopic Surgery for in-Utero Management of Congenital Diaphragmatic Hernia. Fetal and Maternal Medicine Review. 2006,17(01),69.

[49] Deprest J, Jani J, Gratacos E, Vandecruys H, Naulaers G, Delgado J, et al. Fetal Intervention for Congenital Diaphragmatic Hernia: The European Experience. Seminars in Perinatology. 2005,29(2),94–103.

[50] Deprest J, Gratacos E, Nicolaides KH, Group FT. Fetoscopic tracheal occlusion (FETO) for severe congenital diaphragmatic hernia: evolution of a technique and preliminary results. Ultrasound Obstet Gynecol. 2004,24(2),121–126.

[51] Tadmor OP, Kreisberg GA, Achiron R, Porat S, Yagel S. Limb amputation in amniotic band syndrome: serial ultrasonographic and Doppler observations. Ultrasound Obstet Gynecol. 1997,10(5),312–315.

[52] Morovic CG, Berwart F, Varas J. Craniofacial Anomalies of the Amniotic Band Syndrome in Serial Clinical Cases. Plastic and Reconstructive Surgery. 2004,113(6),1556–1562.

[53] Winer N, Salomon LJ, Essaoui M, Nasr B, Bernard JP, Ville Y. Pseudoamniotic band syndrome: a rare complication of monochorionic twins with fetofetal transfusion syndrome treated by laser coagulation. Am J Obstet Gynecol. 2008,198(4),393 e1–5.

[54] Rodrigues A, Araujo C, Carvalho R, Melo MA, Pinto L, da Graca LM. Limb constriction secondary to pseudoamniotic band syndrome after selective fetoscopic laser surgery: report of a case with a favorable outcome. Fetal Diagn Ther. 2012,32(4),288–291.

[55] Quintero RA, Morales WJ, Phillips J, Kalter CS, Angel JL. In utero lysis of amniotic bands. Ultrasound Obstet Gynecol. 1997,10(5),316–320.

[56] Keswani SG, Johnson MP, Adzick NS, Hori S, Howell LJ, Wilson RD, et al. In utero limb salvage: fetoscopic release of amniotic bands for threatened limb amputation. Journal of Pediatric Surgery. 2003,38(6),848–851.

[57] Husler MR, Wilson RD, Horii SC, Bebbington MW, Adzick NS, Johnson MP. When is fetoscopic release of amniotic bands indicated? Review of outcome of cases treated in utero and selection criteria for fetal surgery. Prenat Diagn. 2009,29(5),457–463.

[58] Sentilhes L, Verspyck E, Eurin D, Ickowicz V, Patrier S, Lechevallier J, et al. Favourable outcome of a tight constriction band secondary to amniotic band syndrome. Prenat Diagn. 2004,24(3),198–201.

[59] Morris RK, Khan KS, Kilby MD. Vesicoamniotic shunting for fetal lower urinary tract obstruction: an overview. Arch Dis Child Fetal Neonatal Ed. 2007,92(3),F166–168.

[60] Morris RK, Malin GL, Quinlan-Jones E, Middleton LJ, Hemming K, Burke D, et al. Percutaneous vesicoamniotic shunting versus conservative management for fetal lower urinary tract obstruction (PLUTO): a randomised trial. The Lancet. 2013,382(9903),1496–1506.

[61] Deurloo KL, Devlieger R, Lopriore E, Klumper FJ, Oepkes D. Isolated fetal hydrothorax with hydrops: a systematic review of prenatal treatment options. Prenat Diagn. 2007,27(10),893–899.

[62] Mallmann MR, Graham V, Rosing B, Gottschalk I, Muller A, Gembruch U, et al. Thoracoamniotic Shunting for Fetal Hydrothorax: Predictors of Intrauterine Course and Postnatal Outcome. Fetal Diagn Ther. 2016.

[63] Mallmann MR, Geipel A, Bludau M, Matil K, Gottschalk I, Hoopmann M, et al. Bronchopulmonary sequestration with massive pleural effusion: pleuroamniotic shunting vs intrafetal vascular laser ablation. Ultrasound Obstet Gynecol. 2014,44(4),441–446.

[64] Wilson RD, Hedrick HL, Liechty KW, Flake AW, Johnson MP, Bebbington M, et al. Cystic adenomatoid malformation of the lung: review of genetics, prenatal diagnosis, and in utero treatment. Am J Med Genet A. 2006,140(2),151–155.

[65] Clewell WH, Johnson ML, Meier PR, Newkirk JB, Hendee RW, Jr., Bowes WA, Jr., et al. Placement of ventriculo-amniotic shunt for hydrocephalus in a fetus. N Engl J Med. 1981,305(16),955.

[66] Clewell WH, Johnson ML, Meier PR, Newkirk JB, Zide SL, Hendee RW, et al. A surgical approach to the treatment of fetal hydrocephalus. N Engl J Med. 1982,306(22),1320–1325.

[67] Bruner JP, Davis G, Tulipan N. Intrauterine shunt for obstructive hydrocephalus – still not ready. Fetal Diagn Ther. 2006,21(6),532–539.

[68] Emery SP, Greene S, Hogge WA. Fetal Therapy for Isolated Aqueductal Stenosis. Fetal Diagn Ther. 2015,38(2),81–85.

[69] Mann S, Johnson MP, Wilson RD. Fetal thoracic and bladder shunts. Semin Fetal Neonatal Med. 2010,15(1),28–33.

[70] Sepulveda W, Galindo A, Sosa A, Diaz L, Flores X, de la Fuente P. Intrathoracic dislodgement of pleuro-amniotic shunt. Three case reports with long-term follow-up. Fetal Diagn Ther. 2005,20(2),102–105.

[71] Hellmund A, Berg C, Geipel A, Bludau M, Heydweiller A, Bachour H, et al. Prenatal Diagnosis and Evaluation of Sonographic Predictors for Intervention and Adverse Outcome in Congenital Pulmonary Airway Malformation. PLoS One. 2016,11(3),e0150474.

Philipp Klaritsch, Patrick Greimel, Bence Csapo, Liesbeth Lewi

2 Das fetofetale Transfusionssyndrom

2.1 Einleitung

Zwillingsschwangerschaften entstehen auf natürliche Weise entweder durch Befruchtung von zwei Eizellen, was als zweieiig (dizygot) bezeichnet wird, oder durch nachfolgende Teilung einer bereits befruchteten Eizelle, was eineiig (monozygot) genannt wird. Dieselben Mechanismen können seltener auch zu höhergradigen Mehrlingsschwangerschaften wie Drillings- oder Vierlingsschwangerschaften führen. Natürlich können Mehrlingsschwangerschaften auch als Folge assistierter reproduktiver Verfahren auftreten, indem entweder mehrere Embryonen transferiert werden oder sich ein transferierter Embryo nachträglich teilt, was dann wiederum zu einer monozygoten Situation führt. Wenn sich eineiige Mehrlinge eine gemeinsame Plazenta teilen, liegt eine monochoriale Schwangerschaft vor. Mögliche Probleme ergeben sich vor allem aus der Tatsache, dass monochoriale Plazenten fast immer Blutgefäßverbindungen zwischen den kindlichen Nabelschnüren an der Oberfläche der gemeinsamen Plazenta aufweisen, die zu ganz speziellen Komplikationen führen können [1, 2].

2.1.1 Diagnostik der Chorionizität

Ob Mehrlingsschwangerschaften monochorial oder dichorial sind, also gemeinsame oder funktionell getrennte Plazenten aufweisen, lässt sich durch eine Ultraschalluntersuchung vor der 14. Schwangerschaftswoche (SSW) mit sehr hoher Aussagekraft bestimmen [3, 4]. Dabei sollten die Dicke der Trennmembranen an der Insertionsstelle der Membranen an der Plazentaoberfläche und die Anzahl der plazentaren Massen untersucht werden. So besteht bei monochorial-diamnioten Zwillingsschwangerschaften die Trennschicht aus den beiden Amnionmembranen, die sehr dünn erscheinen und senkrecht an der Plazenta ansetzen, was als „T-Zeichen" bezeichnet wird, während dichoriale Schwangerschaften durch dicke Trennstrukturen aus fusionierten Chorion- *und* Amnionmembranen charakterisiert sind, die dreieckförmig an der Plazenta ansetzen, was „Lambda-Zeichen" genannt wird. Nicht verwechselt werden darf das Lambda-Zeichen mit dem Phänomen des „offenen" oder „falschen" Lambda-Zeichens, welches bei monochorialen Zwillingsschwangerschaften im ersten Trimenon im Grenzbereich der verschmolzenen Eihäute zu sehen ist (Abb. 2.1). Die Bestimmung sollte vor der 14. SSW erfolgen und in der geburtshilflichen Dokumentation klar, und wenn möglich mit beigelegtem Foto, vermerkt werden. Bei dieser Gelegenheit sollte auch das Gestationsalter anhand der Scheitel-Steiß-Länge (des größeren Kindes, im Falle einer Längendiskrepanz) und eine eindeutige Bezeichnung der

DOI 10.1515/9783110431162-002

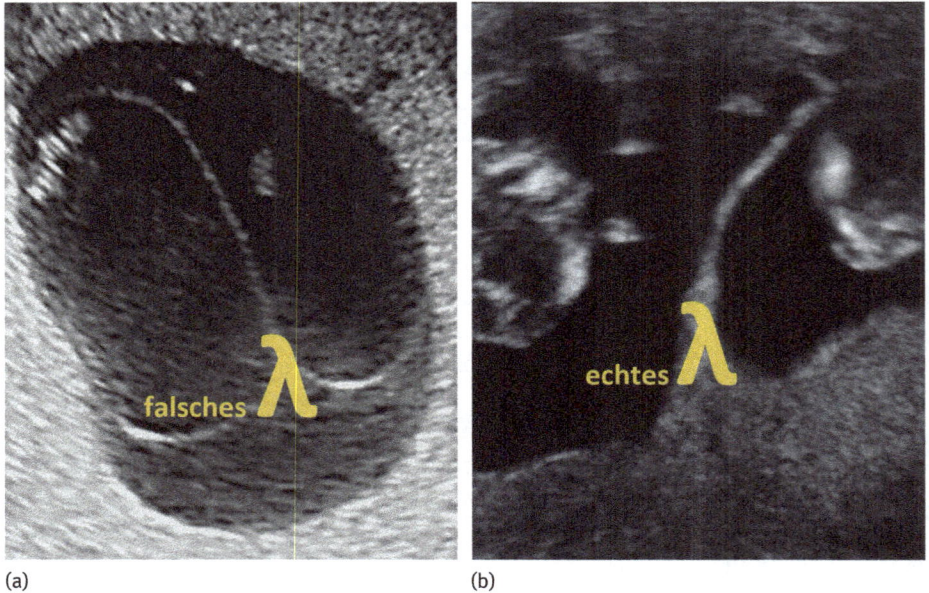

(a)   (b)

Abb. 2.1: Sonografische Darstellung der interfetalen Trennmembran mit „falschem Lambda-Zeichen" bei monochorialer Zwillingsschwangerschaft (a) und „echtem Lambda-Zeichen" bei dichorialer Zwillingsschwangerschaft (b).

Zwillinge erfolgen (z. B. Fetus A, rechts unten, Nabelschnurinsertion an der rechten Seitenwand; Fetus B, links oben, Nabelschnurinsertion an der linken Hinterwand). Die Bezeichnungen sollten zuverlässig und nachvollziehbar dokumentiert werden, wobei im Rahmen der Geburt das sogenannte „perinatal switch phenomenon" beachtet werden muss, was bedeutet, dass die vorgeburtliche Bezeichnung nicht unbedingt der Geburtsreihenfolge entsprechen muss, und welches bei Vorliegen diskordanter, von außen nicht sichtbarer Anomalien (z. B. Herzfehler oder Zwerchfellhernie) zu folgenschweren Verwechslungen führen könnte.

Sollte die Chorionizität nicht vor der 14. SSW bestimmt worden sein, kann dies auch später durch Beurteilung der genannten Ultraschallzeichen mit besonderem Augenmerk auf die Zahl der Trennschichten und die fetalen Geschlechter nachgeholt werden. Die Darstellung einer einzelnen oder zweier plazentarer Massen ist aber nicht absolut zuverlässig, da bis zu 3 % der monochorialen Plazenten zwei getrennte Massen aufweisen können [5]. Sollte es im abdominalen Ultraschall nicht möglich sein, eine eindeutige Chorionizität zu bestimmen, kann dafür die Vaginalsonografie eingesetzt werden, was vor allem bei monoamnioten Schwangerschaften, also jenen mit gemeinsamer Fruchthöhle ohne interfetale Trennmembran, hilfreich ist. Wenn die Chorionizität auch in Spezialistenhänden nicht eindeutig festzulegen ist, erscheint es

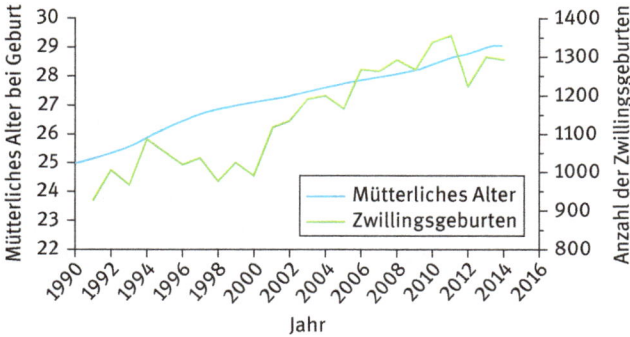

Abb. 2.2: Mittleres mütterliches Alter aller Frauen bei Erstgeburt und Anzahl der Zwillingsgeburten in Österreich seit 1991.

Tab. 2.1: Mehrlingsgeburten in Deutschland 2010–2014 (Quelle: Destatis https://www.destatis.de/ DE/ZahlenFakten/GesellschaftStaat/Bevoelkerung/Geburten/Tabellen/GeburtenMehrlinge.html; jsessionid=AA434585E83CE0A8FE0E01AE09893778.cae1).

Mehrlingsgeburten	2010	2011	2012	2013	2014
Frauen mit Mehrlingsgeburten davon	11.838	11.490	11.881	12.355	13.270
Zwillingsgeburten	11.573	11.254	11.648	12.119	12.977
Drillingsgeburten	258	230	230	230	282
sonstige Mehrlingsgeburten	7	6	3	6	11

sicherer, die Patientin im Sinne einer monochorialen Schwangerschaft zu betreuen, um das eventuelle Auftreten von Komplikationen rechtzeitig zu erkennen [6].

Die Häufigkeit von Zwillingsschwangerschaften hat in den letzten Jahren, vor allem durch die vermehrte Anwendung assistierter reproduktiver Technologien und das zunehmende Alter schwangerer Frauen, zugenommen (Abb. 2.2). Die durchschnittliche Rate an Mehrlingsgeburten in Europa betrug im Jahr 2010 1,65 % [7].

Unter den 83.324 Geburten in Österreich im Jahr 2015 waren 1292 Zwillingsgeburten und 23 Drillingsgeburten, was rund 1,6 % und 0,03 % entspricht (Quelle: Statistik Austria). In Deutschland fanden sich im Jahr 2014 insgesamt 714.927 Lebendgeborene und eine Anzahl von 12.977 Zwillingsgeburten und 282 Drillingsgeburten (Quelle: Destatis) Tab. 2.1.

Ungefähr ein Drittel der Zwillingsschwangerschaften ist monozygot, während davon zwei Drittel monochorial sind. Rein rechnerisch sind also in Österreich unter den rund 1.300 Zwillingsgeburten pro Jahr ungefähr 430 monozygote Schwangerschaften und darunter rund 290 monochoriale Zwillingsgeburten zu erwarten, während dies in Deutschland rund 2.800 sind.

2.1.2 Spezifische Komplikationen monochorialer Schwangerschaften

Zwillingsschwangerschaften sind immer als Risikoschwangerschaften anzusehen, da verglichen mit Einlingen häufiger Fehlgeburten, Wachstumsprobleme, Frühgeburten und Geburtskomplikationen auftreten. Neben diesen allgemeinen Risiken kommen bei monochorialen Zwillingen ganz spezifische Komplikationen vor, die vor allem auf eine ungleiche Verteilung der plazentaren Versorgungsgebiete und das Vorhandensein von Gefäßverbindungen zwischen den beiden fetalen Kreisläufen zurückzuführen sind (Abb. 2.3). Über diese Gefäßanastomosen kann es zu Volumenverschiebungen zwischen beiden Kreisläufen kommen, wodurch ein Kind zum Spender (Donor) und das andere zum Empfänger (Rezipient) wird [2].

Prospektiv betrachtet, tritt ein fetofetales Transfusionssyndrom (FFTS) in rund 10 %, eine selektive intrauterine Wachstumsrestriktion (sIUGR) in rund 15 %, eine „Twin anemia-polycythemia sequence" (TAPS) in 5 %, ein spontaner intrauteriner Fruchttod (IUFT) in rund 2 % und eine „Twin reversed arterial perfusion" (TRAP) in 1 % der monochorial-diamnioten Zwillingsschwangerschaften auf [8, 9]. Monochoriale Mehrlinge, die von solchen Komplikationen betroffen sind, unterliegen einem erhöhten Risiko für Gehirnauffälligkeiten und neurologische Entwicklungsstörungen [10–13].

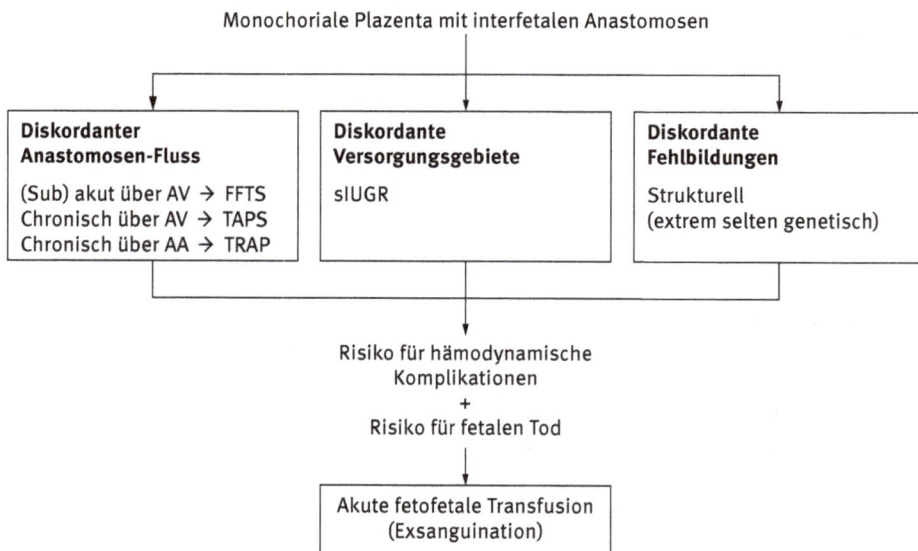

Abb. 2.3: Übersicht über spezifische Komplikationen und deren Folgen bei monochorialen Schwangerschaften. AV arteriovenöse Anastomosen, AA arterioarterielle Anastomosen, FFTS fetofetales Transfusionssyndrom, TAPS „Twin anemia-polycythemia sequence", TRAP „Twin reversed arterial perfusion", sIUGR „selective intrauterine growth restriction".

2.1.3 Betreuungskonzept

Entscheidend ist die frühzeitige Festlegung der Chorionizität, was höchst akkurat vor der 14. SSW durchgeführt werden kann [3, 4] und im Mutter-Kind-Pass schriftlich, und am besten auch mit einem beigelegten Bild, dokumentiert werden soll. Diese Risikoschwangerschaften sollten in Kooperation mit einer spezialisierten Zwillingsambulanz betreut werden, um Frühzeichen eines FFTS oder anderer Komplikationen identifizieren zu können. Die Überwachung einer unkomplizierten monochorialen Zwillingsschwangerschaft sollte zumindest 2-wöchige Untersuchungen mit Kontrolle des Wachstums, der Fruchtwassermengen und der kindlichen Harnblasenfüllungen sowie zusätzlich Doppleruntersuchungen der A. umbilicalis und der A. cerebri media beinhalten [6]. Aufgrund der häufiger vorkommenden kongenitalen Fehlbildungen sollte auch ein strukturiertes Organscreening mit 20–22 SSW durchgeführt werden. Fälle mit diskordanten Fruchtwassermengen, auffälligen Dopplerwerten oder fetaler Wachstumsrestriktion sollten umgehend an eine spezialisierte Abteilung zugewiesen werden. Ab 32 SSW sind wöchentliche Kontrollen inklusive CTG empfehlenswert.

Aus den bisher angeführten Daten kann das in Tab. 2.2 dargestellte Betreuungskonzept abgeleitet werden.

Tab. 2.2: Betreuungskonzept bei monochorial-diamnioten Zwillingsschwangerschaften.

12 SSW	Festlegung Chorionizität/ Amnionizität und eindeutige Benennung der Kinder	Klar dokumentieren und Bild beifügen!
12–14 SSW	Screening auf Komplikationen und Ersttrimesterscreening	Evaluierung auf Diskordanz von Fruchtwassermengen od. SSL od. NT od. DV
16 SSW	Screening auf Komplikationen	Evaluierung auf Diskordanz von Fruchtwassermengen od. Abdomenumfängen od. NS-Insertionen
18–32 SSW	Ko. mind. alle 2 Wochen + Organscreening + Zervixlängenmessung	IMMER Fruchtwassermengen, Blasenfüllungen, Wachstumsverlauf und Doppler (A. umb., ACM, DV) Cave: TAPS (Diskordanz in der ACM-Vmax)
Ab 32+0 SSW	Ko. wöchentlich	Planung Geburtsmodus, ev. Anästhesie-Vorstellung
bis 37+0 SSW	Entbindung	Wenn unauffällig und 1. Kind in SCHL vaginaler Entbindungsversuch möglich (>50 % Erfolgsrate)
Bei jeglicher Auffälligkeit: Vorstellung an Zentrum mit ausreichender Expertise!		

SSL = Scheitel-Steiß-Länge, NT = Nackentransparenz, DV = Ductus venosus, NS-Insertion = Nabelschnurinsertion, A. umb. = A. umbilicalis, ACM = A. cerebri media, ACM-Vmax = Maximalgeschwindigkeit in der A. cerebri media, SCHL = Schädellage.

2.1.4 Entbindungszeitpunkt und -modus

In allen Fällen von monochorialen Zwillingen ist eine elektive Entbindung mit spätestens 37 SSW anzustreben, da in Terminnähe eine erhöhte perinatale Mortalität und Morbidität beschrieben wurde [14–16].

Eine aktuelle multizentrische Studie hat das maternale und neonatale Outcome nach geplanter Sectio caesarea im Vergleich zu einem primär vaginalen Entbindungsversuch untersucht [17]. Die Sectio-Rate in der Gruppe mit geplanter vaginaler Entbindung betrug dabei rund 40 % und die Rate an Kaiserschnitten am 2. Zwilling 4 %. Unabhängig vom Entbindungsmodus war das Risiko für den 2. Zwilling etwas erhöht. Eine geplante Sectio reduzierte das Risiko für fetale oder neonatale Todesfälle oder schwerwiegende Komplikationen jedenfalls nicht. Es zeigte sich andererseits auch kein Unterschied im Risiko für maternale Todesfälle oder schwerwiegende mütterliche Morbidität. Die Chorionizität in dieser sorgfältig selektierten Gruppe hatte keinen signifikanten Einfluss auf die untersuchten Parameter.

2.2 Pathophysiologische Grundlagen des fetofetalen Transfusionssyndroms

2.2.1 Plazentare Angioarchitektur und deren Entwicklung

Nahezu jede monochoriale Plazenta weist Gefäßanastomosen auf, welche die Nabelschnüre und damit letztlich die fetalen Kreislaufsysteme verbinden [18]. Diese Anastomosen bilden die Grundlage der Verschiebung von Blutvolumina zwischen monochorialen Mehrlingen, wobei sie nicht zwingend zu einem pathologischen Flussungleichgewicht führen [1, 19]. Vielmehr ist die Balance der interfetalen Druckverhältnisse sowie die Anzahl und Art der Anastomosen ausschlaggebend für die Entstehung spezifischer Komplikationen [9, 20, 21].

Generell werden drei Arten von Gefäßverbindungen unterschieden: *Arterio-arterielle (AA)*, *veno-venöse (VV)* und *arterio-venöse (AV)* Gefäßverbindungen. AA- und VV-Anastomosen ziehen *oberflächlich* und erlauben einen *bidirektionalen* Blutfluss, dessen Richtung abhängig vom interfetalen Druckgradienten ist. Diese Gefäße sind als direkte Verbindungen zwischen Arterien oder Venen auf der Plazentaoberfläche sichtbar. Im Gegensatz hierzu zeigen AV-Gefäßverbindungen einen unidirektionalen Blutfluss, der immer von Arterie zu Vene verläuft. Über 90 % der monochorialen Plazentas weisen mehrere AV-Anastomosen mit AA- und/oder VV-Anastomosen auf, wobei sich meistens nur eine einzelne AA-Anastomose findet (Abb. 2.4). In rund 5 % finden sich ausschließlich AV-Verbindungsgefäße und in weiteren 5 % gar keine Anastomosen [1, 22]. Funktionell können AA-Anastomosen gleichsam als „flexible AV-Verbindung" fungieren und so Imbalancen im Flussgleichgewicht, welche über unidirektionale Anastomosen entstehen können, ausgleichen. VV-Anastomosen kommen nur

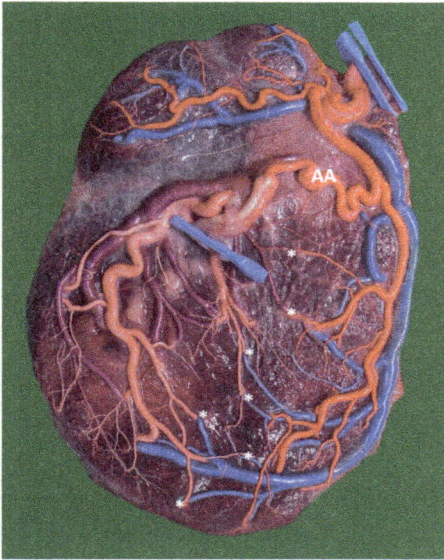

Abb. 2.4: Typische monochorial-diamniote Plazenta nach Farbinjektion der plazentaren Gefäße. Zustand nach Spontangeburt von zwei gesunden Mädchen nach ICSI und Geburtseinleitung mit 35+5 SSW wegen SGA beider Kinder (1.980 g und 2.010 g). Es zeigen sich eine große AA- und mehrere kleinere AV-/VA-Anastomosen. Das zweite Kind (zwei Nabelschnurklemmen) hatte trotz marginaler NS-Insertion das größere plazentare Versorgungsgebiet. Die AA-Anastomose ist mit „AA" gekennzeichnet – einige der AV-Anastomosen sind beispielhaft mit „*" markiert.

in 15–22 % der Fälle vor und scheinen mit einem schlechteren perinatalen Outcome, aber nicht mit der Entstehung eines FFTS assoziiert zu sein [1, 19, 23, 24]. Sind keine VV-Anastomosen vorhanden, so verfügt jeder Zwilling über ein eigenes plazentares Territorium, welches durch diejenigen venösen Gefäße definiert ist, die aus diesem Territorium das sauerstoffreiche Blut des jeweiligen Fetus drainieren. Im Gegensatz dazu besteht beim Vorhandensein von VV-Anastomosen kein individuelles venöses Versorgungsgebiet mehr, sondern teilweise ein gemeinsames flexibles Drainageareal. AV-Anastomosen werden auch als *tiefe Anastomosen* bezeichnet, da die Verbindung üblicherweise auf kapillärer Ebene innerhalb eines Kotyledons auftritt. Diese Anastomosen erhalten ihre arterielle Versorgung von einem Zwilling und geben das oxygenierte venöse Blut an den anderen Zwilling weiter. Die zuführende Arterie und abführende Vene sind bei AV-Anastomosen auf der Plazentaoberfläche als unpaare Arterie und Vene sichtbar, die in räumlicher Nähe zueinander dasselbe Kotyledon versorgen (Abb. 2.4). Aufgrund dieser AV-Verbindungen besteht eine monochoriale Plazenta eigentlich aus drei Bereichen, nämlich zwei, die individuell dem jeweiligen Zwilling zuzuordnen sind, und einem geteilten Anteil, der durch die AV-Anastomosen versorgt wird. AV-Anastomosen können in rund 90 %, AA-Anastomosen in 85 % und VV-Anastomosen in 28 % der monochorialen Plazenten nachgewiesen werden (Tab. 2.3). Im Durchschnitt finden sich rund acht Anastomosen in einer monochorialen Plazenta [25].

Trotz der beträchtlichen Variabilität der Gefäßarchitektur monochorialer Plazenten scheinen einige gemeinsame Schlüsselfaktoren für die Entstehung eines FFTS notwendig zu sein. Vorwiegend entsteht ein FFTS in der Anwesenheit von unbalancier-

Tab. 2.3: Prävalenz und Anzahl der Anastomosen in Plazenten von Schwangerschaften mit unauffälligem Verlauf, mit sIUGR, mit TTTS und mit TAPS. Modifiziert nach [25].

	unauffällig (n = 126)	sIUGR (n = 46)	TTTS (n = 47)	TAPS (n = 16)
Gesamtanzahl an Anastomosen	8 (4–12)	8 (5–14)	7 (5–11)	4 (3–5)
Plazenten mit AV-Anastomosen	124 (98 %)	46 (100 %)	45 (96 %)	16 (100 %)
Anzahl der AV-Anastomosen pro Plazenta	7 (3–10)	6 (4–13)	6 (4–10)	4 (2–5)
Plazenten mit AA-Anastomosen	121 (96 %)	46 (98 %)	22 (47 %)	3 (19 %)
Plazenten mit VV-Anastomosen	35 (28 %)	13 (28 %)	15 (32 %)	0 (0 %)

ten AV-Gefäßverbindungen und fehlender Kompensation durch eine AA-Anastomose. Dafür sprechen Ergebnisse postnataler Injektionsstudien, wobei ein Transfusionssyndrom in bis zu 78 % der Plazenten mit fehlender AA-Anastomose und in lediglich 14 % der Plazenten mit vorhandener AA-Anastomose beobachtet wurde [1, 9, 18]. Sowohl dopplersonografische als auch fetoskopische Beobachtungen konnten die zentrale Rolle eines unbalancierten Blutflusses über AV-Anastomosen bestätigen [26–28]. Ähnlich den Ergebnissen postnataler Untersuchungen konnte im Rahmen der Fetoskopie bei FFTS nur in 20–30 % der Fälle eine kompensierende AA-Anastomose nachgewiesen werden, wobei immer mindestens eine unidirektionale AV-Anastomose zu finden war. Umgekehrt kann auch aus der Normalisierung der pathologischen Veränderungen nach erfolgter Laserablation der Gefäßanastomosen abgeleitet werden, dass es sich um das morphologische Korrelat der interfetalen Volumenverschiebungen handeln muss [28–31].

Der Vorgang der Anastomosenbildung bei monochorialen Plazenten ist bislang noch nicht abschließend geklärt und diesbezügliche Theorien sind meistens Rückschlüsse aus In-vitro-Untersuchungen oder Tiermodellen. Klar scheint, dass im Rahmen der Vaskulogenese Vorläuferzellen ab der dritten Woche nach Fertilisation ein vaskuläres Netzwerk bilden und dieses ab der vierten Woche Anschluss an die Nabelschnur erlangt [32–34]. Die Entstehung der Gefäße scheint, zumindest im Tiermodell, ein äußerst plastischer Vorgang zu sein, bei welchem erst nach Anbindung an die bestehende Zirkulation der Phänotyp als venöses oder arterielles Gefäß determiniert wird [35, 36]. Im Rahmen der monochorialen Plazentation kommt es wahrscheinlich zu multiplen zufälligen Gefäßverbindungen im Bereich der plazentaren Grenzbereiche. Somit ist die Entstehung der transfusionsrelevanten Gefäßanastomosen schon sehr früh im ersten Trimenon anzunehmen. Postuliert wurde, dass die morphologischen Grundvoraussetzungen des FFTS erst durch eine progressive asymmetrische Reduktion von initial multiplen und ausbalancierten AV-Anastomosen im Verlauf des ersten Trimesters entstehen. Hiermit könnte das weitgehende Ausbleiben des klassischen fetofetalen FFTS vor der 16. SSW erklärt werden [37].

2.2.2 Fetale Pathophysiologie

Das FFTS ist klinisch durch eine signifikante Fruchtwasserdiskordanz definiert und manifestiert sich meist zwischen der 16. und 26. SSW. Trotz dieser Gemeinsamkeiten ist der natürliche Krankheitsverlauf heterogen und variiert von milden chronischen Formen bis zu foudroyanten Verläufen mit akuter Verschlechterung innerhalb kürzester Zeit nach Diagnosestellung. Eine verlässliche Vorhersage der individuellen Krankheitsdynamik ist bisher nicht möglich [20]. Das charakteristische Bild der Fruchtwasserdiskordanz beruht auf einer Dysvolämie, ausgelöst durch unbalancierte Flüssigkeitsverschiebungen zwischen den fetalen Kreislaufsystemen. So entsteht eine Volumenüberladung des Empfängers (*Rezipient*) mit konsekutivem polyurischem Polyhydramnion und andererseits ein Volumenmangel des Spenders (*Donor*) mit oligourischem Oligohydramnion durch Reduktion der renalen Perfusion und reflektorische Aktivierung des Renin-Angiotensin-Systems (RAS). Daraus folgen eine Steigerung der renal-tubulären Reabsorption und ein Anstieg des fetalen Angiotensin-Spiegels (AT)-II, was wiederum zur Vasokonstriktion führt, die sich in einem erhöhten Flusswiderstand der plazentaren Gefäße sowie Chronifizierung der renalen Minderperfusion widerspiegelt. Dieser Zusammenhang scheint mitverantwortlich zu sein für die Progression des Oligohydramnions sowie die häufig assoziierte Wachstumsrestriktion des Donors [38–40]. Die Beobachtung eines verringerten oder fehlenden diastolischen Blutflusses in den Umbilikalarterien des Donors kann als physiologisches Korrelat der hormonellen Mechanismen zur Widerstandserhöhung im Gefäßsystem verstanden werden. Der Widerstand im Plazentabett erscheint mehr durch para- und endokrine Faktoren als durch direkt neural-vegetative Mechanismen reguliert zu sein. Eine Unterbrechung dieser pathologischen Zusammenhänge durch funktionelle Trennung der Fetalkreisläufe im Rahmen einer Lasertherapie zeigt unmittelbare positive Auswirkungen auf das Blutflussverhalten in den Umbilikalarterien mit Auftreten eines positiven diastolischen Flussmusters und Abfall des Gefäßwiderstandes [30, 31]. Das Flussvolumen der Umbilikalvenen differiert zwischen Donor und Rezipient um den Faktor 1,3 bis 2,5, wobei dieser Unterschied proportional mit Gestationsalter und Aggravierung der klinischen Präsentation zunimmt [31, 41–44]. Das Kreislaufsystem des Rezipienten zeigt aufgrund der massiven Volumenbelastung gegenläufige Kompensationsmechanismen. Die erhöhte Vorhoffüllung führt zur vermehrten Ausschüttung von diuretischen Peptiden wie „atrial-natriuretic-peptide" (ANP) und „brain-natriuretic-peptide" (BNP), welche im Blut und Fruchtwasser betroffener Feten nachgewiesen wurden [45–49]. Es folgt ein

Anstieg der glomerulären Filtrationsrate (GFR) und ein Absinken der renalen tubulären Reabsorption und des Plasmaspiegels des antidiuretischen Hormons (ADH), was die Polyurie fördert und die Fruchtwassermenge weiter zunehmen lässt. Damit einhergehend wurde bei Rezipienten eine Down-Regulation der Reninsynthese beobachtet, während diese beim Donor gesteigert ist [40, 50]. Paradoxerweise zeigten histomorphologische Untersuchungen der Nieren von Rezipienten mikroangiopathische Veränderungen, welche normalerweise bei hoher RAS-Aktivität zu sehen sind [39]. Vermutlich sind aber die verantwortlichen RAS-Effektoren in der Zirkulation der Rezipienten nicht renalen, sondern plazentaren Ursprungs. Die Regulationsmechanismen dieser selektiven plazentaren RAS-Aktivierung im Rezipienten-Kompartiment sind noch nicht gänzlich geklärt. Eine Erklärung könnte sogenannter „Gewebsstress" sein, welcher mit hypoxischen sowie hyperoxischen Zuständen verbunden ist [18, 51, 52]. Rezipienten zeigen auch progressive kardiovaskuläre Veränderungen, wie atrioventrikuläre Regurgitation, erhöhte pulmonale und aortale Ausflussgeschwindigkeiten und Kardiomegalie, welche teilweise durch die beschriebene Volumenbelastung erklärbar sind. Wieder andere, wie die gelegentlich beobachtete funktionelle Pulmonalstenose, scheinen nicht durch bloßen Volumenüberschuss zu entstehen [53–59]. Eher dürfte dies mit Erhöhung der kardialen Nachlast assoziiert sein, die vermutlich durch Vasokonstriktoren wie Endothelin I (ET-1) mediiert ist. Eine Erhöhung des ET-1-Levels um den Faktor 2–3 konnte bei Rezipienten nachgewiesen werden [45, 60].

2.2.3 Problem des selektiven intrauterinen Fruchttodes

Bei spontanem *IUFT* eines monochorialen Kindes wurde beim überlebenden Ko-Zwilling in 15 % ein nachfolgendes Versterben, in 68 % eine Frühgeburt, in 34 % eine pathologische postnatale Gehirnmorphologie und in 26 % eine neurologische Langzeitmorbidität beobachtet [61–63]. Wenn ein IUFT eintritt, sollte die Schwangere daher in einem erfahrenen Tertiärzentrum weiter betreut werden. Ein Fortführen der Schwangerschaft ist in den meisten Fällen möglich, und besonders in prämaturen Gestationsaltern ist eine zeitnahe Entbindung üblicherweise nicht indiziert, da eine eventuelle neurologische Beeinträchtigung bereits im Rahmen des Versterbens des Ko-Zwillings eingetreten sein dürfte und somit durch eine Geburt nicht verhindert werden kann bzw. durch eine Frühgeburt sogar noch aggraviert werden könnte. Ein ausführliches Aufklärungsgespräch mit den werdenden Eltern über die oben angeführten möglichen Komplikationen sollte jedenfalls geführt werden. In der ersten Zeit nach einem IUFT sollte mithilfe fetaler Doppler und gegebenenfalls eines CTG auf Zeichen einer fetalen Kompromittierung und die Entwicklung einer Anämie des überlebenden Kindes geachtet werden [64]. Sollten sich Zeichen der fetalen Anämie ergeben, kann eine therapeutische intrauterine Transfusion durchgeführt werden [65–67]. Wenn die Flussgeschwindigkeit in der A. cerebri media über einige Tage nach dem IUFT stabil bleibt, erscheint die spätere Entwicklung einer Anämie sehr unwahrscheinlich. Im weiteren Verlauf sollten in 2- bis 4-wöchigen Abständen Wachstumskontrollen und umbilikale sowie zerebrale Doppleruntersuchungen durchgeführt und, nach verabreichter Lungenreifungsinduktion, eine Entbindung mit 34–36 SSW erwogen werden. Jedenfalls sollte das Gehirn des überlebenden Fetus rund 4–6 Wochen nach dem IUFT mittels detaillierter Neurosonografie oder Magnetresonanztomografie auf Zeichen einer ischämischen Schädigung untersucht werden. Sollten sich eindeutige Hinweise auf schwerwiegende zerebrale Schäden ergeben, kann mit den Eltern die Möglichkeit eines Spätfetozids besprochen werden. Überlebende Kinder nach selektivem IUFT sollten im Alter von zwei Jahren einer entwicklungsneurologischen Untersuchung zugeführt werden.

2.3 Diagnostik des FFTS

2.3.1 Diagnostik und Staging des FFTS

Zur Diagnostik des FFTS wird in erster Linie die sonografische Beurteilung der diskordanten Fruchtwassermengen durch Messung der maximalen vertikalen Fruchtwasserdepots beider Fruchthöhlen herangezogen. Erfüllt die Fruchtwassermenge vor der 20. SSW die Kriterien von >8 cm beim Rezipienten und <2 cm beim Donor, spricht man von einem schwerwiegenden FFTS (Abb. 2.5). Nach der 20. SSW wird in den meisten europäischen Zentren ein tiefstes Fruchtwasserdepot von >10 cm als Cutoff für ein Polyhydramnion des Rezipienten verwendet [68]. Weitere Auffälligkeiten wie fehlende Blasenfüllung des Donors und pathologische Dopplerflusswerte können hinzukommen und dienen der Stadieneinteilung nach Quintero (Tab. 2.4), müssen aber keineswegs in chronologischer Reihenfolge auftreten [69]. So kann beispielsweise ein FFTS-

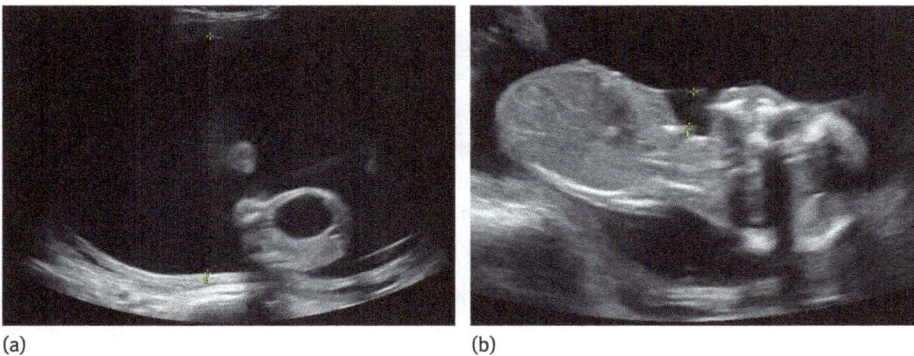

(a)   (b)

Abb. 2.5: Sonografisches Bild eines FFTS mit Polyhydramnion und dilatierter Harnblase des Rezipienten (a) und Oligohydramnion des Donors (b).

Tab. 2.4: Stadieneinteilung des FFTS – modifiziert nach [69].

Stadium	Poly-/Oligo-hydramnion*	Fehlende Blasenfüllung des Donors	Pathologische Dopplerwerte**	Hydrops	Intrauteriner Fruchttod
I	+	-	-	-	-
II	+	+	-	-	-
III	+	+	+	-	-
IV	+	+	+	+	-
V	+	+	+	+	+

* maximales Fruchtwasserdepot >8 cm und <2 cm vor der 20. SSW (bzw. >10 cm und <2 cm nach der 20. SSW)
** Vorhandensein einer der folgenden Dopplerauffälligkeiten: (1) Nullfluss/negativer Fluss in der Arteria umbilicalis, (2) negativer Fluss im Ductus venosus, (3) pulsatiler Fluss in der Vena umbilicalis

Stadium 1 zu einem Stadium 5 werden, ohne die Stadien 2–4 durchzumachen. Während die Einbeziehung weiterer kardiovaskulärer Parameter zusätzliche Merkmale der fetalen pathophysiologischen Veränderungen zu stratifizieren vermag, verbessert dies nicht die Prädiktion des Outcomes nach intrauterinen Eingriffen. Trotz gewisser Einschränkungen [70] bleibt das Quintero-Staging die derzeit wohl praktikabelste Klassifikation für das FFTS.

2.3.2 Prädiktion des FFTS und Risikostratifizierung

Monochoriale Mehrlingsschwangerschaften sind generell als Risikoschwangerschaften zu betrachten und erfordern zumindest 14-tägige Kontrollen, um das Auftreten spezifischer Komplikationen zu erkennen [6]. Prospektiv betrachtet, tritt ein FFTS in rund 10 %, eine sIUGR in rund 15 %, eine TAPS in 5 % und ein spontaner intrauteriner Fruchttod (IUFT) in rund 2 % der monochorial-diamnioten Zwillingsschwangerschaften auf [8, 9]. Dies bedeutet aber auch, dass die Mehrzahl dieser Schwangerschaften einen unkomplizierten Verlauf zeigt. Ein Vorhersagemodell über eine erhöhte oder geringe Wahrscheinlichkeit des Auftretens von Komplikationen wäre im Management dieser Schwangerschaften hilfreich. Daher wurden verschiedene Parameter im ersten und zweiten Trimenon auf ihre Tauglichkeit zur Prädiktion des Auftretens eines FFTS oder eines insgesamt ungünstigen Outcomes untersucht.

2.3.2.1 Prädiktion des FFTS im ersten Trimenon
Einige Autoren haben über die Assoziation einer interfetalen Diskordanz der Nackentransparenzen (NT) oder der Scheitel-Steiß-Längen (SSL) bzw. eines abwesenden oder negativen a-Welle im Ductus venosus (DV) mit dem Auftreten eines FFTS berichtet, wobei der positive prädiktive Wert gering war [71–78]. Eine NT-Diskordanz von ≥20 %

wies einen positiven Vorhersagewert von 50 % und einen negativen prädiktiven Wert von 86 % für die Entwicklung eines FFTS auf [74, 75]. Eine solche NT-Diskordanz kommt in rund 25 % der monochorialen Zwillinge vor und ist mit einem Risiko von über 30 % für die Entwicklung eines FFTS oder eines intrauterinen Fruchttodes vergesellschaftet, wohingegen diese Komplikationen bei NT-Diskordanz <20 % nur in weniger als 10 % vorkommen [74]. Ein auffälliger DV-Fluss im ersten Trimenon kann knapp 40 % aller Schwangerschaften, die später ein FFTS erleiden, identifizieren, wobei der positive Vorhersagewert nur 30 % beträgt [78]. Ähnlich verhält es sich bei der SSL-Diskordanz. So ist eine interfetale SSL-Diskordanz im Gestationsalter 11+0–13+6 SSW zwar mit einem erhöhten Risiko für Fehlgeburt, sIUGR und Frühgeburt <34 SSW vergesellschaftet, aber der positive Vorhersagewert ist auch hierbei gering (insgesamt rund 50 %) [79, 80]. Eine signifikante SSL-Diskordanz in noch früheren Wochen (7+0–9+6 SSW) gilt jedenfalls als Prädiktor für einen singulären intrauterinen Fruchttod während des ersten Trimenons [81].

2.3.2.2 Prädiktion im zweiten Trimenon

Die Evaluierung monochorialer Schwangerschaften auf sonografische Zeichen eines FFTS sollte mit 16 SSW beginnen und in zumindest 14-tägigen Intervallen weitergeführt werden. Bei jeder Untersuchung sollte die Fruchtwassermenge beider Fruchthöhlen gemessen und dokumentiert werden. Weitere Vorhersageparameter können das Einfalten der Amnionmembran [71, 82, 83] sowie eine plazentare Hyperechogenität im Versorgungsbereich des Donors sein [84]. Sollte bereits eine signifikante Diskordanz in den tiefsten Fruchtwasserlakunen bestehen oder eine Membraneinfaltung vorhanden sein, sind engmaschige Verlaufskontrollen indiziert. Schwangerschaften mit nachweisbarer Fruchtwasserdiskordanz ohne Erfüllung der oben genannten Kriterien für ein behandlungswürdiges FFTS und normalen Dopplerwerten in den Umbilikalarterien sind mit einem günstigen Outcome und einer Gesamtüberlebensrate von 93 % assoziiert und weisen eine niedrige Wahrscheinlichkeit (14 %) für eine Progression zum behandlungswürdigen FFTS auf [85, 86]. Dennoch ist es empfehlenswert, auch diese Schwangerschaften in wöchentlichen Intervallen zu untersuchen, um eine eventuelle Progression zu entdecken. Bei monoamnioten Schwangerschaften kommt ein FFTS deutlich seltener vor und kann über diskordante Blasenfüllungen und ein Polyhydramnion der gemeinsamen Fruchthöhle diagnostiziert werden. Die velamentöse Insertion der fetalen Nabelschnur wird mittlerweile mehr als Risikofaktor für sIUGR als für die Entwicklung eines FFTS interpretiert [82, 87–90].

2.4 Therapie des FFTS

2.4.1 Indikation zur intrauterinen Therapie

Ein FFTS tritt meist zwischen 16–26 SSW auf und ist unbehandelt mit hoher kindlicher Mortalität und Morbidität assoziiert. Eine klare Therapieindikation ergibt sich jedenfalls ab einem Quintero-Stadium 2. Im Falle eines Quintero-Stadiums 1 ist auch ein konservatives Vorgehen unter engmaschiger Überwachung denkbar. Klärung sollen hierzu die Ergebnisse eines aktuell laufenden internationalen Trials bringen, welcher das konservative Vorgehen bei Quintero-Stadium 1 mit einer primären Lasertherapie vergleicht (ClinicalTrials.gov Identifier: NCT01220011). Falls ein konservatives Management für ein Quintero-Stadium 1 gewählt wird, sollten die Progression in ein höheres Stadium, die Zunahme des Polyhydramnions, maternale Beschwerden und Zervixverkürzung als Kriterien für ein aktives therapeutisches Vorgehen in Betracht gezogen werden. Eine solche Progression betrifft rund 27 % der Schwangerschaften mit Quintero-Stadium 1 [91]. Ein systematischer Review über das Vorgehen bei Quintero-Stadium 1 ergab vergleichbare Gesamtüberlebensraten für Laser und konservatives Vorgehen um die 85 %, bei jedoch etwas schlechtere Raten (77 %) für solche, die mit Amniondrainage behandelt wurden [92].

2.4.2 Intrauterine Lasertherapie

In den letzten Jahrzehnten wurden verschiedene Behandlungen mit unterschiedlichen Erfolgsraten angewendet, wobei die einzige *kausale* Therapie die *fetoskopische Laserablation* der plazentaren Gefäßanastomosen ist (Abb. 2.6). Ziel ist hierbei eine funktionelle „Dichorionisierung" der Plazenta, mit der Schaffung zweier unabhängiger plazentarer Territorien [93, 94]. Der Fetoskopieschaft, der eine Optik und Arbeits-

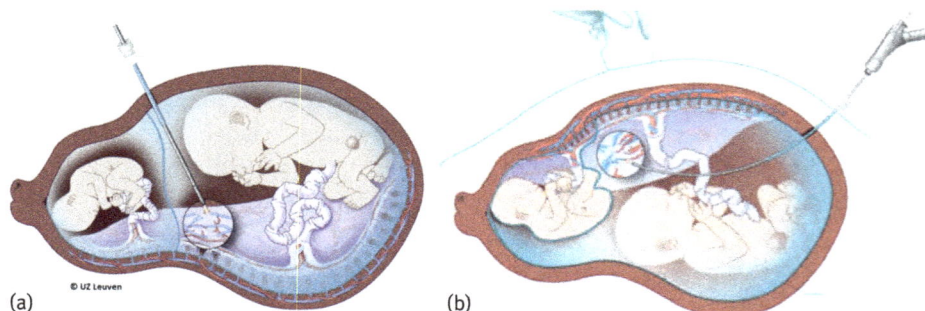

(a)   (b)

Abb. 2.6: Schematische Darstellung einer Laserablation bei Hinterwandplazenta (a) und Vorderwandplazenta (b) unter Nutzung eines stark gebogenen Fetoskops (mit freundlicher Genehmigung der UZ Leuven, Belgien).

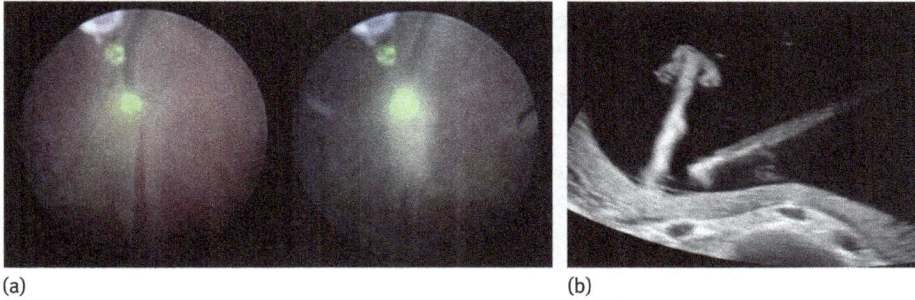

(a)   (b)

Abb. 2.7: (a) Fetoskopisches Bild einer AV-Anastomose vor (links) und nach (rechts) Laserkoagulation; von 12:00 Uhr kommt die Arterie, von 6:00 Uhr die Vene. Das grüne Pilotlicht ermöglicht präzises Zielen und ist im Vergleich zu rotem Licht auf der Plazentaoberfläche besser zu sehen. Das Bild (b) zeigt die sonografische Darstellung der Laserkoagulation.

kanäle beinhaltet und mit einem 400–600 µm Laserlichtleiter bestückt wird, kann ultraschallgezielt direkt oder nach Insertion eines Trokarsystems in die Fruchthöhle des Rezipienten eingeführt werden [95, 96] (siehe Abschn. 1.3.2.2, Seite 9 und 1.4.1, Seite 11). Dann wird die gesamte Plazentaoberfläche untersucht, die beiden Nabelschnuransätze dargestellt und der vaskuläre Äquator, also der Grenzbereich der plazentaren Territorien, aufgesucht. Jedes diesen Äquator überquerende Gefäß wird verfolgt, wodurch alle Anastomosen identifiziert werden sollten. Es muss darauf geachtet werden, die gesamte Plazentaoberfläche und ihren Randbereich zu examinieren, um nicht weit lateral oder verlamentös verlaufende Anastomosen zu übersehen. Venen werden in der Regel von Arterien überkreuzt und erscheinen unter fetoskopischer Sicht, aufgrund des besser oxygenierten Blutes, heller als Arterien. Die Anastomosen werden aus einem Abstand von rund 1 cm und in einem Winkel von 90° mittels Laserenergie solange bestrahlt, bis ein vollständiges Sistieren des Blutflusses eintritt (Abb. 2.7). Dazu werden überwiegend Dioden- oder auch Nd:Yag-Laserquellen verwendet, da diese im wässrigen Milieu anwendbar sind. Nachdem alle sichtbaren Anastomosen verschlossen sind, wird abschließend eine Amniondrainage durchgeführt, was geburtshilfliche Komplikationen verringern soll. Der Eingriff kann (gegebenenfalls unter Tokolyse) in regionaler oder lokaler Anästhesie durchgeführt werden und ist meist mit einem stationären Aufenthalt von 24–48 Stunden verbunden. Nach herkömmlicher intrauteriner Lasertherapie wurde gelegentlich eine *„Twin-anemia-polycythemia-Sequence"* (TAPS) beobachtet, welche spontan in nur 5 % der monochorialen Zwillinge auftritt, aber nach Lasertherapie in bis zu 15 % beobachtet wurde [9, 23, 97–103]. Auch hierbei sind offenbar plazentare Anastomosen ursächlich verantwortlich, die aber im Unterschied zum klassischen FFTS zu einem chronischen Blutverlust und somit zur Anämie des Donors und zu einer Polyzythämie des Rezipienten führen. Typischerweise sind die verantwortlichen plazentaren AV-Anastomosen sehr dünn und können daher im Rahmen einer Lasertherapie leicht übersehen wer-

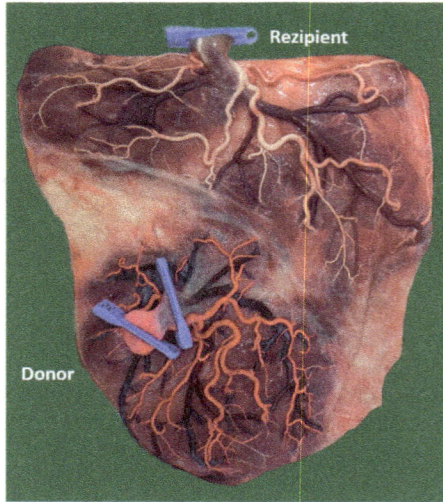

Abb. 2.8: Monochorial-diamniote Plazenta nach Farbinjektion der plazentaren Gefäße – Zustand nach intrauteriner Laserablation mit 20 SSW bei Quintero-Stadium 2 und Vorderwandplazenta. Deutlich zu sehen ist die Koagulationslinie bei Laserung nach Salomon-Technik ohne Residualanastomosen. Der Rezipient (einzelne Klemme) zeigt eine marginale Nabelschnurinsertion, der Donor (zwei Klemmen) eine exzentrische Insertion. Die Geburt erfolgte vaginal mit 31 SSW nach pPROM (Ex-Rezipient 1.490 g, Ex-Donor 1.590 g).

den, was die erhöhte Rate von TAPS-Fällen nach Lasertherapie erklärt [98]. In einer aktuellen multizentrischen randomisierten Studie wurde gezeigt, dass durch die zusätzliche oberflächliche Koagulation der Verbindungsstrecken zwischen den einzelnen Koagulationspunkten auf der Plazentaoberfläche das Auftreten von TAPS deutlich gesenkt werden kann (Abb. 2.8) [104]. Daher gilt diese nach dem biblischen König Salomon benannte Methode nun als Goldstandard, wenngleich sie von manchen Pionieren als wenig sinnvoll erachtet wird [105].

Gelegentlich kann die individuelle anatomische Situation und die Plazentalage, vor allem wenn diese im Bereich der Vorderwand liegt, eine erfolgreiche Laserablation aller Anastomosen deutlich erschweren oder einen herkömmlichen Zugang über die vordere mütterliche Bauchwand unmöglich machen. Für solche Situationen wurden verschiedene Techniken entwickelt, darunter finden sich der Einsatz gekrümmter Fetoskope [106], die Anwendung von Flexionsmechanismen, die den Winkel des Laserlichtleiters verändern können [107], seitlich-abstrahlende Lichtleiter [108] und sogar Zugangswege über die Uterushinterwand unter laparoskopischer Sicht [109] oder nach Laparotomie [110]. Alternativ kann die Plazenta auch durch externen Druck bis zu einem gewissen Grad in ihrer Position verändert werden oder, noch wirkungsvoller, intern durch direkte Druckeinwirkung mit der Kunststoffkanüle [96]. Letzteres beugt zusätzlich direktem Kontakt zwischen Lichtleiter und Plazenta oder Fetus vor und bewirkt überdies eine direkte lokale Gefäßkompression, die wiederum die Koagulation erleichtert. Wenn die Kanüle in direktem Kontakt mit der Plazentaoberfläche steht, ist es jedoch ratsam, die Laserenergie zu verringern (im Fall von Diodenlaser auf ca. 10 W), da in diesem Fall die Flüssigkeitsmenge, in der sich die Wärmeenergie verteilen kann, auf den Kanüleninhalt beschränkt ist, und es dadurch zu höheren Temperaturen kommt, was wiederum das Risiko für Gefäßperforation erhöht. Eine klare Überlegenheit von einer der verschiedenen beschriebenen Techniken lässt sich derzeit nicht ableiten und daher wird das Verfahren vor allem von der individuellen Situation und der Vorliebe und Erfahrung des Operateurs abhängen. Die essenziellen Schritte der fetoskopischen Lasertherapie bei FFTS werden in Tab. 2.5 dargestellt [111].

2.4.3 Selektiver Fetozid

Die fetoskopische Laserablation sollte immer die erste therapeutische Wahl zur Behandlung des FFTS sein, mit dem Ziel des Überlebens beider Kinder. Dennoch können sich Situationen ergeben, die eine erfolgversprechende Lasertherapie unmöglich erscheinen lassen. Da dies auch nach sorgfältiger Evaluierung nicht immer mit Sicherheit vorhergesagt werden kann, sondern manchmal erst im Rahmen der Fetoskopie ersichtlich wird, sollten diese Eventualitäten bereits im Aufklärungsgespräch mit den Eltern thematisiert werden. In diesen Fällen besteht die Möglichkeit eines *selektiven Fetozids*, der aufgrund der vorhandenen Gefäßverbindungen nicht auf herkömmliche Art mittels Kaliumchloridinjektion durchgeführt werden kann, sondern heute meist mittels bipolarer Nabelschnurokklusion oder Radiofrequenzablation durchgeführt wird [112, 113]. Eine bipolare Koagulation kann ultraschallgezielt durchgeführt werden, wobei im Falle des Donors eine vorherige Amnionauffüllung mit vorgewärmter Ringer-Lösung notwendig ist. Empfehlenswert ist es, die Nabelschnur nach Heranführen der Koagulationszange im Querschnitt darzustellen und die Branchen der Zange so zu drehen, dass beide in derselben Ebene darstellbar

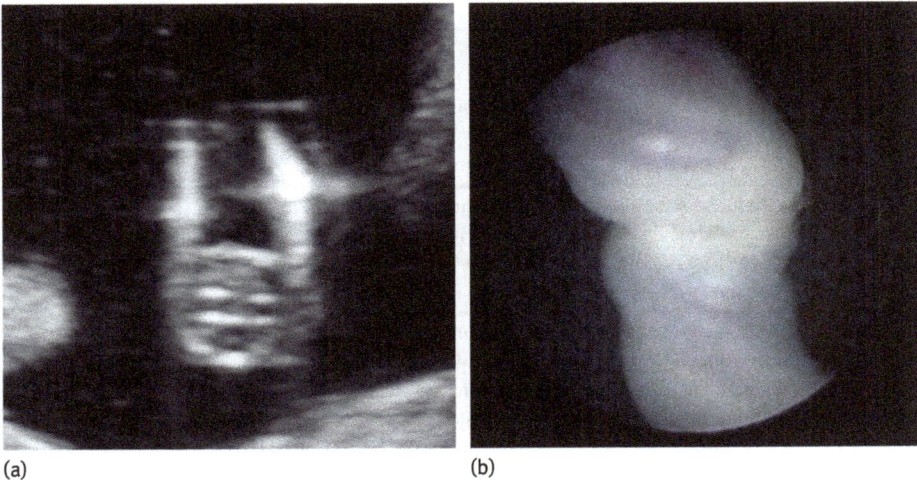

(a)   (b)

Abb. 2.9: Sonografisches Bild der Branchen einer bipolaren Koagulationszange, die den queren Nabelschnurdurchmesser umschließt (a). Fetoskopisches Bild der Koagulationsstelle nach bipolarer Koagulation (b).

Tab. 2.5: Essenzielle Schritte der fetoskopischen Lasertherapie bei FFTS. Adaptiert nach [111].

1.	**Diagnostische Maßnahmen**
1.1	Erweiterter Ultraschall zum Ausschluss fetaler Anomalien
1.2	Bestätigung der Monochorionizität und des FFTS inkl. des Quintero-Stadiums
1.3	Durchführung einer Zervixlängenmessung
1.4	Beurteilung eventueller Komplikationen (Zervixverkürzung, Zeichen fetaler Dekompensation)
1.5	Abwägen der optimalen Behandlungsoptionen (Lasertherapie oder Alternativen)
1.6	Einschätzung der Operationsdringlichkeit (abwartendes Vorgehen möglich?)
1.7	Ausführliche Aufklärung der Patientin und Einholen der Operationseinwilligung
2.	**Präoperatives Management**
2.1	Blutgruppen- und Rhesusgruppenbestimmung (Rh-D Prophylaxe?)
2.2	Vorschreiben aller eingriffsrelevanter Medikamente (Antibiose, ggf. Tokolyse etc.)
2.3	Festlegung und Planung der Narkoseform
3.	**Vorbereitungen im OP**
3.1	Vorbereitung des technischen Equipments (Ultraschall, Endoskopieturm, Laser, Instrumente)
3.2	Bestimmung der Position von Assistenzen, Bildschirmen, Ultraschallgerät, Laserquelle und des Lichts
3.3	Bestimmung des Lasermodus und der Energieeinstellungen
3.4	Bestimmung der Positionierung der Patientin
4.	**Ultraschalluntersuchung im OP**
4.1	Darstellung der Lagen und Positionen beider Feten
4.2	Darstellung der Plazentalokalisation und der Nabelschnuransätze
4.3	Messung der tiefsten Fruchtwasserlakunen
4.4	Untersuchung der (erwarteten) Lage des vaskulären Äquators
4.5	Bestimmung der geeignetsten Insertionsstelle für das Fetoskop
4.6	Auswahl der Insertionstechnik (Seldinger, direkte Trokarinsertion) und des geeignetsten Fetoskops
5.	**Sterile Prozeduren und Anästhesie**
5.1	Chirurgisches Briefing („Time-out") des OP-Teams über die (gesamte) geplante Intervention
5.2	Chirurgische Waschung für Operateure, Assistenzen und OP-Pflege
5.3	Maternales Monitoring (während des gesamten Eingriffs)
5.4	Steriles Abdecken von Patientin und Instrumentarium
6.	**Bereitmachen und Anschließen der Instrumente (vor Einstich)**
6.1	Anschluss des Fetoskops (Einstellen von Orientierung und Fokus, Weißabgleich)
6.2	Anschluss des Laserlichtleiters an Laserquelle, Einführen des Lichtleiters in Fetoskopieschaft, Anschließen der vorgewärmten Spüllösung (wenn notwendig)
7.	**Operativer Zugang und Insertion des Instrumentariums**
7.1	Durchführung aller Schritte unter Ultraschallkontrolle
7.2	Bei Lokalanästhesie: Setzen der oberflächlichen und tiefen Lokalanästhesie
7.3	Adäquate Hautinzision mit chirurgischem Skalpell
7.4	Korrekte Ausführung der Insertion (Seldinger oder Trokarsystem)
7.5	Beachtung mütterlicher Blutgefäße und Darmschlingen sowie Vermeidung der Verletzung des Plazentarands während Insertion
7.6	Insertion des Fetoskops

Tab. 2.5: Fortsetzung.

8.	**Orientierung**
8.1	Beurteilung der Sichtverhältnisse (optional: Anwendung einer Bewertungsskala der Sichtverhältnisse)
8.2	Bewertung des Bedarfs nach Fruchtwasseraustausch
8.3	Darstellung der Lokalisation von Plazenta, Feten und Nabelschnurinsertionen
8.4	Darstellung der interfetalen Trennmembran (Nutzung als Referenzbereich für Orientierung)
8.5	Untersuchung der Plazentaoberfläche und Identifikation des vaskulären Äquators
9.	**Laserkoagulation**
9.1	Koagulation aller Gefäßanastomosen, die den vaskulären Äquator überqueren
9.2	Vermeidung unnötiger Reduktion oder Schädigung des jeweiligen plazentaren Versorgungsgebiets
10.	**Zur Beachtung während des Eingriffs**
10.1	Vermeidung unnötiger Verzögerung während des Eingriffs
10.2	Prüfung auf unmittelbare Komplikationen (z. B. Blutung, Septostomie)
10.3	Identifikation, Typisierung und Dokumentation aller sichtbarer und koagulierter Anastomosen
11.	**Amniondrainage**
11.1	Ultraschallkontrollierte Drainage des Polyhydramnions
11.2	Adäquate Drainagemenge bis zu einem vordefinierten Level, um die uterine Überdehnung und mütterliche Beschwerden zu reduzieren (auf Wunsch auch genetische Untersuchung möglich)
12.	**Hautverschluss**
12.1	Verschluss der Hautinzision (mittels Naht oder Klebeverfahren)
13.	**Unmittelbar postoperatives Management**
13.1	Information über Eingriffsverlauf an Patientin, Partner/Familie und zuweisende Ärzte
13.2	Administration und Dokumentation (Operationsbericht und -dokumentation, Fetaltherapie-Datenbank etc.)
13.3	Instruktion des Betreuungspersonals über Monitoring und mütterliche und fetale Überwachung
13.4	Eventuell Fruchtwasserprobe an Genetik
14.	**Sonografische Verlaufskontrollen**
14.1	Ausreichende Kenntnis über den Schwangerschaftsverlauf komplizierter monochorialer Schwangerschaften
14.2	Kontrolle der fetalen Zustände inkl. Blasenfüllungen, tiefste Fruchtwasserdepots und Dopplerflussmessungen
14.3	Evaluierung der Flussgeschwindigkeit in der A. cerebri media zur Erkennung einer post-laser TAPS
14.4	Achten auf Anzeichen einer iatrogenen (unbeabsichtigten) Septostomie
14.5	Achten auf Anzeichen einer Eihautablösung
14.6	Klare Identifikation und Dokumentation der Feten als „Ex-Donor" und „Ex-Rezipient"
14.7	Achten auf klinische Zeichen und Wissen um Managementoptionen bei iatrogenem pPROM

sind (Abb. 2.9). Dabei kann die Plazenta bzw. die Uteruswand vorsichtig als Widerlager verwendet werden. Das Fassen der Nabelschnur bei Längsdarstellung kann bei zweidimensionaler Darstellung recht schwierig sein. Als Alternative kann eine dreidimensionale Darstellung verwendet oder eine bipolare Koagulationszange mit inkludiertem Fetoskop eingesetzt werden, die ein Arbeiten unter direkter Sicht erlaubt.

Ein selektiver Fetozid soll dazu beitragen, Nachteile für das jeweils überlebende Kind zu vermeiden, und sollte durchgeführt werden, bevor ein Kind durch das FFTS so stark beeinträchtigt oder mangelhaft versorgt ist, dass ein spontaner intrauteriner Fruchttod eintritt [112–114]. Die Überlebensraten nach selektivem Fetozid betragen rund 80 %, die Wahrscheinlichkeit für einen vorzeitigen Blasensprung und Frühgeburt <32 SSW liegt bei 20 % [115]. Das Risiko für neurologische Morbidität scheint im Vergleich zu unkomplizierten Schwangerschaften etwas erhöht zu sein [115–118].

2.4.4 Alternative intrauterine Behandlungsoptionen

Als (historische) Behandlungsalternativen seien noch folgende Eingriffe genannt:

2.4.4.1 Amniondrainage
Die wiederholte Amniondrainage war früher der häufigste Eingriff zur Behandlung des FFTS, mit der Intention, durch Verringerung des intrauterinen Drucks die uteroplazentare Perfusion zu verbessern und geburtshilfliche Komplikationen, wie vorzeitigen Blasensprung und Frühgeburt, zu verringern und damit das kindliche Outcome zu verbessern [119, 120]. Heute gilt die Amniondrainage als Therapie der zweiten Wahl und wird – wenn überhaupt – bei späten Fällen von FFTS (nach 26 SSW) angewandt, wobei auch in solchen Fällen die Lasertherapie als erste Therapieoption erwogen werden sollte [121, 122].

2.4.4.2 Septostomie
Die Septostomie, eine gezielte Eröffnung der Trennmembran zwischen den Kindern zum Ausgleich der Fruchtwassermengen, brachte ähnliche Erfolgsraten wie die Amniondrainage [123], wurde allerdings aufgrund erhöhter Komplikationsraten und vor allem aufgrund der deutlichen Erschwernis einer nachfolgenden Lasertherapie weitgehend verlassen.

2.4.5 Outcome und Komplikationen der intrauterinen Therapie

2.4.5.1 Kindliches Outcome
Die Wirksamkeit und Überlegenheit der fetoskopischen Lasertherapie gegenüber der Amniondrainage wurde in einer multizentrischen randomisierten Studie nachgewie-

sen [68]. Die Lasertherapie resultierte in besseren Überlebensraten und verringerter neurologischer Morbidität verglichen mit einer Amniondrainage, sodass heute Gesamtüberlebensraten von 70–80 % angenommen werden [124–126]. Die Mortalität ergibt sich meist durch einen IUFT eines der Kinder kurz nach dem Eingriff und ist mit präoperativ diagnostizierter Herzüberlastung, ungleicher Plazentaaufteilung oder inkompletter Separation der Plazenta assoziiert [127]. Letzteres kann aufgrund der dann vorhandenen Residualanastomosen zu einem Rezidiv des FFTS oder zu einem TAPS führen, was jeweils in bis zu 14 % beschrieben wurde [102]. Diese beiden Komplikationen erhöhen offenbar das Risiko für die Entstehung pränatal diagnostizierbarer zerebraler Läsionen, die aber insgesamt nach Lasertherapie nur in rund 2 % vorkommen, wie in einer aktuellen großen retrospektiven Studie demonstriert werden konnte [128]. Die häufigsten fetalen Komplikationen der Lasertherapie sind der frühe vorzeitige Blasensprung in 6–10 % und der intrauterine Fruchttod (IUFT) eines oder beider Kinder, der in 13–33 % und meist innerhalb der ersten Woche nach dem Eingriff eintritt [28, 126, 129, 130]. Eingriffsbedingte Infektionen können vorkommen und zu einem kürzeren Eingriffs-Entbindungs-Intervall führen [131]. Spätaborte und Frühgeburten, welche gehäuft nach vorzeitigem Blasensprung auftreten, sind verantwortlich für perinatale Todesfälle [132]. In der bisher größten prospektiven Studie über monochorial diamniote Zwillingsschwangerschaften, die in Tertiärzentren mit der Verfügbarkeit pränataler Therapieoptionen, wie der intrauterinen Laserablation, betreut wurden, betrug die Gesamtmortalität des FFTS rund 55 % [2]. Allerdings ist die tatsächliche Mortalität und Morbidität des FFTS vermutlich höher, da außerhalb von Studienbedingungen einige Patientinnen mit monochorialen Schwangerschaften nicht entsprechend überwacht und jene mit FFTS zu spät entdeckt oder zugewiesen werden – und sich dann oft bereits mit selektivem oder doppeltem IUFT, vorzeitigem Blasensprung oder Wehentätigkeit präsentieren. Bei Zwillingen mit FFTS wurden zerebrale Anomalien in 5 % nach Laserablation, 14 % nach serieller Amniondrainage und 12 % nach konservativem Vorgehen beschrieben, wobei sowohl Donor als auch Rezipient einem Risiko für ischämische oder hämorrhagische Läsionen unterliegen [12]. Das neurologische Outcome nach Laser ist deutlich besser als nach Amniondrainage, und die neurologische Entwicklung im Alter von zwei Jahren entspricht weitgehend der von gleichaltrigen dichorialen Zwillingen [133]. Generell wird eine Langzeitentwicklungsverzögerung in bis zu 15 % der Überlebenden beschrieben [134–137] und als Folge des FFTS, der Lasertherapie und vor allem der höheren Frühgeburtsrate angesehen [138]. Im Alter von sechs Jahren weisen rund 9 % der Kinder nach FFTS ein schwerwiegendes neurologisches Defizit auf [139].

Prospektiv gesehen weisen monochoriale Zwillinge generell eine Gesamtmortalität von 8 % und neurologische Entwicklungsverzögerungen in 10 % auf [140]. Erwähnenswert ist aber auch, dass sogar scheinbar unkomplizierte monochoriale Zwillinge im Alter von zwei Jahren in 7 % neurologische Auffälligkeiten zeigen [140].

2.4.5.2 Mütterliches Outcome

Insgesamt kann von einer niedrigen mütterlichen Komplikationsfrequenz ausgegangen werden, wobei der verfügbaren Literatur eine mittlere Häufigkeit maternaler Zwischenfälle von 5 % zu entnehmen ist. In Studien mit systematischer Erfassung der Komplikationsrate wurde diese mit rund 17 % angegeben und schwerwiegende Zwischenfälle in rund 1 % beschrieben, während mittelgradig eingestufte Komplikationen bei rund 3 % lagen [132, 141, 142]. Besonders interessant erscheinen perioperative hämodynamische Veränderungen bei der Schwangeren, die mit einer ausgeprägten Hämodilution, einem signifikanten Hämoglobinabfall und einer eingeschränkten Nierenfunktion, bis hin zur temporären Anurie, einhergehen können. Berichtet wurden auch signifikante Veränderungen des Herzschlagvolumens, des kardialen Outputs und des totalen peripheren Gefäßwiderstandes bei konstanter Herzfrequenz. Eine abschließende pathophysiologische Erklärung dieser Phänomene steht noch aus, wobei aber die beobachtete Korrelation mit der Menge des beim Eingriff drainierten Fruchtwassers Flüssigkeitsverschiebungen im mütterlichen Kreislauf nahelegt [143–145].

2.4.6 Überwachung nach intrauteriner Therapie

Die Überwachung nach Lasertherapie umfasst wöchentliche Ultraschallkontrollen bis zur Geburt. Dabei sollen Fruchtwassermengen, fetales Wachstum und Doppler der Arteria umbilicalis, des Ductus venosus und die maximale Flussgeschwindigkeit in der Arteria cerebri media – zum Ausschluss einer fetalen Anämie – überprüft werden [146]. Nach erfolgreicher Therapie stellt sich meist eine Normalisierung der Fruchtwassermengen und der kardialen Dysfunktion binnen 14 Tagen bzw. binnen vier Wochen ein [59, 147]. Im weiteren Verlauf sollten außerdem die mütterliche Zervixlänge, zur rechtzeitigen Erkennung einer drohenden Frühgeburt, und die kindlichen Extremitäten auf eventuelle Schnürfurchen („amniotic bands") untersucht werden, die nach intrauterinen Eingriffen etwas häufiger beobachtet wurden [99]. Aufgrund einer ebenfalls erhöhten Rate an pränatal diagnostizierbaren Hirnläsionen nach FFTS, die in rund 2–4 % beobachtet wurden, kann den Eltern eine fetale Magnetresonanztomografie mit 30–32 SSW angeboten werden, um in schweren Fällen einen Schwangerschaftsabbruch durchführen zu können [148]. Erwähnenswert ist auch, dass rund 8 % aller Kinder nach Lasertherapie im Alter von zehn Jahren eine Pulmonalarterienstenose aufweisen [149].

Evidenz zum optimalen Geburtszeitpunkt und -modus nach intrauteriner Lasertherapie existiert kaum, jedoch wird von manchen Experten eine Entbindung mit 34 SSW nach vorausgegangener Lungenreifungsinduktion empfohlen [150]. Es erscheint aber auch akzeptabel, bei völlig unauffälligem Verlauf die Entbindung, wie sonst auch bei unkomplizierten monochorialen Zwillingen, mit 37 SSW durchzuführen.

2.5 Danksagung

Die Abbildungen der Plazenten wurden von Prof. Liesbeth Lewi zur Verfügung gestellt.

Literatur

[1]   Denbow ML, Cox P, Taylor M, Hammal DM, Fisk NM. Placental angioarchitecture in monochorionic twin pregnancies: relationship to fetal growth, fetofetal transfusion syndrome, and pregnancy outcome. Am J Obstet Gynecol. 2000,182(2),417–426.

[2]   Lewi L, Jani J, Blickstein I, Huber A, Gucciardo L, Van Mieghem T, et al. The outcome of monochorionic diamniotic twin gestations in the era of invasive fetal therapy: a prospective cohort study. Am J Obstet Gynecol. 2008,199(5),514 e1–8.

[3]   Carroll SG, Soothill PW, Abdel-Fattah SA, Porter H, Montague I, Kyle PM. Prediction of chorionicity in twin pregnancies at 10–14 weeks of gestation. BJOG. 2002,109(2),182–186.

[4]   Stenhouse E, Hardwick C, Maharaj S, Webb J, Kelly T, Mackenzie FM. Chorionicity determination in twin pregnancies: how accurate are we? Ultrasound Obstet Gynecol. 2002,19(4),350–352.

[5]   Lopriore E, Sueters M, Middeldorp JM, Klumper F, Oepkes D, Vandenbussche FP. Twin pregnancies with two separate placental masses can still be monochorionic and have vascular anastomoses. Am J Obstet Gynecol. 2006,194(3),804–808.

[6]   Khalil A, Rodgers M, Baschat A, Bhide A, Gratacos E, Hecher K, et al. ISUOG Practice Guidelines: role of ultrasound in twin pregnancy. Ultrasound Obstet Gynecol. 2016,47(2),247–263.

[7]   Heino A, Gissler M, Hindori-Mohangoo AD, Blondel B, Klungsoyr K, Verdenik I, et al. Variations in Multiple Birth Rates and Impact on Perinatal Outcomes in Europe. PLoS One. 2016,11(3),e0149252.

[8]   Lewi L, Gucciardo L, Van Mieghem T, de Koninck P, Beck V, Medek H, et al. Monochorionic diamniotic twin pregnancies: natural history and risk stratification. Fetal Diagn Ther. 2010,27(3),121–133.

[9]   Lewi L, Deprest J, Hecher K. The vascular anastomoses in monochorionic twin pregnancies and their clinical consequences. Am J Obstet Gynecol. 2013,208(1),19–30.

[10] Inklaar MJ, van Klink JM, Stolk TT, van Zwet EW, Oepkes D, Lopriore E. Cerebral injury in monochorionic twins with selective intrauterine growth restriction: a systematic review. Prenat Diagn. 2014,34(3),205–213.

[11] Hoffmann C, Weisz B, Yinon Y, Hogen L, Gindes L, Shrim A, et al. Diffusion MRI findings in monochorionic twin pregnancies after intrauterine fetal death. Am J Neuroradiol. 2013,34(1),212–216.

[12] Quarello E, Molho M, Ville Y. Incidence, mechanisms, and patterns of fetal cerebral lesions in twin-to-twin transfusion syndrome. J Matern Fetal Neonatal Med. 2007,20(8),589–597.

[13] Hillman SC, Morris RK, Kilby MD. Co-twin prognosis after single fetal death: a systematic review and meta-analysis. Obstet Gynecol. 2011,118(4),928–940.

[14] Hack KE, Derks JB, Elias SG, Franx A, Roos EJ, Voerman SK, et al. Increased perinatal mortality and morbidity in monochorionic versus dichorionic twin pregnancies: clinical implications of a large Dutch cohort study. BJOG. 2008,115(1),58–67.

[15] Lopriore E, Stroeken H, Sueters M, Meerman RJ, Walther F, Vandenbussche F. Term perinatal mortality and morbidity in monochorionic and dichorionic twin pregnancies: a retrospective study. Acta obstetricia et gynecologica Scandinavica. 2008,87(5),541–545.

[16] Wood S, Tang S, Ross S, Sauve R. Stillbirth in twins, exploring the optimal gestational age for delivery: a retrospective cohort study. BJOG. 2014,121(10),1284–1290; discussion 91.

[17] Barrett JF, Hannah ME, Hutton EK, Willan AR, Allen AC, Armson BA, et al. A randomized trial of planned cesarean or vaginal delivery for twin pregnancy. N Engl J Med. 2013,369(14),1295–1305.

[18] Fisk NM, Duncombe GJ, Sullivan MH. The basic and clinical science of twin-twin transfusion syndrome. Placenta. 2009,30(5),379–390.

[19] Hack KE, Nikkels PG, Koopman-Esseboom C, Derks JB, Elias SG, van Gemert MJ, et al. Placental characteristics of monochorionic diamniotic twin pregnancies in relation to perinatal outcome. Placenta. 2008,29(11),976–981.

[20] Simpson LL. Twin-twin transfusion syndrome. Am J Obstet Gynecol. 2013,208(1),3–18.

[21] Bebbington M. Twin-to-twin transfusion syndrome: current understanding of pathophysiology, in-utero therapy and impact for future development. Semin Fetal Neonatal Med. 2010,15(1),15–20.

[22] Lewi L, Cannie M, Blickstein I, Jani J, Huber A, Hecher K, et al. Placental sharing, birthweight discordance, and vascular anastomoses in monochorionic diamniotic twin placentas. Am J Obstet Gynecol. 2007,197(6),587 e1–8.

[23] Lopriore E, Deprest J, Slaghekke F, Oepkes D, Middeldorp JM, Vandenbussche FP, et al. Placental characteristics in monochorionic twins with and without twin anemia-polycythemia sequence. Obstet Gynecol. 2008,112(4),753–758.

[24] Bermudez C, Becerra CH, Bornick PW, Allen MH, Arroyo J, Quintero RA. Placental types and twin-twin transfusion syndrome. Am J Obstet Gynecol. 2002,187(2),489–494.

[25] Zhao DP, de Villiers SF, Slaghekke F, Walther FJ, Middeldorp JM, Oepkes D, et al. Prevalence, size, number and localization of vascular anastomoses in monochorionic placentas. Placenta. 2013,34(7),589–593.

[26] Taylor MJ, Denbow ML, Tanawattanacharoen S, Gannon C, Cox PM, Fisk NM. Doppler detection of arterio-arterial anastomoses in monochorionic twins: feasibility and clinical application. Hum Reprod. 2000,15(7),1632–1636.

[27] Diehl W, Hecher K, Zikulnig L, Vetter M, Hackeloer BJ. Placental vascular anastomoses visualized during fetoscopic laser surgery in severe mid-trimester twin-twin transfusion syndrome. Placenta. 2001,22(10),876–881.

[28] Hecher K, Diehl W, Zikulnig L, Vetter M, Hackeloer BJ. Endoscopic laser coagulation of placental anastomoses in 200 pregnancies with severe mid-trimester twin-to-twin transfusion syndrome. Eur J Obstet Gynecol Reprod Biol. 2000,92(1),135–139.

[29] De Lia JE, Kuhlmann RS. Twin-to-twin transfusion syndrome–30 years at the front. Am J Perinatol. 2014,31 Suppl 1,S7–12.

[30] Becker J, Hernandez-Andrade E, Munoz-Abellana B, Acosta R, Cabero L, Gratacos E. Stage-dependent fetal umbilical blood flow changes induced by laser therapy and amniodrainage in twin-to-twin transfusion syndrome. Ultrasound Obstet Gynecol. 2006,28(5),674–680.

[31] Gratacos E, Van Schoubroeck D, Carreras E, Devlieger R, Roma E, Cabero L, et al. Impact of laser coagulation in severe twin-twin transfusion syndrome on fetal Doppler indices and venous blood flow volume. Ultrasound Obstet Gynecol. 2002,20(2),125–130.

[32] Charnock-Jones DS, Kaufmann P, Mayhew TM. Aspects of human fetoplacental vasculogenesis and angiogenesis. I. Molecular regulation. Placenta. 2004,25(2–3),103–113.

[33] Kaufmann P, Mayhew TM, Charnock-Jones DS. Aspects of human fetoplacental vasculogenesis and angiogenesis. II. Changes during normal pregnancy. Placenta. 2004,25(2–3),114–126.

[34] Mayhew TM, Charnock-Jones DS, Kaufmann P. Aspects of human fetoplacental vasculogenesis and angiogenesis. III. Changes in complicated pregnancies. Placenta. 2004,25(2–3),127–139.

[35]   le Noble F, Moyon D, Pardanaud L, Yuan L, Djonov V, Matthijsen R, et al. Flow regulates arte-
       rial-venous differentiation in the chick embryo yolk sac. Development. 2004,131(2),361–375.

[36]   Liu D, Krueger J, Le Noble F. The role of blood flow and microRNAs in blood vessel develop-
       ment. The International journal of developmental biology. 2011,55(4–5),419–429.

[37]   Sebire NJ, Talbert D, Fisk NM. Twin-to-twin transfusion syndrome results from dynamic asym-
       metrical reduction in placental anastomoses: a hypothesis. Placenta. 2001,22(5),383–391.

[38]   Mahieu-Caputo D, Dommergues M, Delezoide AL, Lacoste M, Cai Y, Narcy F, et al. Twin-to-
       twin transfusion syndrome. Role of the fetal renin-angiotensin system. Am J Pathol.
       2000,156(2),629–636.

[39]   Mahieu-Caputo D, Meulemans A, Martinovic J, Gubler MC, Delezoide AL, Muller F, et al. Para-
       doxic activation of the renin-angiotensin system in twin-twin transfusion syndrome: an expla-
       nation for cardiovascular disturbances in the recipient. Pediatr Res. 2005,58(4),685–688.

[40]   Mahieu-Caputo D, Muller F, Joly D, Gubler MC, Lebidois J, Fermont L, et al. Pathogenesis of
       twin-twin transfusion syndrome: the renin-angiotensin system hypothesis. Fetal Diagn Ther.
       2001,16(4),241–244.

[41]   Ishii K, Chmait RH, Martinez JM, Nakata M, Quintero RA. Ultrasound assessment of venous
       blood flow before and after laser therapy: approach to understanding the pathophysiology of
       twin-twin transfusion syndrome. Ultrasound Obstet Gynecol. 2004,24(2),164–168.

[42]   Yamamoto M, Nasr B, Ortqvist L, Bernard JP, Takahashi Y, Ville Y. Intertwin discordance in um-
       bilical venous volume flow: a reflection of blood volume imbalance in twin-to-twin transfusion
       syndrome. Ultrasound Obstet Gynecol. 2007,29(3),317–320.

[43]   Gungor S, Glosemeyer P, Huber A, Hecher K, Baschat AA. Umbilical venous volume flow in
       twin-twin transfusion syndrome. Ultrasound Obstet Gynecol. 2008,32(6),800–806.

[44]   Baschat AA, Gungor S, Glosemeyer P, Huber A, Hecher K. Changes in umbilical venous volu-
       me flow after fetoscopic laser occlusion of placental vascular anastomoses in twin-to-twin
       transfusion syndrome. Am J Obstet Gynecol. 2010,203(5),479.e1–6.

[45]   Bajoria R, Ward S, Chatterjee R. Brain natriuretic peptide and endothelin-1 in the pathoge-
       nesis of polyhydramnios-oligohydramnios in monochorionic twins. Am J Obstet Gynecol.
       2003,189(1),189–194.

[46]   Bajoria R, Ward S, Chatterjee R. Natriuretic peptides in the pathogenesis of cardiac dys-
       function in the recipient fetus of twin-twin transfusion syndrome. Am J Obstet Gynecol.
       2002,186(1),121–127.

[47]   Bajoria R, Ward S, Sooranna SR. Atrial natriuretic peptide mediated polyuria: pathogene-
       sis of polyhydramnios in the recipient twin of twin-twin transfusion syndrome. Placenta.
       2001,22(8–9),716–724.

[48]   Bajoria R, Ward S, Sooranna SR. Influence of vasopressin in the pathogenesis of oligo-
       hydramnios-polyhydramnios in monochorionic twins. Eur J Obstet Gynecol Reprod Biol.
       2004,113(1),49–55.

[49]   Van Mieghem T, Done E, Gucciardo L, Klaritsch P, Allegaert K, Van Bree R, et al. Amniotic fluid
       markers of fetal cardiac dysfunction in twin-to-twin transfusion syndrome. Am J Obstet Gyne-
       col. 2010,202(1),48 e1–7.

[50]   Kilby MD, Platt C, Whittle MJ, Oxley J, Lindop GB. Renin gene expression in fetal kidneys of
       pregnancies complicated by twin-twin transfusion syndrome. Pediatric and developmental
       pathology. 2001,4(2),175–179.

[51]   Galea P, Barigye O, Wee L, Jain V, Sullivan M, Fisk NM. The placenta contributes to ac-
       tivation of the renin angiotensin system in twin-twin transfusion syndrome. Placenta.
       2008,29(8),734–742.

[52]   Galea P, Jain V, Fisk NM. Insights into the pathophysiology of twin-twin transfusion syndrome.
       Prenat Diagn. 2005,25(9),777–785.

[53] Votava-Smith JK, Habli M, Cnota JF, Divanovic A, Polzin W, Lim FY, et al. Diastolic dysfunction and cerebrovascular redistribution precede overt recipient twin cardiomyopathy in early-stage twin-twin transfusion syndrome. Journal of the American Society of Echocardiography. 2015,28(5),533–540.

[54] Michelfelder E, Gottliebson W, Border W, Kinsel M, Polzin W, Livingston J, et al. Early manifestations and spectrum of recipient twin cardiomyopathy in twin-twin transfusion syndrome: relation to Quintero stage. Ultrasound Obstet Gynecol. 2007,30(7),965–971.

[55] Divanovic A, Cnota J, Ittenbach R, Tan X, Border W, Crombleholme T, et al. Characterization of diastolic dysfunction in twin-twin transfusion syndrome: association between Doppler findings and ventricular hypertrophy. Journal of the American Society of Echocardiography. 2011,24(8),834–840.

[56] Stirnemann JJ, Mougeot M, Proulx F, Nasr B, Essaoui M, Fouron JC, et al. Profiling fetal cardiac function in twin-twin transfusion syndrome. Ultrasound Obstet Gynecol. 2010,35(1),19–27.

[57] Barrea C, Alkazaleh F, Ryan G, McCrindle BW, Roberts A, Bigras JL, et al. Prenatal cardiovascular manifestations in the twin-to-twin transfusion syndrome recipients and the impact of therapeutic amnioreduction. Am J Obstet Gynecol. 2005,192(3),892–902.

[58] Barrea C, Hornberger LK, Alkazaleh F, McCrindle BW, Roberts A, Berezovska O, et al. Impact of selective laser ablation of placental anastomoses on the cardiovascular pathology of the recipient twin in severe twin-twin transfusion syndrome. Am J Obstet Gynecol. 2006,195(5),1388–1395.

[59] Van Mieghem T, Martin AM, Weber R, Barrea C, Windrim R, Hornberger LK, et al. Fetal cardiac function in recipient twins undergoing fetoscopic laser ablation of placental anastomoses for Stage IV twin-twin transfusion syndrome. Ultrasound Obstet Gynecol. 2013,42(1),64–69.

[60] Bajoria R, Sullivan M, Fisk NM. Endothelin concentrations in monochorionic twins with severe twin-twin transfusion syndrome. Hum Reprod. 1999,14(6),1614–1618.

[61] Ong SS, Zamora J, Khan KS, Kilby MD. Prognosis for the co-twin following single-twin death: a systematic review. BJOG. 2006,113(9),992–998.

[62] Hillman SC, Morris RK, Kilby MD. Single twin demise: consequence for survivors. Semin Fetal Neonatal Med. 2010,15(6),319–326.

[63] Shek NW, Hillman SC, Kilby MD. Single-twin demise: pregnancy outcome. Best Pract Res Clin Obstet Gynaecol. 2014,28(2),249–263.

[64] Senat MV, Loizeau S, Couderc S, Bernard JP, Ville Y. The value of middle cerebral artery peak systolic velocity in the diagnosis of fetal anemia after intrauterine death of one monochorionic twin. American Journal of Obstetrics and Gynecology. 2003,189(5),1320–1324.

[65] Nicolini U, Pisoni MP, Cela E, Roberts A. Fetal blood sampling immediately before and within 24 hours of death in monochorionic twin pregnancies complicated by single intrauterine death. Am J Obstet Gynecol. 1998,179(3 Pt 1),800–803.

[66] Senat MV, Bernard JP, Loizeau S, Ville Y. Management of single fetal death in twin-to-twin transfusion syndrome: a role for fetal blood sampling. Ultrasound Obstet Gynecol. 2002,20(4),360–363.

[67] Nakata M, Sumie M, Murata S, Miwa I, Kusaka E, Sugino N. A case of monochorionic twin pregnancy complicated with intrauterine single fetal death with successful treatment of intrauterine blood transfusion in the surviving fetus. Fetal Diagn Ther. 2007,22(1),7–9.

[68] Senat MV, Deprest J, Boulvain M, Paupe A, Winer N, Ville Y. Endoscopic laser surgery versus serial amnioreduction for severe twin-to-twin transfusion syndrome. N Engl J Med. 2004,351(2),136–144.

[69] Quintero RA, Morales WJ, Allen MH, Bornick PW, Johnson PK, Kruger M. Staging of twin-twin transfusion syndrome. J Perinatol. 1999,19(8 Pt 1),550–555.

[70]   Ville Y. Twin-to-twin transfusion syndrome: time to forget the Quintero staging system? Ultrasound Obstet Gynecol. 2007,30(7),924–927.

[71]   Sebire NJ, Souka A, Skentou H, Geerts L, Nicolaides KH. Early prediction of severe twin-to-twin transfusion syndrome. Hum Reprod. 2000,15(9),2008–2010.

[72]   Sebire NJ, D'Ercole C, Hughes K, Carvalho M, Nicolaides KH. Increased nuchal translucency thickness at 10–14 weeks of gestation as a predictor of severe twin-to-twin transfusion syndrome. Ultrasound Obstet Gynecol. 1997,10(2),86–89.

[73]   Lewi L, Lewi P, Diemert A, Jani J, Gucciardo L, Van Mieghem T, et al. The role of ultrasound examination in the first trimester and at 16 weeks' gestation to predict fetal complications in monochorionic diamniotic twin pregnancies. Am J Obstet Gynecol. 2008,199(5),493.e1–7.

[74]   Kagan KO, Gazzoni A, Sepulveda-Gonzalez G, Sotiriadis A, Nicolaides KH. Discordance in nuchal translucency thickness in the prediction of severe twin-to-twin transfusion syndrome. Ultrasound Obstet Gynecol. 2007,29(5),527–532.

[75]   Linskens IH, de Mooij YM, Twisk JW, Kist WJ, Oepkes D, van Vugt JM. Discordance in nuchal translucency measurements in monochorionic diamniotic twins as predictor of twin-to-twin transfusion syndrome. Twin Res Hum Genet. 2009,12(6),605–610.

[76]   Fratelli N, Prefumo F, Fichera A, Valcamonico A, Marella D, Frusca T. Nuchal translucency thickness and crown rump length discordance for the prediction of outcome in monochorionic diamniotic pregnancies. Early Hum Dev. 2011,87(1),27–30.

[77]   Memmo A, Dias T, Mahsud-Dornan S, Papageorghiou AT, Bhide A, Thilaganathan B. Prediction of selective fetal growth restriction and twin-to-twin transfusion syndrome in monochorionic twins. Bjog. 2012,119(4),417–421.

[78]   Maiz N, Staboulidou I, Leal AM, Minekawa R, Nicolaides KH. Ductus venosus Doppler at 11 to 13 weeks of gestation in the prediction of outcome in twin pregnancies. Obstet Gynecol. 2009,113(4),860–865.

[79]   D'Antonio F, Khalil A, Dias T, Thilaganathan B, Southwest Thames Obstetric Research C. Crown-rump length discordance and adverse perinatal outcome in twins: analysis of the Southwest Thames Obstetric Research Collaborative (STORK) multiple pregnancy cohort. Ultrasound Obstet Gynecol. 2013,41(6),621–626.

[80]   D'Antonio F, Khalil A, Pagani G, Papageorghiou AT, Bhide A, Thilaganathan B. Crown-rump length discordance and adverse perinatal outcome in twin pregnancies: systematic review and meta-analysis. Ultrasound Obstet Gynecol. 2014,44(2),138–146.

[81]   D'Antonio F, Khalil A, Mantovani E, Thilaganathan B, Southwest Thames Obstetric Research C. Embryonic growth discordance and early fetal loss: the STORK multiple pregnancy cohort and systematic review. Hum Reprod. 2013,28(10),2621–2627.

[82]   De Paepe ME, Shapiro S, Greco D, Luks VL, Abellar RG, Luks CH, et al. Placental markers of twin-to-twin transfusion syndrome in diamniotic-monochorionic twins: A morphometric analysis of deep artery-to-vein anastomoses. Placenta. 2010,31(4),269–276.

[83]   Sebire NJ, D'Ercole C, Carvalho M, Sepulveda W, Nicolaides KH. Inter-twin membrane folding in monochorionic pregnancies. Ultrasound Obstet Gynecol. 1998,11(5),324–327.

[84]   Kusanovic JP, Romero R, Gotsch F, Mittal P, Erez O, Kim CJ, et al. Discordant placental echogenicity: a novel sign of impaired placental perfusion in twin-twin transfusion syndrome? J Matern Fetal Neonatal Med. 2010,23(1),103–106.

[85]   Huber A, Diehl W, Zikulnig L, Bregenzer T, Hackeloer BJ, Hecher K. Perinatal outcome in monochorionic twin pregnancies complicated by amniotic fluid discordance without severe twin-twin transfusion syndrome. Ultrasound Obstet Gynecol. 2006,27(1),48–52.

[86]   Van Mieghem T, Eixarch E, Gucciardo L, Done E, Gonzales I, Van Schoubroeck D, et al. Outcome prediction in monochorionic diamniotic twin pregnancies with moderately discordant amniotic fluid. Ultrasound Obstet Gynecol. 2011,37(1),15–21.

[87] Costa-Castro T, De Villiers S, Montenegro N, Severo M, Oepkes D, Matias A, et al. Velamentous cord insertion in monochorionic twins with or without twin-twin transfusion syndrome: Does it matter? Placenta. 2013,34(11),1053–1058.

[88] Costa-Castro T, Zhao DP, Lipa M, Haak MC, Oepkes D, Severo M, et al. Velamentous cord insertion in dichorionic and monochorionic twin pregnancies – Does it make a difference? Placenta. 2016,42,87–92.

[89] De Paepe ME, Shapiro S, Young L, Luks FI. Placental characteristics of selective birth weight discordance in diamniotic-monochorionic twin gestations. Placenta. 2010,31(5),380–386.

[90] Ebbing C, Kiserud T, Johnsen SL, Albrechtsen S, Rasmussen S. Prevalence, risk factors and outcomes of velamentous and marginal cord insertions: a population-based study of 634,741 pregnancies. PLoS One. 2013,8(7),e70380.

[91] Khalil A, Cooper E, Townsend R, Thilaganathan B. Evolution of Stage 1 Twin-to-Twin Transfusion Syndrome (TTTS): Systematic Review and Meta-Analysis. Twin Res Hum Genet. 2016,19(3),207–216.

[92] Rossi AC, D'Addario V. Survival outcomes of twin-twin transfusion syndrome stage I: a systematic review of literature. Am J Perinatol. 2013,30(1),5–10.

[93] De Lia JE, Cruikshank DP, Keye WR, Jr. Fetoscopic neodymium:YAG laser occlusion of placental vessels in severe twin-twin transfusion syndrome. Obstet Gynecol. 1990,75(6),1046–1053.

[94] Ville Y, Hyett J, Hecher K, Nicolaides K. Preliminary experience with endoscopic laser surgery for severe twin-twin transfusion syndrome. N Engl J Med. 1995,332(4),224–227.

[95] Ierullo AM, Papageorghiou AT, Bhide A, Fratelli N, Thilaganathan B. Severe twin-twin transfusion syndrome: outcome after fetoscopic laser ablation of the placental vascular equator. BJOG. 2007,114(6),689–693.

[96] Klaritsch P, Albert K, Van Mieghem T, Gucciardo L, Done E, Bynens B, et al. Instrumental requirements for minimal invasive fetal surgery. BJOG. 2009,116(2),188–197.

[97] Chmait RH, Assaf SA, Benirschke K. Residual vascular communications in twin-twin transfusion syndrome treated with sequential laser surgery: frequency and clinical implications. Placenta. 2010,31(7),611–614.

[98] Couck I, Lewi L. The Placenta in Twin-to-Twin Transfusion Syndrome and Twin Anemia Polycythemia Sequence. Twin Res Hum Genet. 2016,19(3),184–190.

[99] Habli M, Bombrys A, Lewis D, Lim FY, Polzin W, Maxwell R, et al. Incidence of complications in twin-twin transfusion syndrome after selective fetoscopic laser photocoagulation: a single-center experience. Am J Obstet Gynecol. 2009,201(4),417 e1–7.

[100] Lopriore E, Middeldorp JM, Oepkes D, Kanhai HH, Walther FJ, Vandenbussche FP. Twin anemia-polycythemia sequence in two monochorionic twin pairs without oligo-polyhydramnios sequence. Placenta. 2007,28(1),47–51.

[101] Pathak B, Quintero R, Kontopoulos E, Assaf S, Miller D, Chmait RH. Postoperative middle cerebral artery peak systolic velocity changes confirm physiological principles of the sequential laser technique for twin-twin transfusion syndrome. Fetal Diagn Ther. 2010,28(3),140–144.

[102] Robyr R, Lewi L, Salomon LJ, Yamamoto M, Bernard JP, Deprest J, et al. Prevalence and management of late fetal complications following successful selective laser coagulation of chorionic plate anastomoses in twin-to-twin transfusion syndrome. Am J Obstet Gynecol. 2006,194(3),796–803.

[103] Slaghekke F, Kist WJ, Oepkes D, Pasman SA, Middeldorp JM, Klumper FJ, et al. Twin anemia-polycythemia sequence: diagnostic criteria, classification, perinatal management and outcome. Fetal Diagn Ther. 2010,27(4),181–190.

[104] Slaghekke F, Lopriore E, Lewi L, Middeldorp JM, van Zwet EW, Weingertner A-S, et al. Fetoscopic laser coagulation of the vascular equator versus selective coagulation for

twin-to-twin transfusion syndrome: an open-label randomised controlled trial. The Lancet. 2014,383(9935),2144–2151.

[105]   Quintero RA, Kontopoulos E, Chmait RH. Laser Treatment of Twin-to-Twin Transfusion Syndrome. Twin Res Hum Genet. 2016,19(3),197–206.

[106]   Deprest JA VSD, Van Ballaer PP, Flageole H, Van Assche FA, Vandenberghe K. Alternative technique for Nd: YAG laser coagulation in twin-to-twin transfusion syndrome with anterior placenta. Ultrasound Obstet Gynecol. 11:347–352. 1989,11,6.

[107]   Huber A, Baschat AA, Bregenzer T, Diemert A, Tchirikov M, Hackeloer BJ, et al. Laser coagulation of placental anastomoses with a 30 degrees fetoscope in severe mid-trimester twin-twin transfusion syndrome with anterior placenta. Ultrasound Obstet Gynecol. 2008,31(4),412–416.

[108]   Quintero RA, Bornick PW, Allen MH, Johson PK. Selective laser photocoagulation of communicating vessels in severe twin-twin transfusion syndrome in women with an anterior placenta. Obstet Gynecol. 2001,97(3),477–481.

[109]   Middeldorp JM, Lopriore E, Sueters M, Jansen FW, Ringers J, Klumper FJ, et al. Laparoscopically guided uterine entry for fetoscopy in twin-to-twin transfusion syndrome with completely anterior placenta: a novel technique. Fetal Diagn Ther. 2007,22(6),409–415.

[110]   De Lia JE, Kuhlmann RS, Harstad TW, Cruikshank DP. Fetoscopic laser ablation of placental vessels in severe previable twin-twin transfusion syndrome. Am J Obstet Gynecol. 1995,172(4 Pt 1),1202–1208; discussion 8–11.

[111]   Peeters SH, Akkermans J, Westra M, Lopriore E, Middeldorp JM, Klumper FJ, et al. Identification of essential steps in laser procedure for twin-twin transfusion syndrome using the Delphi methodology: SILICONE study. Ultrasound Obstet Gynecol. 2015,45(4),439–446.

[112]   Lewi L, Gratacos E, Ortibus E, Van Schoubroeck D, Carreras E, Higueras T, et al. Pregnancy and infant outcome of 80 consecutive cord coagulations in complicated monochorionic multiple pregnancies. Am J Obstet Gynecol. 2006,194(3),782–789.

[113]   Gaerty K, Greer RM, Kumar S. Systematic review and metaanalysis of perinatal outcomes after radiofrequency ablation and bipolar cord occlusion in monochorionic pregnancies. Am J Obstet Gynecol. 2015,213(5),637–643.

[114]   Nakata M, Chmait RH, Quintero RA. Umbilical cord occlusion of the donor versus recipient fetus in twin-twin transfusion syndrome. Ultrasound Obstet Gynecol. 2004,23(5),446–450.

[115]   Roman A, Papanna R, Johnson A, Hassan SS, Moldenhauer J, Molina S, et al. Selective reduction in complicated monochorionic pregnancies: radiofrequency ablation vs. bipolar cord coagulation. Ultrasound Obstet Gynecol. 2010,36(1),37–41.

[116]   Griffiths PD, Sharrack S, Chan KL, Bamfo J, Williams F, Kilby MD. Fetal brain injury in survivors of twin pregnancies complicated by demise of one twin as assessed by in utero MR imaging. Prenat Diagn. 2015,35(6),583–591.

[117]   Bebbington MW, Danzer E, Moldenhauer J, Khalek N, Johnson MP. Radiofrequency ablation vs bipolar umbilical cord coagulation in the management of complicated monochorionic pregnancies. Ultrasound Obstet Gynecol. 2012,40(3),319–324.

[118]   van den Bos EM, van Klink JM, Middeldorp JM, Klumper FJ, Oepkes D, Lopriore E. Perinatal outcome after selective feticide in monochorionic twin pregnancies. Ultrasound Obstet Gynecol. 2013,41(6),653–658.

[119]   Elliott JP, Urig MA, Clewell WH. Aggressive therapeutic amniocentesis for treatment of twin-twin transfusion syndrome. Obstet Gynecol. 1991,77(4),537–540.

[120]   Crombleholme TM, Shera D, Lee H, Johnson M, D'Alton M, Porter F, et al. A prospective, randomized, multicenter trial of amnioreduction vs selective fetoscopic laser photocoagulation for the treatment of severe twin-twin transfusion syndrome. Am J Obstet Gynecol. 2007,197(4),396 e1–9.

[121] Middeldorp JM, Lopriore E, Sueters M, Klumper FJ, Kanhai HH, Vandenbussche FP, et al. Twin-to-twin transfusion syndrome after 26 weeks of gestation: is there a role for fetoscopic laser surgery? BJOG. 2007,114(6),694–698.

[122] Baud D, Windrim R, Keunen J, Ryan G. Fetoscopic laser therapy for twin-twin transfusion syndrome: beyond current gestational age limits. Am J Perinatol. 2014,31 Suppl 1,S19–24.

[123] Moise KJ, Jr., Dorman K, Lamvu G, Saade GR, Fisk NM, Dickinson JE, et al. A randomized trial of amnioreduction versus septostomy in the treatment of twin-twin transfusion syndrome. Am J Obstet Gynecol. 2005,193(3 Pt 1),701–707.

[124] Roberts D, Gates S, Kilby M, Neilson JP. Interventions for twin-twin transfusion syndrome: a Cochrane review. Ultrasound Obstet Gynecol. 2008,31(6),701–711.

[125] Ahmed S, Luks FI, O'Brien BM, Muratore CS, Carr SR. Influence of experience, case load, and stage distribution on outcome of endoscopic laser surgery for TTTS–a review. Prenat Diagn. 2010,30(4),314–319.

[126] Huber A, Diehl W, Bregenzer T, Hackeloer BJ, Hecher K. Stage-related outcome in twin-twin transfusion syndrome treated by fetoscopic laser coagulation. Obstet Gynecol. 2006,108(2),333–337.

[127] Cavicchioni O, Yamamoto M, Robyr R, Takahashi Y, Ville Y. Intrauterine fetal demise following laser treatment in twin-to-twin transfusion syndrome. BJOG. 2006,113(5),590–594.

[128] Stirnemann J, Chalouhi G, Essaoui M, Bahi-Buisson N, Sonigo P, Millischer AE, et al. Fetal brain imaging following laser surgery in twin-to-twin surgery. BJOG. 2016.

[129] Quintero RA, Bornick PW, Allen MH, Johnson PK. Selective laser photocoagulation of communicating vessels in severe twin-twin transfusion syndrome in women with an anterior placenta. Obstet Gynecol. 2001,97(3),477–481.

[130] Quintero RA, Comas C, Bornick PW, Allen MH, Kruger M. Selective versus non-selective laser photocoagulation of placental vessels in twin-to-twin transfusion syndrome. Ultrasound Obstet Gynecol. 2000,16(3),230–236.

[131] Zhao D, Cohen D, Middeldorp JM, van Zwet EW, De Paepe ME, Oepkes D, et al. Histologic Chorioamnionitis and Funisitis After Laser Surgery for Twin-Twin Transfusion Syndrome. Obstet Gynecol. 2016.

[132] Yamamoto M, El Murr L, Robyr R, Leleu F, Takahashi Y, Ville Y. Incidence and impact of perioperative complications in 175 fetoscopy-guided laser coagulations of chorionic plate anastomoses in fetofetal transfusion syndrome before 26 weeks of gestation. Am J Obstet Gynecol. 2005,193(3 Pt 2),1110–1116.

[133] Lenclen R, Ciarlo G, Paupe A, Bussieres L, Ville Y. Neurodevelopmental outcome at 2 years in children born preterm treated by amnioreduction or fetoscopic laser surgery for twin-to-twin transfusion syndrome: comparison with dichorionic twins. Am J Obstet Gynecol. 2009,201(3),291 e1–5.

[134] Maschke C, Diemert A, Hecher K, Bartmann P. Long-term outcome after intrauterine laser treatment for twin-twin transfusion syndrome. Prenat Diagn. 2011,31(7),647–653.

[135] Lopriore E, Walther FJ, Oepkes D. Long-term neurodevelopmental outcome in TTTS in the Eurofoetus trial. Am J Obstet Gynecol. 2011,205(2),e15.

[136] Salomon LJ, Ortqvist L, Aegerter P, Bussieres L, Staracci S, Stirnemann JJ, et al. Long-term developmental follow-up of infants who participated in a randomized clinical trial of amniocentesis vs laser photocoagulation for the treatment of twin-to-twin transfusion syndrome. Am J Obstet Gynecol. 2010,203(5),444 e1–7.

[137] Graef C, Ellenrieder B, Hecher K, Hackeloer BJ, Huber A, Bartmann P. Long-term neurodevelopmental outcome of 167 children after intrauterine laser treatment for severe twin-twin transfusion syndrome. Am J Obstet Gynecol. 2006,194(2),303–308.

[138] Lopriore E, Ortibus E, Acosta-Rojas R, Le Cessie S, Middeldorp JM, Oepkes D, et al. Risk factors for neurodevelopment impairment in twin-twin transfusion syndrome treated with fetoscopic laser surgery. Obstet Gynecol. 2009,113(2 Pt 1),361–366.

[139] Graeve P, Banek C, Stegmann-Woessner G, Maschke C, Hecher K, Bartmann P. Neurodevelopmental outcome at 6 years of age after intrauterine laser therapy for twin–twin transfusion syndrome. Acta Paediatr. 2012,101,1200–1205.

[140] Ortibus E, Lopriore E, Deprest J, Vandenbussche FP, Walther FJ, Diemert A, et al. The pregnancy and long-term neurodevelopmental outcome of monochorionic diamniotic twin gestations: a multicenter prospective cohort study from the first trimester onward. Am J Obstet Gynecol. 2009,200(5),494 e1–8.

[141] Merz W, Tchatcheva K, Gembruch U, Kohl T. Maternal complications of fetoscopic laser photocoagulation (FLP) for treatment of twin-twin transfusion syndrome (TTTS). Journal of perinatal medicine. 2010,38(4),439–443.

[142] Rustico MA, Lanna MM, Faiola S, Schena V, Dell'avanzo M, Mantegazza V, et al. Fetal and maternal complications after selective fetoscopic laser surgery for twin-to-twin transfusion syndrome: a single-center experience. Fetal Diagn Ther. 2012,31(3),170–178.

[143] Nizard J, Gussi I, Ville Y. Maternal hemodynamic changes following treatment by laser coagulation of placental vascular anastomoses and amnioreduction in twin-to-twin transfusion syndrome. Ultrasound Obstet Gynecol. 2006,28(5),670–673.

[144] Gussi IL, Nizard J, Yamamoto M, Robyr R, Ville Y. Maternal pseudo primary hyperaldosteronism in twin-to-twin transfusion syndrome. BJOG. 2007,114(1),65–69.

[145] Huber A, Diehl W, Zikulnig L, Held KR, Bregenzer T, Hackelöer BJ, et al. Amniotic Fluid and Maternal Blood Characteristics in Severe Mid-Trimester Twin–Twin Transfusion Syndrome. Fetal Diagnosis and Therapy. 2004,19(6),504–509.

[146] Klaritsch P, Deprest J, Van Mieghem T, Gucciardo L, Done E, Jani J, et al. Reference ranges for middle cerebral artery peak systolic velocity in monochorionic diamniotic twins: a longitudinal study. Ultrasound Obstet Gynecol. 2009,34(2),149–154.

[147] Assaf SA, Korst LM, Chmait RH. Normalization of amniotic fluid levels after fetoscopic laser surgery for twin-twin transfusion syndrome. Journal of ultrasound in medicine: official journal of the American Institute of Ultrasound in Medicine. 2010,29(10),1431–1436.

[148] Spruijt M, Steggerda S, Rath M, van Zwet E, Oepkes D, Walther F, et al. Cerebral injury in twin-twin transfusion syndrome treated with fetoscopic laser surgery. Obstet Gynecol. 2012,120(1),15–20.

[149] Herberg U, Gross W, Bartmann P, Banek CS, Hecher K, Breuer J. Long term cardiac follow up of severe twin to twin transfusion syndrome after intrauterine laser coagulation. Heart. 2006,92(1),95–100.

[150] Stirnemann JJ, Quibel T, Essaoui M, Salomon LJ, Bussieres L, Ville Y. Timing of delivery following selective laser photocoagulation for twin-to-twin transfusion syndrome. Am J Obstet Gynecol. 2012,207(2),127 e1–6.

Brigitte Strizek und Christoph Berg

3 Selektive Wachstumsretardierung (sIUGR), Twin anemia-polycythemia sequence (TAPS) und Twin reversed arterial perfusion sequence (TRAP)

3.1 Selektive Wachstumsretardierung (sIUGR)

Eine selektive Wachstumsretardierung (sIUGR – selective intrauterine growth restriction, Abb. 3.1) tritt bei ca. 15 % der monochorialen Geminigraviditäten auf. Sie ist definiert als Wachstumsretardierung eines Feten <10. Perzentile in Kombination mit einer Diskrepanz des geschätzten Gewichtes von >25 % beider Feten. In einigen Studien wird auch ein Unterschied des Abdomenumfangs von >25 % als Kriterium verwendet. Im Unterschied zum fetofetalen Transfusionssyndrom (FFTS) liegt beim zeitgerecht entwickelten AGA-Feten („appropriate for gestational") eine normale Fruchtwassermenge vor.

Nach Gratacos werden diese Schwangerschaften dem Dopplerprofil der Arteria umbilicalis des wachstumsretardierten Feten entsprechend in drei Typen unterteilt [1]: Bei Typ I zeigt sich ein durchgehend positiver enddiastolischer Fluss;

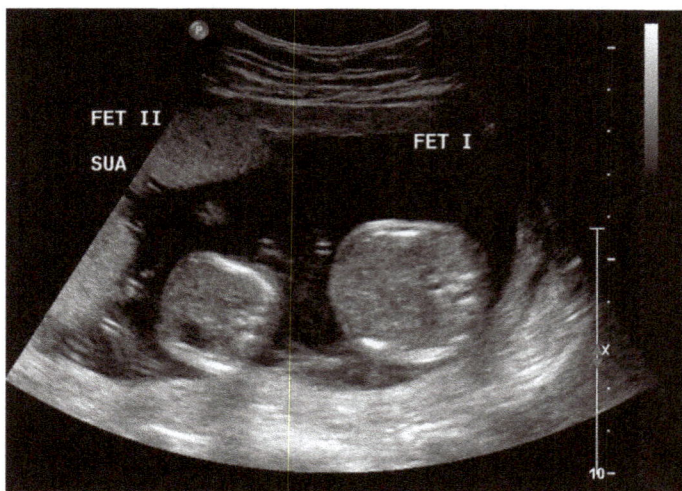

Abb. 3.1: Selektive Wachstumsretardierung (sIUGR) bei einer monochorialen Geminigravidität im 2. Trimenon. Fet I ist der zeitgerecht entwickelte AGA-Fetus mit normaler Fruchtwassermenge, Fet II zeigt im direkten Vergleich einen deutlich kleineren Abdomenumfang, nebenbefundlich weist er eine singuläre Nabelschnurarterie (SUA) auf.

DOI 10.1515/9783110431162-003

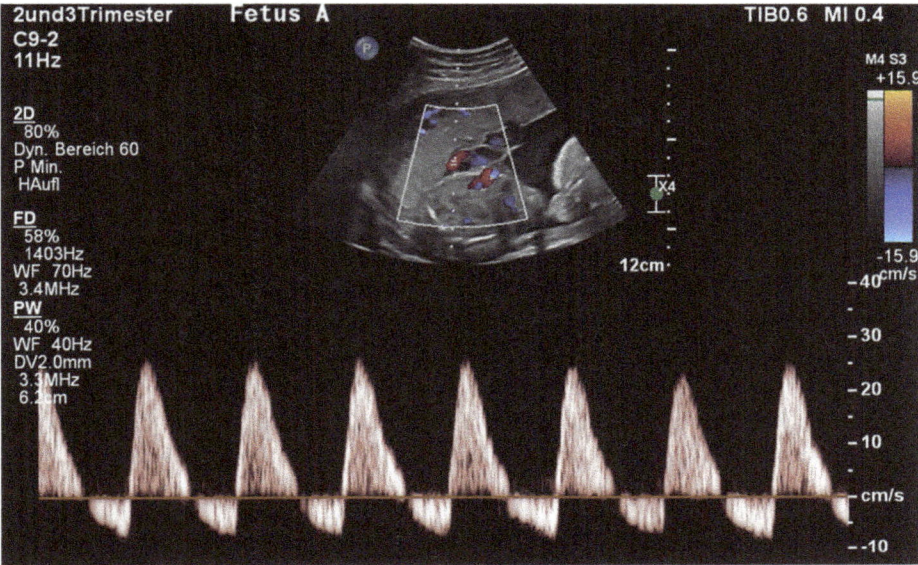

Abb. 3.2: sIUGR Typ II. Die Pulsed-waved-Dopplerkurve der A. umbilicalis des IUGR-Feten (Fet A) weist einen dauerhaften reversen enddiastolischen (RED) Fluss auf.

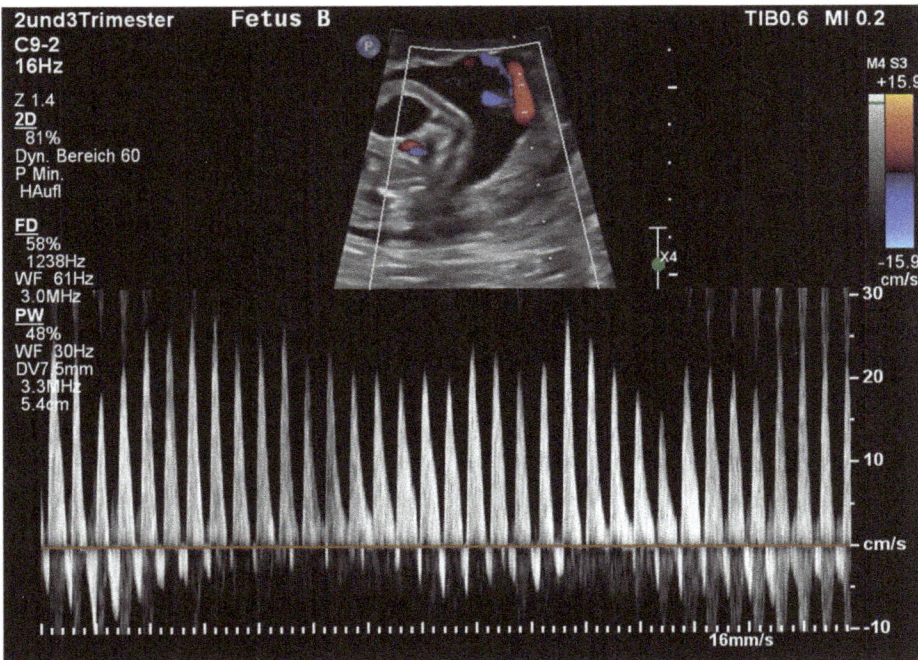

Abb. 3.3: sIUGR Typ III. Die Pulsed-waved-Dopplerkurve der A. umbilicalis des IUGR-Feten (Fetus B) weist einen zyklisch wechselnden positiven bis reversen enddiastolischen Fluss auf.

Typ II ist durch einen fehlenden oder reversen enddiastolischen Fluss gekennzeichnet (Abb. 3.2); Typ III weist ein charakteristisches zyklisch wechselndes Flussprofil auf, bei dem der enddiastolische Fluss von positiv zu negativ und zurück wechselt (Abb. 3.3).

3.1.1 Pathogenese

Ursächlich für die Entwicklung einer selektiven Wachstumsretardierung ist eine ungleiche Verteilung der plazentaren Versorgungsgebiete, die auch als „unequal placental sharing" bezeichnet wird. Außerdem ließen sich bei früher Wachstumsdiskrepanz größere arterio-arterielle Anastomosen der Plazenta als bei später Wachstumsdiskrepanz nachweisen [2]. Obwohl die Wachstumsretardierung definitionsgemäß nicht zum FFTS gehört, findet man häufig bei einem FFTS auch eine Wachstumsretardierung des Donors.

3.1.2 Verlauf

Der natürliche Verlauf von monochorialen Schwangerschaften mit einer selektiven Wachstumsretardierung ist überwiegend in kleinen Fallserien beschrieben worden. Je nach Typ besteht ein unterschiedlich hohes Risiko für einen intrauterinen Fruchttod (IUFT), für Frühgeburtlichkeit, eine Hirnblutung bzw. eine periventrikuläre Leukomalazie (Tab. 3.1). Eine Metaanalyse aus dem Jahr 2016 hat die verfügbaren Studien (Tab. 3.1) zusammengefasst [3]. Insgesamt geht der Typ II, v. a. wenn ein reverser enddiastolischer Fluss in der A. umbilicalis vorliegt, mit der ungünstigsten Prognose und einem hohen Risiko für einen IUFT des IUGR-Feten einher. Beim sIUGR Typ III ist, auch wenn beide Feten überleben, die neurologische Prognose ungünstiger. Dies betrifft bei Typ III vor allem den größeren Feten (ca. 20 %). Außerdem ist bei diesem Typ ein intrauteriner Fruchttod nicht antizipierbar, da die charakteristischen Dopplerveränderungen keine typische Progression zeigen. Das macht bei einer ansonsten relativ guten Prognose für das Überleben beider Feten (ca. 80 %) das Management anspruchsvoll; so kann auch eine initial diskrete Kardiomegalie ein Zeichen einer Veränderung des geshunteten Volumens sein.

Ein IUFT eines Feten eines monochorialen Paares führt durch den Druckabfall im Stromgebiet des Verstorbenen beim überlebenden Feten zu einem Volumen- bzw. Blutverlust über die Anastomosen in die Plazenta oder den verstorbenen Feten selbst. Als Folge dessen stirbt in 15 % auch der andere Zwilling kurze Zeit später, von den Überlebenden erleiden 26 % neurologische Langzeitschäden (siehe auch Abschn. 2.2.3, Seite 32).

Im Verlauf der Schwangerschaft tritt eine Progression von Typ I zu Typ II oder III in ca. einem Viertel der Fälle und auch innerhalb von Typ II von einem negativen zu ei-

Tab. 3.1: Typen der selektiven Wachstumsretardierung nach Gratacos [1].
Schwangerschaftsverlauf und Outcome bei monochorialer Geminigravidität mit sIUGR stratifiziert
nach Dopplerveränderungen der A. umbilicalis nach Gratacos, Angaben in % (mit 95 % Konfidenz-
intervall) [1, 3, 28]. IUFT intrauteriner Fruchttod, PVL periventrikuläre Leukomalazie, IUGR „intrauterine growth restriction", intrauterine Wachstumsretardierung, AGA „appropriate for gestational
age".

	Typ I	Typ II (Abb. 3.2)	Typ III (Abb. 3.3)
	IUGR-Fet mit kontinuierlich positivem enddiastolischem Fluss der A. umbilicalis	Kontinuierlich negativer oder reverser enddiastolischer Fluss der A. umbilicalis (ARED)	Intermittierend (zyklisch) wechselnder enddiastolischer Fluss (iARED)
Entbindung SSW	35,4 (16–38)	30,7 (27–40)	31,6 (23–39)
IUFT IUGR	4,3 % (2–7,5)	14,42 % (5,9–25,9)	15,62 % (9,8–22,6)
AGA	4,13 % (1,2–8,7)	9,19 % (3,8–16,6)	4,88 % (1,8–9,4)
Intraventrikuläre Hirnblutung	0,58 % (0,04–2,9)	8,23 % (0,7–22,8) IUGR 14,3 %, AGA 3,3 %	5,43 % (2,2–10,1) IUGR 6 %, AGA 3,3 %
Parenchym- schädigung/PVL	3,52 % (0,9–20,9)	15,7 % (3,1–35,9) IUGR 14,4 %, AGA 3,3 %	11,71 % (6,4–19,2) IUGR 2 %, AGA 19,7 %

nem reversen enddiastolischen Fluss in ca. der Hälfte der Fälle auf. Dies geht auch mit
einer entsprechenden Verschlechterung der Prognose und erhöhtem Risiko für einen
intrauterinen Fruchttod des IUGR-Feten einher. Außerdem kann sich auch bei primär
isolierter selektiver Wachstumsretardierung im Verlauf noch ein fetofetales Transfusionssyndrom entwickeln, sodass eine engmaschige Kontrolle dieser Schwangerschaften immer indiziert ist.

3.1.3 Therapie

Im Fall eines sIUGR können je nach Typ folgende Optionen mit den Eltern diskutiert
werden:
– konservatives Management mit regelmäßigen Kontrollen
– fetoskopische Laserung der plazentaren Gefäßanastomosen
– selektiver Fetozid per bipolarer Nabelschnurokklusion („cord clamping") oder Laserung der Nabelschnur

3.1.4 Technische Durchführung

(Siehe auch Abschn. 1.4.2, Seite 13)

Die Durchführung einer fetoskopischen Laserung der plazentaren Anastomosen ist identisch zur Laserung bei FTTS, die Operationsbedingungen können aber durch das fehlende Polyhydramnion des AGA-Feten erschwert sein. Eine Fruchtwasserauffüllung ist daher in einigen Fällen notwendig, um eine komplette Darstellung aller Anastomosen und des vaskulären Äquators zu ermöglichen. Wenn der IUGR-Fet noch kein Anhydramnion aufweist, verhindert dies häufig zusätzlich die Darstellung des vaskulären Äquators. Die Eingriffe werden in der Regel im OP in Analgosedierung und Lokalanästhesie, selten auch mit Regionalanästhesie durchgeführt.

Bei einer bipolaren Nabelschnurokklusion der Nabelschnur wird unter sonografischer Sicht die Fruchthöhle des IUGR-Feten mit einer 18-G-Nadel punktiert. Da in der Regel ein Oligohydramnion vorliegt, erfolgt zunächst eine Fruchtwasserauffüllung über die Punktionsnadel. Anschließend erfolgt in Seldinger-Technik die Anlage eines Trokars, über den das Operationsinstrument eingeführt wird. Nun wird je nach Instrument unter fetoskopischer und/oder sonografischer Sicht die Nabelschnur gefasst (Abb. 3.4). Sonografisch wird zunächst kontrolliert, dass beim IUGR-Feten nach dem Fassen der Nabelschnur eine Bradykardie auftritt und der andere Zwilling eine normfrequente Herzaktion zeigt, bevor die Koagulation begonnen wird. Die Nabelschnur wird nun an mehreren Stellen (meistens drei) koaguliert, in der Regel lässt sich am Ende des Eingriffs kein Dopplersignal in der Nabelschnur mehr darstellen, wobei dies nicht beweisend ist für einen kompletten Nabelschnurverschluss (für weitere technische Details siehe auch Abschn. 2.4.3, Seite 39).

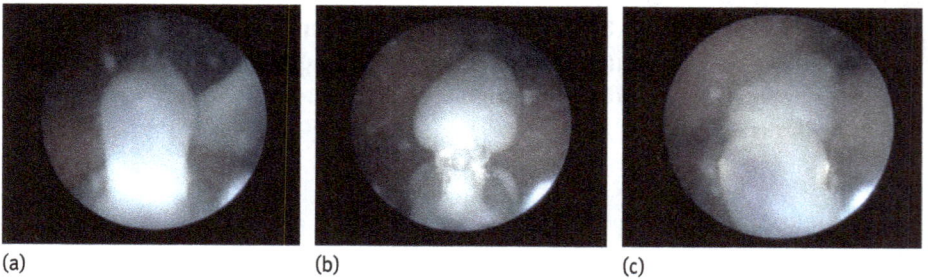

(a)   (b)   (c)

Abb. 3.4: Fetoskopische bipolare Nabelschnurokklusion („cord clamping"). Fetoskopische Sicht der Nabelschnur in der 20. SSW vor (a), während (b) und nach bipolarer Koagulation (c). Im mittleren Bild (b) sieht man kleine Luftbläschen, die während der bipolaren Koagulation vom koagulierten Gewebe aufsteigen.

3.1.5 Risiken der Intervention

Die Rate an Fehlgeburten und vorzeitigen Blasensprüngen variieren in der Literatur von 5–20 %. Das Gestationsalter bei der Intervention scheint eine inverse Korrelation mit der Rate an Blasensprüngen und Fehlgeburten zu haben [4, 5], daher sollte der Eingriff nach der abgeschlossenen 18. SSW durchgeführt werden, wenn ein Abwarten bis dahin vertretbar erscheint. Die maternalen Risiken sind gering und ähneln denen beim fetofetalen Transfusionssyndrom (siehe auch Abschn. 2.4.5, Seite 42).

3.1.6 Outcome der fetoskopischen Laserung

Eine große Studie aus England hat bei 142 sIUGR Typ II ohne FFTS, die mittels fetoskopischer Laserung der plazentaren Anastomosen behandelt wurden, ein Überleben mindestens eines Feten in 71,8 % und beider Feten in 34,5 % zeigen können [6]. In 61,3 % kam es zu einem Versterben des IUGR-Feten und in 32,4 % des AGA-Feten. Prädiktive Faktoren, die das Überleben des IUGR-Feten vorhersagen, sind: Geringere Ausprägung der Wachstumsdiskrepanz, positiver oder fehlender (absent) enddiastolischer Fluss in der A. umbilicalis, positive a-Welle im Ductus venosus (48,8 % vs. 22,1 % bei negativer a-Welle im Ductus venosus) und Gestationsalter bei der Intervention. Prädiktiv für das Überleben des AGA-Feten war nur eine positive a-Welle im Ductus venosus des IUGR-Feten. Das durchschnittliche Alter bei Entbindung lag bei 32 SSW.

Eine Zusammenfassung der existierenden Studien zeigt Überlebensraten nach Laserung der plazentaren Gefäßanastomosen bei sIUGR Typ II von 37,8 % des IUGR-Feten und 67,6 % des größeren Feten mit einem Gesamtüberleben von 52,6 %. Dies unterscheidet sich kaum von den Überlebensraten von Fällen mit gleichzeitig bestehendem fetofetalem Transfusionssyndrom (40,3 %, 65,7 %, 53 %) [6].

Bei sIUGR Typ III zeigte sich in einer Studie mit insgesamt 49 Fällen [7] nach fetoskopischer Laserung ein Versterben des IUGR-Feten in 66,7 % (gegenüber 19,4 % nach expektativem Vorgehen) und in 5,6 % (vs. 9,7 %) des AGA-Feten. Bei den überlebenden IUGR-Feten zeigte sich in ca. einem Drittel eine intraventrikuläre Hirnblutung nach Laserung (gegenüber 4 % bei expektativem Vorgehen), einer von sechs Überlebenden entwickelte eine periventrikuläre Leukomalazie. Im Gegensatz dazu lag die Rate der periventrikulären Leukomalazien bei den größeren AGA-Feten nach expektativem Vorgehen mit 14 % deutlich höher als nach Lasertherapie mit 5,9 % [7].

3.1.7 Outcome der Nabelschnurokklusion

Die Rate lebend geborener Kinder nach Nabelschnurokklusion schwankt zwischen 70–93 % [5, 8]. In einer spanischen retrospektiven Studie von 90 sIUGR-Fällen (41 Typ II, 49 Typ III) mit einem Gestationsalter bei Intervention von 20,6 SSW wurden 92,9 % der Kinder nach 32 SSW lebend geboren, das durchschnittliche Gestationsalter bei Geburt lag bei 36,4 SSW (28,5–41,1) [5]. Es zeigten sich keine Unterschiede zwischen den Fällen mit Typ II und Typ III. Die Fehlgeburtsrate vor der 24 SSW lag bei 3,3 %.

Im Gegensatz dazu hat ein Vergleich zwischen Laserung und Nabelschnurokklusion in einem französischen Zentrum bezüglich des Gesamtüberlebens ähnliche Ergebnisse erbracht [9]: 52 % bei Laserung vs. 45 % bei bipolarer Nabelschnurokklusion. Das Geburtsgewicht unterschied sich nicht zwischen den beiden Gruppen. Betrachtet man allerdings isoliert das Überleben des zeitgerecht entwickelten Feten, so zeigte sich ein deutlicher Unterschied mit 90,9 % Überleben des AGA-Feten gegenüber 74 % nach Laserung. Insofern müssen jeweils individuell die Wahrscheinlichkeiten des Überlebens eines oder beider Feten nach Laserung mit der höheren Wahrscheinlichkeit des Überlebens des zeitgerecht entwickelten Feten mit den Eltern diskutiert werden.

3.1.8 Langzeitoutcome

Aus den Niederlanden liegt eine Untersuchung zum neurologischen Outcome nach zwei Jahren der geborenen Kinder nach selektivem Fetozid des Ko-Zwillings monochorialer Schwangerschaften bei unterschiedlichen Indikationen vor [10]. Es wurden dabei fetoskopische Eingriffe (Nabelschnurlaserung, bipolare Nabelschnurokklusion), RFA und intrafetale Laserungen zusammengefasst, sodass eine Aussage zu den Risiken der einzelnen Eingriffe nicht möglich ist. Insgesamt war bei 36,6 % der Kinder das Outcome ungünstig (perinatal verstorben oder neurologische Entwicklungsstörung). Von den nach zwei Jahren untersuchten Kindern zeigten 6,8 % eine neurologische Entwicklungsstörung, was mit den Ergebnissen anderer Studien vergleichbar ist [11, 12] und nur leicht über den Durchschnittswerten der Gesamtbevölkerung liegt.

3.1.9 Management nach Intervention

Das höchste Risiko für einen intrauterinen Fruchttod nach o. g. Interventionen besteht während der ersten 2–3 Tage nach dem Eingriff. Nach dieser Zeit empfehlen wir zunächst wöchentliche Kontrollen für die ersten 14 Tage. Wenn ein selektiver Fetozid erfolgt ist oder ein Fet intrauterin verstorben ist, kann anschließend zu längeren Überwachungsintervallen übergegangen werden, wenn die bisherigen Kontrollen unauffällig waren. Nach 6–8 Wochen sollte eine Neurosonografie durchgeführt werden. Die Entbindung kann bei diamnialen Verhältnissen vaginal erfolgen; ist iatrogen eine monoamniale Situation entstanden, müssen diese Schwangerschaften wie alle monoamnialen Gemini intensiver überwacht und auch per Sectio caesarea entbunden werden.

Leben nach einer Laserung bei sIUGR (mit oder ohne FFTS) beide Feten, müssen die Überwachungsintervalle dem Schwangerschaftsalter, dem Wachstumsverlauf und der Dopplerpathologie entsprechend verkürzt werden.

3.1.10 Empfehlung für die Praxis

Die Betreuung von monochorialen Schwangerschaften mit selektiver Wachstumsretardierung ist anspruchsvoll, da die Studienlage sowohl zur Prognose als auch zur Therapie auf wenigen Studien mit unterschiedlichen Kollektiven und Interventionen beruht. Alle Studien zeigen aber übereinstimmend, das eine frühe sIUGR-Diagnose, die Ausprägung der Wachstumsdiskrepanz und auch die Art der Dopplerpathologie sowohl die Wahrscheinlichkeit eines intrauterinen Fruchttodes des IUGR-Feten (v. a. bei Typ II) als auch die Wahrscheinlichkeit einer iatrogenen Frühgeburt erhöhen.

An unserem Zentrum hat sich in den letzten Jahren die Nabelschnurokklusion als Behandlungsoption bei sIUGR Typ II und III etabliert.

Wir beraten die Eltern im Vorfeld über die Chancen und Risiken des expektativen Vorgehens sowie der interventionellen Methoden auf individueller Basis unter Beachtung der Ausprägung der Wachstumsdiskrepanz, der Dopplerpathologie, des Gestationsalters und des Wunsches der Eltern. Außerdem müssen technische Aspekte (z. B. die Distanz der Nabelschnuransätze, Plazentalokalisation und Notwendigkeit der Fruchtwasserauffüllung) bei der Entscheidung für oder gegen eine bestimmte Intervention berücksichtigt werden. Bei monoamnioter Plazentation und den fast immer vorliegenden Nabelschnurverschlingungen sollte zusätzlich zur Nabelschnurokklusion eine Nabelschnurdissektion erfolgen, um Komplikationen durch die Nabelschnur des toten Zwillings zu vermeiden. Die Eltern werden zusätzlich neonatologisch und auch psychosozial beraten.

Im folgenden Abschnitt haben wir unser Vorgehen bei den verschiedenen Typen der selektiven Wachstumsrestriktion kurz zusammengefasst:

Typ I hat in der Regel eine gute Prognose und zeigt in ca. 75 % einen stabilen Verlauf, muss aber bis zur Geburt engmaschig betreut werden. Die Kontrollen müssen alle 1–2 Wochen erfolgen, v. a. im Hinblick auf die zusätzliche Entwicklung eines FFTS oder TAPS, da ein Drittel der spät manifestierenden sIUGR bei Geburt signifikante Hämoglobindifferenzen aufweisen.

Ab der Lebensfähigkeit muss die Notwendigkeit der stationären Observanz und RDS-Prophylaxe bei jeder Kontrolle neu evaluiert werden. Auch bei stabilem Verlauf sollte die Entbindung nach der abgeschlossenen 34. SSW per Sectio caesarea erfolgen.

Typ II ist mit der ungünstigsten Prognose assoziiert: Nur 33 % der Schwangerschaften enden mit der Geburt zweier gesunder Kinder, in 41 % sterben beide Zwillinge.

Bei einer Diagnose im frühen 2. Trimenon steht die Prognoseverbesserung des größeren Feten und der Schutz vor den Folgen des intrauterinen Fruchttodes des IUGR-Feten im Vordergrund. Daher sollten die Eltern über die unterschiedlichen fetalchirurgischen Möglichkeiten beraten werden, ein Eingriff sollte wenn möglich nach der 18. SSW erfolgen. Durch dieses Vorgehen ist die Rate an Nabelschnurokklusionen (im Falle monoamnioter Plazentation auch mit Nabelschnurdissektion) bei sIUGR an unserem Zentrum in den vergangenen Jahren zwar gestiegen, das Gestationsalter bei

Geburt ist jedoch deutlich angestiegen und die Rate unvorhergesehener intrauteriner Fruchttode gesunken.

sIUGR Typ III ist in Bezug auf Beratung und Management der schwierigste Typ: Ohne Intervention überleben in 81 % beide Feten, nach Lasertherapie 29 %, allerdings überleben nur in 38 % der Fälle beide Zwillinge gesund. Dies liegt an der hohen neurologischen Morbidität v. a. des größeren Feten. Ob sich mittels Nabelschnurligatur, die mit einer Überlebensrate >93 % des größeren Zwillings assoziiert ist, die Rate an neurologischen Langzeitfolgen wirksam reduzieren lässt, ist nicht eindeutig bewiesen. Problematisch macht die Betreuung des sIUGR Typ III die Unvorhersehbarkeit des intrauterinen Fruchttodes eines oder im schlimmsten Fall beider Feten. Aufgrund seines charakteristischen wechselnden Flussmusters hilft auch die Dopplersonografie in diesen Fällen nicht, eine Zustandsverschlechterung der Feten zu detektieren. Je nach Alter bei Diagnose und Ausmaß der Wachstumsdiskrepanz und -kinetik empfehlen wir nach Diskussion mit den Eltern einen selektiven Fetozid mittels Nabelschnurokklusion (im Falle monoamnioter Plazentation auch mit Nabelschnurdissektion), da eine fetoskopische Laserung in diesen Fällen eindeutig mit einer schlechteren Prognose assoziiert ist.

Tab. 3.2 zeigt die Charakteristika der Verläufe bei den verschiedenen Typen der sIUGR und Handlungsempfehlungen zur Überwachung, Intervention und Entbindung bei sIUGR.

Tab. 3.2: Charakteristiken und Managementvorschlag bei sIUGR.

Typ I	Typ II	Typ III
Wenig bis moderates „unequal sharing", Wachstumsdiskrepanz im Verlauf häufig stabil	Ausgeprägtes „unequal sharing", hohe Gewichtsdiskrepanz	Große arterio-arterielle Anastomosen
Dopplerpathologie in ca. 75 % stabil	Progression der Dopplerpathologie häufig	Verlauf nicht vorhersehbar, Überwachung schwierig
Wöchentliche Ultraschalluntersuchungen, ggf. stationäre Observanz mit RDS-Prophylaxe nach 24 SSW. Bei Progredienz Intervention diskutieren.	Bei früher Diagnose (<20–22 SSW) selektiven Fetozid anbieten. Nach der Lebensfähigkeit stationäre Observanz, RDS-Gabe, Dopplerkontrolle zweimal wöchentlich bis täglich	Bei früher Diagnose (<20–22 SSW) selektiven Fetozid diskutieren, da Laserung eindeutig schlechteres Outcome zeigt. Beratung der Eltern, dass IUFT nicht vorhersehbar ist.
Entbindung mit abgeschlossener 34. SSW diskutieren	Entbindung je nach Dopplerpathologie und Gestationsalter, durchschnittlich mit 28–30 SSW	Entbindung je nach Wachstumskinetik und -diskrepanz, Doppler bei Entbindungsentscheidung nicht hilfreich. Entbindung mit 30–32 SSW planen

3.2 Twin anemia-polycythemia Sequenz (TAPS)

Bei einer Twin anemia-polycythemia Sequenz (TAPS) handelt es sich um eine weitere spezifische Komplikation der monochorialen Plazenta, dabei tritt eine Diskrepanz der fetalen Hämoglobinwerte der Feten auf, ohne die für das klassische FFTS typische Polyhydramnion-Oligohydramnion-Sequenz. Ein TAPS kann im Rahmen oder nach Laserung eines FFTS (2–16 %) oder selten auch isoliert in 1–5 % [13, 14] vorkommen. Die Entwicklung der Solomon-Technik, d. h. die „Dichorialisierung" der monochorialen Plazenta im Rahmen einer Lasertherapie, hat zu einer deutlichen Senkung des Auftretens von postinterventionellen TAPS geführt [15]. In einigen Arbeiten wird das spontane Auftreten einer TAPS v. a. im 3. Trimenon beschrieben, interventionsbedürftige Fälle gibt es aber auch bereits im frühen 2. Trimenon.

3.2.1 Diagnose

Die Diagnose wird über die Messung der maximalen Flussgeschwindigkeit (Vmax) in der A. cerebri media beider Feten gestellt. Wenn der Donor eine Vmax von >1,5 MoM (Multiple of Median) für die entsprechende Schwangerschaftswoche und der Akzeptor eine Vmax von <0,8 (bzw. 1) MoM aufweist, spricht man von einer TAPS (Abb. 3.5).

Die Messung der Vmax der A. cerebri media ist daher bei jeder sonografischen Kontrolle monochorialer Gemini integraler Bestandteil der Untersuchung. Postnatal liegt eine TAPS vor, wenn eine Differenz des Hämoglobins von >8 g/dl und entweder eine Diskrepanz der Retikulozytenindices von >1,7 oder nur kleine (<1 mm) Anastomosen bei der Inspektion der Plazenta vorliegen [16].

Es gibt einen Vorschlag der Stadieneinteilung der TAPS, die bisher aber rein deskriptiv ist und keine Aussage über Prognose und Therapie erlaubt [13].

Ein typisches sonografisches Merkmal bei TAPS ist eine deutlich unterschiedliche Echogenität der beiden Plazentaanteile (Abb. 3.6a). Außerdem kann die Leber des Akzeptors als „starry sky liver" erscheinen, d. h. dass die Echogenität der Leber vermindert ist und die Portalfelder der Leber dadurch in ihrer Echogenität verstärkt „als Sterne" erscheinen (Abb. 3.6b) [17].

3.2.2 Pathogenese

Es wird angenommen, dass eine TAPS durch eine langsame Transfusion von Blut über (eine) kleine unidirektionale arterio-venöse Anastomosen entsteht. Die Untersuchung dieser Plazenten zeigt, dass diese durchschnittlich weniger und kleinere arterio-venöse Anastomosen aufweisen als unauffällige monochoriale Schwangerschaften oder Fälle mit FFTS (4 vs. 8 Anastomosen), zudem haben nur ca. 19 % der Plazenten arterio-arterielle Anastomosen [18].

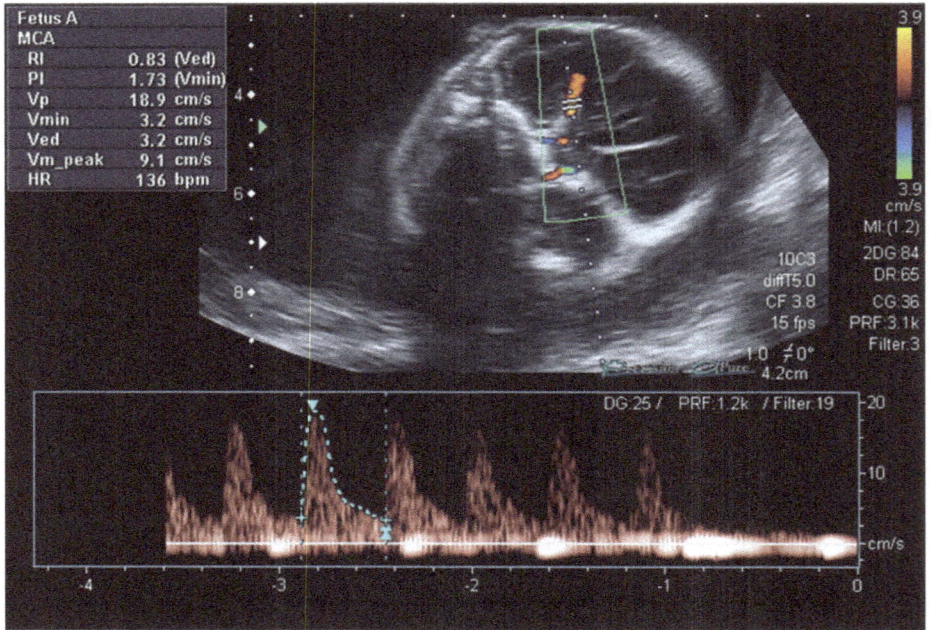

(a)

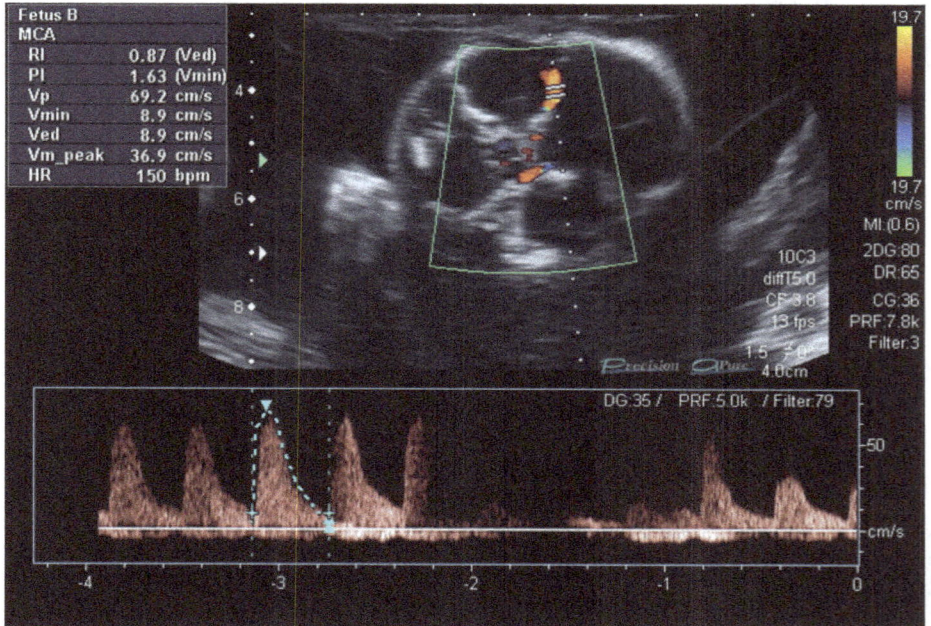

(b)

◄ **Abb. 3.5:** Flussgeschwindigkeiten im gepulsten Doppler der A. cerebri media bei TAPS. Diskrepanz der Flussgeschwindigkeiten der A. cerebri media bei einer TAPS in der 22. SSW: (a) Der Akzeptor mit einer Vmax von 18,9 cm/s (0,7 MoM), Fet A; (b) der Donor mit 69,2 cm/s (2,5 MoM), Fet B. MoM Multiples of Median, Vmax, Vp maximale systolische Flussgeschwindigkeit.

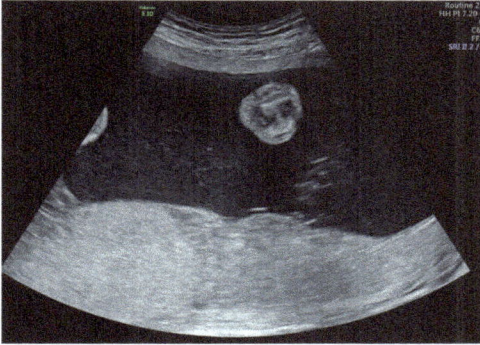 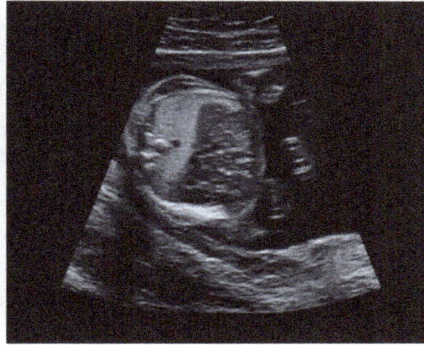

(a) (b)

Abb. 3.6: Sonografische Hinweiszeichen in der B-Bild-Sonografie bei TAPS. (a) Deutlicher Echogenitätsunterschied einer TAPS-Plazenta: Rechts der Plazentaanteil des Akzeptors, links der dickere, hyperechogene Anteil des anämen Donors. (b) Sonografisches Bild einer „starry sky liver" bei einem polyglobulen TAPS-Akzeptor in der 22. SSW: Die Leber ist hypoechogen („sky") im Vergleich zur Lunge mit hyperechogen erscheinenden Venolen („stars").

3.2.3 Therapie

Der spontane Verlauf und die Prognose eines isolierten TAPS sind nicht gut untersucht, am häufigsten hängt die Prognose vom begleitenden FFTS ab, in diesen Fällen erfolgt die Therapie des FFTS nach den üblichen Kriterien. Auch über die optimale Therapie einer isolierten TAPS gibt es in der Literatur bisher keine Einigkeit.

In isolierten Fällen hängt die Prognose vom Ausmaß der Anämie und der Verlaufsdynamik ab. Komplikationen können z. B. durch die Anämie bedingte Hirnentwicklungsstörungen des Donors, Extremitätennekrosen des Akzeptors durch die Polyglobulie oder ein intrauteriner Fruchttod sein.

Das Management betroffener Schwangerschaften hängt im Wesentlichen von der Schwangerschaftswoche bei Diagnose und dem Vorliegen von kardialen Dekompensationszeichen ab. Grundsätzlich kommen ein expektatives Vorgehen, die Laserkoagulation der plazentaren Anastomosen, eine Transfusion des Donors und seltener auch eine Entlastungspunktion des Akzeptors (im Sinne eines Aderlasses) sowie bei Zeichen einer bereits eingetretenen hypoxischen Schädigung ein selektiver Fetozid per Nabelschnurokklusion infrage (im Falle monoamnioter Plazentation auch mit Nabelschnurdissektion).

Eine fetoskopische Laserung der plazentaren Anastomosen bei isolierter TAPS ist durch das fehlende Polyhydramnion und deutlich eingeschränkte Sichtbedingungen erschwert, zusätzlich liegen der TAPS gerade nur wenige kleine Anastomosen zugrunde, die schwieriger zu visualisieren sind. Tritt ein TAPS in Zusammenhang mit einem klassischen fetofetalen Transfusionssyndrom auf, verbessert sich nach einer erfolgreichen Lasertherapie auch die Anämie und Polyglobulie. Bei einer sehr ausgeprägten Anämie kann auch zusätzlich zur Laserung eine intrauterine Transfusion notwendig sein.

Eine alleinige intrauterine Transfusion des Donors ist in der Regel vor der 28. SSW wenig Erfolg versprechend (und je nach Gestationsalter und Plazentalokalisation auch technisch anspruchsvoll), da sie durch die anhaltende Transfusion vom Donor zum Akzeptor nur von begrenzter Wirkung ist und außerdem die Polyglobulie des Akzeptors zusätzlich verschlechtern kann. Maximal 2–3 intrauterine Transfusionen werden aufgrund der Gefahr für ein Hyperviskositätssyndrom des Akzeptors empfohlen, je nach Dynamik der TAPS können so in einigen Fällen nur Tage bis wenige Wochen gewonnen werden. Der Wert partieller Austauschtransfusionen des Akzeptors und Transfusionen des Donorfeten, die eine langsamere Freisetzung der Erythrozyten im Kreislauf bewirken sollen, ist bisher unklar.

Eine größere Rolle spielt die intrauterine Transfusion bei TAPS mit kardialer Belastung der Feten nach der 28. SSW, da hier die Lasertherapie aufgrund des fortgeschrittenen Schwangerschaftsalters noch schwieriger ist und andererseits Zeit zur RDS-Prophylaxe mit anschließender Entbindung gewonnen werden kann.

3.2.4 Management nach Intervention

Je nach Gestationsalter, Art der Intervention und Dynamik des TAPS sind wöchentliche oder sogar engmaschigere Kontrollen notwendig.

Das Risiko eines TAPS-Rezidivs nach Laserablation ist aufgrund der Seltenheit nicht klar. Erfolgt nach einer Laserung eine Normalisierung der Flussgeschwindigkeiten der A. cerebri media kann von einem erfolgreichen Verschluss der Anastomosen ausgegangen werden. Trotzdem sollten weiterhin alle zwei Wochen Wachstums- und Dopplerkontrollen bis zum Ende der Schwangerschaft durchgeführt werden. Eine Entbindung sollte je nach weiterem Verlauf der Schwangerschaft spätestens in 36+0–36+6 SSW erfolgen, sollte aber nach abgeschlossener 34. SSW bei Vorliegen anderer Risikofaktoren großzügig in Betracht gezogen werden.

Der Entbindungsmodus bei TAPS hängt von der Intervention ab: Nach intrauteriner Transfusion sollte zur Vermeidung einer zusätzlichen akuten Transfusion eine Sectio caesarea durchgeführt werden. Nach einer erfolgreichen Laserung empfehlen die meisten Therapiezentren ebenfalls eine Entbindung per Sectio, valide Daten dazu fehlen aber.

3.2.5 Outcome

Über die langfristigen Folgen einer TAPS und der Therapieoptionen gibt es nur wenige Daten, das neurologische Outcome scheint dem nach FFTS zu ähneln. Slagheke et al. [19] beschrieben neurologische Entwicklungsstörungen (Zerebralparese, Blindheit, schwere motorische und/oder kognitive Entwicklungsverzögerung) in 9 % und moderate bis milde Entwicklungsverzögerungen in 17 % bei TAPS nach FFTS-Laserung.

3.3 Twin reversed arterial perfusion Sequenz (TRAP)

Eine sehr seltene Form monochorialer Schwangerschaften ist die TRAP-Sequenz, die in ca. 2–3 % bzw. 1:9.500–11.000 auftritt [20].

Es beschreibt eine Form der Geminigravidität, bei der ein „Zwilling" keine oder eine nicht funktionelle, rudimentäre Herzanlage aufweist und von seinem Ko-Zwilling über eine große arterio-arterielle Anastomose retrograd perfundiert wird, der deshalb auch als Pump-Zwilling bezeichnet wird. Die Versorgung mit sauerstoffarmen Blut führt beim TRAP-Zwilling bereits in der Embryonalperiode zu einer unterschiedlich stark ausgeprägten Unterentwicklung des Kopfes und der oberen Körperhälfte, daher wird die TRAP-Sequenz oft auch als „Akranius-Akardius-Sequenz" bezeichnet (Abb. 3.7, 3.8).

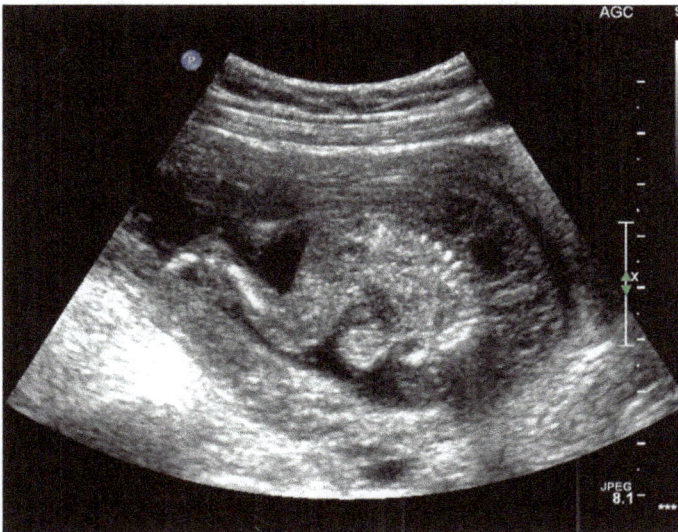

Abb. 3.7: TRAP-Zwilling im ersten Trimenon. TRAP-Zwilling mit relativ unauffällig ausgebildeter unterer Extremität, kleiner Omphalozele und ausgeprägtem Hydrops der oberen Körperhälfte.

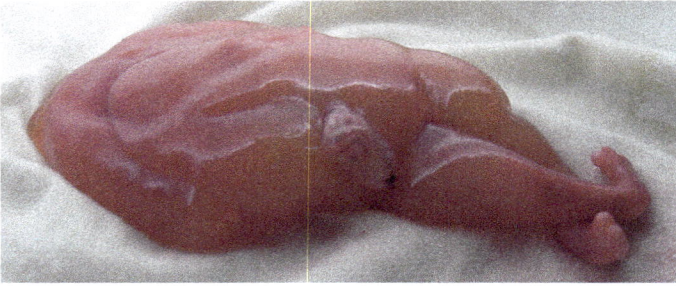

Abb. 3.8: TRAP-Zwilling der 21. SSW. TRAP-Zwilling nach intrauterinem Fruchttod des Pump-Zwillings bei ausgeprägtem Hydrops mit dem typischen Fehlen der oberen Körperhälfte und der oberen Extremitäten. Die untere Extremität weist eine Fußfehlstellung auf, außerdem besteht eine kleine Omphalozele.

3.3.1 Diagnose

Die Diagnose wird zunehmend im 1. Trimenon gestellt. Findet man bei einer monochorialen Geminigravidität einen unauffällig entwickelten Zwilling und einen weiteren Zwilling mit auffälliger Körperform, sollte eine TRAP-Sequenz ausgeschlossen werden. Der TRAP-Zwilling zeigt in der Regel keine Herzaktion, die obere Körperhälfte ist nicht normal entwickelt. Der TRAP kann allerdings sehr unterschiedlich aussehen und von einer relativ normalen unteren Körperhälfte bis zu einer amorphen Raumforderung reichen, die äußerlich nicht mehr an einen Fetus erinnert. Dopplersonografisch kann die retrograde Perfusion über die A. umbilicalis in den TRAP-Zwilling (anstatt von ihm weg) dargestellt werden. 70 % der TRAP-Zwillinge weisen außerdem eine singuläre Nabelschnurarterie auf.

3.3.2 Verlauf und Prognose

Mit zunehmendem Gestationsalter kann der TRAP-Zwilling überproportional an Größe zunehmen und einen Hydrops sowie ein Polyhydramnion entwickeln. Dies führt zu einer hyperdynamen Kreislaufsituation mit dem Risiko der Herzinsuffizienz des Pump-Zwillings, die sich durch pathologische arterielle und venöse Doppler, AV-Klappeninsuffizienz und Entwicklung eines Hydrops darstellt. Das Risiko der Herzinsuffizienz steigt mit der Größe des TRAP: Wenn der TRAP 70 % des Gewichts des Pump-Zwillings erreicht, steigt das Risiko auf 30 % an [21].

Ohne Therapie liegt die perinatale Mortalität für den Pump-Zwilling in älteren Studien bei 55 % [21], dies betraf aber v. a. Fälle mit einer Diagnose im 2. Trimenon. Aufgrund des Polyhydramnions und der Herzinsuffizienz ist das Risiko einer Frühgeburt deutlich erhöht. Fälle mit einer Diagnose im 1. Trimenon, wie es heute üblich ist, führen in 45–100 % zu einem intrauterinen Fruchttod des Pump-Zwillings vor der 20. SSW, selbst wenn die Perfusion des TRAP spontan sistiert [22–24].

Aktuell existieren keine sonografisch prädiktiven Kriterien, die den Verlauf und insbesondere ein Überleben auch ohne Intervention vorhersagen können.

3.3.3 Therapie

Aufgrund der hohen Mortalität und Morbidität der unbehandelten Fälle hat sich die prophylaktische Therapie mit Unterbrechung der Perfusion des TRAP-Zwillings ab 16–18 SSW durchgesetzt. Es kommen prinzipiell folgende Methoden infrage:
Fetoskopisch:
–   Laserkoagulation der Anastomosen der Plazenta
–   Laserkoagulation der Nabelschnur des TRAP-Zwillings
–   bipolare Nabelschnurligatur („cord clamping") des TRAP-Zwillings
    (Alle genannten Eingriffe sollten im Falle monoamnioter Plazentation mit einer anschließenden Nabelschnurdissektion kombiniert werden)

Sonografisch gesteuert:
–   intrafetaler Laser der pelvinen Gefäße im TRAP-Zwilling
–   Radiofrequenzablation (RFA) der pelvinen Gefäße im TRAP-Zwilling

3.3.4 Technische Durchführung und Risiken

Für die technischen Details zu den jeweiligen Eingriffen wird auf die entsprechenden Eingriffe in Abschn. 1.4.2, Seite 13 verwiesen, nur auf den intrafetalen Laser soll an dieser Stelle gesondert eingegangen werden.

Da heutzutage die überwiegende Anzahl der Fälle im 1. Trimenon diagnostiziert wird, sind wir und andere internationale Zentren dazu übergegangen, eine sonografisch gesteuerte intrafetale Laserung bereits im späten ersten Trimenon durchzuführen.

Dabei wird unter sonografischer Kontrolle eine dünne Laserfaser (0,7 mm) über eine 18-G-Punktionsnadel in das Abdomen des TRAP eingeführt, und über mehrere kurze Laserstöße werden die pelvinen Gefäße koaguliert, bis sich dopplersonografisch keine Perfusion des TRAP-Zwillings mehr darstellen lässt (Abb. 3.9).

Die postinterventionelle IUFT-Rate bei diesem Eingriff zwischen 12+0 bis 13+6 SSW lag in einer kürzlich veröffentlichten Arbeit unseres Zentrums bei 41,7 %, die alle innerhalb von 72 h nach der Intervention auftraten. Alle Eingriffe in unserem Zentrum führten nach nur einer Intervention zu einer Unterbrechung der Perfusion des TRAP-Zwillings. Es kam in keinem Fall zu Blutung, Blasensprung oder Spontanabort, das durchschnittliche Gestationsalter bei Geburt lag bei 40 SSW. Es zeigte sich eine Korrelation der IUFT-Rate mit der Größe des TRAP-Zwillings, die jedoch nicht unabhängig

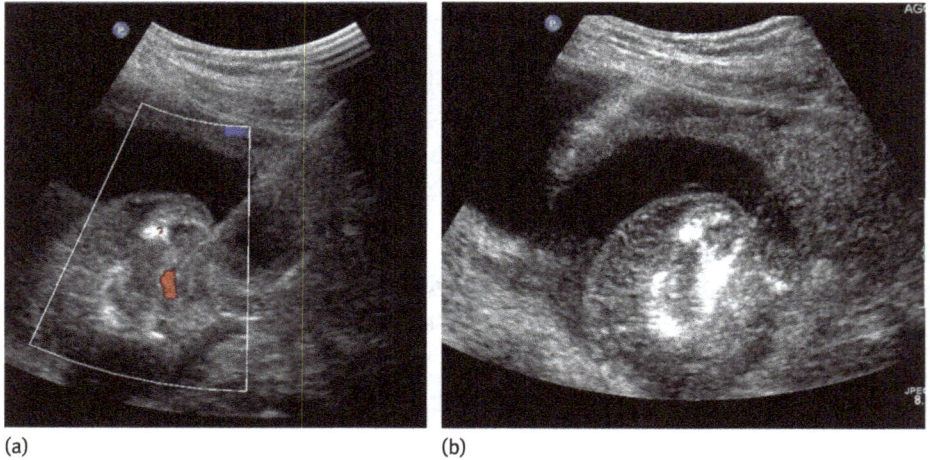

(a)   (b)

Abb. 3.9: Intrafetale Laserkoagulation im ersten Trimenon. (a) Platzierung der Punktionsnadel intraabdominal in der Nähe der Vena umbilicalis (mit retrograder Perfusion); (b) Hyperechogenität des koagulierten Gewebes während der intrafetalen Laserablation im Abdomenquerschnitt.

das Überleben vorhersagt [25]. Bei monoamnioter Plazentation ziehen wir in den meisten Fällen spätere fetoskopische Techniken vor, da diese mit einer anschließenden Nabelschnurdissektion kombiniert werden können.

3.3.5 Management nach Intervention

In den ersten zwei Wochen sollten wöchentliche Kontrollen der fetalen Vitalität und Doppler durchgeführt werden, anschließend kann zu für Einlinge üblichen Überwachungsintervallen übergegangen werden. Analog zum selektiven Fetozid bei monochorialen Gemini aus anderer Indikation kann theoretisch eine neurologische Entwicklungsstörung auftreten, die auch erst nach 6–8 Wochen sichtbar werden kann. Eine gezielte Neurosonografie nach diesem Zeitraum ggf. durch eine ergänzende MRT-Untersuchung bei Auffälligkeiten ist zu empfehlen.

Der Geburtsmodus sollte nach üblichen geburtshilflichen Kriterien gewählt werden, es besteht keine Kontraindikation gegen eine vaginale Geburt.

3.3.6 Outcome

Je nach Gestationsalter und verwendetem Verfahren unterscheiden sich die Überlebensraten deutlich. Zwei Metaanalysen haben aber übereinstimmend gezeigt, dass das Gestationsalter bei Geburt invers mit dem Gestationsalter beim Eingriff korreliert, d. h. je früher der Eingriff durchgeführt wird, desto wahrscheinlicher ist eine Geburt in Terminnähe, demgegenüber steht ein möglicherweise erhöhtes Risiko für einen interventionsbedingten intrauterinen Fruchttod des Pump-Zwillings [22, 24].

Die Überlebensraten nach Interventionen nach der 16. SSW per RFA liegen in einem amerikanischen Register bei ca. 80 %, das Gestationsalter bei Geburt liegt bei 36–37 SSW [26]. Das Outcome nach fetoskopischer Laserablation der plazentaren Anastomosen und Laserung der Nabelschnur (+/- bipolarer Nabelschnurkoagulation) war statistisch nicht unterschiedlich (Überleben 72 % vs. 83 %), ein vorzeitiger Blasensprung vor der 34. SSW trat in 18 % der Fälle auf [27].

Ein Review aus dem Jahr 2013 (elf Studien, 51 Schwangerschaften) zeigte bei intrafetalen Laserablationen zwischen 14 und 26 SSW ein neonatales Überleben in 82 % (42/51). Das durchschnittliche Alter bei Geburt der überlebenden Kinder lag zwischen 32 und 38 SSW, 17 (40 %) waren Frühgeburten, drei davon vor 32. SSW [22].

Insgesamt sind optimaler Zeitpunkt und Art der Intervention aktuell noch unklar. Bei der Beurteilung der besser erscheinenden Überlebensraten der Interventionsstudien nach der 16. SSW muss beachtet werden, dass diese die bis zur Intervention eingetretenen spontanen intrauterinen Todesfälle (mindestens 30–40 %) nicht berücksichtigen. Die Studie von Pagani et al. [22] kam zu dem Schluss, dass die Gesamtüberlebensrate bei Interventionen vor abgeschlossener 16. SSW deutlich gesenkt werden kann, allerdings überlebte in dieser Studie kein Fet (von sechs) bei expektativem Vorgehen. Aufgrund der fehlenden prädiktiven Kriterien, die ein intrauterines Versterben bis zur 17. SSW vorhersagen lassen, müssen aktuell die Vor- und Nachteile der jeweiligen Interventionen und eines expektativen Vorgehens bei Diagnosestellung im ersten Trimenon mit den Eltern jeweils individuell besprochen werden.

Die aktuell laufende Trapist-Studie (TRAPIST-Trial) untersucht die Frage des besten Zeitpunktes einer Intervention bei Diagnose im ersten Trimenon prospektiv randomisiert.

Literatur

[1]   Gratacós E, Lewi L, Muñoz B, et al. A classification system for selective intrauterine growth restriction in monochorionic pregnancies according to umbilical artery Doppler flow in the smaller twin. Ultrasound Obstet Gynecol. 2007,30,28–34.

[2]   Lewi L, Gucciardo L, Huber A, et al. Clinical outcome and placental characteristics of monochorionic diamniotic twin pairs with early- and late-onset discordant growth. Am J Obstet Gynecol. 2008,199,511e1–7.

[3]   Buca D, Pagani G, Rizzo G, et al. Outcome in monochorionic twin pregnancies with selective intrauterine growth restriction according to the umbilical artery Doppler pattern of the smaller twin: a systematic review and meta-analysis. Ultrasound Obstet Gynecol 2016, doi: 10.1002/uog (im Druck).

[4]   van den Bos EM, van Klink JMM, Middeldorp JM, Klumper FJ, Oepkes D, Lopriore E. Perinatal outcome after selective feticide in monochorionic twin pregnancies. Ultrasound Obstet Gynecol. 2013,41,653–658.

[5]   Parra-Cordero M, Bennasar M, Martínez JM, Eixarch E, Torres X, Gratacós E. Cord Occlusion in Monochorionic Twins with Early Selective Intrauterine Growth Restriction and Abnormal Umbilical Artery Doppler: A Consecutive Series of 90 Cases. Fetal Diagn Ther 2016,39,186–191.

[6]   Peeva G, Bower S, Orosz L, Chaveeva P, Akolekar R, Nicolaides KH. Endoscopic Placental Laser Coagulation in Monochorionic Diamniotic Twins with Type II Selective Fetal Growth Restriction. Fetal Diagn Ther 2015,38,86–93.

[7]   Gratacós E, Antolin E, Lewi L, et al. Monochorionic twins with selective intrauterine growth restriction and intermittent absent or reversed end-diastolic flow (Type III): feasibility and perinatal outcome of fetoscopic placental laser coagulation. Ultrasound Obstet Gynecol. 2008,31,669–675.

[8]   Lanna MM, Rustico MA, Dell'Avanzo M, et al. Bipolar cord coagulation for selective feticide in complicated monochorionic twin pregnancies: 118 consecutive cases at a single center. Ultrasound Obstet Gynecol. 2012,39,407–413.

[9]   Chalouhi GE, Marangoni MA, Quibel T, et al. Active management of selective intrauterine growth restriction with abnormal Doppler in monochorionic diamniotic twin pregnancies diagnosed in the second trimester of pregnancy. Prenat Diagn 2013,33,109–115.

[10]   van Klink J, Koopman H, Middeldorp J, et al. Long-term neurodevelopmental outcome after selective feticide in monochorionic pregnancies. BJOG 2015,122,1517–1524.

[11]   Lewi L, Gratacos E, Ortibus E, et al. Pregnancy and infant outcome of 80 consecutive cord coagulations in complicated monochorionic multiple pregnancies. Am J Obstet Gynecol. 2006,194,782–789.

[12]   Ilagan JG, Wilson RD, Bebbington M, et al. Pregnancy outcomes following bipolar umbilical cord cauterization for selective termination in complicated monochorionic multiple gestations. Fetal Diagn Ther 2008,23,153–158.

[13]   Slaghekke F, Kist WJ, Oepkes D, et al. Twin anemia-polycythemia sequence: diagnostic criteria, classification, perinatal management and outcome. Fetal Diagn Ther 2010,27,181–190.

[14]   Weingertner AS, Kohler A, Kohler M, et al. Clinical and placental characteristics in four new cases of twin anemia-polycythemia sequence. Ultrasound Obstet Gynecol. 2010,35,490–494.

[15]   Slaghekke F, Lopriore E, Lewi L, et al. Fetoscopic laser coagulation of the vascular equator versus selective coagulation for twin-to-twin transfusion syndrome: an open-label randomised controlled trial. The Lancet 2014,383,2144–2151.

[16]   Lopriore E, Slaghekke F, Oepkes D, Middeldorp JM, Vandenbussche FPHA, Walther FJ. Hematological characteristics in neonates with twin anemia-polycythemia sequence (TAPS). Prenat Diagn 2010,30,251–255.

[17]   Soundararajan LP, Howe DT. Starry sky liver in twin anemia-polycythemia sequence. Ultrasound Obstet Gynecol. 2014,43,597–599.

[18]   Zhao DP, de Villiers SF, Slaghekke F, et al. Prevalence, size, number and localization of vascular anastomoses in monochorionic placentas. Placenta 2013,34,589–593.

[19]   Slaghekke F, van Klink JMM, Koopman HM, Middeldorp JM, Oepkes D, Lopriore E. Neurodevelopmental outcome in twin anemia-polycythemia sequence after laser surgery for twin-twin transfusion syndrome. Ultrasound Obstet Gynecol. 2014,44,316–321.

[20]   van Gemert MJC, van den Wijngaard JPHM, Vandenbussche FPHA. Twin reversed arterial perfusion sequence is more common than generally accepted. Birt Defects Res A Clin Mol Teratol 2015,103,641–643.

[21]   Moore TR, Gale S, Benirschke K. Perinatal outcome of forty-nine pregnancies complicated by acardiac twinning. Am J Obstet Gynecol. 1990,163,907–912.

[22]   Pagani G, D'Antonio F, Khalil A, Papageorghiou A, Bhide A, Thilaganathan B. Intrafetal laser treatment for twin reversed arterial perfusion sequence: cohort study and meta-analysis. Ultrasound Obstet Gynecol. 2013,42,6–14.

[23] Lewi L, Valencia C, Gonzalez E, Deprest J, Nicolaides KH. The outcome of twin reversed arterial perfusion sequence diagnosed in the first trimester. Am J Obstet Gynecol. 2010,203,213e1–4.

[24] Chaveeva P, Poon LC, Sotiriadis A, Kosinski P, Nicolaides KH. Optimal method and timing of intrauterine intervention in twin reversed arterial perfusion sequence: case study and meta-analysis. Fetal Diagn Ther 2014,35,267–279.

[25] Roethlisberger M, Strizek B, Gottschalk I, et al. First trimester intervention in twin reversed arterial perfusion (TRAP) sequence – does size matter? Ultrasound Obstet Gynecol 2016, DOI: 10.1002/uog.16013 (im Druck).

[26] Lee H, Bebbington M, Crombleholme TM, North American Fetal Therapy Network. The North American Fetal Therapy Network Registry data on outcomes of radiofrequency ablation for twin-reversed arterial perfusion sequence. Fetal Diagn Ther 2013,33,224–229.

[27] Hecher K, Lewi L, Gratacos E, Huber A, Ville Y, Deprest J. Twin reversed arterial perfusion: fetoscopic laser coagulation of placental anastomoses or the umbilical cord. Ultrasound Obstet Gynecol. 2006,28,688–691.

[28] Ishii K, Murakoshi T, Takahashi Y, et al. Perinatal outcome of monochorionic twins with selective intrauterine growth restriction and different types of umbilical artery Doppler under expectant management. Fetal Diagn Ther 2009,26,157–161.

Alexander Engels, Eduard Gratacos, Kypros Nicolaides, Jan Deprest

4 Zwerchfellhernie

4.1 Einleitung

Die angeborene Zwerchfellhernie (CDH – „congenital diaphragmatic hernia") ist eine Fehlbildung, die bei ca. 2,8 pro 10.000 Lebendgeburten vorkommt. In der EU werden jährlich zwischen 500 und 2.200 Neugeborene mit angeborener Zwerchfellhernie gemeldet [1] („Eurocat Network"; www.eurocat-network.eu).

Aufgrund der Lokalisation der Hernie werden verschiedene Formen der CDH beobachtet (siehe Kap. 4.2). Weiterhin können Zwerchfellhernien unterschieden werden in isolierte oder syndromale Fälle und solche mit assoziierten Fehlbildungen [2]. Die isolierten Fälle werden weiter nach dem Schweregrad der pulmonalen Hypoplasie und den hernierten Organen unterteilt, worauf später in diesem Kapitel noch genauer eingegangen wird.

In der westlichen Welt werden über 54 % der Fälle mit angeborener Zwerchfellhernie pränatal diagnostiziert und ziehen meistens eine Überweisung in ein Zentrum der Maximalversorgung nach sich [3]. Die pränatale Diagnostik mittels Ultraschall wird durch eine genetische Abklärung und ein fetales MRT (Magnet-Resonanz-Tomografie) ergänzt. Die anschließende Beratung der Patienten sollte interdisziplinär und ergebnisoffen erfolgen und auf den aktuellsten Informationen über den möglichen Verlauf der Erkrankung basieren [4].

Diese Beratung sollte neben der postnatalen Therapie auch über die Möglichkeit eines Schwangerschaftsabbruches und einer fetalen Therapie informieren. Hierbei ist die Gesetzeslage des jeweiligen Landes zu beachten. In Deutschland ist der Schwangerschaftsabbruch durch den § 218 StGB geregelt.

Die angeborene Zwerchfellhernie ist ein geeignetes Ziel einer fetalen Therapie, da die Schädigung der Lunge bereits pränatal auftritt, aber erst postnatal ihre teils irreversiblen Auswirkungen zeigt. Aufgrund der daraus resultierenden hohen neonatalen Mortalität und Morbidität und den Unzulänglichkeiten einer postnatalen Therapie scheint eine pränatale Korrektur erstrebenswert [5]. Die angeborene Zwerchfellhernie erfüllt auch die Kriterien der IFMSS (International Fetal Medicine and Surgery Society), um für eine fetale Therapie infrage zu kommen: Eine akkurate pränatale Diagnosestellung mit Staging muss möglich sein; die Pathophysiologie der Erkrankung muss bekannt sein; es sollte zu diesem Zeitpunkt keine effektive postnatale Therapie zur Verfügung stehen (dieser Punkt ist nur teilweise erfüllt); die intrauterine Therapie muss im Tiermodell erfolgreich sein; die Therapie sollte in spezialisierten Zentren der Maximalversorgung stattfinden [6].

In den letzten Jahren konnte die fetale Therapie der angeborenen Zwerchfellhernie klinisch realisiert werden und wird zurzeit in internationalen randomisiert kontrollierten Studien untersucht.

DOI 10.1515/9783110431162-004

Im Folgenden wird ein Überblick über die Erkrankung, das aktuelle perinatale Management und im Detail über die Möglichkeiten der fetalen Therapie gegeben.

4.2 Pathophysiologie

Die Zwerchfellhernie hat direkten und indirekten Einfluss auf die Entwicklung verschiedener Organsysteme. Der Defekt des Zwerchfells wird je nach Lokalisation unterteilt in Bochdalek-Hernie (posterior lateral) und Morgagni-Hernie (anterior). Die Bochdalek-Hernien machen 95 % der angeborenen Zwerchfellhernien aus, und 86 % dieser Hernienform befinden sich linksseitig, 13 % rechtsseitig und 1–2 % sind bilateral [7]. Der Defekt entsteht durch eine gestörte Entwicklung des Zwerchfells in der 8.–10. Schwangerschaftswoche p. m. (SSW). Die genauen Ursachen für diese Entwicklungsstörung sind noch unbekannt. Ein Vitamin-A-Mangel oder eine Störung in dessen Signalweg konnte im Tiermodell in Verbindung mit der Entstehung einer Zwerchfellhernie gebracht werden [8]. So lässt sich durch die pränatale Gabe von Nitrofen bei der Ratte eine Zwerchfellhernie mit pulmonaler Hypoplasie induzieren [9]. Auch scheinen genetische Faktoren eine Rolle zu spielen. Diese werden im weiteren Verlauf dieses Kapitels besprochen.

Die Entstehung und Ausprägung einer pulmonalen Hypoplasie wird auch beeinflusst von der Größe des Zwerchfelldefekts und davon, welche Organe in die Thoraxhöhle eingedrungen sind [10]. Durch die Zwerchfellhernie wird die Entwicklung der Luftwege gestört und es können sich weniger Generationen von Bronchiolen entwickeln. Da die Entwicklung von Alveolen abhängig ist von der Entwicklung der Bronchiolen, ist auch deren Anzahl vermindert. Dementsprechend kommt es zu einer verminderten Blut-Luft-Schranken-Oberfläche, einer Reduktion des gesamten Lungenvolumens und einer Verminderung des funktionalen Residualvolumens [11]. Ob diese Entwicklungsstörungen allein aus der mechanischen Verdrängung durch die hernierten Organe resultieren oder inwieweit molekulare Interaktionen durch Wachstumsfaktoren oder Transkriptionsfaktoren eine Rolle spielen, ist noch nicht vollständig verstanden.

Die Lungen von Kindern mit angeborener Zwerchfellhernie sind bei termingerechter Geburt auf der Entwicklungsstufe der sakkulären Phase der Lungenentwicklung. Diese Phase ist charakterisiert durch die Weiterentwicklung der Canaliculi und der Ausbildung von Sacculi [12]. Die Lungen von Kindern mit Zwerchfellhernien sind daher in der Regel entwicklungsverzögert, und die Ausbildung von Alveolen hat oft noch nicht stattgefunden. Im Zusammenhang mit der beeinträchtigten Lungenreifung tritt bei Kindern mit angeborener Zwerchfellhernie häufig auch ein Surfactantmangel bei Geburt in Erscheinung. Der exakte Einfluss dieser Erkrankung auf die Surfactantbildung und -freisetzung ist jedoch nicht bekannt [13, 14].

Die angeborene Zwerchfellhernie beeinflusst auch den Übergang vom fetalen zum postnatalen Kreislauf durch einen persistierend erhöhten Widerstand der Lungengefäße. Dies führt zu einem Rechts-Links-Shunt, und die daraus resultierende Hypoxämie verstärkt weiter den pulmonalvaskulären Widerstand, was schließlich zu dem klinischen Bild der persistierenden pulmonalen Hypertonie führt.

Auch eine Hypoplasie des linken Ventrikels wurde in Fällen mit schweren Zwerchfellhernien beobachtet. Ob dies jedoch durch einen pränatal verringerten Blutfluss im linken Ventrikel oder durch eine mechanische Kompression durch die hernierten Organe oder durch bis jetzt unbekannte Faktoren entsteht, ist noch nicht klar [15].

4.3 Genetik

Im Rahmen der pränatalen Diagnostik sollte auch eine genetische Abklärung mittels Karyotypisierung (ggf. *Array-CGH*) erfolgen. Die angeborene Zwerchfellhernie geht in 61 % der Fälle mit anderen Fehlbildungen einher. In 18 % der Fälle ist sie mit Chromosomenstörungen assoziiert [16, 17]. Hier muss vor allem an Trisomie 13, 18 und 21 gedacht werden. Aber auch zahlreiche Duplikationen und Deletionen wurden im Zusammenhang mit angeborenen Zwerchfellhernien beschrieben [18].

In 40 % der Fälle kommt die angeborene Zwerchfellhernie im Rahmen eines Syndroms vor, wie z. B. das Fryns-Syndrom, Fraser-Syndrom, Beckwith-Wiedemann-Syndrom, Apert-Syndrom und Brachman-de-Lange-Syndrom. Auch eine VACTERL-Assoziation (Kombination vertebraler, anorektaler, kardialer, trachealer, ösophagealer, renaler, extremitaler Fehlbildungen) oder eine CHARGE-Assoziation (Kolobom des Auges, Herzfehler, Atresie der Choane, Wachstumsretardierung, Genitalfehlbildungen, Ohrfehlbildungen) müssen ausgeschlossen werden. Obwohl familiäre Häufungen von isolierter Zwerchfellhernie in der Literatur beschrieben wurden, liegt das erbliche Wiederholungsrisiko bei <2 % [18]. Obwohl bisher keine eindeutige genetische Ursache für die angeborene Zwerchfellhernie identifiziert werden konnte, treten einzelne Mutationen von Genen gehäuft auf. Hier sind besonders zu nennen NR2F2 („nuclear receptor subfamily 2 group F member 2"; COUP-TFII), ZFPM2 (FOG2) und WIF1 (WNT Signalweg), welche mittels *Microarray* und „*Whole exome sequencing*" als mögliche Schlüsselfaktoren der Vererbung der angeborenen Zwerchfellhernie identifiziert wurden [19, 20].

Der Einfluss der Tracheal-Okklusion (TO) auf das pulmonale Transkriptom wurde kürzlich im Kaninchenmodell untersucht. Dabei konnte festgestellt werden, dass TO das Transkriptom-Profil der Lunge von Feten mit angeborener Zwerchfellhernie wieder in Richtung von Feten ohne CDH verändert. Des Weiteren wurde in dieser Studie FOXJ1 als wichtiger Transkriptionsfaktor in der Wirkung der TO identifiziert, da 22 % aller durch TO veränderten Gene Ziele dieses Transkriptionsfaktors sind [21]. Der Einfluss von TO speziell auf die Entstehung von Alveolen wurde ebenfalls untersucht. Es konnte die Veränderung der Genexpression einiger Schlüssel-Gene in diesem Mechanismus gezeigt werden [22]. Der Einfluss von TO auf den TGF-β-Signalweg wurde ebenfalls untersucht, und es zeigte sich eine Hochregulierung des TGF-β/Rho-Kinase-Signalwegs, was in dieser Studie mitverantwortlich gemacht wurde für eine hohe nachgeburtliche pulmonale Morbidität [23]. Weitere Untersuchungen sind notwendig, um den Einfluss von TO auf die sich entwickelnde Lunge vollständig zu verstehen.

4.4 Neonatale Mortalität und Morbidität

In seiner isolierten Form ist neben dem chirurgisch korrigierbaren Defekt des Zwerchfells die pulmonale Hypoplasie von primärer prognostischer Relevanz. Die jeweilige Lungenentwicklung ist bei Geburt sehr unterschiedlich und kann von der Größe des Zwerchfellherniendefektes oder noch unbekannten molekularen Faktoren im Verlauf der Schwangerschaft beeinflusst werden. Die akute Morbidität des Kindes nach der Geburt besteht vor allem in einer respiratorischen Insuffizienz und der persistierenden pulmonalen Hypertonie. In Fällen mit isolierter Zwerchfellhernie verläuft die Erkrankung trotz Geburt in einem Zentrum der Maximalversorgung in ca. 20–30 % tödlich. Wenn die Fehlbildung nicht isoliert ist, ist die Prognose häufig deutlich schlechter, da sich eine erhöhte Morbidität aus der Kombination von Zwerchfellhernie und assoziierten Erkrankungen ergibt [24, 25].

Bronchopulmonale Dysplasie und persistierende pulmonale Hypertonie sind häufig auftretende postnatale Begleiterkrankungen der angeborenen Zwerchfellhernie in der Neonatalperiode (40 % der überlebenden Kinder). Die pulmonale Morbidität bessert sich jedoch typischerweise im Kindesalter. Im Schulalter können 10–50 % der Kinder von chronischem Husten und 20–40 % von pathologischen Atemgeräuschen betroffen sein [26]. Lungenfunktionsmessungen zeigten eine Verbesserung des Lungenvolumens in den ersten Lebensjahren. Studien der Lungenperfusion zeigten jedoch, dass der Lungenflügel auf der Seite des Defektes auch im späteren Verlauf eine verminderte Perfusion aufweist. Die pulmonale Hypoplasie und die verringerte Compliance der Lunge führen auch zu einer erhöhten Anfälligkeit für Beatmungs-induzierte Verletzungen der Lunge, da das Tidalvolumen auf weniger geöffnete Alveolen verteilt wird [27, 28]. Der perinatale Effekt von angeborenen Zwerchfellhernien auf das Herz-Kreislauf-System wurde ebenfalls beschrieben. So konnte eine Linksherzhypoplasie besonders bei linksseitigen Zwerchfellhernien beobachtet werden [29]. Auch Perikardergüsse wurden beobachtet [30]. Brustwanddeformitäten können auch einen Einfluss auf das postnatale Lungenwachstum haben. Pectus Excavatum ist die häufigste dieser Verformungen und betrifft 4–21 % der Patienten [26, 27, 31]. Auch eine thorakale Skoliose kann die Lungenentwicklung beeinflussen [27, 31, 32].

Als gastrointestinale Folgeerkrankungen sind vor allem gastroösophagealer Reflux und Fütterungsstörungen zu nennen [33]. Hier ist oft eine Fundoplicatio nach Nissen als therapeutische Option notwendig.

Außerdem zeigen Patienten mit CDH z. T. schwere neurologische Entwicklungsstörungen [34]. Es ist noch nicht endgültig geklärt, ob diese genuin durch das zugrunde liegende Krankheitsbild verursacht werden oder eine Folge zerebraler Hypoxie, hervorgerufen durch unzureichende pulmonale Oxygenierung oder Störungen des Kreislaufs, sind.

Seit den neunziger Jahren hat sich das postnatale Management von einer Notfall-Operation und einer aggressiven Beatmung mit Hyperoxygenierung hin zu einer sanfteren Beatmung und einem späteren Operationszeitpunkt, möglichst nach Abklingen der primären pulmonalen Hypertension, hin verändert. Diese sanftere Beatmung erlaubt eine mäßige Hyperkapnie und nutzt eine leichte Sedierung, um ein Baro-/Volutrauma zu verhindern. In der jüngeren Vergangenheit wurden auch neuere Behandlungsmöglichkeiten in der neonatalen Periode erforscht wie die inhalative Therapie mit Stickstoffmonoxid, die Gabe von Prostaglandinen, Hochfrequenzbeatmung, extrakorporale Membranoxygenierung (ECMO) und auch Flüssigbeatmung („liquid ventilation" mit Perfluorcarbonen). Da keine randomisierten Studien vorliegen, ist der Einfluss dieser Veränderungen im Einzelnen nicht zu beurteilen. Insgesamt konnte die Mortalität in manchen Zentren durch das veränderte postnatale Management von ca. 33 % auf ca. 12 % gesenkt werden [35, 36].

Durch das CDH-EURO-Konsortium wurde das postnatale Management der angeborenen Zwerchfellhernie in einem Konsensus-Protokoll standardisiert. Darin werden neben dem Vorgehen im Kreißsaal auch die Beatmungsparameter, die Indikation zur chirurgischen Therapie und für ECMO erläutert [35].

Durch eine solche effektive interdisziplinäre Betreuung können überlebende Kinder mit angeborener Zwerchfellhernie häufig ein weitestgehend normales Leben führen [37].

4.5 Pränatale Diagnostik

4.5.1 Ultraschall

Methoden zur Prädiktion der postnatalen Lebensqualität basieren meist auf der Messung der Lungengröße und der qualitativen Bestimmung der hernierten Organe. Die am häufigsten verwendete Methode dafür ist 2D-Ultraschall. Mit diesem kann pränatal die sogenannte „lung-to-head ratio" (LHR) bestimmt werden, welche als erstes von Metkus et al. beschrieben wurde [38]. Dazu wird die Fläche der kontralateralen Lunge auf Höhe des Vier-Kammer-Blicks gemessen. Um die Ausmaße der pulmonalen Hypoplasie zu erfassen, wird dann dieser Wert durch den Kopfumfang geteilt, welcher nicht von der Erkrankung beeinträchtigt wird. Es wurde intensiv diskutiert, welche Methode die beste ist, um die Fläche der Lunge zu messen, jedoch konnte gezeigt werden, dass die akkurateste Methode ist, den Umriss der Lunge mittels Tracing zu umfahren, anstatt die größten transversalen und longitudinalen Durchmesser zu verwenden [39, 40]. Aufgrund der veränderten Anatomie in Fällen mit angeborener Zwerchfellhernie ist es häufig schwierig, die LHR zu messen, und daher hat dieses

Verfahren eine flache Lernkurve [41]. Zwischen der 12. und 32. SSW nimmt die Fläche der Lunge um das Sechzehnfache zu, wohingegen der Kopfumfang nur um das Vierfache zunimmt. Dies verdeutlicht die Abhängigkeit der LHR vom Schwangerschaftsalter [39]. Daher wird die LHR besser als das Verhältnis zwischen dem gemessenen Wert und dem in dieser SSW erwarteten Wert dargestellt („observed to expected LHR" [o/e]). Es sind Formeln verfügbar, mit denen die o/e-LHR in jedem Schwangerschaftsalter und mit verschiedenen Methoden zur Messung der Lungengröße errechnet werden kann. Der prognostische Wert der o/e-LHR wurde retrospektiv in 354 Feten mit unilateraler isolierter Zwerchfellhernie bestätigt [42, 43]. Diese Studie zeigte, dass die postnatale Mortalität durch die o/e-LHR vorhergesagt werden kann, jedoch sind die Messungen im späteren Verlauf der Schwangerschaft akkurater [44]. Auf Basis dieser Prädiktion der postnatalen Mortalität und der Position der Leber (intrathorakal [liver up]/intraabdominal [liver down]) kann die Ausprägung der angeborenen Zwerchfellhernie bereits pränatal in extrem, schwer, moderat und mild eingeteilt werden. Dies ist sowohl in der pränatalen Beratung als auch für die Entscheidung für oder gegen einen pränatalen Eingriff von großer Bedeutung (Abb. 4.1).

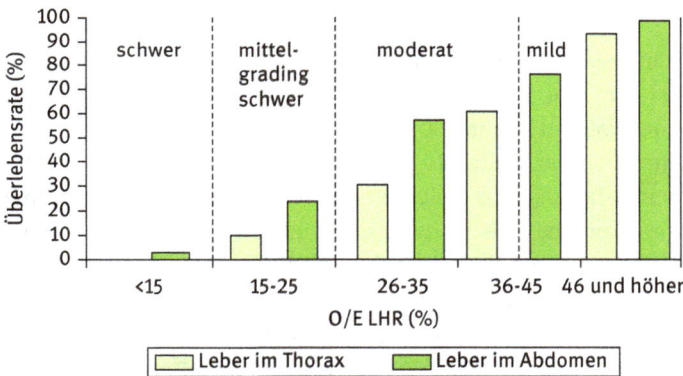

Abb. 4.1: Algorithmus zur Klassifikation von linksseitigen Zwerchfellhernien. Die Grafik zeigt den Zusammenhang zwischen o/e-LHR (per Ultraschall gemessen) und der perinatalen Überlebensrate (mit freundlicher Genehmigung von Deprest [89]).

Neben der pulmonalen Hypoplasie ist auch die Vaskularisation der Lunge entscheidend, und der Dopplerultraschall bietet gute Möglichkeiten, diese nicht-invasiv zu beurteilen.

In der Vergangenheit wurde versucht, die Gefäßentwicklung der Lunge zu dokumentieren, jedoch ist dieses Verfahren weniger validiert als die o/e-LHR. So konnte gezeigt werden, dass der Gefäß-Durchmesser des Hauptstamms der ipsilateralen Pulmonalarterie mit dem postnatalen Outcome korreliert. Die Durchblutung der Lunge wurde auch mit und ohne Sauerstoffbelastungstest (Gabe von O_2 an die Schwangere und Messung der Veränderung der Dopplerparameter) gemessen. Eine Auswertung von „pulsatility index", „peak early-diastolic reversed flow" und „peak systolic velocity" in den proximalen Gefäßen der kontralateralen Lunge zeigte eine starke Korrelation zwischen der Durchblutung der Lunge und der durch o/e-LHR gemessenen Lungengröße [45, 46].

Neben der Position der Leber wurde auch eine Leber-Thorax-Ratio erstellt und untersucht, jedoch kann dies mittels MRT auch als Volumen gemessen werden und hat so einen hohen prädiktiven Wert. Die Position des Magens bei Fällen mit angeborener Zwerchfellhernie kann pränatal bestimmt werden und Einfluss auf die Prädiktion des postnatalen Outcomes haben [47]. Die korrekte Bestimmung des pränatalen Gewichtes des Feten hat auch Einfluss auf die Beratung und die fetale Therapie. Aufgrund der veränderten Anatomie bei Feten mit angeborener Zwerchfellhernie ist der Abdomenumfang verringert und verfälscht so die Berechnung des fetalen Gewichts. Es wurde daher eine neue Formel entwickelt, um zu einer exakteren pränatalen Gewichtsbestimmung zu gelangen [48, 49].

4.5.2 MRT

Das fetale MRT hat sich in den letzten Jahren als gängiges Mittel der pränatalen Diagnostik entwickelt. Meist wird eine 1.5-Tesla-MRT durchgeführt, deren Sicherheit für den Fetus in Studien belegt werden konnte [50].

Eine fetale MRT-Untersuchung sollte als Ergänzung zum Ultraschall herangezogen werden. Mit ihr kann das absolute Volumen der gesamten Lunge („total lung volume" [TLV]) gemessen werden. Dies ist zwar auch mittels 3D-Ultraschall möglich, jedoch sind Validität und Reproduzierbarkeit des 3D-Ultraschalls geringer im Vergleich zum fetalen MRT, und daher wird dieses nicht in der klinischen Routine verwendet [51]. Das MRT erlaubt eine bessere Visualisierung der ipsilateralen Lunge im Vergleich zum Ultraschall. Eine weitere Verbesserung der TLV-Messung brachte eine an das fetale Körpervolumen adaptierte Messung (o/e TFLV) [52]. Der prädiktive Wert des im MRT gemessenen Lungenvolumens im Vergleich zur im Ultraschall gemessenen o/e-LHR wird noch diskutiert [53]. Doch durch die exakte Messung des TLV im MRT und den hohen prädiktiven Wert dieser Untersuchung sollte dieser Wert zusammen mit der mit Ultraschall gemessenen o/e-LHR als Grundlage für die Beratung der Patientin und die Therapieentscheidung herangezogen werden [54]. Ein weiterer großer Vorteil der MRT-Untersuchung ist die Quantifizierung der hernierten Leber. Dabei wird ihr Volumen zu dem gesamten Volumen der Thoraxhöhle in Relation gesetzt. Daraus ergibt sich die sogenannte Leber-Thorax-Ratio (LiTR). Durch diese Methode kann die Prädiktion des postnatalen Outcomes weiter verbessert werden. In Fällen, in denen eine TO durchgeführt wurde, kann mithilfe der LiTR auch die Auswirkung des Eingriffes auf die Lunge vorhergesagt werden [55]. Mittels „Diffusion-Weighted-Imaging" (DWI) kann mit dem MRT die Diffusion von Wassermolekülen gemessen

werden. So ist es möglich, einen erhöhten interstitiellen Gewebsdruck oder eine gestörte Kapillarisierung in der fetalen Lunge festzustellen. Eine Korrelation zwischen
den Messungen mit dieser Methode und dem postnatalen Ergebnis konnte bisher
jedoch nicht festgestellt werden [56]. Dies kann daran liegen, dass eine artefaktfreie
DWI-Messung im fetalen MRT durch die fetalen Bewegungen und das sehr kleine
Zielvolumen der eingeengten Lunge nur begrenzt möglich ist.

4.6 Experimentelle Therapie

Um die Grundlagen für eine klinisch anwendbare fetale Therapie bei angeborener
Zwerchfellhernie zu schaffen, waren translationale Studien die Voraussetzung. Dafür stehen verschiedene Tiermodelle zur Verfügung. In Mäusen und Ratten wird die
Zwerchfellhernie durch die Gabe von Nitrofen induziert. Dieses Modell ist weitverbrei-
tet und es sind ausführliche Reviews dazu verfügbar [57]. Im Kaninchen- und Schafmodell wird die Zwerchfellhernie chirurgisch erzeugt [58]. Im Schaf kann der Defekt
bereits bei 65 Schwangerschaftstagen (gesamte Dauer der Schwangerschaft 145 Tage)
erzeugt werden [59]. Die Lunge des fetalen Schafes ist dann in der pseudoglandulä-
ren Phase und die daraus resultierenden parenchymalen und vaskulären Veränderungen sind denen von Kindern mit angeborener Zwerchfellhernie sehr ähnlich [60, 61].
Das Prinzip, dass eine pränatale Korrektur der angeborenen Zwerchfellhernie zu einem verbesserten Lungenwachstum führen könnte, wurde bereits 1963 postuliert [62].
Zuerst wurde dieses Prinzip durch Harrison et al. bewiesen, indem sie einen in die
Brusthöhle eines fetalen Schafes eingebrachten Ballon dilatierten, dessen spätere Deflation eine pulmonale Hypoplasie verhindern konnte [63]. Dieselbe Arbeitsgruppe
untersuchte auch die Effektivität des direkten intrauterinen Verschlusses des Zwerchfelldefekts später in ersten klinischen Studien, jedoch wurde dieses Verfahren aufgrund mangelnder Effektivität und der hohen Komplikationsrate bald darauf wieder
verlassen [64, 65].

Ein komplett anderer Ansatz wurde durch die Erkenntnis begründet, dass die in
der Lunge gebildete Flüssigkeit einen Druck in der Lunge erzeugt, durch welchen das
Lungenwachstum gefördert wird [66]. In Konsequenz daraus erzeugte die Drainage
dieser Lungenflüssigkeit eine pulmonale Hypoplasie, und deren Aufstauen ein vermehrtes Lungenwachstum [67–69]. Daraus resultierend kam im Jahr 1994 zum ersten
Mal die Idee auf, einen Verschluss der Trachea zu verwenden, um die pulmonale Hypoplasie der Lunge bei Fällen mit angeborener Zwerchfellhernie zu therapieren [60].
Daraufhin wurden verschiedene Methoden getestet, um einen Verschluss der Trachea
zu erreichen. Neben chirurgischen Clips wurden auch Polymerschaum, magnetische
Klappen, kleine Schirmchen und endotracheale Ballons eingesetzt [70–72].

Von diesen Methoden hat sich die Okklusion mit einem Ballon aus verschiedenen
Gründen durchgesetzt. Erstens behindert der intratracheale Ballon nicht das Wachstum der Trachea. Zweitens wird durch den endoluminalen Zugang eine offene OP ver-

mieden, welche ein chirurgischer Clip voraussetzt. Im Schafmodell waren die Nebeneffekte der Trachealokklusion mittels Ballon auf das Epithel und die Submucosa der Trachea beschränkt. Auch das Knorpelgewebe blieb unbeschädigt [73]. In klinischen Fällen wurde jedoch später eine Tracheomegalie festgestellt und als Nebenwirkung der Trachealokklusion diskutiert [74]. Der therapeutische Effekt der TO ist abhängig von deren Anwendungszeitpunkt, der Dauer der Okklusion und dem Zeitpunkt der Entfernung des Ballons [75]. Nach einer Woche TO kann bereits eine pulmonale Hyperplasie festgestellt werden, jedoch ist diese Auswirkung wesentlich stärker ausgeprägt nach drei Wochen TO [76, 77]. Auch das Schwangerschaftsalter, bei dem eine TO durchgeführt wird, ist von großer Bedeutung [78]. Da das Lungenwachstum durch das Volumen der aufgestauten Lungenflüssigkeit bestimmt wird, ist die Geschwindigkeit des Lungenwachstums nach TO höher in einem späteren Zeitraum der Schwangerschaft, da dann mehr Lungenflüssigkeit gebildet wird und die Nachgiebigkeit des Brustkorbes erhöht ist [79, 80]. Dennoch ist nicht die Geschwindigkeit des Lungenwachstums von entscheidender Bedeutung, sondern die zu erwartende Lungengröße bei Geburt. Eine TO zu einem früheren Zeitpunkt der Schwangerschaft scheint zu einer größeren Lungengröße zu führen als wenn diese zu einem späteren Zeitpunkt durchgeführt wurde, wie in einem Schafversuch von Lipsett et al. gezeigt werden konnte [81]. Eine anhaltende TO bis zur Entbindung kann zwar das Volumen der Lunge vergrößern, jedoch haben solche Lungen eine verringerte Zahl an Typ-II-Pneumozyten und Surfactant und eine höhere Rate pulmonaler Hypertonie [82, 83]. Daher wurde eine Aufhebung der TO bereits vor der Geburt vorgeschlagen (Plug-unplug-Sequenz) [84]. Die beste Relation von Lungenwachstum und Lungenentwicklung ergab eine intermittierende TO zwischen 110 und 138 Schwangerschaftstagen im Schafmodell, wobei die Okklusion in einem ständigen Kreislauf für 47 Stunden aufrechterhalten und dann für eine Stunde unterbrochen wurde [85].

Neben dem Schafmodell wurde auch ein Kaninchenmodell für die Erforschung der fetalen Therapie der Zwerchfellhernie entwickelt. Kaninchen haben den Vorteil einer kurzen Schwangerschaft (31 Tage), bis zu 12 Feten pro Schwangerschaft und eine Lungenentwicklung, die der des Menschen sehr ähnlich ist, da die alveoläre Phase bereits intrauterin beginnt. Die chirurgische Induktion der Zwerchfellhernie an Tag 23 der Schwangerschaft führt zu einer schweren pulmonalen Hypoplasie und vaskulären Veränderungen der Lunge [86, 87]. Eine TO führt auch im Kaninchenmodell zur Umkehr dieses Prozesses [88]. Eine intrauterine Aufhebung der TO konnte allerdings im Kaninchenmodell bisher nicht durchgeführt werden. Jedoch wurde dieses Modell auch zur Erforschung medikamentöser transplazentärer Therapien genutzt [89, 90]. So konnte beispielsweise gezeigt werden, dass maternale Applikation von Sildenafil die Rate an postnataler pulmonaler Hypertonie verringert, was bereits zuvor im Rattenmodell gezeigt werden konnte [91, 92].

Das dritte häufig verwendete translationale Modell zur Untersuchung der angeborenen Zwerchfellhernie ist das Rattenmodell. Dabei wird mittels maternaler Nitrofen-Gabe an Tag 9,5 der Schwangerschaft eine Zwerchfellhernie teratogen verursacht.

Obwohl dieses Modell aufgrund der guten Verfügbarkeit häufig angewendet wird, ist die Lungenentwicklung der Ratte sehr verschieden von der menschlichen, da die einzelnen Entwicklungsstufen verkürzt sind und die Entstehung von Alveolen erst postnatal stattfindet [93].

4.7 Fetale Therapie der Zwerchfellhernie

Nachdem die angeborene Zwerchfellhernie als Kandidatin für pränatale Therapie identifiziert wurde, wurde versucht, den Zwerchfelldefekt bereits in utero zu verschließen. Dafür wurde anfänglich ein Verfahren der offenen Fetalchirurgie entwickelt, was jedoch bald darauf aufgrund der fehlenden Effektivität nicht mehr verwendet wurde. Heutzutage ist die einzige klinisch angewandte Methode zur fetalen Therapie der angeborenen Zwerchfellhernie die endoluminale Trachealokklusion mittels Ballon (FETO – „fetal endoluminal tracheal occlusion"). Seit den ersten Versuchen der fetalen Therapie hat sich die FETO-Prozedur zu einer perkutanen minimal-invasiven Operation entwickelt, die unter lokaler Anästhesie und fetaler Schmerzmedikation und Immobilisierung stattfindet [94] (Abb. 4.2). Zu diesem Zweck wurden spezielle fetoskopische Instrumente entwickelt, die an die anatomischen Begebenheiten des fetalen Mund-/Rachenraumes angepasst sind [95]. Der Durchmesser der benutzten Operationskanüle beträgt 10 Fr (3,3 mm), was mit dem bei Lasereingriffen beim Zwillingstransfusionssyndrom verwendeten Durchmesser vergleichbar ist. Das verwendete Instrument besteht aus einem flexiblen Miniatur-Endoskop und einem gebogenen Schaft mit Arbeitskanälen, welche das Einbringen des Ballons und der Spülflüssigkeit erlauben. Der verwendete Ballon wurde ursprünglich für endovaskuläre Okklusionen entwickelt und auch dort genutzt. Um die Invasivität des Eingriffes weiter zu verringern, wird an einer weiteren Miniaturisierung der Instrumente geforscht [96].

Da tierexperimentell gezeigt werden konnte, dass eine intrauterine Aufhebung der TO einer dauerhaften TO in Bezug auf die Lungenentwicklung überlegen ist, wird in der Klinik heute eine Plug-unplug-Sequenz durchgeführt. Dabei wird in einem ersten Schritt der Ballon endoluminal und fetoskopisch platziert und in einem zweiten Eingriff zu einem späteren Zeitpunkt der Schwangerschaft wieder entfernt. Zur Entfernung des Ballons gibt es prinzipiell drei Möglichkeiten: (1) Die intrauterine Entfernung durch Fetoskopie (50 % der Fälle), (2) die Punktion des Ballons unter Ultraschall-Kontrolle (19 %), (3) die laryngoskopische Entfernung unter plazentärer Zirkulation (EXIT Prozedur). In wenigen Ausnahmefällen wurde der Ballon auch postnatal laryngoskopisch oder durch perkutane Punktion entfernt [94] (Abb. 4.3).

Für die Zeit zwischen den beiden Interventionen ist es notwendig, dass die Patienten im Umfeld eines Zentrums bleiben, in dem der Ballon zu jeder Zeit entfernt werden kann. Der Krankenhausaufenthalt nach jeder Intervention beträgt bei unauffälligem Verlauf 24 Stunden.

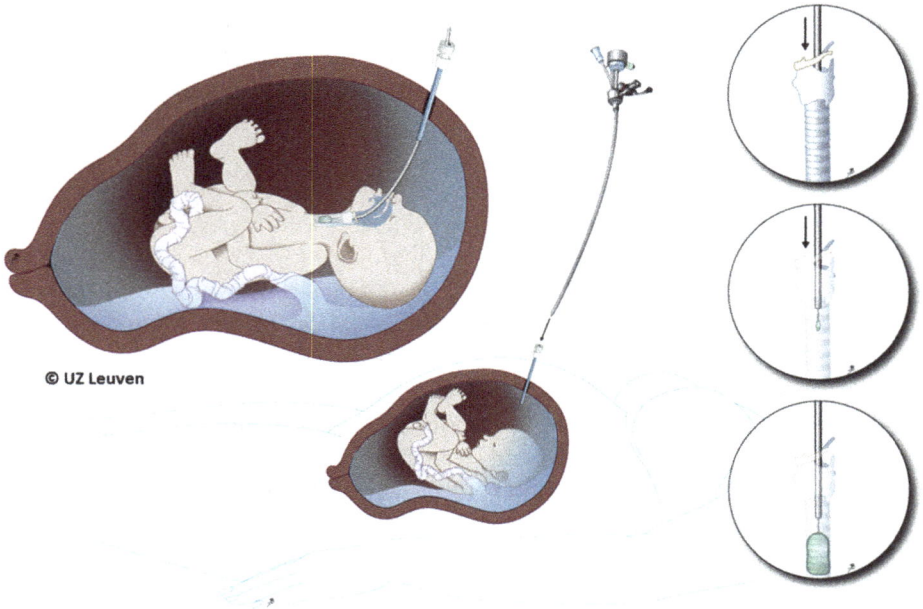

Abb. 4.2: Grafische Darstellung der „fetoscopic-endoluminal-tracheal-occlusion-" (FETO) Operation. Große Abbildungen: Einbringen des Fetoskops in die fetale Trachea. Kleine Abbildungen: Platzierung des Ballons (mit freundlicher Genehmigung der UZ Leuven, Belgien).

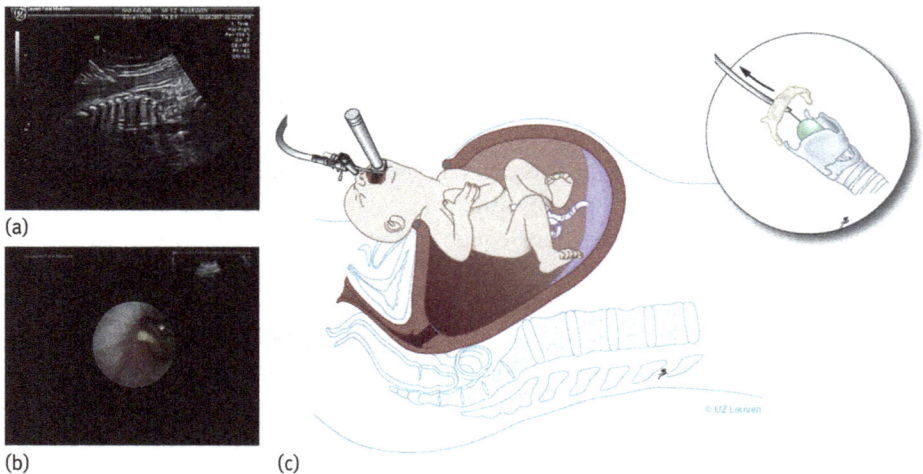

(a)

(b)   (c)

Abb. 4.3: Drei verschiedene Möglichkeiten zur Entfernung des Ballons (unplug): (a) Punktion unter Ultraschall-Kontrolle, (b) fetoskopische Ballon-Entfernung, (c) grafische Darstellung der EXIT-Prozedur (mit freundlicher Genehmigung der UZ Leuven, Belgien).

Die Indikation zur FETO wird aufgrund des Schweregrades der pulmonalen Hypoplasie gestellt. Bei einer milden pulmonalen Hypoplasie überwiegt das Risiko einer iatrogen induzierten Frühgeburt durch den fetoskopischen Eingriff den möglichen positiven Effekt, und daher sollte bei o/e-LHR >45 % keine FETO durchgeführt werden. Bei einer schweren pulmonalen Hypoplasie bei linksseitiger Zwerchfellhernie konnte in einer Studie mit 210 Patienten, welche mit FETO behandelt wurden, ein Anstieg der perinatalen Überlebensrate von 24,1 auf 49,1 % gezeigt werden ($p < 0,001$) [94]. Die beste Vorhersage für das Überleben ergaben die o/e-LHR vor der Intervention (odds ratio 1,09; $p =< 0,001$) und das Schwangerschaftsalter bei der Entbindung (odds ratio 1,18; $p =< 0,05$) [42]. Auch die neonatale Morbidität konnte durch FETO in Fällen mit schwerer linksseitiger Zwerchfellhernie verbessert werden [97]. Das durchschnittliche Schwangerschaftsalter bei Entbindung betrug in dieser Studie 35,3 SSW (25,7–41,0 SSW). In einer randomisiert kontrollierten Studie aus Brasilien konnte dieser positive Effekt von FETO in Fällen mit schwerer pulmonaler Hypoplasie bestätigt werden, wobei die Überlebensrate von 5 auf 53 % anstieg [98]. Jedoch wurden in dieser Studie rechts- und linksseitige Zwerchfellhernien zusammengefasst, und die Überlebensrate in der Kontrollgruppe ohne FETO war überaus gering (5 %). Daher scheint diese Studie nicht auf den europäischen Raum übertragbar. Rechtsseitige angeborene Zwerchfellhernien stellen eine besondere Herausforderung dar. Ein Unterschied der Überlebensrate im Vergleich zu linksseitigen Zwerchfellhernien wird diskutiert. Auch die Erfolgsrate von ECMO ist bei Fällen mit rechtsseitiger Zwerchfellhernie erhöht [99]. Bei Fällen mit o/e-LHR <30 % ist die Überlebensrate hier 0 %, bei Fällen mit 30–45 % o/e-LHR liegt die Überlebensrate bei 20 %. In der eingangs erwähnten Studie mit 210 Patienten konnte durch FETO die Überlebenswahrscheinlichkeit bei Fällen mit schwerer rechtsseitiger Zwerchfellhernie von 0 auf 35 % gesteigert werden [94]. In einer neueren Studie bestätigte sich dies mit einem Anstieg von 17 auf 42 % ($p = 0,09$) [100].

Bei einer moderaten pulmonalen Hypoplasie gibt es aktuell noch keine Ergebnisse und Handlungsempfehlungen bezüglich einer pränatalen Therapie. Da sowohl für die moderate als auch die schwere isolierte Zwerchfellhernie die Effektivität von FETO noch nicht ausreichend belegt werden konnte, wurde für beide Formen jeweils eine randomisiert kontrollierte Studie durch das FETO-Konsortium initiiert (TOTAL-Studie [„tracheal occlusion to accelerate lung growth"]; schwer: NCT01240057; moderat: NCT00763737; www.totaltrial.eu) (Tab. 4.1).

Das Schwangerschaftsalter, in dem die TO durchgeführt wird, ist abhängig vom Schweregrad der pulmonalen Hypoplasie. Dabei musste ein Mittelweg gefunden werden zwischen dem Risiko einer Frühgeburt in einer sehr frühen SSW und einer ausreichend langen TO-Phase. Im Rahmen der *FETO task force* wurde für die oben erwähnten randomisiert kontrollierten Studien eine TO bei schwerer pulmonaler Hypoplasie zwischen 27+0–29+6 SSW vorgeschlagen und bei moderater pulmonaler Hypoplasie zwischen 30+0–31+6 Wochen. Die Aufhebung der TO wird bei allen Schweregraden der pulmonalen Hypoplasie, wenn möglich, elektiv mit 34 SSW durchgeführt [94].

Tab. 4.1: Kriterien zur Durchführung von FETO bei isolierten Zwerchfellhernien.

	Linksseitige Zwerchfellhernie		Rechtsseitige Zwerchfellhernie
	Schwer	Moderat	Schwer
Studientyp	Randomisiert kontrollierte Studie (TOTAL-Studie)		Beobachtungsstudie
o/e-LHR	<25 %	25–34,9 % (Position der Leber nicht relevant) oder 35–44,9 % („liver up")	<45 %
Zeitpunkt der FETO	27+0–29+6 SSW	30+0–31+6 SSW	27+0–29+6 SSW
Entfernung des Ballons	34+0 SSW		
Zervixlänge	>15 mm		
Assoziierte Fehlbildungen	Nur isolierte Zwerchfellhernien		

Um die Gefahr der iatrogenen Frühgeburt nach FETO zu minimieren, wurde in den beiden randomisiert kontrollierten Studien eine Cervix-Länge von <1,5 cm als Ausschlusskriterium aufgenommen. Die Verwendung eines Pessars nach FETO konnte nach bisherigen Ergebnissen die Rate an iatrogenen Frühgeburten nicht verringern [101]. Die häufigste Komplikation nach fetoskopischen Eingriffen bleibt der iatrogene Blasensprung (34–39 % nach FETO). Durch Einbringen von Kollagen-Plugs in den entstandenen Defekt der Fruchthöhle konnte klinisch keine Prävention des iatrogenen Blasensprungs erreicht werden (48 % mit Kollagen-Plug vs. 39 % ohne Kollagen-Plug) [102]. Inwieweit der iatrogene Blasensprung auf der rein mechanischen Schädigung der Fruchtblase beruht oder ob nicht auch molekulare Signalwege zu dessen Ursache beitragen, ist noch nicht bekannt [103]. Weitere Forschung ist nötig und wird unternommen, um diese Komplikation von FETO zu minimieren [104–106].

Auch der Einfluss von FETO auf zukünftige Schwangerschaften der gleichen Patientin wurde untersucht. Es konnte dabei weder ein erhöhtes Risiko für Folgeschwangerschaften gefunden werden noch wurde durch FETO eine verminderte Fertilität bedingt [107].

Den Effekt von FETO vorhersagen zu können, würde die Möglichkeit der Therapieplanung und Patientenberatung verbessern. Mittels Microarray aus der fetalen Trachealflüssigkeit konnte ein Muster der MicroRNA bestimmt werden, mit dem sich der Erfolg von FETO vorhersagen lässt [108].

Eine Ausbreitung von FETO über den europäischen Kontinent hinaus konnte erreicht werden durch den Einschluss von internationalen Zentren in die TOTAL-Studie. Erste Interims-Analysen werden in Kürze publiziert.

4.8 Ausblick und Zusammenfassung

Die fetale Therapie der angeborenen Zwerchfellhernie wird sich sicher noch in den kommenden Jahren weiterentwickeln und verändern. So konnte bereits experimentell gezeigt werden, dass Sildenafil oder Steroide als adjuvante Therapie eingesetzt werden können, um das Auftreten einer postnatalen pulmonalen Hypertonie zu reduzieren. Auch andere Wirkstoffe wie BAY 41-2272 wurden für diesen Zweck getestet. Weitere Studien sind jedoch notwendig, um die beste Methode zur Prävention der pulmonalen Hypertonie zu finden [92, 109]. Auch könnten möglicherweise weniger invasive Alternativen zur TO mittels Ballon gefunden werden. So konnte gezeigt werden, dass Perfluoroctylbromid (PFOB) das Lungenwachstum anregen kann [110, 111]. Auch wurden bereits verschiedene Methoden präsentiert, welche durch ein verändertes Design des Ballons eine zweite OP für den Unplug überflüssig machen würden. So wurde bereits experimentell untersucht, mit hochintensivem fokussiertem Ultraschall den Ballon zum Platzen zu bringen oder mittels einer magnetisch bewegbaren Klappe den Ballon zu eröffnen und so ein Austreten der darin befindlichen Flüssigkeit zu erzeugen. Diese Verfahren sind jedoch noch in der Entwicklung. Auch eine Verbesserung der Instrumente könnte zu einer geringeren Invasivität des Eingriffes führen. So befinden sich beispielsweise dünnere Fetoskope und Fetoskope mit flexiblem Schaft in der Erprobung [112].

Zusammenfassend kann gesagt werden, dass die fetale Therapie der angeborenen Zwerchfellhernie mittels Fetoskopie in der klinischen Routine angekommen ist und durch die laufenden randomisiert kontrollierten Studien zurzeit auf angemessene Weise getestet wird. Deshalb sollen heute Schwangere, die ein Kind mit CDH erwarten, in einem interdisziplinären Beratungsgespräch über die Möglichkeit einer fetalen Therapie aufgeklärt und gegebenenfalls in ein Zentrum der Maximalversorgung und mit der Möglichkeit der fetalen Therapie überwiesen werden. Durch eine aktive Forschung in diesem Bereich sind weitere Verbesserungen der pränatalen Therapie und Diagnosestellung der angeborenen Zwerchfellhernie zu erwarten.

Literatur

[1]   Kotecha S, Barbato A, Bush A, et al. Congenital diaphragmatic hernia. The European respiratory journal. 2012,39(4),820–829.
[2]   Slavotinek AM. The genetics of congenital diaphragmatic hernia. Seminars in perinatology. 2005,29(2),77–85.
[3]   Gallot D, Boda C, Ughetto S, et al. Prenatal detection and outcome of congenital diaphragmatic hernia: a French registry-based study. Ultrasound in obstetrics & gynecology: the official journal of the International Society of Ultrasound in Obstetrics and Gynecology. 2007,29(3),276–283.
[4]   Engels AC, DeKoninck P, van der Merwe JL, et al. Does website-based information add any value in counseling mothers expecting a baby with severe congenital diaphragmatic hernia? Prenatal diagnosis. 2013,33(11),1027–1032.

[5]   Harrison MR, Bjordal RI, Langmark F, Knutrud O. Congenital diaphragmatic hernia: the hidden mortality. J Pediatr Surg. 1978,13(3),227–230.

[6]   Harrison MR, Filly RA, Golbus MS, et al. Fetal treatment 1982. The New England journal of medicine. 1982,307(26),1651–1652.

[7]   Torfs CP, Curry CJ, Bateson TF, Honore LH. A population-based study of congenital diaphragmatic hernia. Teratology. 1992,46(6),555–565.

[8]   Goumy C, Gouas L, Marceau G, et al. Retinoid pathway and congenital diaphragmatic hernia: hypothesis from the analysis of chromosomal abnormalities. Fetal diagnosis and therapy. 2010,28(3),129–139.

[9]   Allan DW, Greer JJ. Pathogenesis of nitrofen-induced congenital diaphragmatic hernia in fetal rats. J Appl Physiol (1985). 1997,83(2),338–347.

[10]   Congenital Diaphragmatic Hernia Study G, Morini F, Valfre L, et al. Congenital diaphragmatic hernia: defect size correlates with developmental defect. J Pediatr Surg. 2013,48(6),1177–1182.

[11]   Wigglesworth JS, Desai R, Guerrini P. Fetal lung hypoplasia: biochemical and structural variations and their possible significance. Arch Dis Child. 1981,56(8),606–615.

[12]   Nakamura Y, Yamamoto I, Fukuda S, Hashimoto T. Pulmonary acinar development in diaphragmatic hernia. Arch Pathol Lab Med. 1991,115(4),372–376.

[13]   Glick PL, Stannard VA, Leach CL, et al. Pathophysiology of congenital diaphragmatic hernia II: the fetal lamb CDH model is surfactant deficient. J Pediatr Surg. 1992,27(3),382–387; discussion 7–8.

[14]   Wilcox DT, Glick PL, Karamanoukian HL, Holm BA. Contributions by individual lungs to the surfactant status in congenital diaphragmatic hernia. Pediatric research. 1997,41(5),686–691.

[15]   Keller RL. Antenatal and postnatal lung and vascular anatomic and functional studies in congenital diaphragmatic hernia: implications for clinical management. American journal of medical genetics Part C, Seminars in medical genetics. 2007;145C(2):184–200.

[16]   Stoll C, Alembik Y, Dott B, Roth MP. Associated Non Diaphragmatic Anomalies among Cases with Congenital Diaphragmatic Hernia. Genet Couns. 2015,26(3),281–298.

[17]   Pober BR. Genetic aspects of human congenital diaphragmatic hernia. Clinical genetics. 2008,74(1),1–15.

[18]   Holder AM, Klaassens M, Tibboel D, de Klein A, Lee B, Scott DA. Genetic factors in congenital diaphragmatic hernia. American journal of human genetics. 2007,80(5),825–845.

[19]   Srisupundit K, Brady PD, Devriendt K, et al. Targeted array comparative genomic hybridisation (array CGH) identifies genomic imbalances associated with isolated congenital diaphragmatic hernia (CDH). Prenatal diagnosis. 2010,30(12–13),1198–1206.

[20]   Brady PD, DeKoninck P, Fryns JP, Devriendt K, Deprest JA, Vermeesch JR. Identification of dosage-sensitive genes in fetuses referred with severe isolated congenital diaphragmatic hernia. Prenatal diagnosis. 2013,33(13),1283–1292.

[21]   Engels AC, Brady PD, Kammoun M, et al. Pulmonary transcriptome analysis in the surgically induced rabbit model of diaphragmatic hernia treated with fetal tracheal occlusion. Dis Model Mech. 2016,9(2),221–228.

[22]   Vuckovic A, Herber-Jonat S, Flemmer AW, Roubliova XI, Jani JC. Alveolarization genes modulated by fetal tracheal occlusion in the rabbit model for congenital diaphragmatic hernia: a randomized study. PloS one. 2013,8(7),e69210.

[23]   Vuckovic A, Herber-Jonat S, Flemmer AW, et al. Increased TGF-beta: a drawback of tracheal occlusion in human and experimental congenital diaphragmatic hernia? American journal of physiology Lung cellular and molecular physiology. 2016,310(4),L311–327.

[24] Grushka JR, Laberge JM, Puligandla P, Skarsgard ED, Canadian Pediatric Surgery N. Effect of hospital case volume on outcome in congenital diaphragmatic hernia: the experience of the Canadian Pediatric Surgery Network. J Pediatr Surg. 2009,44(5),873–876.

[25] van den Hout L, Schaible T, Cohen-Overbeek TE, et al. Actual outcome in infants with congenital diaphragmatic hernia: the role of a standardized postnatal treatment protocol. Fetal diagnosis and therapy. 2011,29(1),55–63.

[26] Marven SS, Smith CM, Claxton D, et al. Pulmonary function, exercise performance, and growth in survivors of congenital diaphragmatic hernia. Arch Dis Child. 1998,78(2),137–142.

[27] Falconer AR, Brown RA, Helms P, Gordon I, Baron JA. Pulmonary sequelae in survivors of congenital diaphragmatic hernia. Thorax. 1990,45(2),126–129.

[28] Kamata S, Usui N, Kamiyama M, et al. Long-term follow-up of patients with high-risk congenital diaphragmatic hernia. J Pediatr Surg. 2005,40(12),1833–1838.

[29] Stressig R, Fimmers R, Eising K, Gembruch U, Kohl T. Intrathoracic herniation of the liver (‚liver-up') is associated with predominant left heart hypoplasia in human fetuses with left diaphragmatic hernia. Ultrasound in obstetrics & gynecology: the official journal of the International Society of Ultrasound in Obstetrics and Gynecology. 2011,37(3),272–276.

[30] Zamprakou A, Berg C, Strizek B, et al. Morgagni hernia presenting with massive pericardial effusion and ascites: prenatal management by thoraco-amniotic shunting and fetal endoscopic tracheal occlusion (FETO) and review of the literature. Archives of gynecology and obstetrics. 2016.

[31] Trachsel D, Selvadurai H, Bohn D, Langer JC, Coates AL. Long-term pulmonary morbidity in survivors of congenital diaphragmatic hernia. Pediatric pulmonology. 2005,39(5),433–439.

[32] Vanamo K, Peltonen J, Rintala R, Lindahl H, Jaaskelainen J, Louhimo I. Chest wall and spinal deformities in adults with congenital diaphragmatic defects. J Pediatr Surg. 1996,31(6),851–854.

[33] American Academy of Pediatrics Section on S, American Academy of Pediatrics Committee on F, Newborn, Lally KP, Engle W. Postdischarge follow-up of infants with congenital diaphragmatic hernia. Pediatrics. 2008,121(3),627–632.

[34] Danzer E, Gerdes M, D'Agostino JA, et al. Neurodevelopmental outcome at one year of age in congenital diaphragmatic hernia infants not treated with extracorporeal membrane oxygenation. J Pediatr Surg. 2015,50(6),898–903.

[35] Snoek KG, Reiss IK, Greenough A, et al. Standardized Postnatal Management of Infants with Congenital Diaphragmatic Hernia in Europe: The CDH EURO Consortium Consensus – 2015 Update. Neonatology. 2016,110(1),66–74.

[36] Stege G, Fenton A, Jaffray B. Nihilism in the 1990s: the true mortality of congenital diaphragmatic hernia. Pediatrics. 2003,112(3 Pt 1),532–535.

[37] Delacourt C, Hadchouel A, Toelen J, Rayyan M, de Blic J, Deprest J. Long term respiratory outcomes of congenital diaphragmatic hernia, esophageal atresia, and cardiovascular anomalies. Seminars in fetal & neonatal medicine. 2012,17(2),105–111.

[38] Metkus AP, Filly RA, Stringer MD, Harrison MR, Adzick NS. Sonographic predictors of survival in fetal diaphragmatic hernia. J Pediatr Surg. 1996,31(1),148–151; discussion 51–52.

[39] Peralta CF, Cavoretto P, Csapo B, Vandecruys H, Nicolaides KH. Assessment of lung area in normal fetuses at 12–32 weeks. Ultrasound in obstetrics & gynecology: the official journal of the International Society of Ultrasound in Obstetrics and Gynecology. 2005,26(7),718–724.

[40] Jani J, Peralta CF, Benachi A, Deprest J, Nicolaides KH. Assessment of lung area in fetuses with congenital diaphragmatic hernia. Ultrasound in obstetrics & gynecology: the official journal of the International Society of Ultrasound in Obstetrics and Gynecology. 2007,30(1),72–76.

[41] Cruz-Martinez R, Figueras F, Jaramillo JJ, et al. Learning curve for Doppler measurement of fetal modified myocardial performance index. Ultrasound in obstetrics & gynecology: the

official journal of the International Society of Ultrasound in Obstetrics and Gynecology. 2011,37(2),158–162.

[42] Jani J, Nicolaides KH, Keller RL, et al. Observed to expected lung area to head circumference ratio in the prediction of survival in fetuses with isolated diaphragmatic hernia. Ultrasound in obstetrics & gynecology: the official journal of the International Society of Ultrasound in Obstetrics and Gynecology. 2007,30(1),67–71.

[43] Jani JC, Benachi A, Nicolaides KH, et al. Prenatal prediction of neonatal morbidity in survivors with congenital diaphragmatic hernia: a multicenter study. Ultrasound in obstetrics & gynecology: the official journal of the International Society of Ultrasound in Obstetrics and Gynecology. 2009,33(1),64–69.

[44] Jani J, Nicolaides KH, Benachi A, et al. Timing of lung size assessment in the prediction of survival in fetuses with diaphragmatic hernia. Ultrasound in obstetrics & gynecology: the official journal of the International Society of Ultrasound in Obstetrics and Gynecology. 2008,31(1),37–40.

[45] Moreno-Alvarez O, Cruz-Martinez R, Hernandez-Andrade E, et al. Lung tissue perfusion in congenital diaphragmatic hernia and association with the lung-to-head ratio and intrapulmonary artery pulsed Doppler. Ultrasound in obstetrics & gynecology: the official journal of the International Society of Ultrasound in Obstetrics and Gynecology. 2010,35(5),578–582.

[46] Moreno-Alvarez O, Hernandez-Andrade E, Oros D, Jani J, Deprest J, Gratacos E. Association between intrapulmonary arterial Doppler parameters and degree of lung growth as measured by lung-to-head ratio in fetuses with congenital diaphragmatic hernia. Ultrasound in obstetrics & gynecology: the official journal of the International Society of Ultrasound in Obstetrics and Gynecology. 2008,31(2),164–170.

[47] Cordier AG, Cannie MM, Guilbaud L, et al. Stomach position versus liver-to-thoracic volume ratio in left-sided congenital diaphragmatic hernia. The journal of maternal-fetal & neonatal medicine: the official journal of the European Association of Perinatal Medicine, the Federation of Asia and Oceania Perinatal Societies, the International Society of Perinatal Obstet. 2015,28(2),190–195.

[48] Faschingbauer F, Geipel A, Gembruch U, et al. Sonographic weight estimation in fetuses with congenital diaphragmatic hernia. Ultraschall in der Medizin. 2013,34(6),573–579.

[49] Faschingbauer F, Mayr A, Geipel A, et al. A New Sonographic Weight Estimation Formula for Fetuses with Congenital Diaphragmatic Hernia. Ultraschall in der Medizin. 2015,36(3),284–289.

[50] Strizek B, Jani JC, Mucyo E, et al. Safety of MR Imaging at 1.5 T in Fetuses: A Retrospective Case-Control Study of Birth Weights and the Effects of Acoustic Noise. Radiology. 2015,275(2),530–537.

[51] Strizek B, Cos Sanchez T, Khalife J, Jani J, Cannie M. Impact of operator experience on the variability of fetal lung volume estimation by 3D-ultrasound (VOCAL) and magnetic resonance imaging in fetuses with congenital diaphragmatic hernia. The journal of maternal-fetal & neonatal medicine: the official journal of the European Association of Perinatal Medicine, the Federation of Asia and Oceania Perinatal Societies, the International Society of Perinatal Obstet. 2015,28(7),858–864.

[52] Cannie M, Jani J, Meersschaert J, et al. Prenatal prediction of survival in isolated diaphragmatic hernia using observed to expected total fetal lung volume determined by magnetic resonance imaging based on either gestational age or fetal body volume. Ultrasound in obstetrics & gynecology: the official journal of the International Society of Ultrasound in Obstetrics and Gynecology. 2008,32(5),633–639.

[53] Bebbington M, Victoria T, Danzer E, et al. Comparison of ultrasound and magnetic resonance imaging parameters in predicting survival in isolated left-sided congenital diaphragmatic

hernia. Ultrasound in obstetrics & gynecology: the official journal of the International Society of Ultrasound in Obstetrics and Gynecology. 2014,43(6),670–674.

[54] Jani J, Cannie M, Sonigo P, et al. Value of prenatal magnetic resonance imaging in the prediction of postnatal outcome in fetuses with diaphragmatic hernia. Ultrasound in obstetrics & gynecology: the official journal of the International Society of Ultrasound in Obstetrics and Gynecology. 2008,32(6),793–799.

[55] Cannie MM, Cordier AG, De Laveaucoupet J, et al. Liver-to-thoracic volume ratio: use at MR imaging to predict postnatal survival in fetuses with isolated congenital diaphragmatic hernia with or without prenatal tracheal occlusion. Eur Radiol. 2013,23(5),1299–1305.

[56] Cannie M, Jani J, De Keyzer F, Roebben I, Dymarkowski S, Deprest J. Diffusion-weighted MRI in lungs of normal fetuses and those with congenital diaphragmatic hernia. Ultrasound in obstetrics & gynecology: the official journal of the International Society of Ultrasound in Obstetrics and Gynecology. 2009,34(6),678–686.

[57] Noble BR, Babiuk RP, Clugston RD, et al. Mechanisms of action of the congenital diaphragmatic hernia-inducing teratogen nitrofen. American journal of physiology Lung cellular and molecular physiology. 2007,293(4),L1079–1087.

[58] Haller JA, Jr., Signer RD, Golladay ES, Inon AE, Harrington DP, Shermeta DW. Pulmonary and ductal hemodynamics in studies of simulated diaphragmatic hernia of fetal and newborn lambs. J Pediatr Surg. 1976,11(5),675–680.

[59] Adzick NS, Outwater KM, Harrison MR, et al. Correction of congenital diaphragmatic hernia in utero. IV. An early gestational fetal lamb model for pulmonary vascular morphometric analysis. J Pediatr Surg. 1985,20(6),673–680.

[60] DiFiore JW, Fauza DO, Slavin R, Peters CA, Fackler JC, Wilson JM. Experimental fetal tracheal ligation reverses the structural and physiological effects of pulmonary hypoplasia in congenital diaphragmatic hernia. J Pediatr Surg. 1994,29(2),248–256; discussion 56–57.

[61] DiFiore JW, Fauza DO, Slavin R, Wilson JM. Experimental fetal tracheal ligation and congenital diaphragmatic hernia: a pulmonary vascular morphometric analysis. J Pediatr Surg. 1995,30(7),917–923; discussion 23–24.

[62] Areechon W, Reid L. Hypoplasia of lung with congenital diaphragmatic hernia. Br Med J. 1963,1(5325),230–233.

[63] Harrison MR, Bressack MA, Churg AM, de Lorimier AA. Correction of congenital diaphragmatic hernia in utero. II. Simulated correction permits fetal lung growth with survival at birth. Surgery. 1980,88(2),260–268.

[64] Harrison MR, Adzick NS, Flake AW, et al. Correction of congenital diaphragmatic hernia in utero: VI. Hard-earned lessons. J Pediatr Surg. 1993,28(10),1411–1417; discussion 7–8.

[65] Harrison MR, Adzick NS, Longaker MT, et al. Successful repair in utero of a fetal diaphragmatic hernia after removal of herniated viscera from the left thorax. The New England journal of medicine. 1990,322(22),1582–1584.

[66] Carmel JA, Friedman F, Adams FH. Fetal Tracheal Ligation and Lung Development. Am J Dis Child. 1965,109,452–456.

[67] Moessinger AC. Lung hypoplasia and polyhydramnios found in association with congenital diaphragmatic hernia. J Pediatr Surg. 1990,25(12),1307–1308.

[68] Alcorn D, Adamson TM, Lambert TF, Maloney JE, Ritchie BC, Robinson PM. Morphological effects of chronic tracheal ligation and drainage in the fetal lamb lung. J Anat. 1977;123(Pt 3):649–660.

[69] Evrard VA, Flageole H, Deprest JA, Vandenberghe K, Verhaeghe J, Lerut TE. Intrauterine tracheal obstruction, a new treatment for congenital diaphragmatic hernia, decreases amniotic fluid sodium and chloride concentrations in the fetal lamb. Annals of surgery. 1997,226(6),753–758.

[70]   Bealer JF, Skarsgard ED, Hedrick MH, et al. The ‚PLUG' odyssey: adventures in experimental fetal tracheal occlusion. J Pediatr Surg. 1995,30(2),361–364; discussion 4–5.

[71]   Luks FI, Gilchrist BF, Jackson BT, Piasecki GJ. Endoscopic tracheal obstruction with an expanding device in a fetal lamb model: preliminary considerations. Fetal diagnosis and therapy. 1996,11(1),67–71.

[72]   Evrard VA, Verbeken EA, Vandenberghe K, Lerut T, Flageole H, Deprest JA. Endoscopic In Utero Tracheal Plugging in the Fetal Lamb to Treat Congenital Diaphragmatic Hernia. The Journal of the American Association of Gynecologic Laparoscopists. 1996,3(4 Supplement),S11.

[73]   Deprest JA, Evrard VA, Verbeken EK, et al. Tracheal side effects of endoscopic balloon tracheal occlusion in the fetal lamb model. European journal of obstetrics, gynecology, and reproductive biology. 2000,92(1),119–126.

[74]   Jani J, Valencia C, Cannie M, Vuckovic A, Sellars M, Nicolaides KH. Tracheal diameter at birth in severe congenital diaphragmatic hernia treated by fetal endoscopic tracheal occlusion. Prenatal diagnosis. 2011,31(7),699–704.

[75]   Khan PA, Cloutier M, Piedboeuf B. Tracheal occlusion: a review of obstructing fetal lungs to make them grow and mature. American journal of medical genetics Part C, Seminars in medical genetics. 2007;145C(2):125–138.

[76]   Piedboeuf B, Laberge JM, Ghitulescu G, et al. Deleterious effect of tracheal obstruction on type II pneumocytes in fetal sheep. Pediatric research. 1997,41(4 Pt 1),473–479.

[77]   Hashim E, Laberge JM, Chen MF, Quillen EW, Jr. Reversible tracheal obstruction in the fetal sheep: effects on tracheal fluid pressure and lung growth. J Pediatr Surg. 1995,30(8),1172–1177.

[78]   De Paepe ME, Johnson BD, Papadakis K, Luks FI. Lung growth response after tracheal occlusion in fetal rabbits is gestational age-dependent. American journal of respiratory cell and molecular biology. 1999,21(1),65–76.

[79]   Keramidaris E, Hooper SB, Harding R. Effect of gestational age on the increase in fetal lung growth following tracheal obstruction. Experimental lung research. 1996,22(3),283–298.

[80]   Liao SL, Luks FI, Piasecki GJ, Wild YK, Papadakis K, De Paepe ME. Late-gestation tracheal occlusion in the fetal lamb causes rapid lung growth with type II cell preservation. The Journal of surgical research. 2000,92(1),64–70.

[81]   Lipsett J, Cool JC, Runciman SC, et al. Morphometric analysis of pulmonary development in the sheep following creation of fetal diaphragmatic hernia. Pediatr Pathol Lab Med. 1997,17(5),789–807.

[82]   De Paepe ME, Johnson BD, Papadakis K, Sueishi K, Luks FI. Temporal pattern of accelerated lung growth after tracheal occlusion in the fetal rabbit. The American journal of pathology. 1998,152(1),179–190.

[83]   O'Toole SJ, Sharma A, Karamanoukian HL, Holm B, Azizkhan RG, Glick PL. Tracheal ligation does not correct the surfactant deficiency associated with congenital diaphragmatic hernia. J Pediatr Surg. 1996,31(4),546–550.

[84]   Flageole H, Evrard VA, Piedboeuf B, Laberge JM, Lerut TE, Deprest JA. The plug-unplug sequence: an important step to achieve type II pneumocyte maturation in the fetal lamb model. J Pediatr Surg. 1998,33(2),299–303.

[85]   Nelson SM, Hajivassiliou CA, Haddock G, et al. Rescue of the hypoplastic lung by prenatal cyclical strain. American journal of respiratory and critical care medicine. 2005,171(12),1395–1402.

[86]   Wu J, Yamamoto H, Gratacos E, et al. Lung development following diaphragmatic hernia in the fetal rabbit. Human reproduction. 2000,15(12),2483–2488.

[87]   Roubliova XI, Deprest JA, Biard JM, et al. Morphologic changes and methodological issues in the rabbit experimental model for diaphragmatic hernia. Histology and histopathology. 2010,25(9),1105–1116.

[88]   Wu J, Ge X, Verbeken EK, Gratacos E, Yesildaglar N, Deprest JA. Pulmonary effects of in utero tracheal occlusion are dependent on gestational age in a rabbit model of diaphragmatic hernia. J Pediatr Surg. 2002,37(1),11–17.

[89]   Deprest J, Gucciardo L, Eastwood P, et al. Medical and regenerative solutions for congenital diaphragmatic hernia: a perinatal perspective. European journal of pediatric surgery: official journal of Austrian Association of Pediatric Surgery [et al] = Zeitschrift für Kinderchirurgie. 2014,24(3),270–277.

[90]   Eastwood MP, Russo FM, Toelen J, Deprest J. Medical interventions to reverse pulmonary hypoplasia in the animal model of congenital diaphragmatic hernia: A systematic review. Pediatric pulmonology. 2015,50(8),820–838.

[91]   Russo F, MiYague AH, Eastwood P, et al., editors. Transplacental sildenafil rescues vascular and airway morphometry in the rabbit model of congenital diaphragmatic hernia. 35th Annual Meeting of the Society for Maternal-Fetal Medicine; 2015; San Diego.

[92]   Luong C, Rey-Perra J, Vadivel A, et al. Antenatal sildenafil treatment attenuates pulmonary hypertension in experimental congenital diaphragmatic hernia. Circulation. 2011,123(19),2120–2131.

[93]   Alfonso LF, Vilanova J, Aldazabal P, Lopez de Torre B, Tovar JA. Lung growth and maturation in the rat model of experimentally induced congenital diaphragmatic hernia. European journal of pediatric surgery: official journal of Austrian Association of Pediatric Surgery [et al] = Zeitschrift für Kinderchirurgie. 1993,3(1),6–11.

[94]   Jani JC, Nicolaides KH, Gratacos E, et al. Severe diaphragmatic hernia treated by fetal endoscopic tracheal occlusion. Ultrasound in obstetrics & gynecology: the official journal of the International Society of Ultrasound in Obstetrics and Gynecology. 2009,34(3),304–310.

[95]   Deprest J, Nicolaides K, Done E, et al. Technical aspects of fetal endoscopic tracheal occlusion for congenital diaphragmatic hernia. J Pediatr Surg. 2011,46(1),22–32.

[96]   Mari G, Deprest J, Schenone M, et al. A novel translational model of percutaneous fetoscopic endoluminal tracheal occlusion – baboons (Papio spp.). Fetal diagnosis and therapy. 2014,35(2),92–100.

[97]   Done E, Gratacos E, Nicolaides KH, et al. Predictors of neonatal morbidity in fetuses with severe isolated congenital diaphragmatic hernia undergoing fetoscopic tracheal occlusion. Ultrasound in obstetrics & gynecology: the official journal of the International Society of Ultrasound in Obstetrics and Gynecology. 2013,42(1),77–83.

[98]   Ruano R, Yoshisaki CT, da Silva MM, et al. A randomized controlled trial of fetal endoscopic tracheal occlusion versus postnatal management of severe isolated congenital diaphragmatic hernia. Ultrasound in obstetrics & gynecology: the official journal of the International Society of Ultrasound in Obstetrics and Gynecology. 2012,39(1),20–27.

[99]   Schaible T, Kohl T, Reinshagen K, et al. Right- versus left-sided congenital diaphragmatic hernia: postnatal outcome at a specialized tertiary care center. Pediatr Crit Care Med. 2012,13(1),66–71.

[100]   DeKoninck P, Gomez O, Sandaite I, et al. Right-sided congenital diaphragmatic hernia in a decade of fetal surgery. BJOG: an international journal of obstetrics and gynaecology. 2014.

[101]   Dobrescu O, Cannie MM, Cordier AG, et al. Prophylactic use of the Arabin cervical pessary in fetuses with severe congenital diaphragmatic hernia treated by fetoscopic endoluminal tracheal occlusion (FETO): preliminary experience. Prenatal diagnosis. 2016,36(1),81–87.

[102]   Engels AC, Van Calster B, Richter J, et al. Collagen plug sealing of iatrogenic fetal membrane defects after fetoscopic surgery for congenital diaphragmatic hernia. Ultrasound in obstetrics

& gynecology: the official journal of the International Society of Ultrasound in Obstetrics and Gynecology. 2014,43(1),54–59.

[103] Engels AC, Bauters D, Rynkevic R, et al. Thrombin Generation by Fetoscopic Trauma to the Fetal Membranes: An in vivo and in vitro Study. Fetal diagnosis and therapy. 2016,39(4),261–268.

[104] Engels AC, Hoylaerts MF, Endo M, et al. In vitro sealing of iatrogenic fetal membrane defects by a collagen plug imbued with fibrinogen and plasma. Prenatal diagnosis. 2013,33(2),162–167.

[105] Liekens D, Lewi L, Jani J, et al. Enrichment of collagen plugs with platelets and amniotic fluid cells increases cell proliferation in sealed iatrogenic membrane defects in the foetal rabbit model. Prenatal diagnosis. 2008,28(6),503–507.

[106] Devlieger R, Millar LK, Bryant-Greenwood G, Lewi L, Deprest JA. Fetal membrane healing after spontaneous and iatrogenic membrane rupture: a review of current evidence. American journal of obstetrics and gynecology. 2006,195(6),1512–1520.

[107] Gregoir C, Engels AC, Gomez O, et al. Fertility, pregnancy and gynecological outcomes after fetoscopic surgery for congenital diaphragmatic hernia. Human reproduction. 2016.

[108] Pereira-Terra P, Deprest JA, Kholdebarin R, et al. Unique Tracheal Fluid MicroRNA Signature Predicts Response to FETO in Patients With Congenital Diaphragmatic Hernia. Annals of surgery. 2015,262(6),1130–1140.

[109] Vuckovic A, Herber-Jonat S, Flemmer AW, Strizek B, Engels AC, Jani JC. Antenatal BAY 41–2272 reduces pulmonary hypertension in the rabbit model of congenital diaphragmatic hernia. American journal of physiology Lung cellular and molecular physiology. 2016,310(7),L658–669.

[110] Muensterer OJ, Flemmer AW, Bergmann F, et al. Postnatal lung mechanics, lung composition, and surfactant synthesis after tracheal occlusion vs prenatal intrapulmonary instillation of perfluorocarbon in fetal rabbits. J Pediatr Surg. 2005,40(1),26–31.

[111] Herber-Jonat S, Vuckovic A, Mittal R, Hilgendorff A, Jani JC, Flemmer AW. Intrapulmonary instillation of perflurooctylbromide improves lung growth, alveolarization, and lung mechanics in a fetal rabbit model of diaphragmatic hernia. Pediatr Crit Care Med. 2014,15(9),e379–388.

[112] Yao W, Elangovan H, Nicolaides K. Design of a flexible fetoscopy manipulation system for congenital diaphragmatic hernia. Medical engineering & physics. 2014,36(1),32–38.

5 Spina bifida

5.1 Fötale Chirurgie bei Spina bifida

Martin Meuli und Ueli Möhrlen

5.1.1 Geschichtlich Interessantes

Die fötale Chirurgie (als gewissermaßen zeitlich in die Schwangerschaft und anatomisch in den Uterus hinein reichender Arm der neonatalen Kinderchirurgie) ist die jüngste chirurgische Disziplin überhaupt und wird weltweit nur an sehr wenigen Zentren angeboten. Einen „Facharzt für fötale Chirurgie" bzw. entsprechende formelle diesbezügliche Ausbildungsprogramme gibt es aktuell (noch) nicht.

Die offene fötale Chirurgie wurde im Jahre 1982 in San Francisco, Kalifornien, vom Kinderchirurgen Michael R. Harrison aus der Taufe gehoben, als er bei einem menschlichen Fötus mit posterioren Urethralklappen intrauterin eine Vesikostomie anlegte [1]. Harrison und seine engsten Mitarbeiter, namentlich N. Scott Adzick und Alan W. Flake haben in den folgenden Jahren die fötale Chirurgie beim Menschen als vorerst experimentelle therapeutische Option bei lebensbedrohlichen Situationen pionierhaft entwickelt.

In einem ersten Schritt wurden für alle Kandidaten-Malformationen entsprechende Tiermodelle geschaffen, um einerseits die intrauterine Pathophysiologie besser zu verstehen [2] und andererseits die Machbarkeit und Effektivität der intrauterinen Operation an eben diesem Modell zu testen [3]. Danach erst wurden streng selektionierte menschliche Föten dieser experimentellen Therapie unterzogen.

Während gewisse vorgeburtliche Operationen, namentlich bei posterioren Urethralklappen und bei Hydrozephalus wegen unbefriedigender Verläufe wieder aufgegeben wurden, haben sich andere Indikationen für einen fötalen Eingriff bis zum heutigen Tag etabliert [4, 5]. Schwere und mit aller Wahrscheinlichkeit sonst letale Fälle von Lungenmalformationen (CPAM)[6], sacrococcygealen Teratomen (SCT) [7] sowie von kongenitalen Zwerchfellhernien (CDH) wurden offen fötalchirurgisch angegangen. Während die Operationen bei CPAM- und SCT-Föten akzeptable Resultate ergaben, kam es wegen nicht überzeugender Resultate bei den CDH zu einem Wechsel auf ein endoskopisches Vorgehen, bei dem die fötale Trachea temporär mit einem Ballon geblockt wird (PLUG = „plug the lung until it grows"), um so ein vermehrtes Lungenwachstum und eine weniger ausgeprägte pulmonale Hypertension zu erzwingen. Der Effekt dieser minimalinvasiven Therapie wird seit einigen Jahren in einer großangelegten, multizentrischen und randomisierten Studie untersucht [8].

Im Gefolge der tierexperimentellen Studien und dann der bahnbrechenden Publikation „In utero surgery spares neurologic function at birth in sheep with spina bifida" von Meuli et al. in der Zeitschrift *Nature Medicine* im Jahre 1995 [9] hat sich die Spi-

DOI 10.1515/9783110431162-005

na bifida aperta (Myelomeningocele, MMC, bzw. Myeloschisis, MS, als nicht zystische Variante) zur mit Abstand häufigsten Indikation für einen humanen fötalen Korrektureingriff am offenen Uterus etabliert. Weltweit sind wohl schon deutlich mehr als 1.000 solcher Operationen bei MMC und MS durchgeführt worden.

Ziele dieses Artikels sind es, die pathophysiologischen Grundlagen darzustellen, die zu dieser Indikation führen, die pränatale Diagnostik und Beratung zu beleuchten sowie den Eingriff und das gesamte postoperative Management mit den aktuell vorliegenden Langzeitresultaten zu beschreiben.

5.1.2 Spina bifida aperta

Die Spina bifida aperta (MMC und MS) ist der schwerste, mit dem Leben zu vereinbarende Neuralrohr-Defekt [10]. Klassischerweise (85 %) liegt die prinzipiell immer gleich konfigurierte Läsion (Abb. 5.1) im Lumbosakralbereich.

Bei 75 % der Fälle handelt es sich um die hier abgebildete zystische Form (= MMC) (Abb. 5.1, 5.2), in 25 % liegt die nicht-zystische Variante (= MS) vor (Abb. 5.3).

Die entscheidenden Charakteristika sind bei beiden Formen die nicht vorhandene Neurulation des Rückenmarks im Bereich der Läsion sowie die Tatsache, dass diese sog. Neuralplakode offen exponiert, das heißt vollständig ungeschützt an der Körperoberfläche liegt. In diesem Kontext wichtig ist auch die Tatsache, dass praktisch immer eine pathologische Verwachsung des distalen Rückenmarks mit der Umgebung vorhanden ist („tethered cord"). Schließlich gehört zu dieser Malformation in obligatorischer Weise auch die sog. Chiari-II-Malformation, die durch eine Herniation der

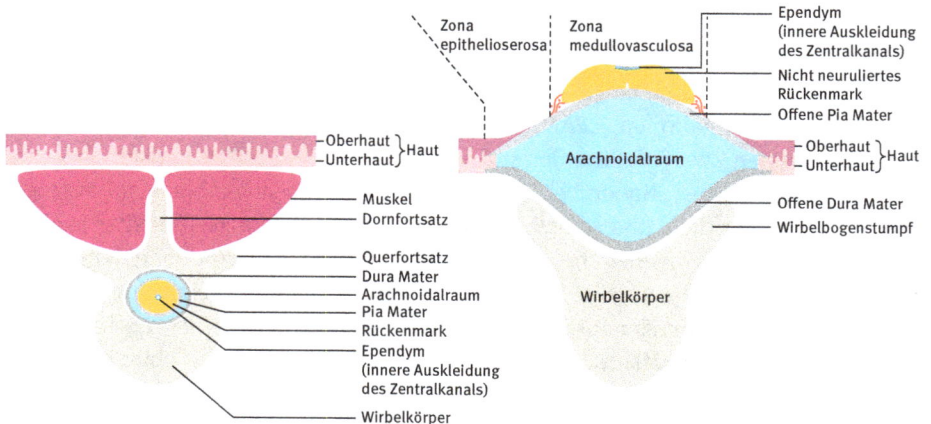

Abb. 5.1: Schematische Darstellung eines Querschnittes durch einen normalen Rücken und eine MMC-Läsion (©Georg Thieme Verlag KG, mit freundlicher Genehmigung).

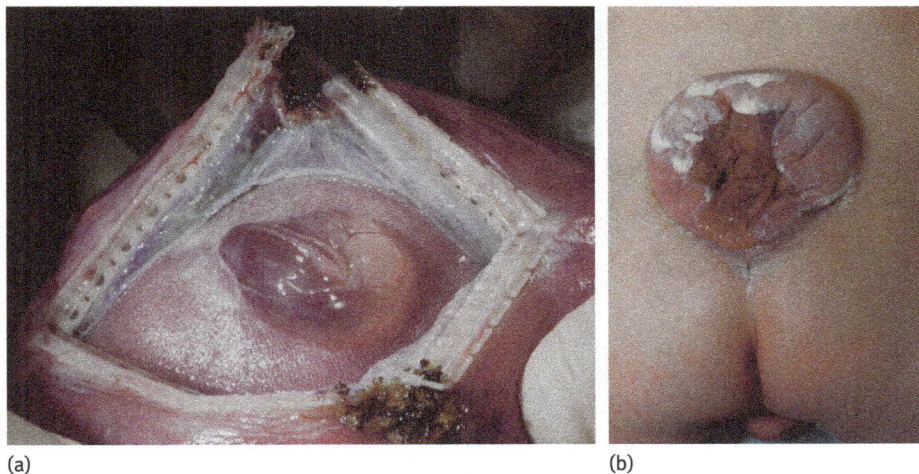

(a) (b)

Abb. 5.2: Intrauterine, pränatale sowie postnatale Myelomeningocele.

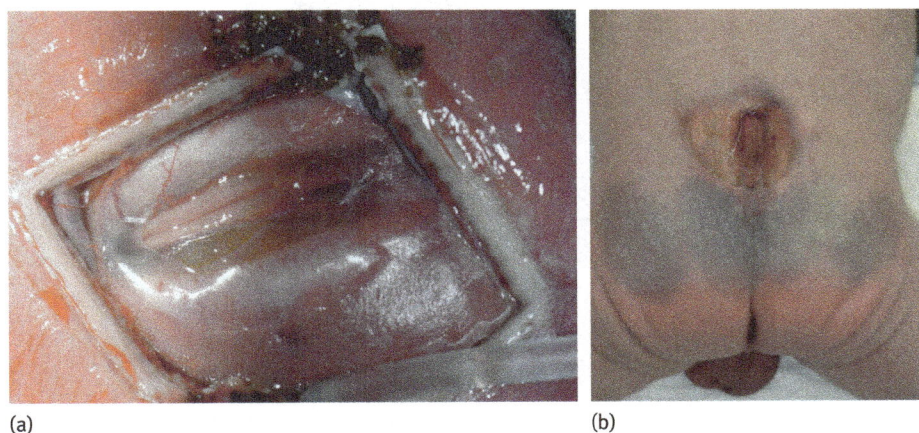

(a) (b)

Abb. 5.3: Intrauterine, pränatale sowie postnatale Myeloschisis.

Kleinhirntonsillen durch das Foramen occipitale magnum in den zervikalen Spinalkanal gekennzeichnet ist (Abb. 5.4).

Kinder, die mit einer Spina bifida aperta geboren werden, leiden typischerweise
an einer schweren Paraparese oder Paraplegie ab dem oberen Niveau der Rückenlä-
sion. Diese umfasst regelmäßig sensomotorische Ausfälle im Bereich der Beine und
eine schwere neuropathische Blasen-, Darm- und Sexualfunktionsstörung. Zudem
entwickeln 80–90 % der Patienten bereits in den ersten Tagen nach Geburt einen
shuntpflichtigen Hydrozephalus, der ursächlich mit dem Rückenmarkstethering, der

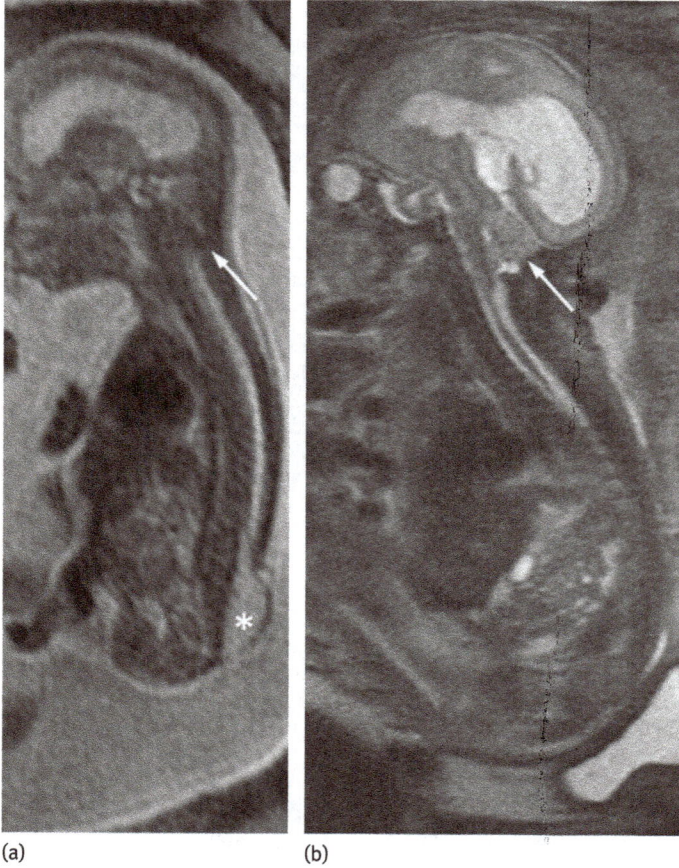

(a)　　　　　　　　　　　(b)

Abb. 5.4: (a) Präoperatives fetales MRI: Der Fetus zeigt eine kleinere hintere Schädelgrube mit Herniation des Kleinhirns und der Tonsillen durch das Foramen occipitale magnum (Pfeil). Die zystische MMC-Läsion (Stern) ist gut zu sehen; (b) fetales MRI vier Wochen postoperativ: Die Herniation des Kleinhirns und der Tonsillen ist bereits vollständig regredient und die hintere Schädelgrube wächst (Pfeil).

Chiari-II-Malformation und auch einer oft vorhandenen Aquädukt-Stenose in Zusammenhang steht.

Aufgrund des erwähnten syndromalen Symptomenkomplexes kommt es im Laufe der Jahre zu einer Vielfalt von kognitiven, neurologischen, urologischen, viszeralen, orthopädischen und wegen der multiplen Behinderungen auch psychosozialen Problemen, die eine große Anzahl von rehabilitativen Maßnahmen und Operationen notwendig machen. Trotz der erdrückenden Zahl von lebenslang bestehenden und meist schweren Behinderungen ist es in Gebieten mit einer hochstehenden medizinischen Versorgung möglich, dass diese Patienten mit einer akzeptablen bis durchaus guten Lebensqualität überleben und eine annähernd normale Lebenserwartung haben. Trotzdem bleibt das ernüchternde Fazit bestehen, dass die postnatale Versorgung in keiner Weise kurativ, sondern lediglich rehabilitativ und palliativ ist, und dass die Spina bifida aperta eine der komplexesten und schwersten überlebbaren Fehlbildungen darstellt.

5.1.3 Weshalb eine Operation vor der Geburt? Ein neues Pathogenese-Verständnis bahnt den Weg zur pränatalen Chirurgie

Die bis jetzt gültige Pathophysiologie sah in der dysraphischen Störung und namentlich in der im Bereich der Läsion nicht vorhandenen Neurulation den Grund für die schweren neurologischen, insbesondere spinalen Störungen. Man ging also davon aus, dass die Hemmungsfehlbildung per se für den gesamten assoziierten Schaden verantwortlich sei. Dieser Blickwinkel änderte sich in den frühen 90er-Jahren drastisch, als der amerikanische Pathologe Grover M. Hutchins, Baltimore, Maryland, anhand einer Untersuchung von abortierten menschlichen Föten mit Spina bifida die sogenannte „two-hit-hypothesis" aufstellte [11, 12]. Er konnte nachweisen, dass tatsächlich bei allen diesen Föten die in Abb. 5.1 gezeigte Architektur der Läsion vorliegt. Entscheidend aber war seine Beobachtung, dass das ungeschützt exponierte Rückenmark sekundäre, das heißt *in utero* erworbene Schäden aufwies, die ohne Weiteres für einen signifikanten Teil der neurologischen Ausfälle verantwortlich gemacht werden konnten.

Mit dieser fundamental anderen Sichtweise auf das pathogenetische Geschehen war die „two-hit-hypothesis" geboren: Der „erste Hit" ist demnach die am Ende des ersten Schwangerschaftsmonats entstehende Malformation, d. h. die Hemmungsfehlbildung (v. a. Ausbleiben der Neurulation), die zur klassischen Läsion führt. Der „zweite Hit" besteht in einer sukzessiven sekundären, *in utero* erworbenen Schädigung und schließlich Zerstörung des offen exponierten Rückenmarks durch die während der SS kumulierenden toxischen, mechanischen, inflammatorischen und degenerativen Faktoren.

Aus dieser Betrachtungsweise ergab sich zwanglos die Hypothese, dass bestenfalls durch die frühzeitigst mögliche, das heißt intrauterine Deckung des exponierten Rückenmarks dessen dann noch vorhandene Funktionen erhalten würden.

Hutchins initiale Beobachtungen wurden in der Folge an anderen Serien von abortierten humanen Föten mit Spina bifida bestätigt [2]. Gleichzeitig wurden in verschiedenen Laboratorien Tiermodelle entwickelt, um die funktionelle und morphologische intrauterine Dynamik der Spina bifida aperta während der Schwangerschaft (SS) genauer zu verstehen [10, 13]. Zudem wurde im Tiermodell (hauptsächlich fötales Schafsmodell) die Frage untersucht, ob eine pränatale Intervention zur Verhinderung oder wenigstens Milderung der sonst zu erwartenden neurologischen Ausfälle führen würde [2, 9, 14, 15]. Mit Sicht auf die gesamte experimentelle und klinische

Evidenz sind beide Fragen unzweideutig beantwortbar: Ja, ein während der gesamten SS dem Fruchtwasser direkt ausgesetztes Rückenmark wird bis zur Geburt progredient geschädigt und schließlich zerstört, und ebenfalls ja, eine frühzeitige intrauterine Deckung des exponierten Rückenmarks verhindert weitere Schäden und „rettet" damit nachhaltig die dann noch vorhandene spinal-neurologische Funktion [16].

5.1.4 Die ersten humanen Fälle

Aufgrund der beschriebenen, in den 90er-Jahren zusammengetragenen Evidenz wurde im Jahre 1998 durch Adzick in Philadelphia der erste menschliche Fötus am offenen Mutterleib erfolgreich operiert [17]. Einige Jahre später wurden mehrere Serien von offen chirurgisch operierten Föten publiziert [18, 19]. Aufgrund dieser präliminären humanen Daten schien sich die oben erörterte Hypothese zu bestätigen. So wurde festgestellt, dass nur mehr etwa die Hälfte der fötal operierten Patienten einen Hydrozephalus-Shunt brauchten (bei nachgeburtlicher Versorgung sind es 80–90 %!), bei fast allen Patienten war die Kleinhirnherniation teilweise oder ganz reversibel, und zudem wurden auch ermutigende Beobachtungen hinsichtlich einer signifikanten Verbesserung der Beinmotorik und damit der Gehfähigkeit gemacht.

Aufgrund dieser günstigen Datenlage wurde in den USA ein prospektiv randomisierter Trial durchgeführt, bei dem die vorgeburtliche mit der nachgeburtlichen Versorgung verglichen wurde. Die drei bezüglich fötaler Chirurgie bei Spina bifida führenden Zentren in Philadelphia, Nashville und San Francisco waren an dieser von 2003–2010 dauernden Untersuchung an 183 Patienten beteiligt. Die aus dem sogenannten MOMS-Trial (Management Of Myelomeningocele Study Trial) resultierende Meilenstein-Publikation im *New England Journal of Medicine* (Februar 2011) hat eine hochsignifikante Evidenz dafür erbracht, dass die fötale Vorgehensweise der postnatalen Versorgung klar überlegen ist und damit bei erfüllten Selektionskriterien als neuer Therapiestandard zu gelten hat [20]. Allerdings muss an dieser Stelle klar festgehalten werden, dass die pränatale Operation keine vollständige Heilung bedeutet und dass sie (genauso wenig wie jede andere Operation auch!) weder für Mutter noch den Föten risikofrei ist. Insgesamt aber hat diese Studie klar aufgezeigt, dass für entsprechend qualifizierende Föten und Mütter die vorgeburtliche Operation eine mögliche therapeutische Option darstellt. Es ist demnach heute zwingend, dass werdende Mütter, bei deren ungeborenem Kind die Diagnose einer offenen Spina bifida gestellt wird, über diese Möglichkeit im Detail aufgeklärt werden *müssen*.

5.1.5 Pränatale Diagnostik und Beratung

Der Verdacht auf eine Spina bifida wird in aller Regel durch die die SS begleitende Frauenärztin mittels Ultraschall erhoben und danach in einem Referenzzentrum in

Tab. 5.1: Wichtigste Einschluss- und Ausschlusskriterien.

Einschlusskriterien

1. Myelomeningocele (oder Myeloschisis) zwischen T1 und S1 mit „hindbrain herniation" (bestätigt durch Ultraschall und MRI)
2. Gestationsalter für Operation zwischen 19. SSW und 25. SSW
3. Normaler Karyotyp des Feten.

Ausschlusskriterien

1. Mehrlingsschwangerschaft
2. Weitere schwere fetale Anomalien außer MMC
3. Fetale Kyphose >30 Grad
4. Cerclage oder Anamnese für inkompetente Zervix
5. Plazenta previa oder Plazentaablösung
6. Kurze Zervix (<20 mm)
7. Frühere Frühgeburtlichkeitsprobleme
8. Maternalfetale Rh-Isoimmunization, Kelly-Sensibilisierung oder Anamnese einer neonatalen alloimmunen Thrombozytopenie
9. Mütterlicher HIV-Status positiv
10. Positiver Hepatitis-C-Status
11. Uterine Anomalien (große oder multiple Fibrome)
12. Andere mütterliche Kontraindikationen für einen elektiven Eingriff
13. Psychosoziale Auffälligkeiten der Mutter
14. Mütterliche Hypertension mit erhöhtem Risiko für eine Präklampsie bzw. Frühgeburtlichkeit

Übersetzt und überarbeitet aus Adzick et al. [20]

aller Regel auch bestätigt. Zu diesem Zeitpunkt ist es sinnvoll und nötig, die Patientin über die drei prinzipiellen Vorgehensoptionen – nämlich fötale Chirurgie, Austragen der SS ohne Intervention oder Abbruch der SS – ins Bild zu setzen. Sofern aufgrund der in Tab. 5.1 aufgeführten Inklusions-/Exklusionskriterien eine fötale Operation möglich erscheint und die Patientin diese Option weiterverfolgen will, ist eine entsprechende Abklärung an einem *etablierten* fötalchirurgischen Zentrum notwendig.

Dort wird die Ultraschalluntersuchung wiederholt sowie ein fötomaternelles MRI (Abb. 5.4) durchgeführt, und nach Vorliegen aller relevanten Befunde (inkl. Genetik!) wird dem Elternpaar im Fall der Qualifikation in einer interdisziplinären, *nicht direktiven* Beratung im Detail erläutert, wie der mutmaßliche Verlauf mit und ohne pränatale Intervention zu erwarten ist. Daraufhin können die umfassend aufgeklärten und erst dann entscheidungsbefähigten Eltern das für sie richtige Prozedere wählen.

5.1.6 Offene fötale Chirurgie

Bei dieser Therapie handelt es sich um ein hochanspruchsvolles, komplexes und über Monate hinweg aktives Behandlungssystem, innerhalb dessen die eigentliche Operation nur eines der zentralen Behandlungs- und Management-Elemente darstellt.

Die Operation, welche grundsätzlich zwischen der 23. und 26. Schwangerschaftswoche (SSW) durchgeführt wird, erfolgt nach einer entsprechenden spezifischen Vorbereitung (unter anderem Tokolytika und Antibiotika), nachdem eine epidurale Anästhesie sowie eine tiefe Inhalations-Anästhesie etabliert ist. Der Zugang zum schwangeren Uterus erfolgt über eine zwischen Nabel und Symphyse gelegene quere Laparotomie. Nach Exposition des Uterus wird durch den Geburtshelfer die Lage der Plazenta, des Fötus und der zu wählenden Hysterotomie bestimmt. Oftmals muss der nicht ideal gelegene Föt durch den Geburtshelfer in eine für die Operation günstige Position verbracht werden. Die Hysterotomie erfolgt unter ständiger Ultraschallkontrolle und wird im Wesentlichen durch ein Staplergerät so vorgenommen, dass die Schnittränder durch die Haftklammern so versiegelt sind, dass es zu keiner Blutung oder Eihautablösung kommt. Die Läsion wird nun genau ins Zentrum der Hysterotomie gerückt (Abb. 5.2, 5.3).

Die fötale Operation entspricht prinzipiell derselben Standardoperation, wie sie bei der postnatalen Versorgung der Spina bifida angewendet wird. Beim Vorliegen einer MMC wird zuerst der zystische Sack reseziert (dieser Schritt entfällt bei der MS). Danach wird ein formelles Untethering vorgenommen, sodass der distale Teil des Rückenmarks frei beweglich ist. Danach wird eine anatomische Rekonstruktion so angestrebt, dass vorerst die Pia mater und danach auch die Dura mater vernäht werden. Damit kommt es zu einer wasserdichten Tubularisierung der beiden Rückenmarkshäute (Abb. 5.5).

Danach werden zu beiden Seiten der offenen Wirbelsäule paraspinale myofasziale Lappen gehoben, im Sinne von Türflügellappen in die Mitte geschlagen und vernäht, was eine zusätzliche, solide, protektive Weichteilschicht ergibt. Schließlich wird die Umgebungshaut großzügig mobilisiert und wenn möglich primär (Abb. 5.6), ansonsten unter Zuhilfenahme eines distal gestielten Transpositionslappens verschlossen.

Der Verschluss des Uterus erfolgt mit einer fortlaufenden Naht der Hysterotomie, darüber werden imbrikierende Nähte geknotet (Abb. 5.7) und schließlich wird eine Netzplombe über die Nahtstelle genäht, um so optimale Verhältnisse für einen dauerhaft wasserdichten Verschluss zu erhalten (stark zunehmende Wanddehnung bei fortschreitender SS!).

Zuletzt wird die mütterliche Laparotomie schichtweise verschlossen.

5.1.7 Postoperatives Management

Das große Ziel ist es, die SS komplikationsfrei bis in die (idealerweise!) 37. SSW weiterzuführen. Dann soll die zwingend durch Kaiserschnitt zu erfolgende Geburt am gleichen Zentrum, das die fötale Intervention durchgeführt hat, stattfinden (siehe Abschn. 5.1.8).

Unmittelbar postoperativ besteht das Hauptproblem in den durch die Operation ausgelösten vorzeitigen Wehen, die durch kontinuierliches Monitoring (CTG) ent-

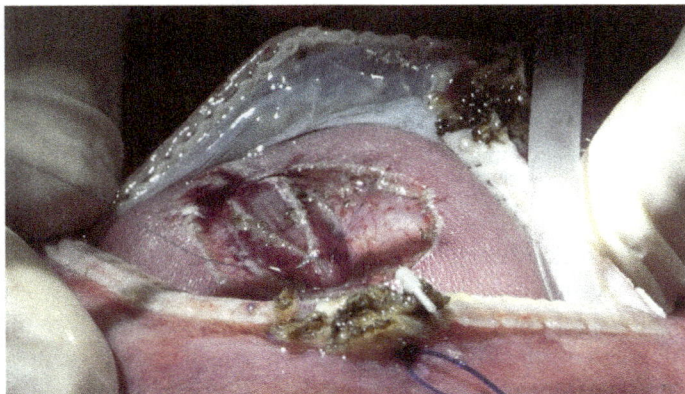

Abb. 5.5: Verschluss der fetalen Dura.

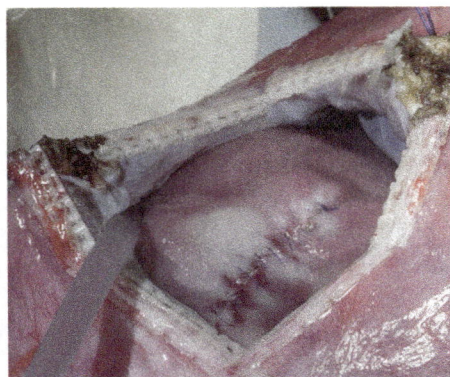

Abb. 5.6: Verschluss der fetalen Haut.

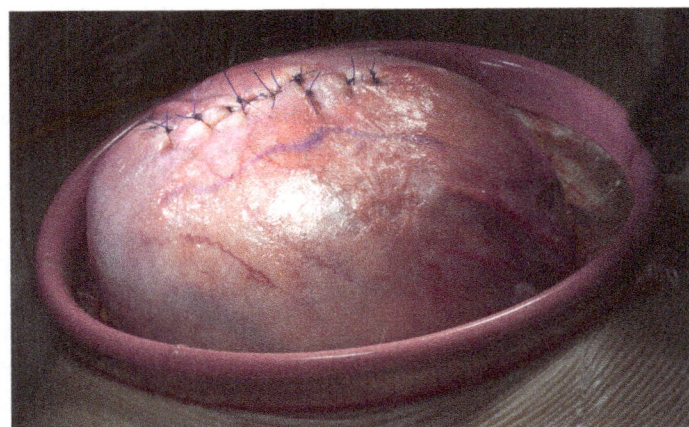

Abb. 5.7: Verschluss der Hysterotomie.

deckt und kompromisslos behandelt werden müssen. Außerdem sind in der initialen postoperativen Phase Bettruhe sowie stressfreie allgemeine Umstände anzustreben. In den darauffolgenden Wochen ist neben häufigem Liegen eine moderate Mobilisierung der Patientin erlaubt, größere körperliche und psychische Belastungen sind aber zwingend zu vermeiden. Ein- bis zweimal wöchentlich wird ein Kontrollultraschall durchgeführt. Ebenso wird ein Kontroll-MRI 2–4 Wochen nach der Operation vorgenommen. Bei unauffälligem Verlauf kann die Schwangere u. U. zwischenzeitlich nach Hause entlassen werden. Eine elektive Sectio wird am Termin, das heißt im Laufe der 37. SSW geplant. Bei Auftreten von Komplikationen (die mit Abstand häufigste ist dabei ein vorzeitiger Blasensprung) muss die Situation (wenn irgendwie möglich am ursprünglichen Behandlungszentrum) abgeklärt und ein entsprechendes Prozedere festgelegt werden. Wenn es die Umstände zulassen, wird die SS so lange wie möglich weitergeführt, andernfalls muss eine vorzeitige Sectio durchgeführt werden.

5.1.8 Geburt des Kindes durch Kaiserschnitt

Prinzipiell sollte die Geburt des Kindes durch das vorbehandelnde Team vorgenommen werden. In der Tat repräsentieren die (werdende) Mutter und ihr (ungeborenes) Kind mit Status nach fötaler Chirurgie eine in dieser Form noch nie dagewesene, „neue Kohorte" von Patienten, die deshalb auch ein spezifisches Know-how und Management benötigt. Da die Hysterotomie zur fötalen Chirurgie nie loco classico gelegen ist, muss das Kind durch die für Kaiserschnitt typische Hysterotomie geboren werden. Zudem muss die vormalige Hysterotomie von der Netzplombe befreit und dann vollständig reseziert und neu vernäht werden, da eine signifikante Vernarbung bzw. Ausdünnung der Uteruswand besteht (Rupturgefahr bei nachfolgender Schwangerschaft).

Aus analoger Begründung ist es notwendig, dass auch das Kind unmittelbar nach der Geburt nicht nur von den Neonatologen, sondern auch von den Fötalchirurgen beurteilt wird. Namentlich geht es dabei um die Beurteilung des operierten Rückens, die Fadenentfernung und die Festlegung der Verbands- resp. Lagerungsart.

Bei geheiltem Rücken (Abb. 5.8) sind keine weiteren Interventionen erforderlich, beim Vorliegen einer komplikativen Situation (Nekrose, Nahtdehiszenz, Liquorleck) legen die Fötalchirurgen das weitere zu wählende Prozedere fest.

5.1.9 Postnatale Basisuntersuchungen und Allgemeinbetreuung

Grundsätzlich ist es zwingend, dass das Neugeborene vor Entlassung nach Hause einer standardisierten Basisabklärung durch ein interdisziplinäres Spina-bifida-Team zugeführt wird, sodass sämtliche vorhandenen Probleme erfasst und mit einem Therapieplan versehen werden. Dieses Expertenteam besteht neben den Fötalchirurgen aus Neonatologen, pädiatrischen Neurologen, Neurochirurgen, Urologen, Orthopä-

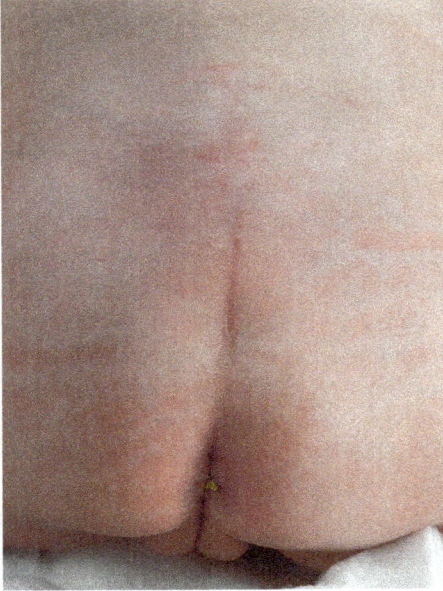

Abb. 5.8: Rücken mit eutropher Narbe unmittelbar postnatal bei Zustand nach fetalem MMC-Verschluss.

den, Rehabilitationsmedizinern, Entwicklungspädiatern sowie Physiotherapeuten, Ergotherapeuten und Sozialarbeitern. Im Zuge einer 2- bis 4-wöchigen Hospitalisation wird das Neugeborene umfassend abgeklärt, die gegebenenfalls notwendigen Therapien werden etabliert und die Eltern ausführlich über die von ihnen vorzunehmenden Kontrollen beziehungsweise pflegerisch- therapeutischen Maßnahmen instruiert. Ebenso wird in dieser Zeit für das Kind eine wohnortnahe kinderärztliche, gegebenenfalls spezialärztliche Betreuung organisiert.

Aufgrund der zahlreichen Spezifika, die diese neue Patientengruppe mit sich bringt, ist es unerlässlich, dass durch das gleiche Expertenteam Langzeitkontrollen am primären Behandlungszentrum durchgeführt werden. Die dort vorhandenen Spezialkenntnisse und die verhältnismäßig große Erfahrung mit diesen Patienten bietet eine hohe Gewähr dafür, dass interkurrent auftretende Probleme (z. B. Hydrozephalus, Tethered-Cord-Syndrome, intradurale Dermoidzyste) zu einem frühen Zeitpunkt adäquat diagnostiziert und behandelt werden. Selbstverständlich ist eine sehr enge Zusammenarbeit zwischen den lokalen betreuenden Ärzten und dem interdisziplinären Spina-bifida-Team am Zentrum für einen optimalen Verlauf unabdingbar.

5.1.10 Resultate

Da die offene fötale Chirurgie bei Spina bifida weltweit nur an sehr wenigen Zentren und erst seit wenigen Jahren durchgeführt wird, ist es zum jetzigen Zeitpunkt (2016) noch nicht möglich, bezüglich aller relevanter Parameter konklusive Langzeitresultate anzugeben [21]. Folgende allgemeine Aussagen treffen aber nachweislich zu [20, 22–28]:

1. Die zu fordernde mütterliche Sicherheit ist im Rahmen der offenen maternofötalen Chirurgie gewährleistet.
2. Die zu fordernde fötale Sicherheit ist im Rahmen des vorgeburtlichen operativen Eingriffes und der nachfolgenden Schwangerschaft bis zur Geburt gegeben.
3. Eine deutliche Mehrzahl der fötal operierten Spina-bifida-Patienten profitiert in signifikanter Weise vom pränatalen Eingriff. Dies betrifft insbesondere eine klar bessere Prognose bezüglich eines shuntpflichtigen Hydrozephalus, indem sich einerseits die Shuntrate halbiert und andererseits die dann doch notwendigen Shuntoperationen erst zu einem deutlich späteren und damit prognostisch günstigeren Zeitpunkt vorgenommen werden müssen. Bezüglich der psychointellektuellen und kognitiven Entwicklung sind diese Patienten als normal oder nahezu normal einzustufen, in jedem Fall aber ist ihre Prognose günstiger als bei erst postnatal versorgten Patienten. Die Prognose bezüglich der Funktion der unteren Extremitäten ist im Vergleich zu den postnatal versorgten Patienten ebenfalls deutlich günstiger, indem nahezu die Hälfte der vorgeburtlich Operierten das selbständige Gehen (unter Umständen mit Orthesen) erlernen. Erstaunlicherweise bildet sich aufgrund rezenter Publikationen auch eine Datenlage heran, wonach die vorgeburtlich operierten Patienten weniger häufig und weniger schwer ausgeprägte neuropathische Funktionsstörungen der Blase und des Anorektums aufweisen. Bezüglich der Sexualfunktionsstörungen lassen sich noch keine Aussagen machen.
4. Die Reproduktionsfähigkeit der Frauen mit St.n. fötaler Chirurgie ist nicht beeinträchtigt.

Im Zürcher Zentrum für fötale Diagnostik und Therapie (www.swissfetus.ch) sind bis dato bereits über 40 solcher Operationen vorgenommen worden und die bis jetzt vorliegenden Daten vergleichen sich in günstiger Weise mit den entsprechenden internationalen (vor allem durch den MOMS-Trial erarbeiteten) Benchmark-Resultaten [27, 28].

5.1.11 Fazit

Eine *dokumentiert erfolgreiche* fötale Chirurgie bei Spina bifida ist heute an weltweit wenigen Zentren mit hoher Fallzahl, spezifisch trainierten Teams, hoher Erfahrung und modernster Ausrüstung eine Realität.

Obwohl die nach strengen Auswahlkriterien zur Operation zugelassenen Patienten im besten Fall auf allen Problemebenen in sehr deutlicher Weise von der vorgeburtlichen Operation profitieren, ist eine Heilung im Sinne einer Restitutio ad integrum nur in den seltensten Fällen allenfalls möglich. In der Gesamtsicht allerdings ist die fötale Chirurgie bei dieser außerordentlich schweren Malformation als entscheidender Fortschritt zu werten, und deswegen *müssen alle werdenden Mütter mit dieser fötalen Diagnose* über diese therapeutische Option im Detail informiert werden [10, 13].

Aufgrund der Seltenheit und Komplexität dieser Fälle sollen diese an nur wenigen Zentren behandelt werden, die dann und nur deswegen über vergleichsweise hohe Patientenzahlen verfügen. Allein so können die besten Voraussetzungen für maximale Sicherheit des Vorgehens, optimale Qualität des Langzeit-Outcomes und wissenschaftlich kontributive Studien geschaffen werden [10, 13, 22, 23, 25, 26, 29]. Mit Blick auf das Wohl zukünftiger Patienten erhält die Forderung nach Konzentration der Fälle den Status eines medizinisch-fachlichen, standespolitischen und ethischen Imperativs.

Literatur

[1] Harrison MR, Golbus MS, Filly RA et al. Fetal surgery for congenital hydronephrosis. NEnglJ Med 1982,306,591–593

[2] Meuli M, Meuli-Simmen C, Hutchins GM et al. The spinal cord lesion in human fetuses with myelomeningocele: implications for fetal surgery. JPediatrSurg 1997,32,448–452

[3] Meuli M, Meuli-Simmen C, Yingling CD et al. Creation of myelomeningocele in utero: a model of functional damage from spinal cord exposure in fetal sheep. J PediatrSurg 1995,30,1028–1032

[4] Peranteau WH, Adzick NS. Prenatal surgery for myelomeningocele. Current opinion in obstetrics & gynecology 2016,28,111–118

[5] Adzick NS. Open fetal surgery for life-threatening fetal anomalies. SeminFetal Neonatal Med 2010,15,1–8

[6] Wilson RD, Hedrick HL, Liechty KW et al. Cystic adenomatoid malformation of the lung: review of genetics, prenatal diagnosis, and in utero treatment. American journal of medical genetics Part A 2006,140,151–155

[7] Hedrick HL, Flake AW, Crombleholme TM et al. Sacrococcygeal teratoma: prenatal assessment, fetal intervention, and outcome. JPediatrSurg 2004,39,430–438

[8] Jani JC, Nicolaides KH, Gratacos E et al. Severe diaphragmatic hernia treated by fetal endoscopic tracheal occlusion. Ultrasound Obstet Gynecol. 2009,34,304–310

[9] Meuli M, Meuli-Simmen C, Hutchins GM et al. In utero surgery rescues neurological function at birth in sheep with spina bifida. NatMed 1995,1,342–347

[10] Meuli M, Moehrlen U. Fetal surgery for myelomeningocele: a critical appraisal. EurJPediatrSurg 2013,23,103–109

[11] Hutchins GM, McGowan KD, Blakemore KJ. Spinal dysraphia: not a neural tube defect? Am J Hum Genet 1992,1,A319

[12] Hutchins GM, Meuli M, Meuli-Simmen C et al. Acquired spinal cord injury in human fetuses with myelomeningocele. PediatrPatholLab Med 1996,16,701–712

[13] Meuli M, Moehrlen U. Fetal surgery for myelomeningocele is effective: a critical look at the whys. Pediatric surgery international 2014,30,689–697

[14] Paek BW, Farmer DL, Wilkinson CC et al. Hindbrain herniation develops in surgically created myelomeningocele but is absent after repair in fetal lambs. AmJ Obstet Gynecol. 2000,183,1119–1123

[15] Danzer E, Finkel RS, Rintoul NE et al. Reversal of hindbrain herniation after maternal-fetal surgery for myelomeningocele subsequently impacts on brain stem function. Neuropediatrics 2008,39,359–362

[16] Danzer E, Gerdes M, Bebbington MW et al. Lower extremity neuromotor function and short-term ambulatory potential following in utero myelomeningocele surgery. Fetal DiagnTher 2009,25,47–53

[17] Adzick NS, Sutton LN, Crombleholme TM et al. Successful fetal surgery for spina bifida. Lancet 1998,352,1675–1676

[18] Sutton LN, Adzick NS, Bilaniuk LT et al. Improvement in hindbrain herniation demonstrated by serial fetal magnetic resonance imaging following fetal surgery for myelomeningocele. JAMA 1999,282,1826–1831

[19] Bruner JP, Tulipan N, Paschall RL et al. Fetal surgery for myelomeningocele and the incidence of shunt-dependent hydrocephalus. JAMA 1999,282,1819–1825

[20] Adzick NS, Thom EA, Spong CY et al. A randomized trial of prenatal versus postnatal repair of myelomeningocele. NEngljMed 2011,364,993–1004

[21] Meuli M, Moehrlen U, Flake A et al. Fetal Surgery in Zurich: Key Features of Our First Open in Utero Repair of Myelomeningocele. EurJ PediatrSurg 2013,23(6),494–498

[22] Antiel RM, Adzick NS, Thom EA et al. Impact on family and parental stress of prenatal vs postnatal repair of myelomeningocele. American journal of obstetrics and gynecology 2016,215(4)52,2.e1–6

[23] Brock JW, 3rd, Carr MC, Adzick NS et al. Bladder Function After Fetal Surgery for Myelomeningocele. Pediatrics 2015,136,e906–913

[24] Danzer E, Thomas NH, Thomas A et al. Long-term neurofunctional outcome, executive functioning, and behavioral adaptive skills following fetal myelomeningocele surgery. American journal of obstetrics and gynecology 2016,214,269.e261–268

[25] Moldenhauer JS, Soni S, Rintoul NE et al. Fetal myelomeningocele repair: the post-MOMS experience at the Children's Hospital of Philadelphia. Fetal diagnosis and therapy 2015,37,235–240

[26] Johnson MP, Bennett KA, Rand L et al. The Management of Myelomeningocele Study: obstetrical outcomes and risk factors for obstetrical complications following prenatal surgery. American journal of obstetrics and gynecology 2016,215(6),778.e1–778.e9

[27] Moehrlen U, Ochsenbein N, Huesler M et al. Perinatal outcome of our first 20 cases after open fetal myelomeningocele repair at the Zurich Center for Fetal Diagnosis and Therapy. Z Geburtshilfe Neonatol 2015,219,FV09_6.

[28] Wille DA, Klein A, Mazzone L et al. Preliminary Results in Children with Myelomeningocele after Fetal Surgery: Data from the Zurich Cohort. Neuropediatrics 2016,47,FV01-09.

[29] Danzer E, Thomas NH, Thomas A et al. Long-term neurofunctional outcome, executive functioning, and behavioral adaptive skills following fetal myelomeningocele surgery. Am J Obstet Gynecol. 2016,214(2),269.e1–8

5.2 Minimalinvasiver fetoskopischer Verschluss bei fetaler Spina bifida aperta

Thomas Kohl

5.2.1 Einleitung

Die Spina bifida aperta (SBA), auch „offener Rücken" genannt, ist eine der schwersten mit dem nachgeburtlichen Überleben kompatible Fehlbildung des Menschen. Sie tritt isoliert auf, allerdings auch in Kombination mit anderen Fehlbildungen, Syndromen oder Assoziationen.

Morphologisch findet sich meistens eine zystische Protrusion von Hirnhäuten und Rückenmark durch nur zum Teil angelegte Wirbelbögenstümpfe. Diese Form wird als Myelomeningocele bezeichnet [1, 2]. Seltener werden solche Fälle beobachtet, bei denen das Rückenmark ohne einen nachweisbaren Zystensack und oft langstreckig im unverschlossenen Spinalkanal freiliegt. Hierbei handelt es sich um die sogenannte Myeloschisis. Bei beiden Formen finden sich offen an der Körperoberfläche liegende Rückenmarksbereiche, typischerweise im lumbo-sakralen Bereich der Wirbelsäule, dem Milieu der Fruchthöhle gegenüber exponiert (Abb. 5.9, 5.10).

Eine SBA führt in Abhängigkeit von ihrer segmentalen Höhe und Rückenmarksschädigung zu mehr oder weniger ausgeprägten Symptomen einer Querschnittslähmung. Hierdurch ergibt sich ein extrem variables Symptomspektrum, das von fast symptomfreien Patienten ohne Gangstörung und zerebraler Beteiligung bis zu schwersten Erkrankungsbildern mit kompletter Querschnittslähmung, Inkontinenz

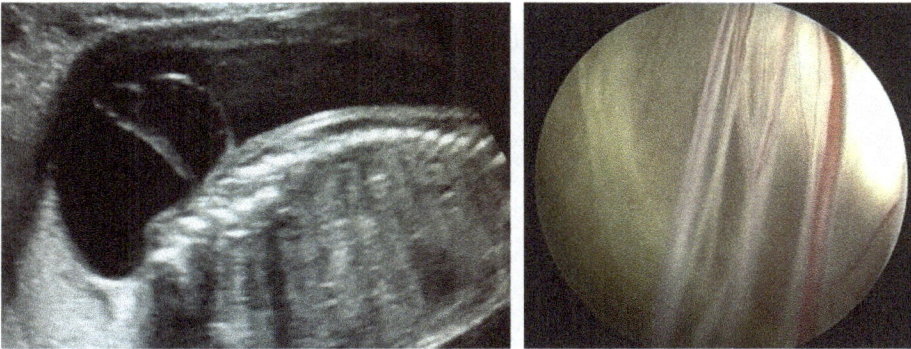

(a) (b)

Abb. 5.9: (a) Sonografische Darstellung einer großen Myelomeningocele bei Feten der 24. Schwangerschaftswoche (Defekthöhe L3). Durch die Fixierung des Rückenmarks in der Zystenkuppel werden Rückenmark und die zugehörigen Spinalnerven gedehnt und hierdurch vermutlich auch geschädigt. In der Fetoskopie (b) kommen die in der Zystenkuppe aufsteigenden Nervenfasern eindrucksvoll zur Darstellung.

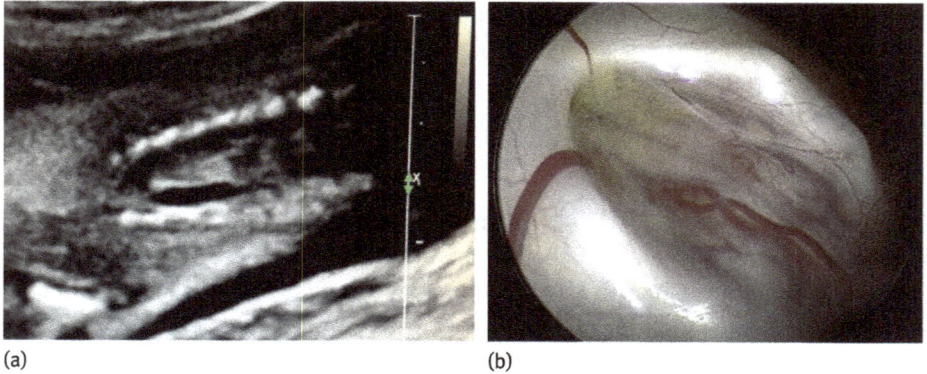

(a)   (b)

Abb. 5.10: (a) Sonografische Darstellung einer flachen Form der SBA (Myeloschisis) bei Feten der 25. Schwangerschaftswoche (Defekthöhe L2). In der Fetoskopie (b) erkennt man den Konus des Rückenmarks unterhalb des Hautniveaus und so vor Abrieb geschützt liegend. Auch kommt es bei dieser Form nicht zu einer Überdehnung der Spinalnerven.

sowie durch Hydrozephalus und Stammhirnschädigung infausten Gehirnschäden reicht.

Bis heute bleibt die Ätiologie vieler SBA-Fälle unbekannt. Eine Folsäurestoffwechselstörung gilt als wichtigster bekannter ätiologischer Faktor bei der Entstehung von SBA. Eine präkonzeptionelle Folsäuresubstitution kann daher zu einer deutlichen Reduktion von SBA-Fällen beitragen und wird generell empfohlen [3, 4]. Familiäre Häufungen von Neuralrohrfehlbildungen, mütterliche Adipositas, Diabetes sowie die Einnahme von den Folsäurestoffwechsel beeinflussenden Medikamenten in der Frühschwangerschaft (z. B. Valproat, Carbamazepin, Folsäureantagonisten) erhöhen das Risiko des Auftretens einer SBA [5, 6]. Auch finden sich in etwa jedem sechsten Fall Erbgutanomalien, darunter Trisomie 13, Trisomie 18, Triploidien und Translokationen [7]. Aus diesem Grund ist es nach pränataler Diagnosestellung einer SBA immer sinnvoll, nach begleitenden Fehlbildungen zu suchen sowie die Bestimmung des Karyotyps durchzuführen [8].

5.2.2 Pränatale Diagnose

Der chronische Hirnwasserverlust über den nach außen in die Amnionhöhle drainierenden Zentralkanal des freiliegenden Rückenmarks verursacht typische Veränderungen des fetalen Hirnschädels und des Gehirns, die gerade bei ungünstigen Schallbedingungen die Diagnosestellung überhaupt ermöglichen (Abb. 5.11). Durch den fehlenden Expansionsdruck des Hirnwassers bleiben hintere Schädelgrube und fetaler Hirnschädel im Wachstum zurück. Hierdurch ähnelt in der sonografischen Transversalebene die knöcherne Kontur des bis zum Ende der 20er Schwangerschaftswochen

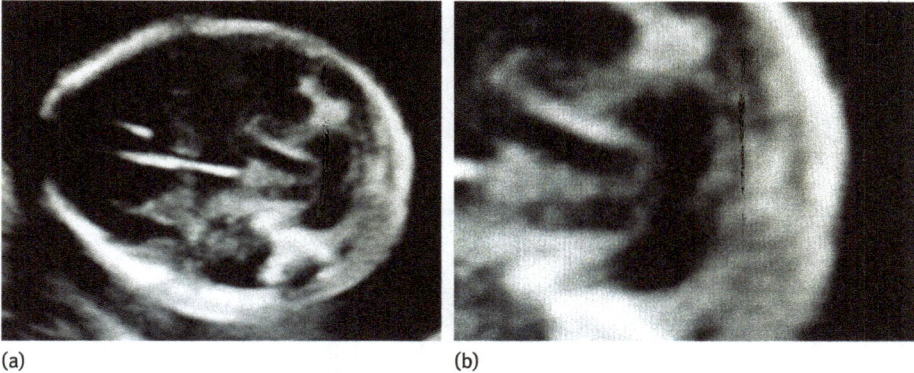

(a)   (b)

Abb. 5.11: Die Diagnose einer SBA wird häufig anhand typischer Begleitveränderungen von fetalem Hirnschädel und Gehirn gestellt. Der Querschnitt durch den fetalen Hirnschädel ist nicht, wie normal, oval.(a) Stattdessen sind Scheitelbeine und Hinterhaupt abgeflacht, sodass der sonografische Schädelquerschnitt der Form einer Limone gleicht („lemon sign"). Durch eine zu klein ausgebildete hintere Schädelgrube kommt es zu einer Verlagerung von Hirnstamm- und Kleinhirnanteilen aus dem Schädel in den zervikalen Spinalkanalbereich. Diese Pathologie wird als Chiari-Typ-II-Malformation bezeichnet und fällt während der Ultraschalluntersuchung in Form des sogenannten „banana signs" auf (b). Das Kleinhirn ist hypoplastisch und hat eine charakteristische Bananenform.

im Umfang und Querdurchmesser meistens mikrozephalen fetalen Hirnschädels einer Limone („lemon-sign") [9–11].

Durch die zu klein ausgebildete hintere Schädelgrube verlagern sich Hirnstamm und Kleinhirnanteile aus der Schädelhöhle in den zervikalen Spinalkanal. Diese Veränderung wird als Chiari-Typ-II-Malformation bezeichnet und kommt sonografisch in Form des sogenannten „banana signs" zur Darstellung (Abb. 5.11). Das Kleinhirn erscheint im Horizontalschnitt hypoplastisch und hat eine charakteristische Bananenform [11]. Typischerweise ist die Cisterna magna deutlich geringer gefüllt oder überhaupt nicht darstellbar. Die Chiari-Typ-II-Malformation führt im Verlauf der Schwangerschaft über eine zunehmende Obstruktion des Ausflusses aus dem vierten Ventrikel zu einem nach der Geburt meistens shuntpflichtigen Hydrozephalus (Abb. 5.12). Hierdurch – aber auch nach wasserdichtem Verschluss der Fehlbildung im Rahmen einer vorgeburtlichen Operation – bildet sich das Lemon-sign zunehmend zurück.

Schon im ersten Trimenon sollte ein fetaler Biparietaldiameter (BPD) unterhalb der 5. Perzentile den Verdacht auf das Vorliegen einer SBA wecken [12]. Eine weitere Möglichkeit der frühen Entdeckung einer SBA zwischen Woche 11+0 und 13+6 der Frühschwangerschaft ist der Nachweis einer fehlenden intrakraniellen Transparenz zwischen der hinteren Grenze des Hirnstamms und dem Plexus choroideus des vierten Ventrikels [13, 14]. Auch Corpus-callosum-Anomalien werden regelmäßig bei Feten mit Spina bifida beobachtet [15].

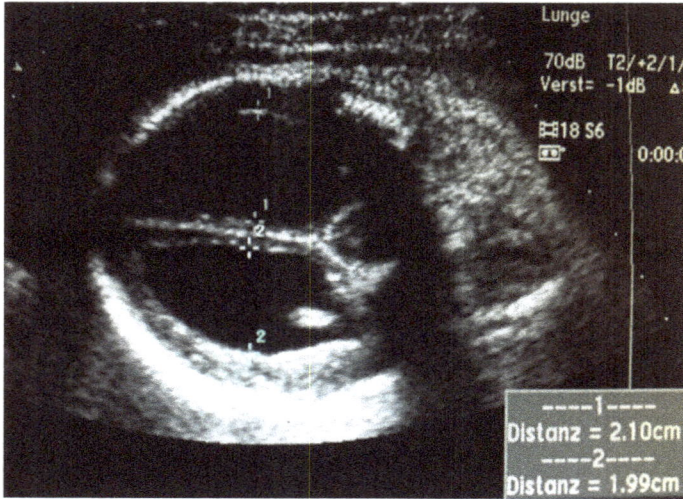

Abb. 5.12: Nachdem bis Mitte der 20er Schwangerschaftswochen die Seitenventrikel des Gehirns nur mild bis moderat erweitert sind, wird bei einigen Feten, wie in dieser Abbildung, in dieser Phase schon das Auftreten eines prognostisch ungünstigen schweren Hydrozephalus' mit ausgeprägter Kompression des Palliums beobachtet.

Bei guten sonografischen Bedingungen lassen sich Größe, Defekthöhe und Art der Fehlbildung (zystische versus flache Läsion) sowie begleitende Deformitäten der Wirbelsäule, Lähmungsfolgen an Beinen und Füßen und schon eventuell vorliegende Harnabflussstörungen sowie die begleitenden Hirnveränderungen gut darstellen. All diese Befunde so detailliert wie möglich zu erheben, erlaubt erst die prognostisch wichtige Nutzen-/Risikoabschätzung hinsichtlich einer vorgeburtlichen Intervention.

Bei ungünstigen sonografischen Bedingungen kommen neben dem 2D-Ultraschall auch fetale MRT-Untersuchungen zur Beurteilung einer fetalen SBA und ihrer Begleitsymptome zu Anwendung [16, 17].

Dagegen haben die Bestimmung von Alpha-1-Fetoprotein und von β-HCG im mütterlichen Serum im Rahmen der vorgeburtlichen Diagnostik der SBA ihre Bedeutung weitgehend verloren.

5.2.3 Klinische Konsequenzen der vorgeburtlich nicht operierten SBA

Postnatal werden bei Patienten mit SBA von der Läsionshöhe abhängig variabel ausgeprägte Lähmungen und Sensitivitätsstörungen der unteren Körperhälfte beobachtet. Fast alle Patienten mit einer sakralen oder tief-lumbalen SBA erlernen das Laufen. Beginnt die Fehlbildung dagegen schon in Höhe der ersten beiden Lendenwirbel oder höher, erlernt kaum ein pränatal nicht operierter Patient das Laufen [18]. Blasen- und Mastdarm- sowie im späteren Leben Sexualfunktionsstörungen sind die Regel [19–21].

Chiari-Typ-II-Malformation und Hydrozephalus treten meistens schon im zweiten Trimenon der Schwangerschaft auf. Bei schwereren Befunden finden sich nach der Geburt lebensbedrohliche Apnoen, fehlende oropharnygeolaryngeale *Schutzreflexe* und es zeigen sich okulomotorische Zeichen (Sonnenuntergangs-Phänomen) [22, 23]. So muss bei fast allen pränatal nicht operierten Kindern mit SBA nach der Geburt ein ventrikulo-peritoneales Shuntsystem zur Behandlung des Hydrozephalus implantiert werden. Infektion, Verstopfung, Diskonnektion, Überdrainage und andere Shuntprobleme verursachen nicht selten eine erhebliche Sekundärmorbidität [24].

Durch den bei gestörter Innervation segmental verminderten oder komplett fehlenden Muskeltonus im Bereich der autochthonen Rückenmuskulatur sowie der unteren Extremitäten treten bei SBA-Patienten häufig Deformitäten der Wirbelsäule (Skoliose, Hyperkyphose, Hyperlordose, Gibbus) (Abb. 5.13) und der unteren Extremitäten (Klumpfüße, Kniedislokationen, Kniekontrakturen, Hüftluxationen) auf [25, 26].

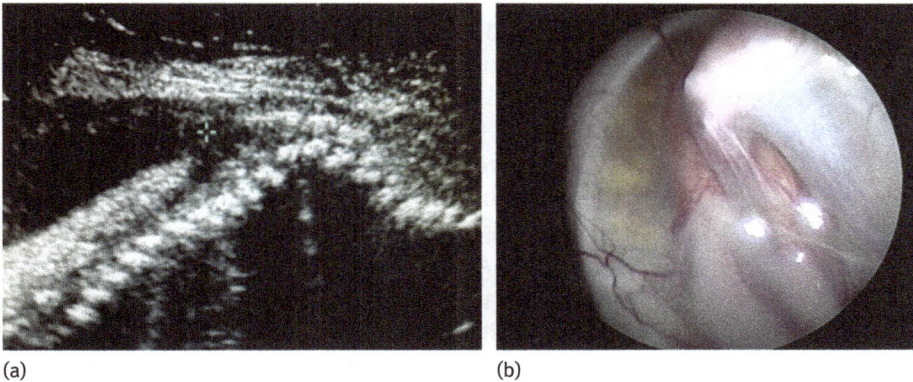

(a) (b)

Abb. 5.13: Weitere Wirbelsäulenfehlbildungen bei SBA: (a) Sonografische Darstellung eines erheblichen Gibbus mit Abknickung der lumbalen Wirbelsäule bei SBA ab dem 10. Thorakalwirbel. (b) Fetoskopischer Aspekt einer SBA ab dem elften Thorakalwirbel mit Diastematomyelie und der rostral des Knochensporns zu beobachtenden charakteristischen Aufteilung des Rückenmarks in zwei Stränge.

Typisch für SBA-Patienten ist auch das sogenannte „tethered cord". Hierunter versteht man eine Anhaftung des Rückenmarks an das umgebende Gewebe im Bereich der operierten Fehlbildung. Führt es zum Beispiel im Rahmen des Längenwachstums durch Traktion zum Funktionsverlust, stellt sich die Indikation zur umgehenden operativen Adhäsiolyse. Hierdurch soll eine Progression von neurologischen Schäden verhindert und einem weiteren Funktionsverlust vorgebeugt werden. Allerdings kann auch der Eingriff selbst zu Funktionsverlusten führen [27]. Zusätzliche Probleme bieten bei manchen Patienten Höhlenbildungen des Zentralkanals des Rückenmarks (Syringomyelie) oder auch das Rückenmark von außen komprimierende Arachnoidalzysten.

5.2.4 Fetalchirurgie bei SBA

Heutzutage wird die SBA zu den nicht oder eher selten lebensbedrohlichen Fehlbildungen gezählt. Diese Perspektive ignoriert völlig, dass in entwickelten Ländern allein die Tatsache der pränatalen Diagnosestellung einer SBA lebensbedrohlich ist und in etwa acht bis neun von zehn Fällen zum Schwangerschaftsabbruch führt, so auch in Deutschland [28]. So ist es aus Betroffenenperspektive kaum verständlich, dass seit der klinischen Einführung der ersten vorgeburtlichen SBA-Operationen Mitte der 90er-Jahre des letzten Jahrhunderts bis heute viele Pränatalmediziner, Kinderärzte, Kinderchirurgen und Neurochirurgen sowie sogar Selbsthilfegruppen der Erforschung und Anwendung sowie zunehmenden Verbreitung dieser Eingriffe äußerst kritisch gegenüberstehen.

5.2.4.1 Rationale der Fetalchirurgie bei SBA

Im Verlauf der Schwangerschaft einmal verloren gegangene neurologische Funktionen können heutzutage durch nachgeburtliche Behandlungsmaßnahmen noch nicht wiedergewonnen werden. So beschränkt sich die postnatale operative Therapie bei Neugeborenen mit SBA darauf, die Fehlbildung schichtweise zu verschließen, um Neuroinfektionen und Liquorlecks zu verhindern. In acht bis neun von zehn Fällen muss der begleitende Hydrozephalus mit einem ventrikulo-peritonealen Shuntsystem versorgt werden. Viel seltener dagegen müssen eine symptomatische Chiari-Typ-II-Malformation, eine Syringomyelie oder Arachnoidalzysten behandelt werden.

Ziel der pränatalen operativen Therapie bei SBA ist der wasserdichte, mechanisch ausreichend stabile Verschluss der Fehlbildung. Hieraus resultiert nicht nur eine Aszension der in den zervikalen Spinalkanal verlagerten Hirnstamm- und Kleinhirnanteile. Auch wird die Notwendigkeit zur Hydrozephalus-Therapie halbiert, und oft lassen sich die Beinfunktionen – gerade bei hohen Läsionen – erstaunlich gut erhalten. Diese Effekte erklären zumindest zum Teil die bessere psychomotorische Entwicklung pränatal operierter Kinder mit SBA im Vergleich zu erst nach ihrer Geburt operierten Kindern [29].

Die sogenannte „Two-Hit"-Hypothese erklärt, warum durch eine schon vorgeburtliche Operation neurologische Funktionen erhalten werden können. Laut dieser lassen sich die nach der Geburt vorhandenen neurologischen Ausfälle nur zum Teil durch die primäre Fehlanlage des Rückenmarks in der Embryonalperiode („first hit") erklären [30]. So sollen im Verlauf der Schwangerschaft mechanische und chemische Reize, wie zum Beispiel auch im Stuhl enthaltene Verdauungsenzyme, das der Fruchthöhle gegenüber exponierte Rückenmarkgewebe („second hit") zusätzlich schädigen [31–33]. Tierexperimentelle Studien an schwangeren Schafen und anderen Spezies sowie auch die Beobachtung, dass die meisten Feten mit SBA im zweiten Trimenon noch sonografisch normale Beinbewegungen zeigen, diese aber bei vielen bis zur Geburt teilweise oder auch vollständig verloren gehen, unterstützen diese Hypothese [34–39].

5.2.4.2 Offene Fetalchirurgie bei SBA

Über den ersten erfolgreichen offenen fetalchirurgischen Eingriff bei SBA wurde 1998 von Adzick et al. berichtet. Nach mütterlicher Laparo- und Hysterotomie (i.e. „offene Fetalchirurgie") in maternofetaler Vollnarkose wurde die Fehlbildung aufgesucht und verschlossen. Die Defektabdeckung in diesem Fall erfolgte mit fetaler Haut [40, 41]. Inzwischen sind weltweit wohl schon mehr als tausend dieser Eingriffe durchgeführt worden. Damit handelt es sich beim Spina-bifida-Verschluss um die häufigste noch „offen" durchgeführte fetalchirurgische Operation.

Heutzutage wird von den Befürwortern der offenen fetalchirurgischen Operation an Ungeborenen mit SBA die postnatale schichtweise Verschlusstechnik der Fehlbildung auch als Vorbild und Goldstandard für die Durchführung des fetalchirurgischen Eingriffs propagiert. Hierdurch sollen sich die Tethering-Rate verringern und die „natürlichen" anatomischen Verhältnisse wiederherstellen lassen. Dennoch hat sich im Rahmen einer randomisierten Studie gezeigt, dass die Rate postnataler Reinterventionen aufgrund eines „tethered cord" bei pränatal offen fetalchirurgisch operierten Kindern höher war als bei den erst postnatal operierten [29]. Die meisten publizierten Daten über das Outcome pränataler SBA-Operationen basieren auf den Erfahrungen mit dem offenen Operationsverfahren.

Die verminderte Akzeptanz, die dem offenen Verfahren von Schwangeren und Medizinern in Europa entgegengebracht wird, begründet sich in seiner – durch die Art des fetalen Zugangs – nicht unerheblichen maternalen Morbidität sowie den hierdurch verursachten Schäden an der Gebärmutterwand bei fast allen so operierten Schwangeren (Ausdünnung bis Ruptur), welche nicht nur auf die Schwangerschaft des operierten Kindes, sondern auch auf Folgeschwangerschaften Einfluss nehmen [29].

5.2.4.3 Minimalinvasive fetoskopische Fetalchirurgie bei SBA

Die Pioniere Brunner und Tulipan waren die Ersten, die fetoskopische vorgeburtliche Eingriffe bei Ungeborenen mit SBA durchführten. Hierzu führten sie zunächst noch eine maternale Laparotomie durch, um die Operationstrokare so direkt in die exponierte Gebärmutter platzieren zu können [42]. Wegen technischer Schwierigkeiten, Komplikationen und Todesfällen gaben sie nach wenigen Eingriffen das Verfahren wieder auf und wandten seitdem die offene Operationsmethode an. Erst in den letzten Jahren verwenden Kollegen aus Barcelona und Houston wieder die gleiche Zugangsmethode mit besseren Ergebnissen.

Schon vor fast fünfzehn Jahren, im September 2002, wurde vom Autor dieses Kapitels als für die Schwangere deutlich weniger invasive Alternative zum offenen Operationsverfahren sowie zum fetoskopischen Verfahren mit Laparotomie die komplett perkutane minimalinvasive fetoskopische Patchabdeckung der SBA eingeführt [43]. Die einzelnen Schritte des minimalinvasiven Operationsverfahrens (z. B. perkutaner intraamniotischer Zugang zum Feten, Durchführung der Gasinsufflation der Frucht-

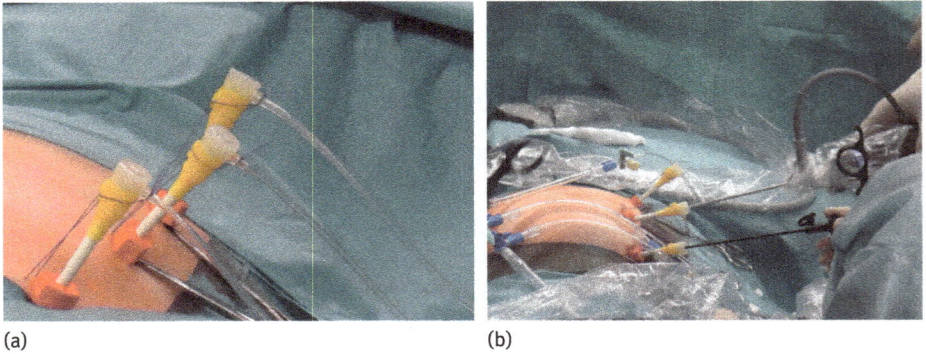

(a)   (b)

Abb. 5.14: Der minimalinvasive fetoskopische Verschluss einer SBA erfolgt perkutan durch drei Tro-kare mit einem Außendurchmesser von nur 5 mm (a), die jeweils nach Stichinzision mittels Seldin-ger-Technik über einen 1 mm Führungsdraht perkutan, transabdominell, transuterin, paraplazentar in die Fruchthöhle eingebracht werden. Durch die Trokare wird die Fruchthöhle insuffliert und dann mit Instrumenten und Kamera der Verschluss der Fehlbildung durchgeführt (b).

höhle, fetale Lagerung, Präparation und Abdeckung der Fehlbildung, Gebärmutter-verschluss) wurden in einer umfassenden Reihe von Experimenten an schwangeren Schafen entwickelt [44–47]. Auch nach ihrer klinischen Einführung wurde die Metho-de durch weitere tierexperimentelle Untersuchungen sowie wichtige operationstech-nische Weiterentwicklungen begleitet [48–51]. Die meisten davon dienten der Patien-tensicherheit und tragen zu den aktuellen vielversprechenden Ergebnissen wesent-lich bei.

Weder Laparo- noch Hysterotomie sind notwendig, um den Feten zu erreichen. Der minimalinvasive fetoskopische Verschluss der SBA erfolgt stattdessen komplett perkutan durch drei Trokare mit einem Außendurchmesser von nur 5 mm (Abb. 5.14) [52]. Der Eingriff wird, bei Fehlen mütterlicher oder kindlicher Ausschlussfaktoren, in maternofetaler Allgemeinnarkose, mit zusätzlicher perioperativer Tokolyse und Antibiotikaprophylaxe, bevorzugt zwischen der 24. und 26. Schwangerschaftswoche durchgeführt [53, 54]. Ziel des Eingriffs ist es, durch einen wasserdichten Verschluss das Rückenmark vor Kontakt mit Fruchtwasser und mechanischen und chemischen Schäden zu schützen.

Um den Eingriff für Mutter und Fetus risikoarm durchzuführen, wurde ein spe-ziell auf die Bedürfnisse der fetoskopischen Operation zugeschnittenes Narkosepro-tokoll erarbeitet [55, 56]. Mit Anwendung dieses Protokolls werden klinisch relevante mütterliche Lungenödeme oder ein intraoperatives Versterben des Feten nicht mehr beobachtet. Nach Zugang in die Fruchthöhle wird diese mit Kohlendioxid insuffliert, um perfekte Sichtverhältnisse zur Durchführung der Operation zu erhalten [49]. Die zur sicheren Durchführung der perkutanen Amnion-Kohlendioxid-Insufflation (PACI) notwendigen Insufflationsprinzipien mit Kohlendioxid sowie Druckluft wurden vor

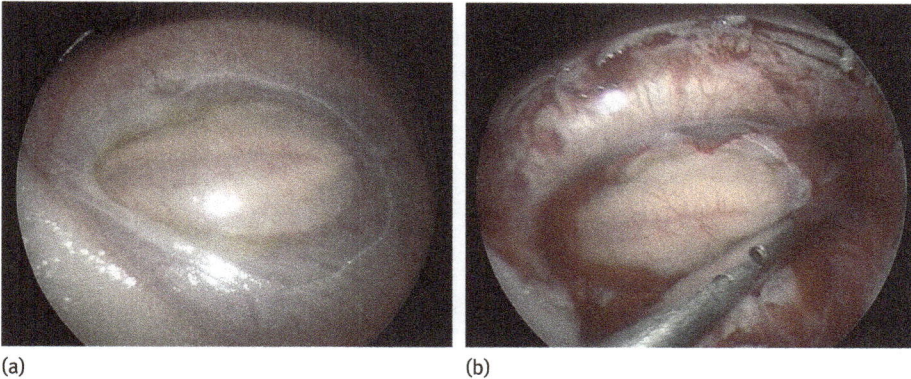

(a)   (b)

Abb. 5.15: Minimalinvasiver fetoskopischer Patchverschluss bei SBA bei Feten der 24. Schwanger-schaftswoche (Defekthöhe L4). Nach Zugang in die Fruchthöhle, Teilentfernung von Fruchtwasser und Kohlendioxid-Insufflation wird der Fetus gelagert, sodass der Rücken erreicht und die hier im Durchmesser etwa 4 cm messende rundlich-ovale Fehlbildung (a) präpariert werden kann. Zunächst wird die Fehlbildung umschnitten und dann vorsichtig das Rückenmark von umgebender Arachno-idea und pathologischer Haut gelöst (b).

klinischer Einführung der Methode im Tiermodell entwickelt und in der Praxis weiter verbessert [45, 50, 51].

Ist die Lage des Feten ungünstig, kann er mittels Instrumenten so gelagert wer-den, dass die Fehlbildung zur chirurgischen Präparation erreicht werden kann. Nach Zirkumzision der Fehlbildung und Lösung der Plakode wird diese mit einem Kolla-genpatch wasserdicht abgedeckt (Abb. 5.15) [52]. Besteht ein erhöhtes Risiko für ein Verwachsen von Rückenmarksanteilen mit dem Kollagenpatch, wird ein Teflonpatch auf das Rückenmark aufgelegt und als Zwischenschicht verwendet. Bei kleineren Defekten und gut mobilisierbarer Haut ist auch ein Direktverschluss möglich. Nach Verschluss der Fehlbildung wird das Insufflationsgas aus der Fruchthöhle abgesaugt und diese zeitgleich mit warmer Ringer-Lösung als Fruchtwasserersatz wiederaufge-füllt.

Im Unterschied zum offenen fetalchirurgischen Verfahren wird bei der minimal-invasiven fetoskopischen Patchabdeckung der SBA auf eine mehrschichtige Abdeckung der Fehlbildung, wie neurochirurgisch postnatal üblich, verzichtet [52]. Dieses mini-male Handling des Rückenmarks zeigte sich in einer tierexperimentellen Studie an Schaffeten dem klassischen postnatalen mehrschichtigen Verschlussverfahren über-legen: Fetale Rückenmarkstrukturen waren in der histopathologischen Beurteilung besser erhalten, das Ausmaß von Anheftungen („tethering") oder eingriffsbedingten Schäden war geringer [57].

Im Vergleich zum offenen fetalchirurgischen Verfahren werden nach minimal-invasivem fetoskopischem Patchverschluss keine die Integrität der Gebärmutterwand

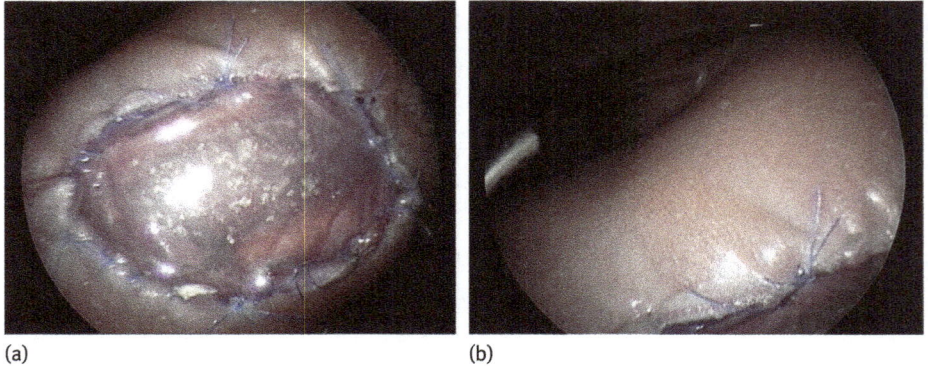

(a)   (b)

Abb. 5.16: Danach wird der präparierte Bereich mit einem Kollagenpatch wasserdicht verschlossen (a). Hiernach wird das Gas abgesaugt und simultan die Fruchthöhle wieder aufgefüllt (b).

beeinträchtigende Schäden im Bereich der Trokareinstichstellen beobachtet [54]. Alles was bleibt, sind winzige Narben auf dem Mutterbauch (Abb. 5.16). Verglichen mit den deutlich größeren Laparotomie- und Hysterotomienarben der offenen Fetalchirurgie und mit ihren lebenslänglichen Folgen ein unbestreitbarer Vorteil der fetoskopischen Methode.

Schwangere mit schweren chronischen Erkrankungen ihres Herz-Kreislaufsystems, mit Schwangerschaftsvergiftung, schweren Lungen-, Magen-, Darm- oder Nierenerkrankungen, Gerinnungsstörungen, Virushepatitis, HIV oder anderen Infektions- oder Stoffwechselerkrankungen wie auch solche mit anamnestisch lebensbedrohlichen toxischen Medikamentenreaktionen oder -allergien werden zu ihrer Sicherheit von dem Eingriff ausgeschlossen [53, 54].

Bei einigen wenigen Schwangeren, bei denen die Position des Mutterkuchens den direkten Zugang zum Fetus komplett versperrt, kann die fetoskopische Operation perkutan nicht durchgeführt werden. Hier bleiben als Alternativen die Trokarplatzierung nach mütterlicher Laparotomie oder auch das offen fetalchirurgische Verfahren.

5.2.4.4 Postoperativer Verlauf

Aktuell beträgt der Klinikaufenthalt nach minimalinvasivem fetoskopischem Verschluss einer SBA im Durchschnitt nur 5–6 Tage. Eine Dauertokolyse über den weiteren Verlauf der Schwangerschaft ist nicht erforderlich. Eingriffsbedingte schwere maternale Komplikationen wie perioperative Infektionen, Embolien, Thrombosen, Darmverletzungen, maternale Lungenödeme oder schwere Blutungen aus Plazenta oder Einstichstellen werden kaum beobachtet (Häufigkeit je Komplikation <1 %) [54].

Allerdings kommt es bei fast allen fetoskopisch operierten Schwangeren im Verlauf der Schwangerschaft zu einem vaginalen Verlust von Fruchtwasser über die operationsbedingten Fruchthüllendefekte. Diese Komplikation tritt im Mittel in der

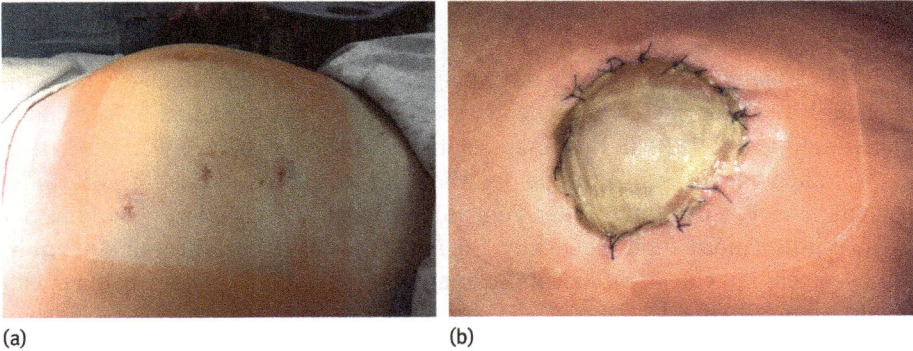

(a)   (b)

Abb. 5.17: Die drei mit jeweils einer Einzelknopfnaht verschlossenen Trokareinstichstellen auf dem Mutterbauch symbolisieren die minimale Invasivität des komplett perkutanen fetoskopischen Operationsverfahrens zum Verschluss der fetalen SBA. Unten: Bis zur Geburt der minimalinvasiv an ihrer SBA (unten) operierten Ungeborenen verstreichen meistens mehrere Monate. In dieser Zeit heilt der Patch fest auf seiner Unterlage ein. Allerdings wird die Patchoberfläche meistens nicht oder nur zum Teil mit Haut überwachsen, sodass dieser Schritt erst nach der Geburt unter Kolloidpflastern innerhalb der ersten Lebenswochen stattfindet.

30. Schwangerschaftswoche auf, wird aber manchmal auch schon perioperativ beobachtet. Trotz Fruchtwasserleck gelingt es durch körperliche Schonung und mit Antibiotikaprophylaxe, dass 90 % der minimalinvasiv fetoskopisch an ihrer Spina bifida operierten Kinder die 30. Schwangerschaftswoche erreichen; 50 % werden nach Vollendung von 34 Schwangerschaftswochen geboren [54].

So verstreichen von der Operation bis zur Geburt des minimal-invasiv an seiner SBA operierten Ungeborenen meistens mehrere Monate. In dieser Zeit heilt der Patch fest auf seiner Unterlage ein. Allerdings wird die Patchoberfläche meistens nicht oder nur zum Teil mit Haut überwachsen, sodass dieser Schritt erst nach der Geburt unter Kolloidverbänden innerhalb von vier bis sechs Wochen stattfindet (Abb. 5.17).

5.2.4.5 Outcome

Die minimalinvasive fetale Chirurgie bei Spina bifida bietet betroffenen Patienten, trotz zumeist früherer Geburt, eine Chance zu einem deutlich symptomärmeren Start in ihr Leben. Allerdings müssen sie aufgrund der zahlreichen bekannten Auswirkungen der Erkrankung auf unterschiedlichste Organsysteme, die schon bei Geburt vorliegen können, aber sich auch im Verlauf der Jahre oder akut krisenhaft entwickeln können, lebenslänglich sehr sorgfältig begleitet und überwacht werden. Dieses Ziel lässt sich in Deutschland mit seinem gut vernetzten System aus sozialpädiatrischen Zentren sowie der Einrichtung einer Spezialsprechstunde für fetalchirurgisch operierte Kinder, wie an unserer Klinik etabliert, erreichen.

5.2.4.6 Zerebrale Beteiligung

Bei nicht-syndromalen Fällen von Spina bifida verläuft die geistige Entwicklung in vielen Fällen annähernd normal oder nur wenig eingeschränkt. Die Intelligenz der Patienten lässt sich in normalen Bereichen messen. Eine gut mögliche Inklusion pränatal operierter Kinder mit SBA in Kindertagesstätten und Schulen kann erwartet werden.

Wie nach offener Fetalchirurgie der SBA wird auch nach minimalinvasivem fetoskopischem Patchverschluss der Fehlbildung regelmäßig eine Rückbildung der Chiari-Typ-II-Malformation beobachtet. Die Aszension von Hirnstamm- und Kleinhirnanteilen geht mit einer deutlichen Abnahme behandlungsbedürftiger Hydrozephali einher.

Die Notwendigkeit der nachgeburtlichen ventrikulo-peritonealen Shuntanlage lässt sich bereits schon vor der fetoskopischen Operation abschätzen. Beträgt die Weite der Hinterhörner der Seitenventrikel vor dem Eingriff weniger als 12 mm, ist mit einer Shuntrate von unter 40 % zu rechnen. Beträgt die Weite der Hinterhörner der Seitenventrikel vor dem Eingriff schon 14 mm oder mehr, müssen trotz vorgeburtlichem Verschluss der Fehlbildung fast alle Kinder mit einem Shunt versorgt werden [59]. Somit ergibt sich die Shuntrate im Gesamtkollektiv aus der relativen Häufigkeit der gemessenen Hirnkammerweiten vor Eingriff. Diese beträgt bis zum Ende des ersten Lebensjahres knapp 50 % [58]. Dagegen erreicht die Shuntrate erst postnatal an ihrer SBA operierter Kinder 80 % und mehr [29].

Liegt bei Diagnosestellung schon ein schwerer Hydrozephalus (Seitenventrikel-Hinterhornweite ≥16 mm) vor, sollte die Operation wegen des eher ungünstigen neurologischen Outcomes nicht mehr angeboten werden. Ein erheblich ausgedünnter fehlentwickelter Hirnmantel, reduziertes Corpus-callosum-Gewebe sowie therapieresistente Hirnstammfunktionsstörungen im Rahmen der Chiari-Typ-II-Malformation tragen zu infausten Verläufen bei.

Auch das Auftreten von Höhlenbildungen im Rückenmark (Syringomyelie) oder von Arachnoidalzysten kann im weiteren Verlauf noch zu Funktionsverlusten beitragen.

5.2.4.7 Beinfunktion

Die motorischen und sensorischen Funktionen der unteren Extremitäten fetoskopisch an ihrer SBA operierter Kinder liegen meistens um mehrere Segmente unterhalb der anatomischen Höhe der Läsion [60]. Dieser Effekt ist umso eindrucksvoller, je höher die Fehlbildung gelegen ist. So erlernen die meisten minimalinvasiv vorgeburtlich operierten Kinder im Verlauf der ersten Lebensjahre das Laufen [57]. Im erst postnatal operierten Kollektiv der MOMS-Studie erlernte dagegen nur etwa ein Fünftel der Kinder das Laufen [29]. – Allerdings wird bei manchen Kindern schon im ersten Lebensjahr eine zum Teil erhebliche Funktionsverschlechterung durch „tethered-cord" oder Syringomyelie beobachtet. Auch können schwierig zu behandelnde ein- oder beidseitige Hüftluxationen zu einer eingeschränkten Beinfunktion beitragen.

5.2.4.8 Blasen-/Mastdarmfunktion

Bei vorgeburtlich operierten Kindern mit Spina bifida wird nach der Geburt ein ähnliches Spektrum von Blasen-Mastdarmfunktionsstörungen beobachtet wie bei erst nachgeburtlich operierten Kindern [61–63]. Da etwa 20 % der Kinder keine oder nur leichte Symptome haben sowie aus den Ergebnissen tierexperimenteller Studien abgeleitet, lässt sich vermuten, dass der Eingriff eine neuroprotektive Wirkung auf Blasen- und Darmfunktion hat. Allerdings lässt sich bislang kein prognostischer Zusammenhang erkennen, warum bei einem Kind mit einer guten Funktion gerechnet werden kann und bei einem anderen nicht. Der Analreflex ist in der pränatal operierten Gruppe deutlich öfter vorhanden als in der erst postnatal operierten [60].

5.2.4.9 Neonatales Outcome

Da fast alle Kinder nach komplett perkutanem minimal-invasivem vorgeburtlichem Verschluss ihrer Spina bifida erst im letzten Schwangerschaftsviertel geboren werden, werden schwerste Frühgeburtskomplikationen mit lebenslangen Folgen für Gehirn, Augen, Ohren, Lungen, Herzen oder Darm nur sehr selten beobachtet [64]. Das größte Risiko innerhalb der ersten Lebenswochen besteht im Auftreten von Neuroinfektionen, die über den Verlauf des Einheilens des Patches auftreten können. Mit einer detaillierten Vorgehensbeschreibung zur nachgeburtlichen Versorgung und Kontrolle des Patches bis zu seiner kompletten Einheilung lässt sich das Auftreten von infektiösen Komplikationen minimieren und beherrschen. Neurochirurgische Re-Eingriffe in der Neonatalzeit zur Behandlung von Patchlecks oder Wundheilungsstörungen sind aktuell nur noch nach 15 % der Operationen erforderlich [64].

5.2.4.10 Zusammenfassung

Aufgrund typischer begleitender Hirn- und Schädelveränderungen wird die Diagnose einer SBA heutzutage meistens schon vor der Geburt gestellt [11]. Konsequenz der Diagnose für die Mehrzahl betroffener Schwangerer in Deutschland ist zurzeit meistens der Abbruch der Schwangerschaft [28]. Der komplett perkutane vorgeburtliche fetoskopische Verschluss der Fehlbildung bietet bei minimaler Morbidität für die Schwangere die Chance, nachgeburtliche Prognose und Lebensqualität von Spina-bifida-Patienten deutlich zu verbessern. Diese Information ist in der pränatalen Beratung von potenziell lebensrettender Bedeutung für betroffene Ungeborene [64].

Literatur

[1] Adzick NS. Fetal myelomeningocele: natural history, pathophysiology, and in-utero intervention. Semin Fetal Neonatal Med 2010,15(1),9–14.

[2] Parker SE, Yazdy MM, Mitchell AA, Demmer LA, Werler MM. A description of spina bifida cases and co-occurring malformations, 1976–2011. Am J Med Genet A 2014,164(2),432–440.

[3] Williams LJ, Mai CT, Edmonds LD, Shaw GM, Kirby RS, Hobbs CA, Sever LE, Miller LA, Meaney FJ, Levitt M. Prevalence of spina bifida and anencephaly during the transition to mandatory folic acid fortification in the United States. Teratology 2002,66(1),33–39.

[4] MRC Vitamin Study Research Group. Prevention of neural tube defects: results of the medical research council vitamin study. Lancet 1991,338,131–137.

[5] Agopian AJ, Tinker SC, Lupo PJ, Canfield MA, Mitchell LE; National Birth Defects Prevention Study. Proportion of neural tube defects attributable to known risk factors. Birth Defects Res A Clin Mol Teratol. 2013,97(1),42–46.

[6] Werler MM, Ahrens KA, Bosco JL, Mitchell AA, Anderka MT, Gilboa SM, Holmes LB; National Birth Defects Prevention Study. A Use of antiepileptic medications in pregnancy in relation to risks of birth defects. Ann Epidemiol 2011,21(11),842–850.

[7] Hernández-Díaz S, Werler MM, Walker AM, Mitchell AA. Neural tube defects in relation to use of folic acid antagonists during pregnancy. Am J Epidemiol 2001,153(10),961–968.

[8] Babcook CJ, Goldstein RB, Filly RA. Prenatally detected fetal myelomeningocele: is karyotype analysis warranted? Radiology 1995,194(2),491–494.

[9] Thomas M. The lemon sign. Radiology 2003,228(1),206–207.

[10] D'Addario V, Rossi AC, Pinto V, Pintucci A, Di Cagno L. Comparison of six sonographic signs in the prenatal diagnosis of spina bifida. J Perinat Med 2008,36(4),330–334.

[11] Nicolaides KH, Campbell S, Gabbe SG, Guidetti R. Ultrasound screening for spina bifida: cranial and cerebral signs. Lancet 1986,2(8498),72–74.

[12] Bernard JP, Cuckle HS, Stirnemann JJ, Salomon LJ, Ville Y. Screening for fetal spina bifida by ultrasound examination in the first trimester of pregnancy using fetal biparietal diameter. Am J Obstet Gynecol. 2012,207(4),306.e1–5.

[13] Chaoui R, Benoit B, Mitkowska-Wozniak H, Heling KS, Nicolaides KH. Assessment of intracranial translucency (IT) in the detection of spina bifida at the 11–13-week scan. Ultrasound Obstet Gynecol. 2009,34(3),249–252.

[14] Chaoui R, Nicolaides KH. From nuchal translucency to intracranial translucency: towards the early detection of spina bifida. Ultrasound Obstet Gynecol. 2010,35(2),133–138.

[15] Elgamal EA, Elwatidy SM, Alhabib AF, Jamjoom ZB, Murshid WR, Hassan HH, Salih MA. Agenesis of the corpus callosum associated with spinal open neural tube defect. Saudi Med J. 2014 Dec,35 Suppl 1,S57–63.

[16] Buyukkurt S, Binokay F, Seydaoglu G, Gulec UK, Ozgunen FT, Evruke C, Demir C. Prenatal determination of the upper lesion level of spina bifida with three-dimensional ultrasound. Fetal Diagn Ther 2013,33(1),36–40.

[17] Mangels KJ, Tulipan N, Tsao LY, Alarcon J, Bruner JP. Fetal MRI in the evaluation of intrauterine myelomeningocele. Pediatr Neurosurg 2000,32(3),124–131.

[18] Mazur JM, Shurtleff D, Menelaus M, Colliver J. Orthopaedic management of high-level spina bifida. Early walking compared with early use of a wheelchair. J Bone Joint Surg Am 1989,71(1),56–61.

[19] Stein R, Schröder A, Beetz R, Ermert A, Filipas D, Fisch M, Goepel M, Körner I, Schönberger B, Sparwasser C, Stöhrer M, Thüroff JW. Urologische Erkrankungen bei Patienten mit Meningomyelozele. Diagnostik und Management. Urologe A 2007,46(12),1620–1642.

[20] Kryger JV, González R, Barthold JS. Surgical management of urinary incontinence in children with neurogenic sphincteric incompetence. J Urol 2000,163(1),256–263.

[21] Lemelle JL, Guillemin F, Aubert D, Guys JM, Lottmann H, Lortat-Jacob S, Moscovici J, Mouriquand P, Ruffion A, Schmitt M. A multicenter evaluation of urinary incontinence management and outcome in spina bifida. J Urol 2006,175(1),208–212.

[22] McLone DG, Knepper PA. The cause of Chiari II malformation: a unified theory. Pediatr Neurosci 1989,15(1),1–12.

[23] Messing-Jünger M, Röhrig A. Primary and secondary management of the Chiari II malformation in children with myelomeningocele. Childs Nerv Syst 2013,29(9),1553–1562.

[24] Aschoff A, Kremer P, Hashemi B, Kunze S. The scientific history of hydrocephalus and its treatment. Neurosurg Rev 1999,22(2–3),67–93.

[25] Vineeta T. Swaroop, Luciano Dias. Orthopedic management of spina bifida. Part I: hip, knee, and rotational deformities; J Child Orthop 2009,3,441–449.

[26] Özek MM, Cinalli G, Maixner WJ. Spina bifida Management and Outcome. In: Özek MM, Erol B, Tama i J. Management of Vertebral Problems and Deformities. Milan: Springer; 2008, 305–318.

[27] Özek MM, Cinalli G, Maixner WJ. Spina bifida Management and Outcome. In: Bowman RM, McLone DG. Tethered Cord in Children with Spina Bifida. Milan: Springer; 2008, 267–274.

[28] Bahlmann F, Reinhard I, Schramm T, Geipel A, Gembruch U, von Kaisenberg CS, Schmitz R, Stupin J, Chaoui R, Karl K, Kalache K, Faschingbauer F, Ponnath M, Rempen A, Kozlowski P. Cranial and cerebral signs in the diagnosis of spina bifida between 18 and 22 weeks of gestation: a German multicentre study. Prenat Diagn. 2015 Mar,35(3),228–235.

[29] Adzick NS, Thom EA, Spong CY, Brock JW 3rd, Burrows PK, Johnson MP, Howell LJ, Farell JA, Dabrowiak ME, Sutton LN, Gupta N, Tulipan NB, D'Alton ME, Farmer DL, MOMS Investigators. A randomized trial of prenatal versus postnatal repair of myelomeningocele. N Engl J Med 2011,364(11),993–1004.

[30] Heffez DS, Aryanpur J, Hutchins GM, Freeman JM. The paralysis associated with myelomeningocele: clinical and experimental data implicating a preventable spinal cord injury. Neurosurgery 1990,26(6),987–992.

[31] Drewek MJ, Bruner JP, Whetsell WO, Tulipan N. Quantitative analysis of the toxicity of human amniotic fluid to cultured rat spinal cord. Pediatr Neurosurg 1997,27,190–193.

[32] Correia-Pinto J, Reis JL, Hutchins GM, Baptista MJ, Estevão-Costa J, Flake AW, Leite-Moreira AF. In utero meconium exposure increases spinal cord necrosis in a rat model of myelomeningocele. J Pediatr Surg 2002,37(3),488–492.

[33] Kohl T. Stool contamination. J Neurosurg Pediatr 2010,5(4),422.

[34] Selauki M, Manning S, Bernfield M. The curly tail mouse model of human neural tube defects demonstrates normal spinal cord differentiation at the level of the myelomeningocele: implications for fetal surgery. Child's Nerv System 2001,17,19–23.

[35] Meuli M, Meuli-Simmen C, Yingling CD, Hutchins GM, Hoffman KM, Harrison MR, Adzick NS. Creation of myelomeningocele in utero: A model of functional damage from spinal cord exposure in fetal sheep. J Pediatr Surg 1995,30,1028–1033.

[36] Meuli M, Meuli-Simmen C, Yingling CD et al. In utero repair of experimental myelomeningocele saves neurological function at birth. J Pediatr Surg 1996,31,397–402.

[37] Korenromp MJ, Van Gool JD, Bruinese HW, Kriek R. Early fetal leg movements in myelomeningocele. Lancet 1986,1(8486),917–918.

[38] Sival DA, Begeer JH, Staal-Schreinemachers AL, Vos-Niël JM, Beekhuis JR, Prechtl HF. Perinatal motor behaviour and neurological outcome in spina bifida aperta. Early Hum Dev 1997,50(1),27–37.

[39] Warsof SL, Abramowicz JS, Sayegh SK, Levy DL. Lower limb movements and urologic function in fetuses with neural tube and other central nervous system defects. Fetal Ther 1988,3(3),129–134.

[40] Adzick NS, Sutton LN, Crombleholme TM, Flake AW. Successful fetal surgery for spina bifida. Lancet 1998,352(9141),1675–1676.

[41] Adzick NS. Fetal Surgery for Myelomeningocele: Trials and Tribulations. J Pediatr Surg 2012,47(2),273–281.

[42] Tulipan N, Hernanz-Schulman M, Lowe LH, Bruner JP. Intrauterine myelomeningocele repair reverses preexisting hindbrain herniation. Pediatr Neurosurg 1999,31(3),137–142.

[43] Kohl T, Hering R, Heep A, Schaller C, Meyer B, Greive C, Bizjak G, Buller T, Van de Vondel P, Gogarten W, Bartmann P, Knöpfle G, Gembruch U. Percutaneous fetoscopic patch coverage of spina bifida aperta in the human – Early clinical experience and potential. Fetal Diagn Ther 2006,21(2),185–193.

[44] Kohl T, Szabo Z, Suda K, Harrison MR, Quinn TM, Petrossian E, Hanley FM. Percutaneous fetal access and uterine closure for fetoscopic surgery – Lessons from 16 consecutive procedures in pregnant sheep. Surgical Endoscopy 1997,11(8),819–824.

[45] Kohl T, Witteler R, Strümper D, Gogarten W, Asfour B, Reckers J, Merschhoff G, Marcus AE, Weyand M, Van Aken H, Vogt J, Scheld HH. Operative techniques and strategies for minimally invasive fetoscopic fetal cardiac interventions in sheep. Surg Endosc 2000,14(5),424–430.

[46] Kohl T, Große Hartlage M, Kienitz D, Westphal M, Buller T, Aryee S, Achenbach S, Gembruch U, Brentrup A. Percutaneous fetoscopic patch coverage of experimental lumbosacral full- thickness skin lesions in sheep – A minimally invasive technique aimed at minimizing maternal trauma from fetal surgery for myelomeningocele. Surg Endoscopy 2003,17(8),1218–1223.

[47] Kohl T, Hering R, Van de Vondel P, Tchatcheva K, Berg C, Bartmann P, Heep A, Franz A, Müller A, Gembruch U. Analysis of the step-wise clinical introduction of experimental percutaneous fetoscopic surgical techniques for upcoming minimally-invasive fetal cardiac interventions. Surgical Endosc 2006 Jul,20(7),1134–1143.

[48] Kohl T, Tchatcheva K, Merz W, Wartenberg HC, Heep A, Müller A, Franz A, Stressig R, Willinek W, Gembruch U. Percutaneous fetoscopic patch closure of spina bifida aperta in the human – Advances in fetal surgical techniques may now obviate the need for early postnatal neurosurgical intervention. Surg Endosc 2009,23(4),890–895.

[49] Kohl T, Tchatcheva K, Weinbach J, Hering R, Kozlowski P, Stressig R, Gembruch U. Partial amniotic carbon dioxide insufflation (PACI) during minimally invasive fetoscopic surgery: early clinical experience in humans. Surg Endosc 2010,24(2),432–444.

[50] Kohl T, Ziemann M, Weinbach J, Tchatcheva K, Hasselblatt M. Partial amniotic carbon dioxide insufflation (PACI) during minimally invasive fetoscopic interventions seems safe for the fetal brain in sheep. J Laparoendosc Adv Surg Tech A 2010 Sep,20(7),651–653.

[51] Kohl T. Impact of partial amniotic carbon dioxide insufflation (PACI) on middle cerebral artery blood flow in mid-gestation human fetuses undergoing minimally-invasive fetoscopic surgery for spina bifida. Ultrasound Obstet Gynecol. 2016,47(4),521–522.

[52] Kohl T. Percutaneous minimally invasive fetoscopic surgery for spina bifida aperta. Part I: surgical technique and perioperative outcome. Ultrasound Obstet Gynecol. 2014 Nov,44(5),515–524.

[53] Degenhardt J, Axt-Fliedner R, Enzensberger C, Tenzer A, Kawecki A, Kohl T. Peri- and postoperative management for minimally invasive fetoscopic surgery of spina bifida. Z Geburtshilfe Neonatol. 2014 Dec,218(6),244–247.

[54] Degenhardt J, Schürg R, Winarno A, Oehmke F, Khaleeva A, Kawecki A, Enzensberger C, Tinneberg HR, Faas D, Ehrhardt H, Axt-Fliedner R, Kohl T. Percutaneous minimal-access fetoscopic surgery for spina bifida aperta. Part II: maternal management and outcome. Ultrasound Obstet Gynecol. 2014 Nov,44(5),525–531.

[55] Hering R, Hoeft A, Putensen C, Tchatcheva K, Stressig R, Gembruch U, Kohl T. Maternal haemodynamics and lung water content during percutaneous fetoscopic interventions under general anaesthesia. Brit J Anaesth 2009,102(4),523–527.

[56] Arens C, Koch C, Veit M, Greenberg RS, Lichtenstern C, Weigand MA, Khaleeva A, Schuerg R, Kohl T. Anesthetic management for percutaneous minimally invasive fetoscopic surgery of spina bifida aperta – a retrospective, descriptive report of clinical experience. Anesthesia & Analgesia 2017 Feb 24 [Epub ahead of print].

[57] Herrera SR, Leme RJ, Valente PR, Caldini EG, Saldiva PH, Pedreira DA. Comparison between two surgical techniques for prenatal correction of meningomyelocele in sheep. Einstein (Sao Paulo) 2012,10(4),455–461.

[58] Graf K, Kohl T, Neubauer BA, Dey F, Faas D, Wanis FA, Reinges MH, Uhl E, Kolodziej M. Percutaneous minimally-invasive fetoscopic surgery for spina bifida aperta – Part III – Postnatal neurosurgical interventions in the first year of life. Ultrasound Obstet Gynecol. 2015,47(2),158–161.

[59] Degenhardt J, Khaleeva A, Encensberger C, Axt-Fliedner R, Kohl T. Pre-operative assessment of ventricular size and ventricle-to-hemisphere area ratio permits estimation of the need for ventriculo-peritoneal shunt insertion during the first three months of postnatal life in fetuses before fetoscopic surgery for spina bifida aperta. Ultraschall in Med 2013,34,PS6_02.

[60] Verbeek RJ, Heep A, Maurits NM, Cremer R, Hoving EW, Brouwer OF, van der Hoeven JH, Sival DA. Fetal endoscopic myelomeningocele closure preserves segmental neurological function. Developmental Medicine & Child Neurology 2012,54,15–22.

[61] Lee NG, Gomez P, Uberoi V, Kokorowski PJ, Khoshbin S, Bauer SB, Estrada CR. In utero closure of myelomeningocele does not improve lower urinary tract function. J Urol 2012,188(4 Suppl),1567–1571.

[62] Clayton DB, Tanaka ST, Trusler L, Thomas JC, Pope JC 4th, Adams MC, Brock JW 3rd. Long-term urological impact of fetal myelomeningocele closure. J Urol 2011,186(4 Suppl),1581–1585.

[63] Koh CJ, DeFilippo RE, Borer JG, Khoshbin S, Bauer SB. Bladder and external urethral sphincter function after prenatal closure of myelomeningocele. J Urol 2006,176(5),2232–2236.

[64] Kohl T, Khaleeva A. Spina bifida aperta: Diagnostik und minimal-invasive pränatale Therapie. Neonatologie Scan 2014,(2),151–164

Ingo Gottschalk und Ulrich Gembruch

6 Fetale Anämie und Alloimmun-Thrombozytopenie

6.1 Fetale Anämie

Ursächlich für eine fetale Anämie sind immunologische sowie nicht-immunologische Faktoren, die unerkannt schon intrauterin zum Hydrops fetalis und Versterben des Feten führen können. Dopplersonografische Messungen der zerebralen Spitzenflussgeschwindigkeit sowie die sonografische Beurteilung weiterer pränataler Hinweiszeichen der fetalen Anämie, wie Kardiomegalie oder AV-Klappeninsuffizienz, ermöglichen eine nicht-invasive Erkennung der Anämie, die dann durch eine Fetalblutentnahme aus der Nabelvene gesichert und im selben Eingriff durch eine Bluttransfusion in die Nabelvene behandelt werden sollte.

Das folgende Kapitel beschreibt die verschiedenen Ursachen einer fetalen Anämie sowie deren pränatale Diagnostik, die Überwachung dieser Risikoschwangerschaften sowie die intrauterine Therapie.

6.1.1 Ursachen der Anämie

Eine fetale Anämie kann immunologische oder nicht-immunologische Ursachen haben (Tab. 6.1).

Immunologische Ursachen sind *fetomaternale Blutgruppenunverträglichkeiten* nach erfolgter Sensibilisierung in einer vorangegangenen Schwangerschaft, bei der fetale Erythrozyten-Oberflächenantigene eine maternale Immunreaktion auslösen. Maternale IgG-Immunglobuline passieren die Plazenta, heften sich an die jeweiligen Erythrozyten-Oberflächenantigene und induzieren die Zerstörung dieser Erythrozyten durch das retikulo-endotheliale System [1, 2]. Kann der Verlust dieser Erythrozyten nicht durch eine Steigerung der Erythropoese kompensiert werden, entsteht eine relevante hämolytische Anämie. Fällt das fetale Hämoglobin längerfristig unter eine kritische Konzentration, die bei etwa der Hälfte des vom Gestationsalter abhängigen Medians liegt, ist mit der Entwicklung eines Hydrops fetalis zu rechnen [1, 3]. Die gesteigerte Erythropoese ist im Fetalblut durch eine vermehrte Bildung fetaler Retikulozyten nachweisbar (Retikulozytose), die längerfristige Steigerung des Herzzeitvolumens führt zu einer sonografisch darstellbaren fetalen Kardiomegalie, in der Folge mit AV-Klappeninsuffizienz und AV-Klappenregurgitation.

Über 50 verschiedene Blutgruppen-Oberflächenantigene können diese immunologische Reaktion auslösen, wobei der Pathomechanismus bei fast allen immunologischen hämolytischen Anämien ähnlich ist [1]. Die häufigste Ursache für eine transfusionspflichtige Anämie ist mit 85 % weiterhin die Rhesus-D-Inkompatibilität

DOI 10.1515/9783110431162-006

Tab. 6.1: Ursachen der fetalen Anämie.

immunologische Ursachen	nicht immunologische Ursachen
Anti-D-Antikörper (Rhesus)	Parvovirus B-19-Infektion
Anti-K-Antikörper (Kell)	fetomaternale Hämorrhagie
Anti-c-Antikörper (Rhesus c)	α-Thalassämie
Anti-E-Antikörper (Rhesus E)	fetofetales Transfusionssyndrom (FFTS)
Anti-Fy-Antikörper (Duffy)	Twin anemia-polycythemia Sequenz (TAPS)
	Plazentainsuffizienz
	fetales sakrokokzygeales Teratom
	plazentares Chorangiom
	erythrozytäre Membrandefekte z. B. Spherozytose, Elliptozytose
	Enzymdefekte z. B. Defekte der Glukose-6-Phosphat-Dehydrogenase oder der Pyruvatkinase
	Blackfan-Diamond-Anämie
	kongenitale Leukämie

(Rhesus-D-Antikörper) [4, 5]. Weitere 10 % werden durch Anti-Kell-Antikörper (K1) ausgelöst, 3,5 % durch Anti-Rhesus-c-Antikörper (Rh-c) sowie 1–2 % durch Anti-Rhesus-E- (Rhesus-E) oder Anti-Fy-Antikörper (Duffy) [1, 6]. Insgesamt sinkt die Inzidenz immunologischer Ursachen für transfusionspflichtige Anämien jedoch zugunsten nicht immunologischer infektiöser oder seltener Ursachen [7].

Nicht-immunologische Ursachen einer fetalen Anämie sind vielfältig. So kann eine *fetale Infektion* durch das Parvovirus B19 eine Anämie auslösen, seltener auch eine Zytomegalievirus-Infektion. Das Parvovirus B19 bindet hierbei an das P-Oberflächenantigen von Erythrozyten, von Erythroblasten, Megakaryozyten, Endothelzellen, Plazentazellen sowie fetalen Leber- und Herzzellen und führt zu einer fetalen aplastischen Anämie und viralen Myokarditis [8, 9]. Über Schädigungen erythropoider Vorläuferzellen im Knochenmark und den blutbildenden Organen entsteht eine Knochenmarksuppression, die auch zu einer ausgeprägten Thrombozytopenie führen kann. Das fetale Transmissionsrisiko nach Erstinfektion in der Schwangerschaft liegt bei etwa 33 % [10]. Insgesamt muss bei Infektionen im ersten und frühen zweiten Trimenon innerhalb von 3–12 Wochen nach maternaler Infektion mit der Entwicklung einer schweren fetalen Anämie und bei bis zu 10 % der Feten eines Hydrops gerechnet werden [11], weshalb die Feten in diesen 12 Wochen nach Serokonversion engmaschig auf sonografische Hinweiszeichen einer Anämie überwacht werden sollten [9, 11]. Das Risiko scheint besonders hoch zu sein innerhalb der ersten vier Wochen nach akuter maternaler Erstinfektion und bei einem Infektionszeitpunkt innerhalb der ersten 20 SSW [11].

Fetomaternale Hämorrhagien (FMH) können nicht immunologische Ursachen einer fetalen Volumenmangel-Anämie sein. Geringe, vernachlässigbare FMH scheinen in nahezu jeder Schwangerschaftswoche vorzukommen und beeinflussen die Prognose nicht [12]. Schwere FMH dagegen treten in der Mehrzahl der Fälle ohne ersichtlichen Grund auf, selten sind ein vorausgegangenes maternales abdominales Trauma oder eine bekannte Plazentaanomalie ursächlich. Die Morbidität und Mortalität von FMH steigt mit zunehmender Menge des transfundierten Blutes [13]. Bei sonografischen Zeichen einer unklaren fetalen Anämie mit V. a. FMH sollte deshalb sowohl der Nachweis als auch eine quantitative Bestimmung des fetalen Hämoglobins (HbF) aus maternalem Blut erfolgen, um eine signifikante FMH zu erkennen. Hierfür stehen die Hb-Elektrophorese, die Durchflusszytometrie sowie der Kleihauer-Betke-Test zur Verfügung (s. u.) [14].

Die α-*Thalassämie* ist eine vererbbare kongenitale Hämoglobinopathie, die ursächlich für eine fetale hämolytische Anämie sein kann. An eine α-Thalassämie sollte bei Schwangeren aus dem Mittelmeerraum, Schwarzafrika, dem Nahen Osten sowie Süd(ost)asien gedacht werden. Eine Deletion des Chromosoms 16p ist ursächlich und führt zur verminderten Produktion von α-Globinketten und zu einem Überschuss an β- und γ-Globinketten, wodurch die Reifung und Zirkulationsfähigkeit der Erythrozyten vermindert wird. Die Schwere der α-Thalassämie und der Anämie hängt von der Anzahl der betroffenen α-Globinketten ab, der klinische Verlauf variiert beträchtlich. Die klinisch schwerste homozygote Form der α-Thalassämie ist das Hb-Barts Hydrops-Fetalis-Syndrom mit der Entwicklung einer Hepatosplenomegalie, einer Herzinsuffizienz und eines Hydrops fetalis schon im 2. Trimester. Ohne serielle intrauterine Transfusionen versterben die meisten dieser Feten schon intrauterin oder überleben mit schwersten neurologischen Schäden. Postnatal müssen diese Transfusion lebenslang weitergeführt werden. Begleitende Herz-, Skelett- und urogenitale Fehlbildungen sind nicht selten. Die Diagnostik gelingt im Fetalblut durch den Nachweis einer makrozytären Anämie mit Retikulozytose und im Blutausstrich durch den Nachweis von Hämoglobin-Barts mit 4 γ-Globinketten [15–18].

Bei monochorialen Mehrlingsschwangerschaften kann es im Rahmen eines *fetofetalen Transfusionssyndroms* (FFTS) oder einer *Twin anemia-polycythemia Sequenz* (TAPS) durch plazentare, meist arterio-venöse Anastomosen zur Ausbildung einer therapiepflichtigen fetalen Anämie eines Zwillings kommen. Das FFTS geht mit einer Hypovolämie und Anämie des Donors, die TAPS mit einer Anämie ohne diskordante FW-Mengen beider Zwillinge einher. Eine TAPS tritt in 3–5 % der Fälle sporadisch, in bis zu 12 % der Fälle jedoch häufiger iatrogen als Folge der Lasertherapie eines vorangegangenen FFTS auf [19]. Dabei entwickelt üblicherweise der ehemalige Akzeptor die Anämie, der ehemalige Donor eine Polyzythämie, weshalb die TAPS auch als „Reversed FFTS" bezeichnet wird. Die Diagnose eines FFTS oder einer TAPS wird sonografisch gestellt.

Im Rahmen einer leichten *Plazentainsuffizienz* ist eine kompensatorisch verstärkte fetale Erythropoetin-Ausschüttung messbar, welche zu einer Polyzythämie des betroffenen Feten führt [1]. Bei schwerer, early-onset Plazentainsuffizienz versagt dieser Kompensationsmechanismus, eine verminderte Nierenarterienperfusion führt zu einer zusätzlich verminderten Erythropoetin-Ausschüttung, eine verminderte Leber- und Knochenmarkperfusion drosselt die Hämatopoese zusätzlich, weshalb knapp 30 % der schwer wachstumsretardierten Feten postnatal eine Anämie aufweisen [1, 20].

Fetale oder plazentare Anomalien wie das sakrokokzygeale Teratom oder plazentare Chorangiome können zur Umverteilung großer Blutvolumina führen und so ebenfalls Ursache fetaler Anämien sein [21, 22]. Die Diagnose der Ursache sowie der Anämie erfolgt hier ebenfalls sonografisch.

Sehr seltene Ursachen einer Anämie können *erythrozytäre Membrandefekte* wie die Spherozytose oder Elliptozytose oder *Enzymdefekte* wie Defekte der Glukose-6-Phosphatdehydrogenase (G6PD) oder der Pyruvatkinase sein. Ebenfalls selten sind kongenitale hypoplastische Anämien wie die *Blackfan-Diamond-Anämie* oder die *kongenitale Leukämie*, die auch in Assoziation mit einer fetalen Trisomie 21 auftreten kann. In diesen Fällen gelingt die Diagnose meist erst postnatal [22].

6.1.2 Sonografische Diagnostik bei der Anämie

Das fetale kardiovaskuläre System reagiert auf eine Anämie mit verschiedenen physiologischen Kompensationsmechanismen. Zunächst steigt die kardiale Auswurfleistung, insbesondere das Schlagvolumen, nicht jedoch die Herzfrequenz. Zusätzlich wird die Perfusion der für das Überleben wichtigsten Organsysteme, wie das ZNS, das Herz und die Nebennieren, durch eine Abnahme ihres Gefäßwiderstandes gesteigert („brain-" und „heart-sparing"). Die Perfusion anderer Organsysteme, wie des fetalen Darmes, wird durch eine Zunahme des dortigen Gefäßwiderstandes reduziert. Diese Kompensationsmechanismen haben jedoch ihre Grenzen. Ab einem Hämoglobingrenzwert unter 4–7 g/dl dekompensiert der Fet zunehmend und entwickelt Aszites als Folge der Anämie. Ohne Therapie kommt es zur Ausbildung eines manifesten Hydrops fetalis et placentae mit Pleuraergüssen, Kardio- und Hepatosplenomegalie, vergrößerter hydropischer Plazenta und Polyhydramnion [23, 24].

Ziel der pränatalen Diagnostik muss sein, die Anämie und die physiologischen Anpassungsmechanismen des Feten noch vor Dekompensation und vor Entwicklung eines Hydrops zu erkennen, um frühzeitig therapieren zu können, da das Outcome der hydropischen Feten trotz erfolgreicher pränataler Transfusionen schlechter zu sein scheint [1, 25].

Die fetalen Blutflussgeschwindigkeiten steigen einerseits infolge der bei Anämie verminderten Viskosität des Blutes, andererseits auch durch die kompensatorische Zunahme des Schlagvolumens an, da die Viskosität des Blutes durch die Anämie vermindert ist. Dies kann dopplersonografisch durch die Messung der systolischen Spitzenflussgeschwindigkeit (PSV = „peak systolic velocity") in der A. cerebri media (ACM-PSV) einfach und zuverlässig erkannt werden [26–29]. Die mittlere ACM-PSV (siehe Abb. 6.1) steigt physiologisch von 19 cm/s in der 14. SSW auf etwa 65 cm/s in

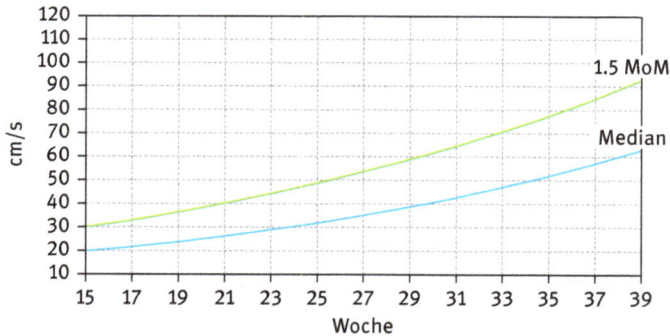

Abb. 6.1: Normwerte der Maximalgeschwindigkeit (Vmax) der A. cerebri media (ACM) im Verlauf der Schwangerschaft und oberer Grenzwert mit 1,5 MoM, nach [28].

der 40. SSW [30, 31]. Überschreitet die ACM-PSV reproduzierbar den oberen Cutoff von 1,5 MoM (Multiple of Median in Abhängigkeit vom Gestationsalter), so ist eine relevante Anämie mit einer Sensitivität von 100 % und einer Falsch-Positiv-Rate von 12 % anzunehmen und eine invasive Fetalblutentnahme zur sicheren Anämie-Diagnostik und gleichzeitigen Therapie einzuleiten [28, 32]. Bei diagnostischen Unsicherheiten ist ggf. vor invasiver Diagnostik eine Wiederholung der Dopplermessungen einige wenige Tage später möglich [33]. Findet sich dann ein weiterer Anstieg der ACM-PSV, ist die invasive Diagnostik in Transfusionsbereitschaft unverzichtbar [34].

Wichtig ist, die dopplersonografische Messung der systolischen Spitzenflussgeschwindigkeit streng nach standardisierten Regeln durchzuführen [27–29]: Die korrekte Messung der A. cerebri media erfolgt möglichst nah am Abgang vom Circulus Willisi, eine Messung zu weit entfernt erzeugt falsch negative Werte im Sinne einer erniedrigten Spitzenflussgeschwindigkeit [1, 33]. Das 2 mm große Dopplerfenster sollte in einer Linie mit dem möglichst vertikal eingestellten Gefäß liegen. Der Insonationswinkel sollte möglichst gleich 0° sein, maximal 15° jedoch keinesfalls überschreiten, da dopplersonografische Messungen von Flussgeschwindigkeiten grundsätzlich stark winkelabhängig sind; bei höheren Insonationswinkeln führen aufgrund der Kosinusfunktion von Winkel und Doppler-Shiftfrequenz kleine Winkelfehler zu großen Fehlern bei der Geschwindigkeitsmessung, auch bei Einsatz der Winkelkorrekturfunktion. Meist gelingt die Messung leichter an der schallkopfnahen A. cerebri media, die Messung des kontralateralen schallkopffernen Gefäßes ist jedoch ebenfalls möglich [35]. Die Messung sollte am ruhenden Kind erfolgen, da rege Kindsbewegungen falsch-niedrige Spitzenflussgeschwindigkeiten bewirken können. Die Spitzenflussgeschwindigkeiten sollten zusätzlich manuell gemessen werden, da die automatische Hüllkurvenmessung die tatsächlichen ACM-PSV-Werte häufig unterschätzt [1, 33].

Weitere sonografische Anämiezeichen sind neben der signifikanten Spitzenflussbeschleunigung der ACM die Entwicklung eines Hydrops fetalis, beginnend meist mit Aszites, die Kardiomegalie als Folge des gesteigerten kardialen Schlagvolumens, ggf.

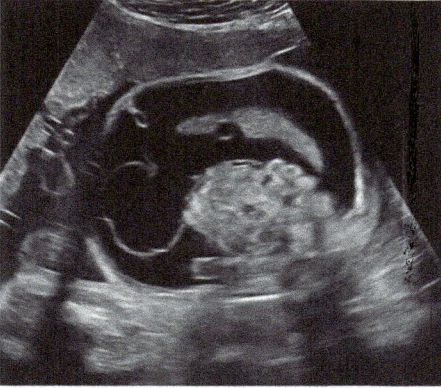

Abb. 6.2: Aszites eines Feten mit fetaler Anämie durch Kell-Antikörper in der 31. SSW (fetaler Hb 4,8 g/dl).

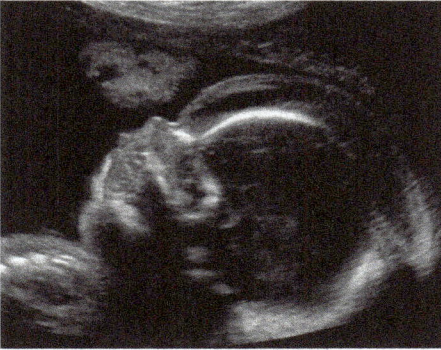

Abb. 6.3: Stirnödem eines Feten mit fetaler Anämie unklarer Genese in der 21. SSW (fetaler Hb 2,5 g/dl).

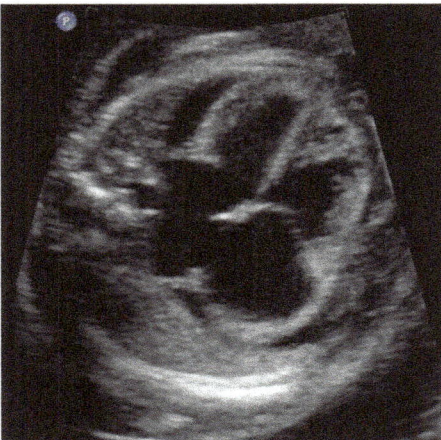

Abb. 6.4: Kardiomegalie desselben Feten wie in Abb. 6.3.

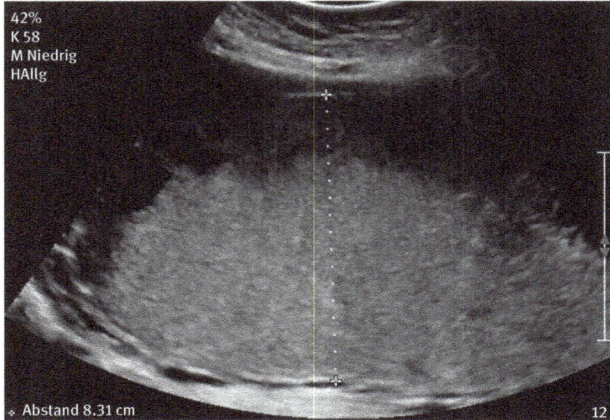

Abb. 6.5: Hydrops placentae desselben Feten wie in Abb. 6.3 und 6.4.

mit AV-Klappeninsuffizienz mit Regurgitation sowie ein enddiastolisch zunächst pulsatiler, dann fehlender und schließlich negativer Fluss im Ductus venosus. Parallel zum Hydrops fetalis entwickelt sich oft ein Hydrops placentae sowie ein Polyhydramnion (Abb. 6.2–6.5). Auch die Kindsbewegungen werden mit zunehmender Anämie und drohender fetaler Dekompensation spärlicher.

6.1.3 Invasive Diagnostik der Anämie

Besteht sonografisch der dringende Verdacht auf eine signifikante fetale Anämie, sollte eine Fetalblutuntersuchung zur sicheren Diagnose und Einleitung einer zeitnahen Therapie erfolgen. Dabei wird die Umbilikalvene mit einer 22-Gauge-Spinalnadel unter sonografischer Kontrolle, idealerweise am plazentaren Nabelschnuransatz, punktiert, um Fetalblut zur Diagnostik zu gewinnen (Abb. 6.6).

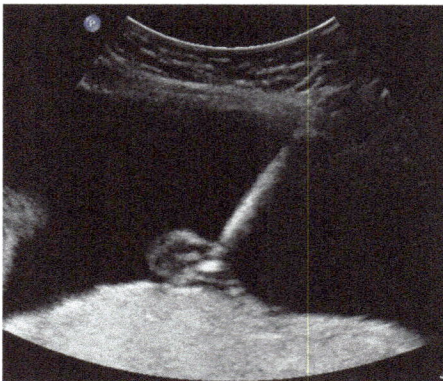

Abb. 6.6: Intrauterine Nabelschnurpunktion mit einer 22-G-Spinalnadel bei Hinterwandplazenta in der 25. SSW.

Das Fetalblut sollte rein und nicht mit Fruchtwasser kontaminiert sein, da sonst fälschlicherweise ein zu niedriges Hämoglobin (Hb) gemessen wird. Es sollte nicht nur das fetale Hb gemessen, sondern ein gesamtes Blutbild mit Bestimmung des mittleren korpuskulären Erythrozytenvolumens (MCV) sowie der Retikulozyten erfolgen. Ein MCV >110 fl ist beweisend für fetales Blut, ein Wert <100 fl lässt eine maternale Kontamination befürchten. Zu beachten ist jedoch, dass jeder invasive Eingriff eine fetomaternale Blutung bewirken kann, die über eine Antikörper-Boosterung eine bestehende Anämie verschlimmern kann. Ist eine Rhesus-D-Inkompatibilität Indikation zur invasiven Diagnostik, kann auf eine anschließende Rhesusprophylaxe verzichtet werden.

Zusätzlich kann eine weitere Untersuchung des Fetalblutes zur Differenzierung der Anämie inklusive einer Karyotypisierung, einer Bestimmung der fetalen Blutgruppe und des Rhesus-Faktors, ein Infektionsausschluss, ein Gesamtlabor inklusive fetaler Leber- oder Nierenretentionswerte, ein Blutausstrich etc. sinnvoll sein.

6.1.4 Labordiagnostik zur Diagnose der Anämie

V. a. Rhesus-D-Inkompatibilität: Bei Rhesus-negativer Mutter und sonografischem Verdacht auf eine fetale Anämie sollte, falls noch nicht erfolgt, ein Antikörper-Suchtest zur Bestimmung und Differenzierung irregulärer Anti-D-Antikörper und eine Bestimmung des fetalen Rhesusfaktors anhand von freier fetaler DNA aus maternalem Blut erfolgen (Real-time PCR-Amplifikation des fetalen Rh-D-Gens) [36]. Eine typische Konstellation bei Rhesus-D-Inkompatibilität ist eine Rhesus-negative Schwangere mit Rhesus-positivem Feten sowie hohen und im Verlauf steigenden Anti-D-Antikörper-Titern.

V. a. andere Blutgruppeninkompatibilität: Auch hier ist der Nachweis und die Differenzierung irregulärer Antikörper sowie die Höhe und der Verlauf des Antikörper-Titers aus mütterlichem Blut entscheidend. Ist das Risiko für eine signifikante Anämie bei Anti-D-Titern ab 1:64 erhöht, gilt dies bei Anti-Kell-Antikörpern schon ab einem Titer von 1:2 [37]. Verlaufskontrollen des Antikörper-Titers zur Kontrolle eines möglichen Anstiegs der Antikörper-Konzentration sind sinnvoll, da ein Titeranstieg um zwei oder mehr Verdünnungsstufen zeitnah sonografisch kontrolliert werden sollte. Bis zur 20. SSW sollten diese Titer-Kontrollen alle vier Wochen und im weiteren Verlauf alle zwei Wochen kontrolliert werden [1, 4]. Dem fetalen Rhesus-Status ähnlich können auch die Rhesus-Antigene C und E sowie das Kell-Antigen anhand von freier fetaler DNA aus maternalem Blut bestimmt werden [36].

V. a. konnatale Infektion: Bei V. a. Anämie durch eine fetale Infektion mit Parvovirus B19 oder Zytomegalie-Virus (CMV) ist eine gezielte serologische Untersuchung zunächst aus maternalem Serum sinnvoll. Zur Bestätigung einer fetalen CMV-Transmission wird in einigen Fällen eine invasive Diagnostik mit Bestimmung von Virus-DNA aus Fruchtwasser nötig. Diese sollte nach maternaler Primärinfektion erfolgen. Erst 6–8 Wochen nach maternaler Primärinfektion scheidet ein betroffener Fet das CMV über den Urin aus, weshalb der sichere Nachweis der CMV-DNA im Fruchtwasser oft erst nach dieser Zeitspanne möglich ist. Eine zu frühe Diagnostik birgt die Gefahr von falsch negativen Ergebnissen trotz erfolgter fetaler CMV-Transmission.

V. a. fetomaternale Hämorrhagie: Bei unklarer fetaler Anämie ermöglicht der quantitative Nachweis von fetalem Hämoglobin (HbF) im maternalen Blut die Diagnose und Verlaufskontrolle einer fetomaternalen Hämorrhagie (FMH). Dabei gilt ein HbF-Zellanteil von 0,1 Promille (entsprechend 0,5 ml fetalen Blutes, bezogen auf 5.000 ml maternales Gesamtblutvolumen) im maternalen Blut als Cutoff für eine FMH. Der bis dato übliche Kleihauer-Bethke-Test wird aufgrund seiner niedrigen Sensitivität und schlechten Reproduzierbarkeit zunehmend von der Durchflusszytometrie abgelöst. Hierbei wird u. a. das HbF mit monoklonalen Antikörpern markiert, wodurch eine sichere Differenzierung zwischen fetalen und maternalen HbF-Zellen möglich wird [38].

Seltene Ursachen: In der überwiegenden Mehrzahl der Fälle führen ein Antikörper-Suchtest, eine Infektionsdiagnostik und eine detaillierte sonografische Untersuchung pränatal zur Diagnose der Anämieursache. In den verbleibenden Fällen sind jedoch seltene Faktoren ursächlich, deren pränatale Diagnostik eine Herausforderung darstellt und aufwändige maternale sowie fetale Laboruntersuchungen erforderlich macht. Trotz aller Bemühungen bleibt die Ursache der Anämie in 6–7 % pränatal zunächst unklar [22].

6.1.5 Intrauterine Therapie der Anämie

Therapie der Wahl ist die (meist serielle) intrauterine Bluttransfusion (IUT), bei der analog zur Fetalblutentnahme über eine 22- oder 20-Gauge-Spinalnadel bestrahltes, CMV-negatives und Leukozyten-armes, 0- und Rhesus-D-negatives Erythrozytenkonzentrat in die Umbilikalvene transfundiert wird [6, 39]. Dieses Erythrozytenkonzentrat sollte einen Hämatokrit von 70–80 % haben, um eine Volumenüberlastung des schon belasteten Herzens zu vermeiden. Pro IUT werden 30–50 ml Blut pro kg fetales Schätzgewicht transfundiert. Der Ziel-Hb-Wert nach IUT liegt bei einer Hämoglobinkonzentration von 12–15 g/dl. Zur sonografischen Gewichtsschätzung sollten überwiegend Knochenmaße verwendet werden, um das Fetalgewicht aufgrund des hydropischen Abdomens nicht zu überschätzen. Vor Beendigung der IUT wird das erreichte End-Hb bestimmt, um daran das Zeitintervall bis zur nächsten IUT abschätzen zu können. Bei einem End-Hb <12 g/dl erfolgt die nächste IUT zwei Tage später, bei einem Hb >12 g/dl je nach Ultraschallbefunden im Verlauf (ACM-PSV, AV-Klappeninsuffizienz, Fluss im Ductus venosus, Kardiomegalie, Hydrops). Besonders hydropische Feten sollten langsam und mit eher geringen Volumina transfundiert werden, sodass bei einem in diesen Fällen in der Regel sehr niedrigem Ausgangs-Hb das Ziel-Hb von

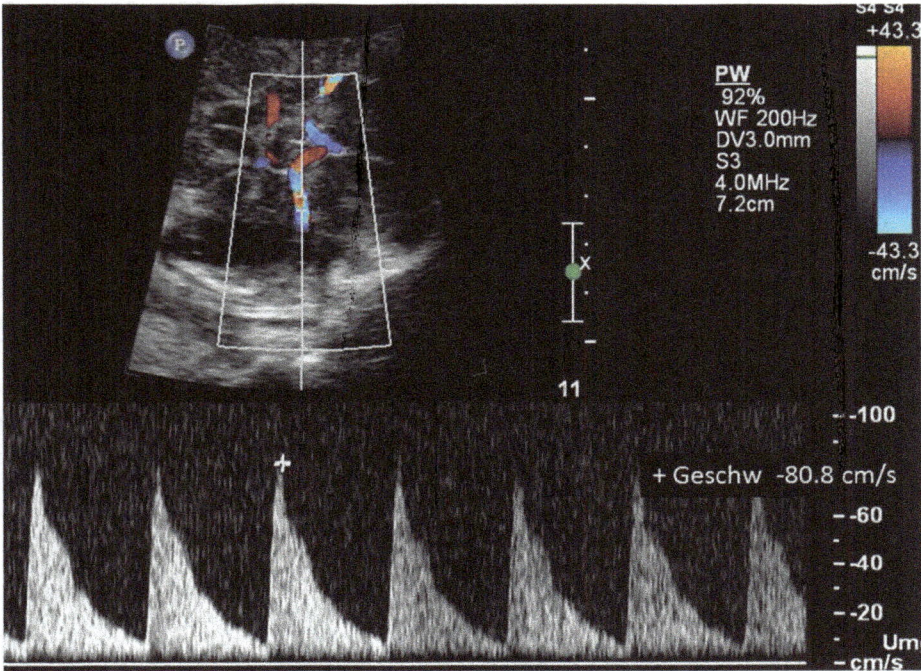

Abb. 6.7: Fet in der 28. SSW mit Anämie durch Anti-E-Antikörper: Mit 80 cm/s deutlich erhöhte systolische Maximalgeschwindigkeit der ACM unmittelbar vor intrauteriner Transfusion (fetaler Ausgangs-Hb vor Beginn der Transfusion war 6,8 g/dl).

>12 g/dl üblicherweise erst nach der 2. IUT erreicht werden kann [4]. Ultraschall-Verlaufskontrollen erfolgen jeweils am 1. und 2. Tag nach erfolgter IUT, anschließend in wöchentlichen Abständen (Abb. 6.7–6.9).

Spätestens nach der 3. IUT ist die dopplersonografische Messung der ACM-PSV als Verlaufskontrolle der Anämie nicht mehr aussagekräftig, da das fetale Blut größtenteils durch adultes Spenderblut ausgetauscht ist und letzteres eine geringere Viskosität als Fetalblut aufweist. Bei gleicher Hämoglobinkonzentration sind die Spitzenflussgeschwindigkeiten im Vergleich mit reinem Fetalblut signifikant erhöht [1, 22, 40]. Ebenfalls vermindert ist die Sauerstoff-Bindungskapazität und der Sauerstoff-Löslichkeitskoeffizient des adulten Spenderblutes, es ist somit für den Ausgleich eines Sauerstoffmangels bei Anämie weniger geeignet als das ursprüngliche Fetalblut [41]. Die Folgetransfusionen sollten daher bei einer alloimmunhämolytischen Anämie in festgelegten 2–3-wöchigen Abständen geplant werden, da mit einem täglichen Hb-Abbau von 0,3 g/dl nach erfolgter IUT gerechnet werden muss [30]. Alternativ kann der Abstand bis zur nächsten IUT auch individuell je nach erreichtem Ziel-Hb nach vorangegangenen IUT festgelegt werden.

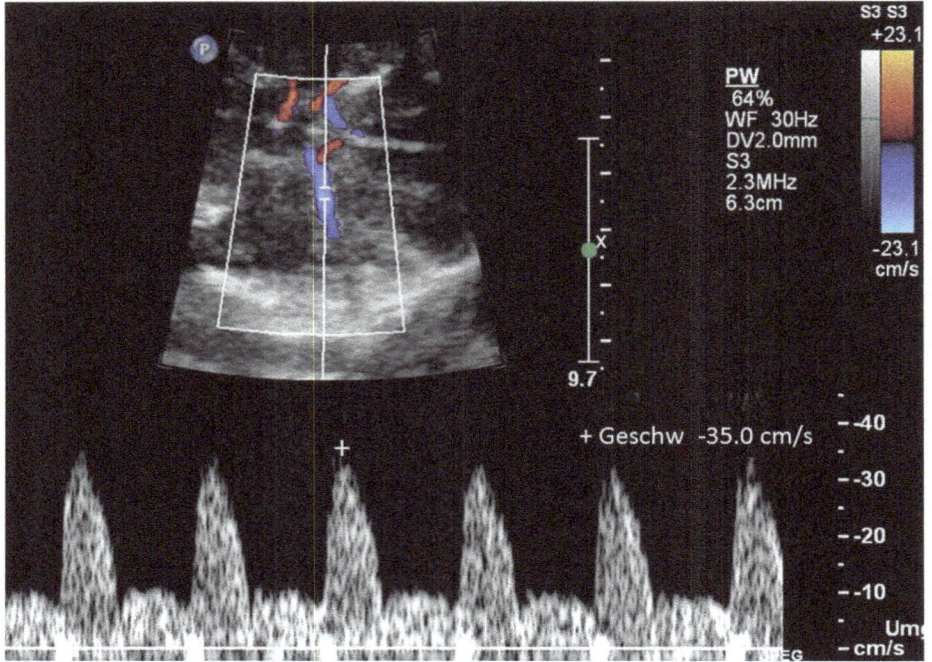

Abb. 6.8: Derselbe Fet wie in Abb. 6.7 in der 28. SSW mit Anämie durch Anti-E-Antikörper: Mit 35 cm/s normale systolische Maximalgeschwindigkeit der ACM unmittelbar nach intrauteriner Transfusion (End-Hb nach Transfusion von 30 ml Erythrozytenkonzentrat war 11,8 g/dl).

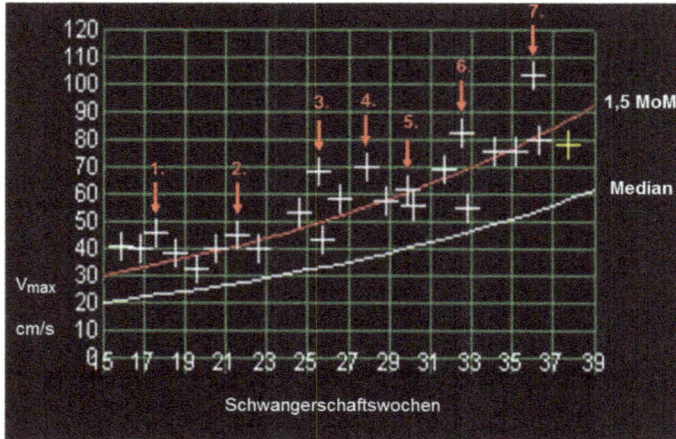

Abb. 6.9: Verlauf der systolischen ACM-Maximalgeschwindigkeiten eines Feten mit Anämie bei Anti-D-Antikörper von der 16. SSW bis zur Entbindung in der 38. SSW: Serielle Messungen der ACM-Maximalgeschwindigkeiten (+) sowie sieben intrauterine Transfusionen (rote Pfeile). Geburt nach 7. IUT in der 38. SSW, postnataler Hb war 11,8 g/dl.

Bei immunologischen Anämien durch Rhesusinkompatibilitäten oder bei chronischen fetomaternalen Transfusionen sind serielle IUT bis zur Geburt nötig. Die Geburt sollte dann nach Abschluss der Frühgeburtlichkeit und zeitnah nach erfolgter letzter IUT erfolgen. Bei Parvovirus-B19-bedingter aplastischer Anämie liegt eine zeitlich begrenzte und selbst-limitierende Knochenmarkdepression vor, bei der sich die fetale Erythropoese 6–12 Wochen nach erfolgter maternaler Infektion wieder erholt hat, sodass meist 1–2 IUT ausreichend sind [1, 9, 11].

Insgesamt wird das IUT-bedingte Risiko für eine Fehl- oder Frühgeburt je nach Erfahrung des Operateurs mit etwa 1–3 % beschrieben [6].

6.2 Fetale und neonatale Alloimmun-Thrombozytopenie (FNAIT)

Die fetale und neonatale Alloimmun-Thrombozytopenie (FNAIT) ist eine seltene Erkrankung, jedoch die häufigste Ursache einer schweren Thrombozytopenie des Neugeborenen. Die FNAIT führt in 10–20 % zu schweren und teilweise lebenslangen Beeinträchtigungen, deren Ursache schwere intrauterine Blutungen in verschiedene Organsysteme sein können [42]. Die Inzidenz der klinisch manifesten FNAIT wird mit 12,4 auf 100.000 Lebendgeburten beschrieben [43]. Die Angaben zur Inzidenz variieren jedoch beträchtlich, da es keine standardisierten Screening-Programme gibt und die FNAIT nicht selten klinisch inapparent oder milde verläuft und deshalb unerkannt bleibt [42, 44–49]. Ziel der pränatalen Diagnostik ist die Vermeidung prä- und neonataler intrakranieller Blutungen und somit die Reduktion der mit FNAIT einhergehenden hohen fetalen und neonatalen Morbidität und Mortalität [45, 46, 50, 51].

Der folgende Abschnitt beschreibt die Pathogenese der FNAIT, die klinische Manifestation, die pränatale Diagnostik sowie das Management dieser Risikoschwangerschaften.

6.2.1 Pathogenese

Eine fetale Thrombozytopenie ist definiert als Thrombozyten <150.000/µL, eine schwere Thrombozytopenie als Thrombozyten <50.000/µL oder Nachweis einer Thrombozytopenie-bedingten intrakraniellen Blutung [45, 52].

Ursächlich für die FNAIT ist eine maternale Alloimmunisierung gegen paternale Merkmale auf fetalen Thrombozyten (HPA = „human platelet antigen"). Im Rahmen einer maternalen Immunreaktion werden die fetalen Thrombozyten durch das retikulo-endotheliale System zerstört sowie deren Neubildung gehemmt, woraus eine fetale Thrombozytopenie resultiert [53]. Die Pathogenese der FNAIT verläuft analog zur Rhesus-Inkompatibilität mit einem wichtigen Unterschied, dass die FNAIT schon in der ersten Schwangerschaft und schon deutlich vor 20 SSW klinisch bedeutsam werden kann, da maternale Alloantikörper die Plazentaschranke schon ab 14 SSW passieren können [45–47, 53, 54].

Konkret treten fetale Thrombozyten mit einem paternalen Antigen-Merkmal, z. B. HPA-1a, in den maternalen Kreislauf über, der daraufhin Immunglobulin- (IgG-) Antikörper gegen diese fetalen Thrombozyten-Antigene paternalen Ursprungs bildet. Die maternalen IgG-Antikörper werden anti-HPA genannt (z.B anti-HPA-1a). In 75–80 % der FNAIT ist das HPA-1a-Antigen ursächlich für die Immunreaktion, in 10–15 % HPA-5b [46, 49, 55]. Grundsätzlich können jedoch alle bislang bekannten 24 humanen Thrombozyten-Antigene eine FNAIT auslösen [56–58]. Transplazentar gelangen diese maternalen anti-HPA-Antikörper dann in den fetalen Kreislauf und induzieren die Zerstörung dieser fremden, mit paternalen HPA-Antigenen ausgestatteten Thrombozyten. Angriffsstelle der anti-HPA sind Glukoproteine auf der Thrombozytenoberfläche: Anti-HPA-1a regieren mit HPA-1a-Antigenen auf Glukoprotein IIb/IIIa (GPIIIa) oder mit HPA-5b-Antigenen auf Glukoprotein Ia/IIa. Obwohl etwa 1,6–4,6 % der Bevölkerung HPA-1a negativ sind, entwickeln nur etwa 10 % anti-HPA-1-Antikörper [44].

Der wahrscheinlich deutlich komplexere Pathomechanismus dieser Immunisation ist noch nicht vollständig verstanden, da die Menge fetaler Thrombozyten, die während der Schwangerschaft transplazentar in den mütterlichen Organismus transferiert wird, zu gering ist, um eine solche Alloimmunreaktion auszulösen. Eine zusätzliche Expression von HPA-1a-Antigenen auf weiteren fetalen (oder plazentaren) Zellen wäre eine Erklärung [59]. Das Thrombozyten-Glukoprotein GPIIIa, welches den HPA-1a/1b-Polymorphismus trägt, konnte auch auf der Oberfläche von Synzytiothrophoblastzellen sowohl des 1. Trimester-Chorions als auch der späteren Plazenta gefunden werden. Interaktionen zwischen dem maternalen Immunsystem und diesen Synzytiothrophoblast-Mikropartikeln könnten eine plausible Erklärung auch dafür sein, dass diese Alloimmunisierung schon frühzeitig und schon in der ersten Schwangerschaft erfolgen kann. Prospektive Studien konnten eine FNAIT schon in 24 % der ersten Schwangerschaften und schon frühzeitig ab der 17. SSW zeigen, weshalb die FNAIT im Gegensatz zur Rhesus-Inkompatibilität schon frühzeitig in der ersten Schwangerschaft klinisch relevant sein kann [45–47].

6.2.2 Klinische Manifestation und Diagnostik

Postnatal muss bei jeder Thrombozytopenie sowie bei klinischen Zeichen einer Blutung an eine FNAIT gedacht werden. Die Mehrzahl der FNAIT verlaufen jedoch klinisch inapparent oder mit lediglich milden postnatalen kutanen Symptomen wie petechialen Blutungen oder Hämatomen [60]. In schweren Fällen kommt es jedoch zu gastrointestinalen, pulmonalen und in 7–26 % zu intrakraniellen Blutungen, wobei das Blutungsrisiko mit der Thrombozytenzahl und der Art der HPA korreliert. Die Thrombozytopenie sowie das Blutungsrisiko scheinen durch Anti-HPA-1a deutlich ausgeprägter als durch Anti-HPA-5b zu sein, welches eine eher moderate Thrombozytopenie auslöst. Intrakranielle Blutungen sind jedoch bei allen HPA-Arten beschrieben [53]. 80 % der intrakraniellen Blutungen passieren intrauterin [61], 42 % davon vor 30 SSW [45, 61]. Die Mortalitätsraten variieren zwischen 1–10 % bis hin zu 35 % neonatal innerhalb der ersten vier Lebenstage. Etwa 25 % der Neugeborenen überleben mit dauerhaften neurologischen Defiziten wie schweren mentalen Retardierungen, kortikaler Blindheit, Krampfanfällen und zerebralen Lähmungen (Para-, Diplegien, spastische Tetraplegien) [42, 45].

Pränatal wird üblicherweise erst bei Manifestation einer intrauterinen, meist intrakraniellen Blutung oder bei Zustand nach einer fetalen Blutung bzw. FNAIT in einer vorangegangenen Schwangerschaft eine Diagnostik durchgeführt. Besteht dieser Verdacht oder ein anamnestisches Wiederholungsrisiko, sollte umgehend eine HPA-Genotypisierung des Feten sowie beider Eltern erfolgen.

Bislang erfolgten die fetale HPA-Genotypisierung, also der Nachweis paternaler HPA-Antigene auf fetalen Thrombozyten, sowie der Nachweis zirkulierender maternaler anti-HPA-Alloantikörper ausschließlich invasiv aus Fetalblut. Nach erfolgter Diagnose wurde die Thrombozytopenie dann durch serielle intrauterine Thrombozytentransfusionen (IUTT) therapiert.

Inzwischen gelingt die fetale HPA-Genotypisierung pränatal auch nicht-invasiv anhand von zellfreier fetaler DNA aus maternalem Blut, sodass die invasive Diagnostik mit dem Risiko einer iatrogenen Boosterung und Verschlechterung der Thrombozytopenie obsolet ist [52, 62].

Gleichzeitig sollte maternales Blut auf zirkulierende anti-HPA-Antikörper untersucht werden. Dies gelingt entweder durch einen indirekten Thrombozyten-Immunfluoreszenztest, bei dem Fluorochrom-markierte Antikörper an die anti-HPA-Antikörper binden, oder durch den MAIPA-Test, einen monoklonalen Antikörper-spezifischen Immobilisationstest für plättchenspezifische Antigene [42]. Zuletzt sollte die paternale HPA-Genotypisierung erfolgen, wobei mindestens auf HPA 1, 3, 5, 9 und 15 getestet werden sollte. Mit Nachweis einer elterlichen Antigen-Inkompatibilität mit korrespondierenden maternalen anti-HPA-Antikörpern ist die Diagnose FNAIT bewiesen, auch wenn keine Aussage zur Schwere der Thrombozytopenie gemacht werden kann. Vor Durchführung solcher immunologischer Tests empfiehlt sich eine vorherige Rücksprache mit einem auf diese Thrombozytendiagnostik spezialisierten Labor [63].

Maternale Laborparameter (einschließlich des anti-HPA-Titers) zur Einschätzung der Schwere der FNAIT existieren nicht! Der wichtigste Marker zur Risikoeinschätzung ist eine positive Anamnese mit einem an FNAIT betroffenen Kind, ggf. sogar mit stattgehabter intrakranieller Blutung [45–47, 50, 60, 64, 65]. Da paternale HPA die Ursache der maternalen Immunreaktion sind, bestimmt die Zygotie des Vaters bezüglich des relevanten Gens das Wiederholungsrisiko [66]. Ist der Vater homozygot für das HPA-Antigen, wird mit 100%iger Wahrscheinlichkeit eine erneute FNAIT auftreten. Ist der Vater heterozygot, besteht ein 50%iges Risiko, und eine HPA-Testung fetaler Thrombozyten aus zellfreier fetaler DNA aus maternalem Blut sollte umgehend erfolgen. Ebenso sollte bei unklarer Vaterschaft vorgegangen werden. Ist der Fet für das relevante

HPA-Antigen positiv, besteht ein hohes FNAIT-Risiko, und es sollte eine entsprechende Immunglobulin-Therapie eingeleitet werden (s. u.).

Die pränatale Diagnostik wird durch mehrere Faktoren erschwert:
Ein generelles Screening auf FNAIT existiert nicht, wird derzeit auch nicht empfohlen, da einerseits die Prävalenz von HPA-1a-negativen Patienten mit 1–2 % der Bevölkerung insgesamt niedrig ist. „Nur" 10 % dieser Patienten entwickeln überhaupt anti-HPA-1a-Antikörper, „nur" 30 % davon eine FNAIT und davon wiederum „nur" 20 % eine schwere FNAIT [44–46, 50, 67]. Zusätzlich ist die Diagnostik komplex, zeitaufwändig und teuer [45].

Erschwerend kommt hinzu, dass einige Schwangere positiv auf seltene HPA-Antigene sind, sodass ein initial durchgeführter HPA-Suchtest auf die „klassischen" HPA-Typen ein zunächst falsch-negatives Ergebnis ergibt. Dann sollte bei dringendem Verdacht auf FNAIT ein alternatives Testverfahren zur Diagnostik von HPA, z. B. der MAIPA-Test, angewandt sowie der Test wiederholt werden. Zusätzlich kann auch die initiale HPA-Genotypisierung aus zellfreier fetaler DNA sowie der anti-HPA-Suchtest aus maternalem Blut in bis zu 30 % der HPA-1a-bedingten FNAIT ein zunächst falsch-negatives Ergebnis ergeben und der Test wird teilweise erst Wochen später oder postnatal positiv, sodass auch hier bei dringendem klinischen Verdacht der HPA-Suchtest in 6-wöchigen Abständen wiederholt werden sollte [53, 63].

6.2.3 Differenzialdiagnostik der FNAIT

Differenzialdiagnostisch sollte als weitere immunologische Ursache die primäre Autoimmun-Thrombozytopenie ausgeschlossen werden, die mit einer Inzidenz von 1:1.000–1:10.000 Schwangerschaften auftritt und bei der spezifische IgG-Antikörper gegen Glykoproteinkomplexe der Thrombozytenmembran gebildet werden. Die Autoimmun-Thrombozytopenie kann sowohl eine maternale als auch eine fetale Thrombozytopenie bewirken und ist deshalb relevant für die Schwangerschaft [68, 69]. In zwei Dritteln der Fälle ist die Diagnose aufgrund der typischen Blutungsanamnese vor der Schwangerschaft bekannt, in einem Drittel wird sie aber erst in der Schwangerschaft gestellt [70, 71]. Angaben zur Inzidenz schwerer Thrombozytopenien bei Autoimmun-Thrombozytopenie variieren in der Literatur deutlich zwischen 8,6 % und 42,1 % [71–73]. Infolge des transplazentaren Übertritts der Thrombozytenantikörper werden 15–50 % der Neonaten mit einer Thrombozytopenie <100.000/µL, 8–30 % <50.000/µL und 1–9 % <20.000/µL geboren [71, 74–77]. Klinisch manifestiert sich eine Autoimmun-Thrombozytopenie insgesamt deutlich milder als eine FNAIT mit petechialer Purpura einige Tage postnatal. Die Inzidenz intrakranieller Blutungen liegt bei lediglich <1,5 %, wobei diese fast ausschließlich postnatal auftreten [77–79]. Aufgrund des kindlichen Blutungsrisikos sollten jedoch vaginal-operative Entbindungen vermieden werden, eine Indikation zur primären Sectio besteht grundsätzlich nicht [74, 75]. Maternale und fetale Thrombozytenkonzentrationen korrelieren nur gering, wobei die maternale Thrombozytopenie meist stärker als die fetale ist. Anders ist dies allerdings bei Schwangeren, bei denen zuvor eine Splenektomie erfolgt ist. Nur in Einzelfällen, in denen eine schwere fetale Thrombozytopenie (<50.000/μl möglich erscheint, mag es sinnvoll sein, diese vor einer geplanten vaginalen Geburt mittels Fetalblutentnahme auszuschließen. Etwa die Hälfte der Schwangeren mit einer Autoimmun-Thrombozytopenie benötigt während oder zum Ende der Schwangerschaft kurzzeitig eine Kombinationstherapie aus Glukokortikoiden (Prednisolon) und Immunglobulin G zur Steigerung ihrer eigenen Thrombozytenzahl [71, 72, 75, 80].

Sekundäre immunologische Thrombozytopenien entstehen infolge einer maternalen Grunderkrankung wie der idiopathischen thrombozytopenischen Purpura (ITP), dem systemischen Lupus erythematosus (SLE) oder einer Hyperthyreose. Hierbei können je nach Grunderkrankung freie oder thrombozytengebundene Antikörper, ANA-, SSA-, Sm- oder Auto-Phospholipid-Antikörper sowie TRAK- oder anti-TPO-Antikörper im maternalen Blut nachweisbar sein. Diese sind insofern weniger bedeutsam, als dass sie kein erhöhtes Risiko für eine fetale Thrombozytopenie darstellen.

Die Thrombozytopenie bei FNAIT kann deutlich gravierendere Folgen haben als bei der Autoimmun-Thrombozytopenie, da bei der FNAIT nicht nur die Thrombozytopenie wesentlich ausgeprägter ist, sondern auch die Thrombozytenfunktion eingeschränkt ist durch Bindung der Alloantikörper an die Glukoproteine IIb und IIIa.

Konnatale Infektionen wie EBV oder CMV können sekundär eine nicht immunologische fetale Thrombozytopenie auslösen, weshalb bei V. a. Thrombozytopenie eine Infektionsdiagnostik (TORCH) aus maternalem Serum sinnvoll ist. Umgekehrt muss bei nachgewiesener fetaler CMV-Infektion an ein erhöhtes fetales Thrombozytopenie- und Blutungsrisiko gedacht werden.

Medikamenten-induzierte Thrombozytopenien oder die mit einer Thrombozytopenie einhergehende disseminierte intravasale Gerinnung, die nekrotisierende Enterokolitis, die Hypersplenie oder das Kasabach-Merritt-Syndrom betreffen eher die postnatale als die pränatale Situation und sind durch eine sorgfältige Anamnese und klinische Untersuchung des Neonaten zu differenzieren. Genetische Anomalien (z. B. die kongenitale amegakaryozytische Thrombozytopenie oder die kongenitalen Thrombozytenstörungen) oder Knochenmark-infiltrierende Erkrankungen wie Knochenmark-Metastasen oder die Leukämie sind selten und ebenfalls eher typisch für die Postnatalzeit [42, 44, 52, 55, 62].

6.2.4 Pränatales Management

Grundsätzlich stehen drei Therapieoptionen zur Wahl: 1) Maternale intravenöse Immunglobulin-Infusionen (IVIG); 2) IVIG plus maternale Steroidgaben; 3) serielle intrauterine Thrombozytentransfusionen. Alle drei Therapien können nachweislich schwere Thrombozytopenien und deren Folgekomplikationen verhindern oder mildern. Die wiederholte wöchentliche Gabe von IVIG gilt mittlerweile weltweit als die Therapie der Wahl, da sie zwar nicht immer die Thrombozytenzahl signifikant erhöht, jedoch fetale Hirnblutungen sicher verhindert. Neueste Arbeiten deuten darauf hin, dass bei einer FNAIT nicht die Thrombozytopenie ursächlich für die fetale Hirnblutung ist, sondern die Störung der Angiogenese, da das Gefäßendothel teilweise die gleichen Oberflächenantigene wie die Thrombozyten aufweist [81]. Diese kann durch die IVIG-Behandlung normalisiert werden, nicht aber durch Thrombozytentransfusionen an den Feten. Als First-Line-Therapie werden wöchentliche IVIG-Infusionen (1 g/KG maternales Körpergewicht/Woche) ab der 20. SSW appliziert. Alternativ wird in manchen Zentren bei Hochrisikopatientinnen (vorheriges Kind mit fetaler Hirnblutung vor der 28. SSW) schon ab 12 SSW mit wöchentlichen IVIG-Infusionen mit zunächst halber Dosis (0,5 g/KG Körpergewicht/Woche) begonnen und die Dosis ab 20 SSW dann auf 1 g/KG/Woche angepasst. Umstritten ist die Frage, ob um die 28. SSW, also etwa acht Wochen nach Beginn der IVIG-Therapie, eine Fetalblutentnahme zur Bestimmung der fetalen Thrombozytenkonzentration erfolgen soll, um im Falle eines Therapieversagens mit persistierender schwerer Thrombozytopenie die IVIG-Dosis auf 2 g/KG/Woche zu verdoppeln und/oder die IVIG-Therapie um eine antenatale Steroidgabe (Prednisolon 0,5 mg/KG/täglich) zu erweitern [44, 82]. Unter IVIG-Therapie konnten in 67 % der Schwangerschaften mit Z.n. symptomatischer FNAIT in der vorangegangenen Schwangerschaft Thrombozytenwerte >50.000/µL erreicht werden [83], weshalb in unserem Zentrum auf invasive Kontrollen der fetalen Thrombozytenwerte verzichtet wird und unter IVIG bislang keine symptomatische FNAIT beobachtet wurde. Die seriellen IUTT werden allgemein nicht als sinnvoll erachtet, da sie mit einem signifikanten Risiko für Fehlpunktionen, fetale Hämorrhagien, Gefäßspasmen, Thrombosen und intrauterinen Fruchttod assoziiert sind [82, 84, 85], sodass generell ein nicht invasives Management mit engmaschigen Ultraschallkontrollen empfohlen wird [53, 57, 58, 67, 83].

Literatur

[1] Wagner N, Guengoer E, Maden Z, Abele H, Hoopmann M, Kagan KO. Fetale Anämie – Diagnostik, Therapie und Management. Geburtsh Frauenh 2012,71,1–6.
[2] Palfi M, Hildén J-O, Gottvall T, Selbing A. Placental Transport of Maternal Immunoglobulin G in Pregnancies at Risk of Rh (D) Hemolytic Disease of the Newborn. Am J Reprod Immunol 2011,39,323–328.
[3] Apkon M. Pathophysiology of hydrops fetalis. Semin Perinatol 1995,19,437–446.
[4] Moise KJ Jr. Red Blood Cell Alloimmunization in Pregnancy. Semin Hematol 2005,42,169–178.
[5] Sohan K, Carroll SG, La Fuente De S, Soothill P, Kyle P. Analysis of outcome in hydrops fetalis in relation to gestational age at diagnosis, cause and treatment. Acta Obstet Gynecol Scand 2001,80,726–730.
[6] van Kamp IL, Klumper FJCM, Oepkes D, Meerman RH, Scherjon SA, Vandenbussche FPHA, et al. Complications of intrauterine intravascular transfusion for fetal anemia due to maternal red-cell alloimmunization. Am J Obstet Gynecol. 2005,192,171–177.

[7]   Anandakumar C, Biswas A, Wong YC, Chia D, Annapoorna V, Arulkumaran S, et al. Management of non-immune hydrops: 8 years' experience. Ultrasound Obstet Gynecol. 1996,8,196–200.

[8]   Simms RA, Liebling RE, Patel RR, Denbow ML, Abdel-Fattah SA, Soothill PW, et al. Management and Outcome of Pregnancies with Parvovirus B19 Infection over Seven Years in a Tertiary Fetal Medicine Unit. Fetal Diagn Ther 2009,25,373–378.

[9]   de Jong EP, Walther FJ, Kroes ACM, Oepkes D. Parvovirus B19 infection in pregnancy: new insights and management. Prenat diagn 2011,31,419–425.

[10] Diijkmans AC, de Jong EP, Diijkmans BA, Lopriore E, Vossen A, Walther FJ, et al. Parvovirus B19 in pregnancy: prenatal diagnosis and management of fetal complications. Curr Opin Obstet Gynecol. 2012,24,95–101.

[11] Enders M, Weidner A, Zoellner I, Searle K, Enders G. Fetal morbidity and mortality after acute human parvovirus B19 infection in pregnancy: prospective evaluation of 1018 cases. Prenat diagn 2004,24,513–518.

[12] Wylie BJ, D Alton ME. Fetomaternal hemorrhage. Obstet Gynecol. 2010,115,1039–1051.

[13] Giacoia GP. Severe fetomaternal hemorrhage: a review. Obstet Gynecol Surv 1997,52,372–380.

[14] Sueters M, Arabin B, Oepkes D. Doppler sonography for predicting fetal anemia caused by massive fetomaternal hemorrhage. Ultrasound Obstet Gynecol. 2003,22,186–189.

[15] Chui DHK. Hemoglobin H disease: not necessarily a benign disorder. Blood 2003,101,791–800.

[16] Galanello R, Cao A. Alpha-thalassemia. Genet Med. Nature Publishing Group; 2011,13,83–88.

[17] Liang ST, Wong VC, So WW, Ma HK, Chan V, Todd D. Homozygous alpha-thalassaemia: clinical presentation, diagnosis and management. A review of 46 cases. Br J Obstet Gynaecol 1985,92,680–684.

[18] Origa R, Moi P, Cao A. Alpha-Thalassemia. Gene Reviews (Internet) 2005; University of Washington, Seattle 1993–2016

[19] Baschat A, Oepkes D. Twin Anemia-Polycythemia Sequence in Monochorionic Twins: Implications for Diagnosis and Treatment. Am J Perinatol 2014,31,25–30.

[20] Kush ML, Gortner L, Harman CR, Baschat AA. Sustained hematological consequences in the first week of neonatal life secondary to placental dysfunction. Early Hum Dev 2006,82,67–72.

[21] Hamill N, Rijhsinghani A, Williamson RA, Grant SS. Prenatal diagnosis and management of fetal anemia secondary to a large chorioangioma. Obstet Gynecol. 2003,102,1185–1188.

[22] Amann C, Geipel A, Müller A, Heep A, Ritgen J, Stressig R, et al. Fetal Anemia of Unknown Cause – A Diagnostic Challenge. Ultraschall Med 2011,32,134–140.

[23] Nicolaides KH, Clewell WH, Mibashan RS, Soothill PW, Rodeck CH, Campbell S. Fetal Haemoglobin measurement in the assessment of red cell isoimmunisation. Lancet 1988,331,1073–1075.

[24] Whitecar PW, Moise KJ Jr. Sonographic methods to detect fetal anemia in red blood cell alloimmunization. Obstet Gynecol Surv 2000,55,240–250.

[25] van Kamp IL, Klumper FJCM, Bakkum RSLA, Oepkes D, Meerman RH, Scherjon SA, et al. The severity of immune fetal hydrops is predictive of fetal outcome after intrauterine treatment. Am J Obstet Gynecol. 2001,185,668–673.

[26] Mari G, Adrignolo A, Abuhamad AZ, Pirhonen J, Jones DC, Ludomirsky A, et al. Diagnosis of fetal anemia with Doppler ultrasound in the pregnancy complicated by maternal blood group immunization. Ultrasound Obstet Gynecol. 1995,5,400–405.

[27] Mari G, Rahman F, Olofsson P, Ozcan T, Copel JA. Increase of fetal hematocrit decreases the middle cerebral artery peak systolic velocity in pregnancies complicated by Rhesus alloimmunization. J Matern Fetal Med 1997,6,206–208.

[28] Mari G, Deter RL, Carpenter RL, Rahman F, Zimmerman R, Moise KJ Jr, et al. Noninvasive Diagnosis by Doppler Ultrasonography of Fetal Anemia Due to Maternal Red-Cell Alloimmunization. N Engl J Med 2000,342,9–14.

[29] Mari G. Middle cerebral artery peak systolic velocity for the diagnosis of fetal anemia: the untold story. Ultrasound Obstet Gynecol. 2005,25,323–330.

[30] Scheier M, Hernandez-Andrade E, Carmo A, Dezerega V, Nicolaides KH. Prediction of fetal anemia in rhesus disease by measurement of fetal middle cerebral artery peak systolic velocity. Ultrasound Obstet Gynecol. 2004,23,432–436.

[31] Kurmanavicius J, Streicher A, Wright EM, Wisser J, Müller R, Royston P, et al. Reference values of fetal peak systolic blood flow velocity in the middle cerebral artery at 19–40 weeks of gestation. Ultrasound Obstet Gynecol. 2001,17,50–53.

[32] Oepkes D, Seaward PG, Vandenbussche FPHA, Windrim R, Kingdom J, Beyene J, et al. Doppler Ultrasonography versus Amniocentesis to Predict Fetal Anemia. N Engl J Med 2006,355,156–164.

[33] Moise KJ Jr. The usefulness of middle cerebral artery Doppler assessment in the treatment of the fetus at risk for anemia. Am J Obstet Gynecol. 2008,198,161.e1–161.e4.

[34] Detti L, Mari G, Akiyama M, Cosmi E, Moise KJ Jr, Stefor T, et al. Longitudinal assessment of the middle cerebral artery peak systolic velocity in healthy fetuses and in fetuses at risk for anemia. Am J Obstet Gynecol. 2002,187,937–939.

[35] Abel DE, Grambow SC, Brancazio LR, Hertzberg BS. Ultrasound assessment of the fetal middle cerebral artery peak systolic velocity: a comparison of the near-field versus far-field vessel. Am J Obstet Gynecol. 2003,189,986–989.

[36] Daniels G, Finning K, Martin P, Massey E. Noninvasive prenatal diagnosis of fetal blood group phenotypes: current practice and future prospects. Prenat diagn 2009,29,101–107.

[37] van Wamelen DJ, Klumper FJCM, de Haas M, Meermann RH, van Kamp IL, Oepkes D. Obstetric history and antibody titer in estimating severity of Kell alloimmunization in pregnancy. Obstet Gynecol. 2007,109,1093–1098

[38] Leers MPG, Pelikan HMP, Salemans THB, Giordano PC, Scharnhorst V. Discriminating fetomaternal hemorrhage from maternal HbF-containing erythrocytes by dual-parameter flow cytometry. European J Obstet Gynecol Reprod Biol 2007,134,127–129.

[39] van Kamp IL, Klumper FJCM, Meerman RH, Oepkes D, Scherjon SA, Kanhai HHH. Treatment of fetal anemia due to red-cell alloimmunization with intrauterine transfusions in the Netherlands, 1988–1999. Acta Obstet Gynecol Scand 2004,83,731–737.

[40] Detti L, Oz U, Guney I, Ferguson JE, Bahado-Singh RO, Mari G. Doppler ultrasound velocimetry for timing the second intrauterine transfusion in fetuses with anemia from red cell alloimmunization. Am J Obstet Gynecol. 2001,185,1048–1051.

[41] El Bouhmadi A, Boulot P, Laffargue F, Brun JF. Rheological properties of fetal red cells with special reference to aggregability and disaggregability analyzed by light transmission and laser backscattering techniques. Clin Hemorheo Microcircul 2016,22,79–90

[42] Wilhelmi PR, Aranguren A, Muñiz E, Aramburu E, Ezpeleta I, Ardanaz MF, et al. Trombocitopenia fetal/neonatal aloinmune. Revisión a propósito de. Anales del Sistema Sanitario de Navarra 2009,31,281–287

[43] Knight M, Pierce M, Allen D, Kurinczuk JJ, Spark P, Roberts DJ, et al. The incidence and outcomes of fetomaternal alloimmune thrombocytopenia: a UK national study using three data sources. Br J Haematol 2011,152,460–468.

[44] Arnold DM, Smith JW, Kelton JG. Diagnosis and Management of Neonatal Alloimmune Thrombocytopenia. Transfusion 2008,22,255–567.

[45] Kamphuis MM, Paridaans N, Porcelijn L, de Haas M, van der Schoot CE, Brand A, et al. Screening in pregnancy for fetal or neonatal alloimmune thrombocytopenia: systematic review. BJOG 2010,117,1335–1343.

[46] Skogen B, Killie MK, Kjeldsen-Kragh J, Ahlen MT, Tiller H, Stuge TB, et al. Reconsidering fetal and neonatal alloimmune thrombocytopenia with a focus on screening and prevention. Expert Rev Hematol 2014,3,559–566.

[47] Williamson LM, Hackett G, Rennie J, Palmer CR, Maciver C, Hadfield R, et al. The Natural History of Fetomaternal Alloimmunization to the Platelet-Specific Antigen HPA-1a (PlA1, Zwa) as Determined by Antenatal Screening. Blood 1998,92,2280–2287.

[48] Turner ML, Bessos H, Fagge T, Harkness M, Rentoul F, Seymour J, et al. Prospective epidemiologic study of the outcome and cost-effectiveness of antenatal screening to detect neonatal alloimmune thrombocytopenia due to anti-HPA-1a. Transfusion 2005,45,1945–1956.

[49] Davoren A, McParland P, Barnes CA, Murphy WG. Neonatal alloimmune thrombocytopenia in the Irish population: a discrepancy between observed and expectet cases. J Clin Pathol 2002,55,289–292.

[50] Vinograd CA, Bussel JB. Antenatal treatment of fetal alloimmune thrombocytopenia: a current perspective. Haematologica. Ferrata Storti Foundation 2010,95,1807–1811.

[51] Killie MK, Husebekk A, Kjeldsen-Kragh J, Skogen B. A prospective study of maternal anti-HPA 1a antibody level as a potential predictor of alloimmune thrombocytopenia in the newborn. Haematologica 2008,93,870–877.

[52] Serrarens-Janssen VM, Semmekrot BB, Novotny VM, Porcelijn L, Lotgering FK, Delemarre FMC, et al. Fetal/neonatal allo-immune thrombocytopenie (FNAIT): past, present, and future. Obstet Gynecol Surv 2008,63,239–252.

[53] Kaplan C. Neonatal alloimmune thrombocytopenia. Haematologica 2008,93,805–807.

[54] Bussel JB, Zabusky MR, Berkowitz RL, McFarland JG. Fetal Alloimmune Thrombocytopenia. N Engl J Med 1997,337,22–26.

[55] Kaplan C. Foetal and neonatal alloimmune thrombocytopaenia. Orphanet J Rare Dis. BioMed Central 2006,1,39.

[56] Metcalfe P, Watkins NA, Ouwehand WH, Kaplan C, Newman P, Kekomaki R, et al. Nomenclature of human platelet antigens. Vox Sang 2003,85,240–245.

[57] Murphy MF, Verjee S, Greaves M. Inadequacies in the postnatal management of fetomaternal alloimmune thrombocytopenia (FMAIT). Br J Haematol 1999,105,123–126.

[58] Rayment R, Brunskill SJ, Soothill PW, Roberts DJ, Bussel JB, Murphy MF. Antenatal interventions for fetomaternal alloimmune thrombocytopenia. Cochrane Database Syst Rev 2011,5,CD004226.doi.

[59] Kumpel BM, Sibley K, Jackson DJ, White G, Soothill PW. Ultrastructural localization of glycoprotein IIIa (GPIIIa, β3 integrin) on placental syncytiotrophoblast microvilli: implications for platelet alloimmunization during pregnancy. Transfusion 2008,48,2077–2086.

[60] Ghevaert C, Campbell K, Walton J, Smith GA, Allen D, Williamson LM, et al. Management and outcome of 200 cases of fetomaternal alloimmune thrombocytopenia. Transfusion 2007,47,901–910.

[61] Porcelijn L, Van den Akker ESA, Oepkes D. Fetal thrombocytopenia. Semin Fetal Neonatal Med 2008,13,223–230.

[62] Scheffer PG, Ait Soussan A, Verhagen O, Page Christiaens G, Oepkes D, de Haas M, et al. Non-invasive fetal genotyping of human platelet antigen-1a. BJOG 2011,118,1392–1395.

[63] Espinosa JP, Caradeux J, Norwitz ER, Illanes S. Fetal and Neonatal Alloimmune Thrombocytopenia. Reviews Obstet Gynecol. 2013,6,e15.

[64] Radder CM, Brand A, Kanhai HHH. Will it ever be possible to balance the risk of intracranial haemorrhage in fetal or neonatal alloimmune thrombocytopenia against the risk of treatment strategies to prevent it? Vox Sang. 2003,84,318–325.

[65] Kiefel V. Antigen-positive platelet transfusion in neonatal alloimmune thrombocytopenia (NAIT). Blood 2006,107,3761–3763.

[66] Murphy MF, Williamson LM. Antenatal screening for fetomaternal alloimmune thrombocyto-penia: an evaluation using the criteria of the uk national screening committee. Br J Haematol 2008,111,726–732.

[67] Killie MK, Kjeldsen-Kragh J, Husebekk A, Skogen B, Olsen JA, Kristiansen IS. Cost-effectiveness of antenatal screening for neonatal alloimmune thrombocytopenia. BJOG 2007,114,588–595.

[68] Segal JB, Powe NR. Prevalence of immune thrombocytopenia: analyses of administrative data. J Thromb Haemost 2006,4,2377–2383.

[69] Gill KK, Kelton JG. Management of idiopathic thrombocytopenic purpura in pregnancy. Semin Hematol 2000,37,275–289.

[70] Bergman G, Eliasson H, Bremme K, Wahren-Herlenius M, Sonesson S-E. Anti-Ro52/SSA anti-body-exposed fetuses with prolonged atrioventricular time intervals show signs of decreased cardiac performance. Ultrasound Obstet Gynecol. 2009,34,543–549.

[71] Webert KE. A retrospective 11-year analysis of obstetric patients with idiopathic thrombocyto-penic purpura. Blood 2003,102,4306–4311.

[72] Loustau V, Debouverie O, Canoui-Poitrine F, Baili L, Khellaf M, Touboul C, et al. Effect of pregnancy on the course of immune thrombocytopenia: a retrospective study of 118 pregnanci-es in 82 women. Br J Haematol 2014,166,929–935.

[73] Namavar Jahromi B, Shiravani Z, Salarian L. Perinatal Outcome of Pregnancies Complicated by Immune Thrombocytopenia. Iran Red Crescent Med J 2012,14,430–435.

[74] Provan D, Stasi R, Newland AC, Blanchette VS, Bolton-Maggs P, Bussel JB, et al. International consensus report on the investigation and management of primary immune thrombocytopenia. Blood 2010,115,168–186.

[75] Neunert C, Lim W, Crowther M, Cohen A, Solberg L, Crowther MA. The American Society of Hematology 2011 evidence-based practice guideline for immune thrombocytopenia. Blood 2011,117,4190–4207.

[76] Jensen J, Wiedmeier S, Henry E, Silver R, Christensen R. Linking Maternal Platelet Counts with Neonatal Platelet Counts and Outcomes Using the Data Repositories of a Multihospital Health Care System. Am J Perinatol. ©Thieme Medical Publishers; 2011 May 3;28(08):597–604.

[77] van der Lugt NM, van Kampen A, Walther FJ, Brand A, Lopriore E. Outcome and management in neonatal thrombocytopenia due to maternal idiopathic thrombocytopenic purpura. Vox Sang 2013,105,236–243.

[78] Fujimura K, Harada Y, Fujimoto T, Kuramoto A, Ikeda Y, Akatsuka J, et al. Nationwide study of idiopathic thrombocytopenic purpura in pregnant women and the clinical influence on neona-tes. Int J Hematol 2002,75,426–433.

[79] Koyama S, Tomimatsu T, Kanagawa T, Kumasawa K, Tsutsui T, Kimura T. Reliable predictors of neonatal immune thrombocytopenia in pregnant women with idiopathic thrombocytopenic purpura. Am J Hematol 2011,87,15–21.

[80] Lescale KB, Eddleman KA, Cines DB, Samuels P, Lesser ML, McFarland JG, et al. Anti-platelet antibody testing in thrombocytopenic pregnant women. Am J Obstet Gynecol. 1996,174,1014–1018.

[81] Yougbaré I, Lang S, Yang H, Chen P, Zhao X, Tai WS, et al. Maternal anti-platelet β3 integrins impair angiogenesis and cause intracranial hemorrhage. J Clin Invest 2015,125,1545–1556.

[82] Bussel JB, Berkowitz RL, Lynch L, Lesser ML, Paidas MJ, Huang CL, et al. Antenatal manage-ment of alloimmune thrombocytopenia with intravenous gamma-globulin: a randomized tri-al of the addition of low-dose steroid to intravenous gamma-globulin. Am J Obstet Gynecol. 1996,174,1414–1423.

[83] Lucas GF, Hamon M, Carroll S, Soothill P. Effect of IVIgG treatment on fetal platelet count, HPA-1a titre and clinical outcome in a case of feto-maternal alloimmune thrombocytopenia. BJOG 2002,109,1195–1198.

[84] Birchall JE, Murphy MF, Kroll H, on behalf of the European Fetomaternal Alloimmune Thrombocytopenia Study Group. European collaborative study of the antenatal management of fetomaternal alloimmune thrombocytopenia. Br J Haematol 2003,122,275–288.

[85] Overton TG, Duncan KR, Jolly M, Letsky E, Fisk NM. Serial aggressive platelet transfusion for fetal alloimmune thrombocytopenia: plaetet dynamics and perinatal outcome. Am J Obstet Gynecol. 2002,186,826–831.

7 Intrauterine Infektionen

7.1 CMV-Infektion in der Schwangerschaft

Karl Oliver Kagan und Klaus Hamprecht

Unter den medikamentösen intrauterinen Therapien hat die pränatale Behandlung der Cytomegalievirusinfektion (CMV) eine besondere Bedeutung. Dies beruht zum einen darauf, dass die CMV-Infektion mit etwa 2–6 von 1.000 betroffenen Kindern die mit Abstand bedeutendste intrauterine Infektion darstellt und zudem, abhängig vom Gestationsalter, über ein hohes Gefährdungspotenzial verfügt.

Da der mütterliche Infektionsverlauf überwiegend asymptomatisch ist (ca. 80 %), bleibt die Infektion bis zur tatsächlichen fetalen Manifestation der Infektion häufig unerkannt. Die Prognose ist zu diesem Zeitpunkt bereits deutlich schlechter, sodass nur ein flächenweites Screening dabei helfen könnte, die asymptomatisch infizierten Mütter frühzeitig zu erkennen und zu behandeln.

In diesem Kapitel werden die Epidemiologie der Infektion, der natürliche Verlauf und die Behandlungsansätze zusammengefasst [1].

7.1.1 Virologische Eckdaten zum humanen Cytomegalovirus

Humane Cytomegaloviren sind behüllte, doppelsträngige DNA-Viren innerhalb der Familie der β-Herpesviren (HHV-5: Humanes Herpesvirus 5), die aus dem Kapsid mit DNA-Genom, einer Tegumentschicht sowie der Virushülle mit eingelagerten viralen Glykoproteingenprodukten (gcI: gB; gcII: gM, gN; gcIII: gH, gL, gO) bestehen, die für den Viruseintritt in die Wirtszelle und die Interaktion mit dem zellulären und humoralen Immunsystem wichtig sind. Das lineare Genom ist mit 235 kb das größte aller Herpesviren und wird in „unique long" (UL) und „unique short" (US) Abschnitte eingeteilt, die insgesamt für ca. 170–200 Leserahmen kodieren. Wie andere Mitglieder dieser Gruppe führen sie nach abgelaufener Primärinfektion zur latenten Virusinfektion und persistieren im Wirt lebenslang. Ein Ort der Viruslatenz sind die CD34+-Zellen des Knochenmarks.

Cytomegaloviren besitzen eine strenge Speziesspezifität. Eine besondere klinische Relevanz haben CMV-Infektionen und Virusreaktivierungen im Rahmen der Transplantationsmedizin sowie während Schwangerschaft und Stillzeit. CMV-Infektionen spielen auch im Rahmen der Intensivmedizin sowie bei Verbrennungspatienten eine wichtige Rolle.

DOI 10.1515/9783110431162-007

7.1.2 Epidemiologie und Klinik der CMV-Infektion in der Schwangerschaft

Grundsätzlich wird die Primärinfektion von der Nicht-Primärinfektion in der Schwangerschaft unterschieden.

7.1.2.1 Primärinfektion

Die Primärinfektion steht im Fokus, da sich – abhängig vom Gestationsalter – eine maternofetale Transmissionsrate von 30–70 % ergeben kann [2].

Diese verläuft bei 80 % der immunkompetenten Schwangeren asymptomatisch. Etwa 20 % der Patientinnen weisen Grippe- oder Mononukleose-ähnliche Symptome wie Fieber, Rhinitis und Pharyngitis, Kopfschmerzen, Arthralgie und Myalgie sowie körperliche Abgeschlagenheit auf [3]. Eine Virämie wird in etwa 75 % der Fälle während einer akuten Primärinfektion beobachtet, im Anschluss wird nur in 0,5 % der Primärerkrankungen eine fortgesetzte Virämie gefunden [4]. Die Dauer der Virämie ist individuell unterschiedlich und umfasst einen Zeitraum von zwei bis ca. sechs Wochen. Bei einem immunkompetenten Individuum geht CMV als ein Vertreter der Herpesviren im Anschluss in ein Stadium der lebenslangen Latenz über, aus der es unter transienter Immunsuppression wieder reaktiviert werden kann. Als Ort der Latenz sind CD34+-Stammzellen des Knochenmarks bekannt.

Der Anteil seronegativer Frauen, die prinzipiell eine primäre CMV-Infektion erfahren können, ist regional sehr unterschiedlich und liegt zwischen 10 % und 60 % (Tab. 7.1). Aus den Daten der kongenitalen CMV-Studie Tübingen, bei der seit 2008 alle Mütter und Kinder bei Geburt auf CMV mittels Serologie und PCR gescreent werden, lässt sich schließen, dass die maternale Seroprävalenz in unserer Region etwa bei 50 % liegt [5].

Die Daten der kongenitalen CMV-Studie Tübingen weisen auf eine Prävalenz kongenital infizierter Neugeborener von 0,17 % hin (ausgewertet für 2011) [2]. Im Vergleich lag die Prävalenz in Schweden ähnlich bei etwa 0,2 %, während in den USA, Brasilien

Tab. 7.1: Geschätzte Prävalenzrate kongenitaler CMV-Infektionen in unterschiedlichen Ländern aus [5, 9, 11].

	Geschätzte Prävalenzrate kongenitaler CMV-Infektionen
USA [43]	40.000 Fälle
Indien [43]	250.000 Fälle
Brasilien [43]	35.000 Fälle
Südafrika [3]	18.450/1.000.000 Geburten
Thailand [3]	8.457/830.000 Geburten
Hochprävalenzland [3] (>70 % CMV IgG+)	1.000/100.000 Mütter
Niederprävalenzland [3] (50–70 % CMV IgG+)	1.000/100.000 Mütter
Tübingen [2]	2/1.194 Geburten in 2011

und in Kuba Prävalenzen über 1,0 % beobachtet wurden [6]. Hier sei auf die höhere Rate an Sekundärinfektionen in diesen Ländern verwiesen (siehe Kap. 7.1.2.2).

Zu berücksichtigen ist bei dieser Datenkonstellation aber, dass z. B. in Brasilien ein Abtreibungsverbot besteht und in europäischen Studien bislang die Schwangerschaftsabbruchrate nicht separat berücksichtigt wurde, sodass sich in Europa und Deutschland zwangsläufig kleinere Raten von Neugeborenen mit symptomatisch kongenitaler CMV-Infektion bezogen auf alle Lebendgeborenen ergeben.

Von den kongenital infizierten Kindern sind nach Geburt ca. 90 % asymptomatisch. Etwa 8–15 % dieser asymptomatisch infizierten Kinder entwickeln Spätfolgen im Sinne einer ein- oder beidseitigen Hörstörung.

Etwa 10 % der Neugeborenen weisen eine symptomatische CMV-Infektion auf. Die klinische Symptomatik umfasst Petechien (76 %), Ikterus (67 %), Hepatosplenomegalie (60 %), Mikrozephalie (53 %), Wachstumsretardierung (50 %) sowie die Chorioretinitis und eine Optikusatrophie (20 %). Zudem ist bei einer schweren kongenitalen CMV-Infektion das Blueberry-Muffin-Zeichen als Ausdruck einer kutanen extramedullären Hämatopoese bekannt. Es besteht aus Petechien, disseminierten oder dicht stehenden roten bis rotbraunen Flecken, Papeln und Plaques sowie blaubeerfarbenen oder rötlichen Ekchymosen. Assoziierte Laborparameter können Transaminasenerhöhung (83 %), konjugierte Hyperbilirubinämie (81 %) sowie Thrombozytopenie (77 %) sein.

Die meisten der symptomatischen Kinder werden im Verlauf eine Entwicklungsstörung erleiden. Folgeschädigungen im Kleinkindalter umfassen sensorineuronale Hörschädigung (59 %), mentale Retardierung (IQ > 70: 47 %; IQ > 50: 36 %), psychomotorische Schädigungen (63 %) und Zerebralparesen (49 %) [7, 8].

Insgesamt entwickeln die infizierten Neugeborenen nach maternaler CMV-Primärinfektion in etwa jedem vierten Fall Spätfolgen der kongenitalen CMV-Infektion [9]. So stellt die kongenitale CMV-Infektion mit etwa 40.000 betroffenen Kindern pro Jahr die häufigste Ursache für eine angeborene, nicht-genetische Innenohrschwerhörigkeit in den USA dar [10].

7.1.2.2 Nicht-Primärinfektion

In den letzten Jahren hat die Nicht-Primärinfektion in der Schwangerschaft an epidemiologischer Bedeutung gewonnen. In diesem Zusammenhang ist die IgG-Seroprävalenz von entscheidender Bedeutung. Man unterscheidet „Hoch"-Prävalenzländer mit einer Seroprävalenz >70 % von den „Nieder"-Prävalenzländern mit 50–70 % Seroprävalenz [11]. Zu den Hochprävalenzkontinenten gehören Afrika, Asien und Südamerika. Die USA und Westeuropa zählen abhängig vom ethnischen Hintergrund eher zu den Niederprävalenzländern. In Deutschland liegt eine Seroprävalenz von ca. 50 % vor [12]. Wäre nur die Primärinfektion relevant, wären diese Schwangerschaften eigentlich geschützt. Die Daten aus den Hochprävalenzländern weisen aber auf eine zunehmende Bedeutung der Sekundärinfektion hin.

So haben neuere epidemiologische Untersuchungen im Hochprävalenzland Brasilien auf eine Prävalenz der kongenitalen CMV-Infektion von ca. 1,1 % hingewiesen (87 von 7.909 Lebendgeburten). Im Vergleich zu Deutschland sind dies deutlich mehr, obwohl die IgG-Seroprävalenz in Brasilien deutlich höher liegt. Die höhere Rate ist auf eine Reinfektionsrate von bis zu 4,2 % zurückzuführen [13, 14]. Die tatsächliche Transmissionsrate der maternalen Nicht-Primärinfektion ist bisher nicht bekannt. Kenneson und Cannon verwiesen in einer Metaanalyse auf eine Transmissionsrate von 1,4 % [6]. Dies wird heute aber kontrovers diskutiert [9].

Offensichtlich sind auch Populationen mit annähernd 100%iger CMV IgG-Seroprävalenz nicht vor einer Reinfektion mit anderen Virusstämmen oder der Reaktivierung mit dem eigenen Virus geschützt. In toto geht man davon aus, dass die Rate der kongenitalen CMV-Infektionen nach maternaler Nicht-Primärinfektion die Rate der maternalen CMV-Primärinfektion um etwa das 3–4-fache übersteigt [15]. Daraus würden sich ca. 11 CMV-Infektionen pro 1.000 Frauen mit Nicht-Primärinfektionen und ca. 3–6 CMV-Infektionen pro 1.000 Frauen mit Primärinfektion ergeben [9]

Ob die Nicht-Primärinfektion in einem CMV-Niederprävalenzland – etwa in Deutschland – von Bedeutung ist, muss noch gezeigt werden. Wir können mit den heutigen diagnostischen Methoden Nicht-Primärinfektionen, zu denen Reaktivierungen und Reinfektionen gehören, nur nach initialem Screening mit Kenntnis des CMV-Serostatus vor/zu Schwangerschaftsbeginn erkennen. Im Rahmen der Tübinger CMV-Kongenitalstudie konnten wir verschiedene Kinder nach Nicht-Primärinfektion der Mutter eindeutig identifizieren. Dies basiert darauf, dass wir bei sequenziellen Schwangerschaften der gleichen Mutter bereits den CMV-Serostatus aus der Vorschwangerschaft gekannt haben. Insgesamt betrachtet, waren dies aber Zufallsbefunde, die nur durch systematisches Neugeborenen-Screening bei Geburt im Rahmen unserer CMV-Studie erhoben werden konnten. Alle Neugeborenen nach maternaler Nicht-Primärinfektion der Tübinger CMV-Studie waren asymptomatisch infiziert. Aus internationalen Studien aus Hochprävalenzländern ist jedoch klar ablesbar, dass es in ca. 10 % der Fälle mit einer rekurrenten Infektion in der Schwangerschaft zu Langzeit-Folgeschädigungen der bei Geburt CMV-infizierten Kleinkinder kommt [9, 11].

Unabhängig ob Primär- oder Nicht-Primärinfektion, stellen Urin oder Speichel virusausscheidender Kleinkinder bis zu drei Jahren sowie die Genitalsekrete von Adoleszenten und Erwachsenen die Hauptquelle der maternalen Infektion dar. Daten zur CMV-Seroprävalenz unter Kindern und Adoleszenten in Deutschland (KiGGS, 2003–2006) zeigen, dass die CMV-Seroprävalenz bei Kindern mit dem Alter zunimmt (21,5 % im Alter von 1–2 Jahren, bis zu 32 % im Alter von 14–17 Jahren) [16].

Angesichts der größeren Bedeutung liegt der weitere Fokus auf der Primärinfektion.

7.1.3 Einfluss des Gestationsalters auf den Verlauf der CMV-Primärinfektion

In etwa 30–70 % der Fälle kommt es zur maternofetalen Transmission [2, 3, 17]. Die Häufigkeit ist stark vom Gestationsalter der Primärinfektion abhängig. Enders et al. fassten die Transmissionsraten von 248 Primärinfektionen zusammen [2]. Im ersten Trimenon lag die Transmissionsrate bei 30 %. Im zweiten und dritten Trimenon erhöhte sich die Transmissionsrate auf 38 % und 72 %. Bei einer prä- (–8 bis –2 Wochen vor letztem Menstruationsbeginn) und peri- (–1 bis +5 Wochen nach letztem Menstruationsbeginn, bis 5 SSW) konzeptionellen Primärinfektion (etwa ±3 Wochen um den Konzeptionszeitpunkt) wurde eine Transmissionsrate von 17 % und 35 % beobachtet. Analog untersuchten Picone et al. 238 Schwangerschaften mit einer CMV-Primärinfektion. Die Transmissionsrate stieg zwischen dem ersten und dritten Trimenon von 30 auf 40 % und lag bei einer prä- oder perikonzeptionellen Infektion bei etwa 9 und 20 %.

Die Transmission ist mit einer fetalen Infektion bzw. dem Übertritt des Virus zum Kind gleichzusetzen – nicht aber mit einer symptomatischen CMV-Infektion am Termin. Die Häufigkeit symptomatischer Infektionen steht im Gegensatz zur Transmission und nimmt im Verlauf der Schwangerschaft stetig ab. In der Studie von Picone et al. wurden nur bei Infektionen im ersten Trimenon bzw. bei den prä- und perikonzeptionellen Infektionen symptomatische intrauterine und postnatale Verläufe beobachtet [3]. Lipitz et al. beobachteten den Verlauf von 145 Schwangerschaften mit einer primären CMV-Infektion. Bei einer Infektion im ersten Trimenon wurde bei 20 % der Schwangerschaften ein symptomatischer nachgeburtlicher Verlauf beobachtet, im zweiten Trimenon waren es etwa 6 % [18].

7.1.4 Hinweiszeichen auf eine CMV-Primärinfektion

Da die Infektion in der Regel für die Schwangere asymptomatisch verläuft, kommt der behandelnde Frauenarzt entweder im Rahmen einer Kontrolle des Antikörperstatus oder bei einem auffälligen Ultraschallbefund mit einer CMV-Infektion in Berührung.

Antikörperkinetik
Die neue AWMF-Leitlinie zur Diagnostik von Virusinfektionen in der Schwangerschaft hat bei beruflich oder privat CMV-exponierten Schwangeren gegenüber Kleinkindern von unter drei Jahren eine Feststellung des CMV-Serostatus zu Beginn der Schwangerschaft vorgeschlagen. Die Umsetzung dieser S2k-Leitlinie wird es ermöglichen, seronegative Risikoschwangere zu identifizieren und gezielt über Hygienemaßnahmen zur Prävention der Virustransmission in der Schwangerschaft aufzuklären und auch ohne Klinik durch eine Kontrolle im zweiten Trimenon eine Serokonversion zu dokumentieren, weil diese Leitlinie vorsieht, zu Schwangerschaftsbeginn eine Serum-Rückstellprobe zu gewinnen und über zwei Jahre zu kryokonservieren [44].

Der natürliche Verlauf der Primärinfektion ist mit einem Anstieg von IgG-Antikörpern und einem Abfall der IgM-Antikörperindices bei initial niedriger CMV IgG-Avidität verknüpft. Man hat heute mittels Immunblotting die Möglichkeit, unterschiedliche CMV-spezifische Antikörper im zeitlichen Verlauf darzustellen. So sind zum Beispiel Antikörper gegen das virale Oberflächenglykoprotein B in den ersten drei Monaten der Primärinfektion nicht zu detektieren [19, 20]. Gleiches gilt für die CMV IgG-Aviditätsmaturation. Im Verlauf der Primärinfektion bilden sich erst mit der Zeit hochavide, an das Antigen bindende, poliklonale Antikörper. Problematisch ist, dass der zeitliche Übergang zwischen der Phase der niederen, intermediären und hohen IgG-Avidität testabhängig fließend ist [19]. Insgesamt betrachtet ist auch der Nachweis von CMV-IgM ebenfalls testabhängig variabel infolge IgM-Persistenz, unspezifischer Reaktivität oder zum Beispiel durch Induktion breiter antiherpesviraler IgM-Reaktivität z. B. bei simultanem Nachweis von CMV-IgM und EBV-IgM. Der diagnostisch sicherste Parameter ist derzeit die CMV-IgG-Bestimmung. Niedere IgG Werte und IgM-Reaktivitäten sollten stets durch CMV-IgG-Aviditätsbestimmung ergänzt werden [44].

Die maternale CMV-Primärinfektion im ersten Trimenon mit dem höchsten Risiko der symptomatischen CMV-Infektion des Neugeborenen weist im Unterschied zur Nicht-Primärinfektion unterschiedliche diagnostisch relevante virologische Charakteristika auf. Allerdings können wir mit den heute in der Routinediagnostik verfügbaren Instrumentarien eine rekurrente Infektion nur unzureichend diagnostizieren. Deshalb hat die in der AWMF-Leitlinie 2014 geforderte Serum-Rückstellprobe, die mit dem Erstnachweis der Schwangerschaft gewonnen und für zwei Jahre kryokonserviert wird, eine überragend wichtige Bedeutung zur Differenzierung von Primär- und Nicht-Primärinfektionen. Wir stehen heute erst am Anfang dieser Entwicklung und neue Methoden zur schnellen und unkomplizierten Diagnose der Rekurrenz sind erforderlich.

7.1.4.1 Sonografische Hinweiszeichen

Typische sonografische Symptome, die den Verdacht auf eine intrauterine CMV-Infektion lenken sollten, können in ZNS-Zeichen und extrazerebrale Infektionszeichen unterschieden werden. Tabelle 7.2 fasst die klassischen Symptome zusammen.

Von zerebraler Seite sind vor allem die Ventrikulomegalie und die periventrikuläre Echogenitätserhöhung (Abb. 7.1) im Sinne einer Periventrikulitis häufig darstellbar. Die Mikrozephalie und die intraventrikulären Verkalkungen sind Spätmanifestationen als Zeichen einer abgelaufenen Enzephalitis (Abb. 7.2). Die Verkalkungen können Plaque-artig oder vereinzelt in allen Bereichen des Gehirns zu finden sein. Das Plaque-artige Verteilungsmuster betrifft vor allem den periventrikulären Bereich. Periventrikäre Pseudozysten und intraventrikuläre Synechien sind Folgen von destruktiven Prozessen im Gehirn (Abb. 7.3). Bei sehr früher Affektion des Gehirns in der Schwangerschaft sind kortikale Entwicklungsstörungen wie die Lissenzephalie oder die Pachygyrie möglich [21]. Teissier et al. konnten zeigen, dass das Ausmaßder zerebralen Schädigung mit der Häufigkeit CMV-infizierter ZNS-Zellen korreliert [22].

Tab. 7.2: Sonografische Auffälligkeiten, die mit einer CMV einhergehen können (aus Leruez-Ville et al. [26]).

Schwerwiegende zerebrale Hinweise	Milde zerebrale Hinweise	Extrazerebrale Hinweise
Ventrikulomegalie ≥15 mm	Milde Ventrikulomegalie 10–15 mm	Hyperechogener Darm
Periventrikuläre Echogenitätserhöhung	Intraventrikuläre Synechien	Hepatomegalie (linker Leberlappen >40 mm)
Hydrozephalus	Intrazerebrale Verkalkungen	Intrauterine Wachstumsretardierung
Mikrozephalie < −2 SD	Subependymale Zysten	Oligohydramnion
Vergrößerte Cisterna magna ≥8 mm	Plexus-choroideus-Zysten	Polyhydramnion
Vermishypoplasie	Verkalkungen der Aa. lenticulostriatae in den Basalganglien	Aszites, Pleuraerguss, subkutanes Ödem, Hydrops fetalis
Porenzephalie		Plazentamegalie
Lissenzephalie		Intrahepatische Verkalkungen
Periventrikuläre zystische Läsionen		
Corpus callosum Agenesie		

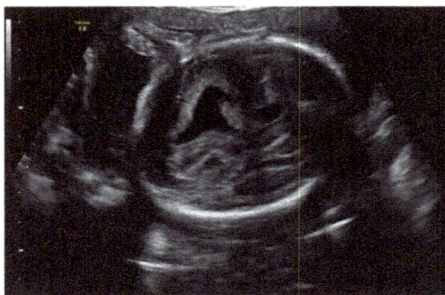

Abb. 7.1: Periventrikuläre Echogenitätserhöhung als Folge einer Periventrikulitis.

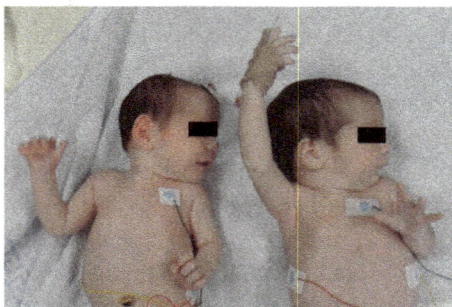

Abb. 7.2: Mikrozephalie bei dichorialen Gemini mit einer intrauterinen CMV-Infektion. Das linke, bei Geburt symptomatische Neugeborene hat eine Mikrozephalie, die vor allem im Vergleich zum Ko-Zwilling auffällt. Das rechte Neugeborene war bei Geburt asymptomatisch.

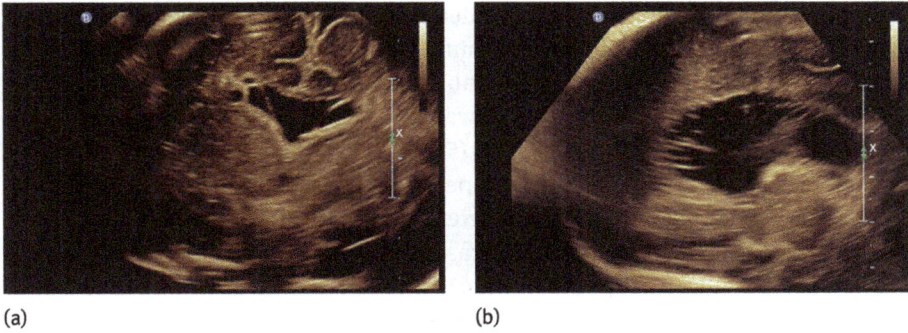

(a) (b)

Abb. 7.3: Periventrikäre Pseudozysten und intraventrikuläre Synechien.

Die extrazerebrale Manifestation ist unspezifisch und zeigt, dass durch die Affinität des Virus zu Endothelzellen der gesamte fetale Körper betroffen sein kann. Am häufigsten sind die intrauterine Wachstumsretardierung, eine Hepatosplenomegalie und der hyperechogene Darm zu finden. Zudem sind eine verminderte Fruchtwassermenge und eine Plazentamegalie häufig.

Die beschriebenen Zeichen sind am ehesten Ausdruck einer direkten Infektion („CMV inclusion disease") und einer schweren Plazentafunktionsstörung. Gabrielli et al. verwiesen darauf, dass mit zunehmender Häufigkeit infizierter Zellen in einem Organ das Schädigungsmuster ausgeprägter ist [23]. Gleichzeitig kommt der Plazenta eine zentrale Rolle im Rahmen der CMV-Infektion zu. Sie ist zum einen Erregerreservoir, erstes infiziertes „Schwangerschafts-"Organ und als Folge der daraus folgenden Plazentafunktionsstörung verantwortlich für die Wachstumsretardierung und die verminderte Fruchtwassermenge. Die beschriebenen extrazerebralen Symptome können durchaus auch durch eine schwere Plazentafunktionsstörung aufgrund einer anderen, nicht-infektiösen Genese entstehen.

Grundsätzlich muss bei intrauterin darstellbaren, schwerwiegenden ZNS-Symptomen von einer nachgeburtlichen Entwicklungsstörung ausgegangen werden. Bei den unspezifischen extrazerebralen Symptomen ist dies nicht möglich. Wir haben bereits mehrfach fetale Krankheitsverläufe erlebt, bei denen Symptome wie ein Perikarderguss im Verlauf der Schwangerschaft verschwanden, ohne dass nachgeburtlich eine kongenitale CMV-Infektion nachweisbar war. Gegebenenfalls kann die intrauterine CMV-Infektion analog zum nachgeburtlichen Verlauf bis zur Geburt folgenlos ausheilen, solange das Gehirn nicht betroffen ist.

Die schwerwiegenden Manifestationen einer CMV-Infektion ergeben sich fast ausnahmslos durch eine Infektion im ersten Trimenon. Da aber in der Regel vom Zeitpunkt der maternalen Infektion bis zur Transmission etwa sechs Wochen vergehen und sich insbesondere die Mikrozephalie und die Wachstumsretardierung erst mit der Zeit entwickeln, wird klar, dass die Symptome einer frühen CMV-Infektion in der Schwangerschaft teilweise auch erst im späten Verlauf erkannt werden können.

Zahlreiche Studien haben sich mit der Prädiktion eines adversen Schwangerschafts-Outcomes im Sinne einer kongenitalen CMV-Infektion mittels bildgebender Verfahren auseinandergesetzt. Guerra et al. beobachteten 600 Schwangere mit einer primären CMV-Infektion [24]. Bei 51 Schwangerschaften zeigten sich sonografische Hinweiszeichen. Nicht infiziert waren 28 (54.9 %), 23 (45,1 %) Neonaten hatten eine kongenitale CMV-Infektion. In der Gruppe der 549 Schwangerschaften ohne Hinweiszeichen waren 131 (23,9 %) Feten infiziert, 418 (76,1 %) waren unauffällig. Daraus ergibt sich eine Sensitivität durch den Ultraschall von 14,9 % und ein positiver Vorhersagewert des auffälligen Ultraschalls von 45,1 %. Benoist et al. untersuchten die möglichen Prädiktoren eines adversen Outcomes anhand einer multiplen Regressionsanalyse. Sie fanden, dass eine fetale Thrombozytopenie sowie fetale Auffälligkeiten die Hochrisikogruppe am besten definieren können. Dabei erhöhten ZNS-Auffälligkeiten das Risiko 10-mal mehr als nicht-zerebrale Marker [25].

Leruez-Ville et al. aus der gleichen Arbeitsgruppe untersuchten bei 82 infizierten Feten die prognostische Wertigkeit sonografischer und laborchemischer Parameter im zweiten und dritten Trimenon nach erfolgter Transmission. Schwerwiegende ZNS-Fehlbildungen waren bei 19 Schwangerschaften zu finden, die bis auf eine abgebrochen wurden. Bei 22 Feten wurden Auffälligkeiten beobachtet, die als „nicht-schwerwiegend" eingestuft wurden (Tab. 7.2). Drei Schwangerschaften wurden abgebrochen. Bei Geburt symptomatisch waren zehn (45 %) der verbliebenen 19 Feten. Nach 24 Monaten waren in dieser Gruppe neun (47,4 %) symptomatisch infizierte Kinder zu finden. Diese hatten ein- oder beidseitige Hörstörungen. Nur ein Kind wies eine neurologische Entwicklungsstörung auf.

In der Gruppe der 41 Schwangerschaften ohne sonografische Hinweiszeichen wurden drei Schwangerschaften abgebrochen, 38 wurden ausgetragen. Keines dieser 38 Neonaten war nachgeburtlich symptomatisch erkrankt und nur zwei (5,3 %) der Kinder wiesen nach 24 Monaten Auffälligkeiten im Sinne einer Hörstörung auf [26].

Interessanterweise untersuchten die Autoren auch die prädiktive Wertigkeit der Thrombozytenkonzentration in Kombination mit der Viruslast im Fetalblut. Bei einer Thrombozytenkonzentration von unter 114.000/mm^3 waren 62,5 % der Neonaten symptomatisch oder die Schwangerschaften wurde abgebrochen. Im Falle einer höheren Thrombozytenkonzentration empfahlen die Autoren die Messung der Viruslast im Fetalblut. Bei einer Viruslast über 4,93 log 10 IU/ml endeten 57,1 % der Schwangerschaften mit einem symptomatischen Neonaten oder mit einem Abbruch. Im Falle einer niedrigeren Viruslast waren es nur 3,1 % [26]. Im Kontext einer fetalen Infektion kann der Nachweis von erhöhten IgM-Indices im Fetalblut zur Diagnosestellung beitragen.

Im Einzelfall wird zur Steigerung der Testgüte zusätzlich zur Sonografie auch auf die MRT-Untersuchung gesetzt. Sollten eindeutige sonografische Auffälligkeiten vorliegen, ist der Nutzen einer zusätzlichen MRT-Untersuchung begrenzt. Bei unauffälligem Ultraschall kann das MRT eine sinnvolle, komplementäre Untersuchung darstellen. Lipitz et al. verwiesen darauf, dass das Risiko für eine kongenitale CMV-

Infektion bei unauffälligem Ultraschall und unauffälliger MRT-Untersuchung um etwa 60 % sinkt [18].

Aus den Angaben wird klar, dass durch die bildgebenden Maßnahmen eine kongenitale CMV-Infektion nach einer maternalen Serokonversion nicht ausgeschlossen werden kann. Insofern ist eine Fruchtwasserpunktion zur Diagnose bzw. zum Ausschluss einer Transmission von zentraler Bedeutung. Diese sollte entweder bei sonografischem Verdacht oder mindestens sechs Wochen nach der mütterlichen Serokonversion erfolgen. Empfohlen wird, die Fruchtwasserpunktion ab der 21. SSW durchzuführen [10].

7.1.5 Diagnosesicherheit der Amniozentese

Eine negative PCR für CMV aus Fruchtwasser hat eine Spezifität von 97–100 % [27–29].

Wenn man die PCR aus zwei Genregionen durchführt und zusätzlich das Virus aus Fruchtwasser anzüchtet, was in Tübingen standardmäßig durchgeführt wird, sollte jede maternofetale Transmission, die zum Zeitpunkt der 21. Schwangerschaftswoche vorliegt, auch zu 100 % nachweisbar sein. Zu einem „falsch-negativen Befund" sollte es hierbei aus methodisch-diagnostischen Gründen nicht kommen.

Jedoch ist eine späte Virustransmission im dritten Trimenon möglich, die durch eine Amniozentese im zweiten Trimenon nicht erkannt werden kann. Theoretisch kann auch eine Transmission jenseits der 21. SSW durch eine Reinfektion mit einem neuen Virusstamm verursacht sein. Dies werden moderne hochsensitive Sequenzierungsmethoden des Gesamtgenoms zeigen können. Klar ist bereits heute schon, dass wir uns von dem Bild einer einzelnen Virusvariante, die in der virämischen Phase der Primärinfektion disseminiert und transmittiert wird, verabschieden müssen. Wir sehen auch bei CMV die Bildung von Quasispezies und Virusfamilien, die kozirkulieren [30].

7.1.6 Beratung in der Schwangerschaft

Hui und Wood versuchten auf der Basis mehrerer vorangegangener Studien das Risiko für eine kongenitale CMV-Infektion zu unterschiedlichen Zeiten in der Schwangerschaft abzuschätzen [31]. Daraus ergeben sich folgende Risikokonstellationen (modifiziert, ausgehend von Hui und Wood):

Risiko für ein auffälliges Outcome
- nach Serokonversion im ersten Trimenon:
  etwa 1 in 10 (3 + 3 + 3 + 0,5 von 1.000)
- nach erfolgter Transmission (nach Amniozentese im zweiten Trimenon):
  etwa 1 in 4 (3 + 3 + 3 von 36)
- nach erfolgter Transmission und sonografischen Zeichen:
  etwa 1 in 2 (3 von 7)

- nach erfolgter Transmission ohne sonografische Zeichen:
  etwa 1 in 9 (3 von 26)
- ohne Transmission:
  etwa 1 in 130 (0,5 von 64)

7.1.7 Behandlungsansätze

Grundsätzlicher Ansatz der Behandlung ist es, die Transmission in der ersten Schwangerschaftshälfte zu verhindern.

7.1.7.1 Hygienemaßnahmen zur Prävention einer CMV-Infektion in der Schwangerschaft

Pass et al. zeigten 2009 in einer Phase-2-Studie mit rekombinantem viralem Glykoprotein B (gB), dass eine Impfung gegen CMV prinzipiell möglich ist und dass diese die Infektionsrate um 50 % senken könnte [32]. Diese für eine Vakzine beschränkte Effizienz führte dazu, dass die Impfung von der FDA nicht zugelassen wurde, da durch einfache Hygienemaßnahmen mindestens in gleicher Weise eine CMV-Infektion verhindert werden kann.

Dazu muss jedoch in der Bevölkerung das Bewusstsein für die CMV-Infektion und deren Infektionswege gesteigert werden. Vorrangig gilt es, die Schwangeren darüber aufzuklären, dass der Hauptinfektionsweg über Kleinkinder in der Familie erfolgt. Diese infizieren sich über eine Tröpfcheninfektion durch den Kontakt mit anderen Kindern, zum Beispiel in der Pekip-Gruppe [19]. Etwa ein Viertel aller Kleinkinder sind Virusausscheider [33]. Da die Infektion beim Kind und der Mutter in der Regel asymptomatisch verläuft, bleibt die Infektion zunächst unerkannt.

Adler et al. und Vauloup-Fellous et al. wiesen darauf hin, dass durch eine eingehende Aufklärung über die Infektion und über die notwendigen Hygiene-Maßnahmen die Infektionsrate der Schwangeren deutlich gesenkt werden kann [33, 34]. Revello et al. zeigten dies auch in einer prospektiven, kontrollierten Interventionsstudie. Im Rahmen des Ersttrimester-Screenings in der 12.–14. SSW wurde in der Interventionsgruppe der Serostatus überprüft. Bei negativem IgG und IgM erhielten die Schwangeren eine eingehende Aufklärung über die Infektionswege und Anweisungen, wie eine Infektion zu vermeiden ist. Dazu gehörte auch, dass das Küssen der Kinder mit potenziellem Schleimhautkontakt (Mund) vermieden werden sollte. In der Interventionsgruppe wurde eine Serokonversionsrate von 1,2 % beobachtet, während es in der Kontrollgruppe ohne Beratung zu Beginn der Schwangerschaft in 7,6 % der Fälle zu einer Serokonversion kam [35].

7.1.7.2 Gabe von Hyperimmunglobulinen bei Primärinfektion im ersten Trimenon

Nach einer sehr frühen Serokonversion in den ersten Wochen nach Schwangerschaftsbeginn werden initial noch nicht ausreichend maternale Antikörper mit hoher IgG-
Avidität und hoher Neutralisation gebildet, um eine diaplazentare Virustransmission
mittels eigener humoraler Immunität erfolgreich zu verhindern. Daher möchte man
dieses zeitliche Fenster, das in der Regel durch die Präsenz von niederaviden IgG-Antikörpern gekennzeichnet ist, mit der Gabe von hochaviden Immunglobulinpräpara-
tionen überbrücken, um die maternofetale CMV-Transmission zu verhindern und die
Rate postnatal symptomatischer CMV-Infektionen zu reduzieren [45].

Nigro et al. verfolgten diesen Ansatz in einer nicht randomisierten Studie und
gaben 37 Frauen nach einer Serokonversion Hyperimmunglobuline (HIG), 47 blieben
unbehandelt. Eine kongenitale CMV-Infektion wurde bei sechs (16 %) Feten im Be-
handlungsarm und 19 (40 %) Feten ohne Behandlung festgestellt [36]. In der ersten
evidenzbasierten, randomisierten, Placebo-kontrollierten Doppelblind-Studie von
Revello et al. beobachteten die Autoren die Transmissionsrate bei 61 bzw. 62 Mutter-
Kind-Paaren nach einer Infektion im ersten Trimenon. In der Behandlungsgruppe
lag die Transmissionsrate bei 30 %, in der Kontrollgruppe lag sie bei 44 %. Trotz der
klinisch relevanten Unterschiede waren diese statistisch nicht signifikant [37].

Buxmann et al. berichteten von 38 Schwangeren, die in der Schwangerschaft HIG
erhielten, die Transmissionsrate lag in dieser Studie bei 23 % [38].

Alle Studien applizieren HIG im Abstand von vier Wochen. Grundlage für dieses
Zeitintervall liegt in der von Thürmann et al. veröffentlichten Halbwertszeit von 22,1
Tagen [39]. Unsere eigene Erfahrung spricht dafür, dass die Halbwertszeit deutlich
kürzer ist und ein zweiwöchiger Rhythmus besser geeignet wäre [40]. Entsprechende
Studien stehen noch aus.

7.1.7.3 Therapieansätze nach erfolgter Transmission

Nach erfolgter Transmission kann ebenfalls die Applikation von HIG erwogen werden, um entweder eine symptomatische Infektion bei Geburt zu verhindern oder die
Symptomatik abzuschwächen. Visentin et al. behandelten 31 Frauen nach positivem
Fruchtwassernachweis mit HIG. Die Kontrollgruppe bestand aus 37 Frauen. In der
Behandlungsgruppe waren vier (13 %) Neugeborene symptomatisch, in der Kontrollgruppe 16 (43 %) [41]. Nigro et al. behandelten analog 31 Frauen und fanden ein (3 %)
symptomatisches Kind, während in der Kontrollgruppe die Hälfte bei Geburt symptomatisch erkrankt war. Durch die mütterliche HIG-Gabe in diesen Fällen kann die Pla-
zentitis behandelt werden. Ein ausreichender transplazentarer Übertritt der Immun-
globuline zum Kind ist erst ab der 26. SSW zu erwarten [42]. Insofern kann unter dem
Aspekt der CMV als eine direkt organschädigende Erkrankung („CMV inclusion disease") durch die mütterliche Applikation keine ausreichende Konzentration der Immun-
globuline im fetalen Kreislauf erreicht werden. Daher sollte in diesen Fällen die direkte
Applikation der HIG über eine Nabelschnurpunktion erwogen werden. Dies muss als

individueller Heilversuch betrachtet werden, da Studien zu diesem Vorgehen nicht vorliegen.

Ein weiterer Therapieansatz liegt in der Gabe von Valacyclovir. Der Vorteil liegt darin, dass das Medikament eine hohe Bioverfügbarkeit hat und dass bei mütterlicher oraler Einnahme eine ausreichende Konzentration in der Fruchthöhle erreicht wird. Leruez-Ville behandelten 43 Mütter mit einer CMV-Infektion und erfolgter Transmission mit Valacyclovir. Feten ohne sonografische Hinweiszeichen oder mit schwerwiegenden ZNS-Zeichen wurden nicht behandelt. Bei Geburt waren 34 (79 %) Neonaten asymptomatisch. Diese wiesen auch nach 12 Monaten keine Symptome auf [26]. Eine aktuelle französische Studie zeigt, dass eine hochdosierte VACV-Therapie in der Schwangerschaft einen Effekt hat in der Reduktion der fetalen Viruslast und bezüglich des klinischen Outcome bei Geburt [26]. Allerdings wird auch auf potenzielle Toxozität der antiviralen Therapie hingewiesen.

7.1.8 Postpartale Behandlungsansätze

Es konnte gezeigt werden, dass durch eine sechswöchige intravenöse Gabe von Ganciclovir eine Verschlechterung des Hörvermögens nach der Geburt aufgehalten werden kann [43] und dass auch die Meilensteine der psychomotorischen Entwicklung signifikant häufiger erreicht werden [44]. Allerdings wurden in den Studien weniger als die Hälfte der ursprünglich eingeschlossenen Kinder ausgewertet.

Alternativ wird der orale Einsatz von Valganciclovir diskutiert [45]. Kimberlin et al. zeigten, dass bei einer sechsmonatigen Medikation das Hörvermögen und auch die kognitive Entwicklung nach 12 und 24 Monaten signifikant verbessert wurden. Die Möglichkeit der oralen Behandlung war für eine so lange Behandlung der entscheidende Durchbruch. Die CMV-Ausscheidung beim Kind ging unter der Therapie signifikant zurück, stieg aber mit Absetzen des Medikaments sofort wieder an. Auch unter und nach der Therapie blieb die Infektiösität erhalten.

Unabhängig von der medikamentösen Therapie müssen das Gehör sowie die kognitive und motorische Entwicklung in den ersten sechs Lebensjahren regelmäßig überprüft werden. Ab einem gewissen Hörverlust müssen Hörhilfen angepasst werden, um adäquaten Spracherwerb zu ermöglichen. Frühförderung und Physiotherapie sind weitere Therapiesäulen für die psychomotorische Entwicklung. Neben der engen Betreuung durch ihren Kinderarzt ist für diese betroffenen Kinder eine Anbindung in einem Sozialpädiatrischen Zentrum (SPZ) sehr zu empfehlen, das neben der Entwicklungsdiagnostik auch alle weiteren therapeutischen und diagnostischen Schritte koordiniert.

Literatur

[1] Kagan KO, Goelz R, Hamprecht K: Cytomegalovirusinfektion in der Schwangerschaft. Gynäkologe 2016; DOI: 10.1007/s00129-016-3923-0

[2] Enders G, Daiminger A, Bäder U, Exler S, Enders M: Intrauterine transmission and clinical outcome of 248 pregnancies with primary cytomegalovirus infection in relation to gestational age. Journal of Clinical Virology 2011,52,244–246.

[3] Picone O, Vauloup-Fellous C, Cordier AG, Guitton S, Senat MV, Fuchs F, et al.: A series of 238 cytomegalovirus primary infections during pregnancy: description and outcome. Prenat Diagn 2013,33,751–758.

[4] Revello MG, Furione M, Rognoni V, Arossa A, Gerna G: Cytomegalovirus DNAemia in pregnant women. Journal of Clinical Virology 2014,61,590–592.

[5] Hamprecht K: CMV – Update 2017, personal communication;

[6] Kenneson A, Cannon MJ: Review and meta-analysis of the epidemiology of congenital cytomegalovirus (CMV) infection. Rev Med Virol 2007,17,253–276.

[7] De Paschale M, Agrappi C, Manco MT, Paganini A, Clerici P: Incidence and risk of cytomegalovirus infection during pregnancy in an urban area of Northern Italy. Infect Dis Obstet Gynecol. 2009,2009,206505-5.

[8] Hamprecht K, Jahn G: [Human cytomegalovirus and congenital virus infection]. Bundesgesundheitsblatt Gesundheitsforschung Gesundheitsschutz 2007,50,1379–1392.

[9] Britt W: Controversies in the natural history of congenital human cytomegalovirus infection: the paradox of infection and disease in offspring of women with immunity prior to pregnancy. Med Microbiol Immunol 2015,204,263–271.

[10] Society for Maternal-Fetal Medicine (SMFM), Hughes BL, Gyamfi-Bannerman C: Diagnosis and antenatal management of congenital cytomegalovirus infection. Am J Obstet Gynecol 2016 Feb 20; DOI: 10.1016/j.ajog.2016.02.042

[11] Manicklal S, Emery VC, Lazzarotto T, Boppana SB, Gupta RK: The „Silent" Global Burden of Congenital Cytomegalovirus. Clinical Microbiology Reviews 2013,26,86–102.

[12] AWMF: Labordiagnostik schwangerschaftsrelevanter Virusinfektionen S2k-Leitlinie AWMF Registernummer 0093/001 [Internet]. 2014, 1–209.

[13] Hyde TB, Schmid DS, Cannon MJ: Cytomegalovirus seroconversion rates and risk factors: implications for congenital CMV. Rev Med Virol 2010,20,311–326.

[14] Yamamoto AY, Mussi-Pinhata MM, Boppana SB, Novak Z, Wagatsuma VM, Oliveira P de F, et al.: Human cytomegalovirus reinfection is associated with intrauterine transmission in a highly cytomegalovirus-immune maternal population. Am J Obstet Gynecol. 2010,202,297.e1–8.

[15] Wang C, Zhang X, Bialek S, Cannon MJ: Attribution of congenital cytomegalovirus infection to primary versus non-primary maternal infection. Clin Infect Dis 2011,52,e11–13.

[16] Voigt S, Schaffrath Rosario A, Mankertz A: Cytomegalovirus Seroprevalence Among Children and Adolescents in Germany: Data From the German Health Interview and Examination Survey for Children and Adolescents (KiGGS), 2003–2006. Open Forum Infect Dis 2016,3,ofv193–198.

[17] Bodéus M, Kabamba-Mukadi B, Zech F, Hubinont C, Bernard P, Goubau P: Human cytomegalovirus in utero transmission: Follow-up of 524 maternal seroconversions. Journal of Clinical Virology 2010,47,201–202.

[18] Lipitz S, Yinon Y, Malinger G, Yagel S, Levit L, Hoffman C, et al.: Risk of cytomegalovirus-associated sequelae in relation to time of infection and findings on prenatal imaging. Ultrasound Obstet Gynecol. 2013,41,508–514.

[19] Hamprecht K, Bissinger AL, Arellano-Galindo J, Schweinzer K, Jiang X, Göhring K, et al.: Intrafamilial transmission of human cytomegalovirus (HCMV): Long-term dynamics of epi-

tope-specific antibody response in context of avidity maturation. Journal of Clinical Virology 2014,60,119–126.

[20] Schoppel K, Kropff B, Schmidt C, Vornhagen R, Mach M: The humoral immune response against human cytomegalovirus is characterized by a delayed synthesis of glycoprotein-specific antibodies. J Infect Dis 1997,175,533–544.

[21] Malinger G, Lev D, Lerman-Sagie T: Imaging of fetal cytomegalovirus infection. Fetal Diagn Ther 2011,29,117–126.

[22] Teissier N, Fallet-Bianco C, Delezoide A-L, Laquerrière A, Marcorelles P, Khung-Savatovsky S, et al.: Cytomegalovirus-induced brain malformations in fetuses. J Neuropathol Exp Neurol 2014,73,143–158.

[23] Gabrielli L, Bonasoni MP, Lazzarotto T, Lega S, Santini D, Foschini MP, et al.: Histological findings in foetuses congenitally infected by cytomegalovirus. Journal of Clinical Virology 2009,46,S16–S21.

[24] Guerra B, Simonazzi G, Puccetti C, Lanari M, Farina A, Lazzarotto T, et al.: Ultrasound prediction of symptomatic congenital cytomegalovirus infection. Am J Obstet Gynecol. 2008,198,380.e1–380.e7.

[25] Benoist G, Salomon LJ, Jacquemard F, Daffos F, Ville Y: The prognostic value of ultrasound abnormalities and biological parameters in blood of fetuses infected with cytomegalovirus. BJOG: An Internal Journal of Obs Gyn 2008,115,823–829.

[26] Leruez-Ville M, Stirnemann J, Sellier Y, Guilleminot T, Dejean A, Magney J-F, et al.: Feasibility of predicting the outcome of fetal infection with cytomegalovirus at the time of prenatal diagnosis. Am J Obstet Gynecol 2016 Apr 8;0. DOI: 10.1016/j.ajog.2016.03.052

[27] Liesnard C, Donner C, Brancart F, Gosselin F, Delforge ML, Rodesch F: Prenatal diagnosis of congenital cytomegalovirus infection: prospective study of 237 pregnancies at risk. Obstet Gynecol. 2000,95,881–888.

[28] Enders G, Bäder U, Lindemann L, Schalasta G, Daiminger A: Prenatal diagnosis of congenital cytomegalovirus infection in 189 pregnancies with known outcome. Prenat Diagn 2001 May 1;21:362–377.

[29] Donner C, Liesnard C, Brancart F, Rodesch F: Accuracy of amniotic fluid testing before 21 weeks' gestation in prenatal diagnosis of congenital cytomegalovirus infection. Prenat Diagn 1994,14,1055–1059.

[30] Renzette N, Pokalyuk C, Gibson L, Bhattacharjee B, Schleiss MR, Hamprecht K, et al.: Limits and patterns of cytomegalovirus genomic diversity in humans. Proc Natl Acad Sci USA 2015 Jul 28;112:E4120–4128.

[31] Hui L, Wood G: Perinatal outcome after maternal primary cytomegalovirus infection in the first trimester: a practical update and counseling aid. Prenat Diagn 2014 Oct 7;35:1–7.

[32] Pass RF, Zhang C, Evans A, Simpson T, Andrews W, Huang M-L, et al.: Vaccine prevention of maternal cytomegalovirus infection. N Engl J Med 2009 Mar 19;360:1191–1199.

[33] Adler SP: Prevention of Maternal-Fetal Transmission of Cytomegalovirus. EBIOM 2015,2,1027–1028.

[34] Hamilton ST, van Zuylen W, Shand A, Scott GM, Naing Z, Hall B, et al.: Prevention of congenital cytomegalovirus complications by maternal and neonatal treatments: a systematic review. Rev Med Virol 2014 Oct 14;24:420–433.

[35] Revello MG, Tibaldi C, Masuelli G, Frisina V, Sacchi A, Furione M, et al.: Prevention of Primary Cytomegalovirus Infection in Pregnancy. EBIOM 2015 Sep 1;2:1205–1210.

[36] Nigro G, Adler SP, La Torre R, Best AM, Congenital Cytomegalovirus Collaborating Group: Passive immunization during pregnancy for congenital cytomegalovirus infection. N Engl J Med 2005 Sep 29;353:1350–1362.

[37] Revello MG, Lazzarotto T, Guerra B, Spinillo A, Ferrazzi E, Kustermann A, et al.: A randomized trial of hyperimmune globulin to prevent congenital cytomegalovirus. N Engl J Med 2014 Apr 3;370:1316–1326.

[38] Buxmann H, Stackelberg OMV, Schlößer RL, Enders G, Gonser M, Meyer-Wittkopf M, et al.: Use of cytomegalovirus hyperimmunoglobulin for prevention of congenital cytomegalovirus disease: a retrospective analysis. J Perinat Med 2012 Feb 21;40:1–8.

[39] Thürmann PA, Sonnenburg-Chatzopoulos C, Lissner R: Pharmacokinetic characteristics and tolerability of a novel intravenous immunoglobulin preparation. Eur J Clin Pharmacol 1995,49,237–242.

[40] Hamprecht K, Kagan KO, Goelz R: Hyperimmune globulin to prevent congenital CMV infection. N Engl J Med 2014,370,2543.

[41] Visentin S, Manara R, Milanese L, Da Roit A, Forner G, Salviato E, et al.: Early primary cytomegalovirus infection in pregnancy: maternal hyperimmunoglobulin therapy improves outcomes among infants at 1 year of age. Clin Infect Dis 2012,55,497–503.

[42] Malek A, Sager R, Kuhn P, Nicolaides KH, Schneider H: Evolution of maternofetal transport of immunoglobulins during human pregnancy. Am J Reprod Immunol 1996,36,248–255.

[43] Kimberlin DW, Lin C-Y, Sánchez PJ, Demmler GJ, Dankner W, Shelton M, et al.: Effect of ganciclovir therapy on hearing in symptomatic congenital cytomegalovirus disease involving the central nervous system: a randomized, controlled trial. The Journal of Pediatrics 2003,143,16–25.

[44] Oliver SE, Cloud GA, Sánchez PJ, Demmler GJ, Dankner W, Shelton M, et al.: Neurodevelopmental outcomes following ganciclovir therapy in symptomatic congenital cytomegalovirus infections involving the central nervous system. J Clin Virol 2009,46 Suppl 4,S22–26.

[45] Kimberlin DW, Jester PM, Sánchez PJ, Ahmed A, Arav-Boger R, Michaels MG, et al.: Valganciclovir for symptomatic congenital cytomegalovirus disease. N Engl J Med 2015,372,933–943.

7.2 Toxoplasmose in der Schwangerschaft
Philipp Wagner, Karl Oliver Kagan, Martin Enders

7.2.1 Einleitung

Die Toxoplasmose stellt eine parasitäre Erkrankung durch den Einzeller Toxoplasma gondii dar. Die Endwirte dieser Parasiten sind Katzen, die Zwischenwirte andere Wirbeltiere oder Vögel. Auch der Mensch kann sich mit Toxoplasma infizieren. Wenngleich die Erkrankung in aller Regel ohne schwerwiegende Symptome und Folgen verläuft, kann es bei Immunsupprimierten oder bei einer intrauterinen Infektion zu schwerwiegenden Schädigungen kommen. Deshalb sollten Schwangere über mögliche Infektionswege und über die Prophylaxe informiert werden. Im Falle von nachweisbaren Antikörpern gegen Toxoplasma kann es eine Herausforderung darstellen, zwischen einer akuten behandlungsbedürftigen und einer länger zurückliegenden ungefährlichen Infektion zu unterscheiden. Dies ist aber umso wichtiger, da eine unverzügliche Behandlung der Schwangeren zur Vermeidung von Spätfolgen beim Kind von großer Bedeutung ist.

7.2.2 Epidemiologie

In industrialisierten Ländern ist der Anteil der Menschen mit latenter Infektion in den letzten Jahrzehnten kontinuierlich zurückgegangen. So ist die Rate in einer großen österreichischen Kohortenstudie aus 158.571 Schwangerschaften zwischen 1995 und 2012 von 43,3 % auf 31,5 % gesunken [2]. Zusätzlich ist zu berücksichtigen, dass es nicht nur zwischen verschiedenen Ländern deutliche Unterschiede in der Prävalenz der Toxoplasmose gibt, sondern auch innerhalb einzelner Länder Unterschiede zu finden sind. So beobachteten Capretti et al., dass die Seroprävalenz von IgG-Antikörpern bei Italienerinnen und Nicht-Italienerinnen bei 19,1 % und 32,8 % lag [3]. In Deutschland kann eine Immunität gegen Toxoplasma bei ca. 20–35 % der Frauen im Alter zwischen 18 und 35 Jahren angenommen werden. Dabei sind die Durchseuchungsraten in Ostdeutschland höher als in Westdeutschland [28]. Prinzipiell steigt der Anteil der Menschen mit Antikörpern gegen Toxoplasma mit zunehmendem Lebensalter kontinuierlich an.

In Ländern mit einem vorgeburtlichen Screening-Programm wie z. B. Frankreich gibt es vergleichsweise umfangreiche Zahlen zur Epidemiologie: Eine aktuelle Studie schätzte die Inzidenz der maternalen Serokonversion anhand eines katalytischen Modells in der Schwangerschaft im Jahr 2010 auf 0,24 %. Für das Jahr 2020 erwarten die Autoren einen Rückgang der Inzidenz auf 0,16 % [18].

Eine kürzlich zur Inzidenz der Toxoplasma-Infektion in Deutschland publizierte seroepidemiologische Untersuchung ergab, dass etwa 1,3 % der nicht-immunen Frauen eine Infektion in der Schwangerschaft erwerben [28].

Insgesamt wird in Deutschland pro Jahr nur eine niedrig zweistellige Zahl von infizierten Kindern an das Robert-Koch-Institut gemeldet. Allerdings ist im Hinblick auf die geschätzte Inzidenz von einer wesentlichen Dunkelziffer auszugehen [28]. Die postnatale Toxoplasmose verläuft häufig oligo- oder asymptomatisch. Daher ist die für das Ungeborene relevante Infektion in der Schwangerschaft in der Mehrzahl der Fälle nur durch ein Antikörper-Screening zu erkennen. Aktuelle Studien weisen darauf hin, dass eine frühzeitig eingeleitete Therapie in der Schwangerschaft das Risiko für neurologische Schädigungen beim Kind senkt. Die Evidenz dieser Studien ist allerdings relativ schwach. Ungeachtet dessen besteht bei Nachweis einer akuten Infektion in der Schwangerschaft immer eine klare Behandlungsindikation. Aufgrund der fehlenden Evidenz für einen sicheren Nutzen der antenatalen Therapie (obwohl es sehr fraglich ist, ob es zu dieser Fragestellung jemals randomisierte Placebo-kontrollierte Studien geben wird), der potenziellen Medikamentennebenwirkungen, der Möglichkeit falsch-positiver Screeningbefunde und der damit verbundenen Verunsicherung der werdenden Eltern, die evtl. zu einer nicht indizierten Schwangerschaftsunterbrechung führt, wurde ein Toxoplasmose-Screening bislang nicht in die Mutterschaftsrichtlinien aufgenommen.

Das Robert-Koch-Institut empfiehlt, dass die nicht-schwangere Patientin darüber informiert werden sollte, dass zwischen einer Toxoplasma-Infektion und einer anschließenden Schwangerschaft etwa sechs Monate, mindestens aber sechs Wochen vergangen sein sollten (RKI Homepage, Toxoplasmose).

7.2.3 Infektionsweg

Die Vermehrung von Toxoplasma gondii findet sowohl asexuell als auch sexuell statt.

Im Laufe des Lebenszyklus von Toxoplasma gondii kommt es zu drei wichtigen Differenzierungen: Oozysten, Tachyzoiten und Bradyzoiten/Zysten. Diese sind alle potenziell infektiös für den Menschen. Eine Übertragung von Mensch zu Mensch ist nur in Spezialfällen wie einer Organtransplantation oder über die Verabreichung von Blutprodukten möglich.

Nach der geschlechtlichen Vermehrung im Katzendarm werden die daraus entstandenen Oozyten mit dem Katzenkot ausgeschieden und stellen so nach einer notwendigen Reifung von 2–4 Tagen durch verunreinigte Lebensmittel oder durch Hand-Mund-Übertragung bei der Gartenarbeit eine wichtige Infektionsquelle für den Menschen dar.

Die Tachyzoiten entstehen im Zwischenwirt wie dem Menschen bei der Primärinfektion und vermehren sich rasch ungeschlechtlich.

Die Bradyzoiten werden als die Dauerform des Erregers nach erfolgter Immunantwort des Wirts angesehen und persistieren lebenslang im Körper, insbesondere im Gehirn und auch im Muskel. Bei immunkompetenten Individuen verursacht die Erkrankung dann in der Regel keine Symptome mehr. Lediglich im Falle einer ernstzunehmenden Immunsuppression wie beispielsweise einer HIV-Infektion kann es zu einer gefährlichen Reaktivierung mit vor allem einer zerebralen Toxoplasmose kommen.

Merke: Als Infektionsweg kommen für den Menschen insbesondere Kontakt zu Katzenkot (Übertragung von Oozyten), Verzehr von oder auch Kontakt zu rohem oder nicht komplett gegartem Fleisch (Übertragung von Bradyzoiten), aber auch die transplazentare Übertragung durch Tachyzoiten infrage. Eine Übertragung von Mensch zu Mensch ist nur in Spezialfällen wie einer Organtransplantation oder über die Verabreichung von Blutprodukten möglich.

7.2.4 Prävention

Verschiedene Präventionsmaßnahmen können das Infektionsrisiko in der Schwangerschaft senken. Die Evidenz zum Nutzen der Hygieneberatung ist allerdings gering [12]. Zu vermeiden ist der Kontakt mit Katzenkot oder der Katzentoilette. Diese sollte täglich von einer nicht-schwangeren Person mit heißem Wasser gereinigt werden. Um eine Infektion der Katze zu vermeiden, ist es ratsam, die Katze nur von Dosen- und Trockenfutter zu ernähren. Außerdem sollte (nicht nur aufgrund der Möglichkeit der Toxoplasma-Infektion) der Schwangeren geraten werden, nur durchgegartes Fleisch sowie gründlich gewaschenes Gemüse und Obst zu verzehren. Auch das konsequente Händewaschen nach Kontakt zu rohem Fleisch, Gartenarbeit oder anderweitigem Kontakt zu Erde und vor den Mahlzeiten trägt zu einer Verringerung des Infektionsrisikos bei. Über diese Verhaltensregeln sollte jede Toxoplasma-negative Schwangere oder immunsupprimierte Person informiert werden. Dies ist insbesondere vor dem Hintergrund, dass nur etwa ein Viertel der Schwangeren mit der Infektion und den möglichen Folgeproblemen vertraut ist, von großer Bedeutung [16].

7.2.5 Verlauf der Primärinfektion in der Schwangerschaft

Die Wahrscheinlichkeit der transplazentaren Übertragung (Transmission) steigt mit zunehmender Schwangerschaftswoche. Im ersten Trimenon muss mit einer Transmissionsrate von 6–15 % gerechnet werden, im dritten Trimenon steigt die Rate auf 60–80 % an. Thiébaut et al. beobachteten in einer Metaanalyse, dass die Wahrscheinlichkeit pro Schwangerschaftswoche um 1,15 nach Serokonversion ansteigt [24].

Gleichzeitig sinkt aber der Schweregrad des Schädigungsmusters [14, 24]. In der Metaanalyse von Thiébaut et al. sank die Odds-Ratio für intrakranielle Auffälligkeiten pro Schwangerschaftswoche um 0,91 nach Serokonversion, für okkuläre Auffälligkeiten wurde jedoch kein Zusammenhang zum Gestationsalter beobachtet.

Merke: Die Wahrscheinlichkeit der transplazentaren Übertragung einer frischen Toxoplasmoseinfektion auf den Feten steigt mit Dauer der Schwangerschaft an, gleichzeitig nimmt die Wahrscheinlichkeit schwerwiegender Schädigungen aber ab.

Im Rahmen der Abklärung einer möglichen Infektion in der Schwangerschaft sollte berücksichtigt werden, dass frühestens nach etwa vier Wochen nach Serokonversion eine Transmission nachgewiesen werden kann.

7.2.6 Symptomatik

1. Bei Immunkompetenten:
   Die postnatale Infektion verläuft beim immunkompetenten Kind bzw. Erwachsenen häufig asymptomatisch oder geht mit unspezifischen Symptomen einher wie zervikalen Lymphknotenschwellungen und grippeähnlichen Symptomen wie Kopf- und Gliederschmerzen, Müdigkeit und Fieber. Bei immunsupprimierten Personen kann sowohl die Erstinfektion als auch die Reaktivierung zu schweren Krankheitsverläufen führen (z. B. Enzephalitis).
   Der Verlauf bei Schwangeren entspricht dem Verlauf bei nicht-schwangeren Personen.
2. Prä- und postnatal beim Feten/Kind:
   Das klinische Bild der pränatalen Infektion wird stark vom Gestationsalter zum Zeitpunkt der Mutter-Kind-Übertragung beeinflusst (s. o.). Die klassische Trias mit Retinochorioiditis, Hydrozephalus und intrakraniellen Verkalkungen wird in erster Linie nach Infektionen im ersten bzw. frühen zweiten Trimenon beobachtet [8]. Weitere mögliche Auffälligkeiten sind fetale Wachstumsretardierung,

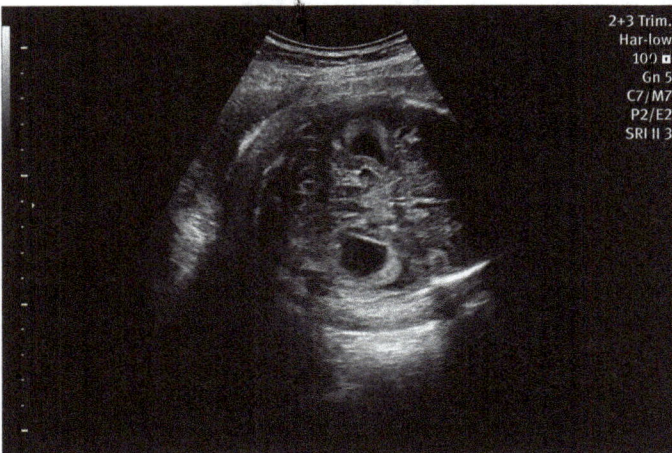

Abb. 7.4: Fetales Gehirn mit periventrikulärer Echogenitätserhöhung und Verkalkungen bei einer Toxoplasmose.

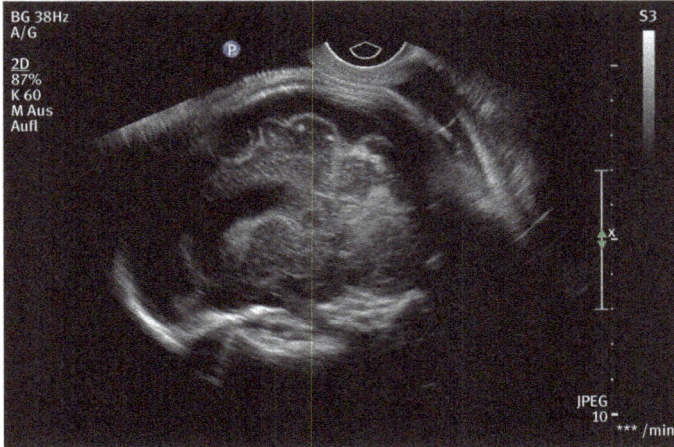

Abb. 7.5: Fetales Gehirn mit multiplen Verkalkungen bei einer Toxoplasmose.

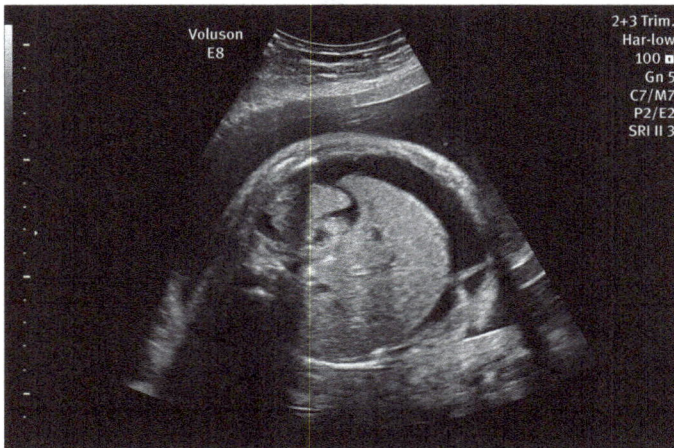

Abb. 7.6: Aszites bei einer Toxoplasmose.

Mikrozephalie, Gyrierungsstörungen, Aszites, Anämie und hyperdense Läsionen der Leber. Auch ein Abort oder ein intrauteriner Fruchttod können im Rahmen einer Toxoplasma-Infektion auftreten (Abb. 7.4–7.6).

Wird bei Vorliegen schwerwiegender US-Auffälligkeiten eine pränatale Toxoplasma-Infektion diagnostiziert, so erfolgt in den meisten Fällen ein Spätabbruch. In der Regel handelt es sich um Schwangere, deren Toxoplasma-Infektion nicht bzw. zu spät erkannt und bei denen daher die antiparasitäre Therapie nicht bzw. zu spät eingeleitet wurde. Das Risiko für schwerwiegende ZNS-Auffälligkeiten ist unter einer adäquaten, zeitgerecht eingeleiteten antenatalen Behandlung minimal [14].

Aus diesen Gründen liegen nach unserer Erfahrung bei Neugeborenen mit konnataler Toxoplasma-Infektion in den meisten Fällen auch keine oder nur milde Symptome vor. Unter adäquater postnataler Therapie ist das Risiko für neurologische Langzeitschäden (z. B. psychomotorische Retardierung) <1 % [1, 14]. Etwa 20–40 % der behandelten Kinder entwickeln allerdings im weiteren Verlauf (bis ins junge Erwachsenenalter) eine Reaktivierung retinochorioidaler Herde, die in etwa 20–30 % der Fälle mit einer Minderung des Visus einhergehen [1, 11, 26]. Aktuelle Studien zur Inzidenz von Langzeitschäden (Auge/ZNS) bei asymptomatischer kongenitaler Toxoplasma-Infektion, die nicht behandelt wurde, liegen momentan nicht vor.

7.2.7 Diagnostik

Die Unterscheidung einer primären von einer latenten Toxoplasma-Infektion ist in der Schwangerschaft von großer Bedeutung, da in aller Regel nur die Erstinfektion mit Toxoplasma eine Gefahr für das Kind darstellt.

7.2.7.1 Diagnostik in und vor der Schwangerschaft

Ein Antikörper-Screening auf Toxoplasma sollte möglichst in der Frühschwangerschaft oder noch besser bereits bei Kinderwunsch erstmalig entsprechend des folgenden Stufenschemas durchgeführt werden [15].

Im ersten Schritt sollte die Bestimmung der IgG- und in der Regel auch der IgM-Antikörper erfolgen (bei Screeninguntersuchungen vor der Schwangerschaft ist die alleinige Bestimmung von IgG-Antikörpern meist ausreichend).

– Bei fehlendem Nachweis der Antikörper liegt weder eine akute noch eine latente Infektion vor. Die Patientin ist nicht vor einer akuten Infektion geschützt und sollte dementsprechend aufgeklärt werden. Erneute Testungen in der Schwangerschaft sind aus unserer Sicht prinzipiell sinnvoll (s. o.), richten sich aber schlussendlich auch an wirtschaftlichen Gesichtspunkten aus. Eine Wiederholung der serologischen Untersuchung sollte spätestens nach acht Wochen angeboten werden, wobei dieses Zeitfenster für die zügige Behandlung einer frischen Infektion bereits zu großsein kann. In anderen Ländern werden daher monatliche Kontrollen durchgeführt (z. B. Frankreich). Sehr selten werden atypische IgG-Serokonversionen ohne Nachweis von IgM-Antikörpern oder mit nur kurzzeitiger Bildung niedrig-titriger IgM-Antikörper beobachtet [10]. Dabei weisen die IgG-Antikörper eine niedrige IgG-Avidität auf. Die klinische Relevanz dieser Befundkonstellation im Hinblick auf das fetale Infektions- und Schädigungsrisiko ist unklar. Zur Sicherheit erfolgt aber in der Regel eine antiparasitäre Therapie.

- Der Nachweis von IgG- ohne IgM-Antikörper spricht für eine länger zurückliegende (latente) Infektion mit Toxoplasma. Eine Infektion in der Schwangerschaft ist unwahrscheinlich und die Patientin vor einer Erstinfektion geschützt. Weitere serologische Kontrollen sind in diesen Fällen nicht notwendig.
- Am schwierigsten ist die Einschätzung eines Befundes mit Nachweis von sowohl IgG- als auch IgM-Antikörpern. In einer Untersuchung der Palo Alto Medical Foundation (USA) zeigte sich, dass bei etwa 75 % der im Screening IgM-positiven Schwangeren eine latente Infektion vorlag [6].
  CAVE:
  Der Nachweis eines IgM-Antikörpers stellt per se keinen Beweis für eine frische Erstinfektion dar.
- Spezialfall isolierter Nachweis von IgM-Antikörpern: Hier kann das sehr frühe Stadium einer Infektion vorliegen oder aber ein unspezifischer IgM-Befund. Bei entsprechender Symptomatik oder Bestätigung des IgM-Befundes in einer zweiten Testart sollte eine Therapie eingeleitet werden. Mit und ohne Therapie sollten serologische Kontrollen nach 14 und 28 Tagen erfolgen. Bleiben die IgM-Antikörperkonzentrationen unverändert und kommt es nicht zu einer IgG-Serokonversion, so ist eine frische Infektion unwahrscheinlich. Zu beachten ist, dass die antiparasitäre Therapie evtl. die humorale Immunantwort modifiziert.

Zur näheren Eingrenzung des Infektionszeitpunktes bzw. zur Differenzierung zwischen latenter und akuter/kürzlicher Erstinfektion dient die Bestimmung der IgG-Avidität. Liegen hochavide IgG-Antikörper vor (die entsprechenden Grenzen des Aviditätstestes werden durch den Testanbieter definiert), so ist von einer latenten Infektion auszugehen. Die hohe Avidität besitzt einen hohen prädiktiven Wert [25]. Bei Nachweis von niedrigaviden IgG-Antikörpern besteht der Verdacht auf eine frische bzw. kürzliche Erstinfektion. Allerdings ist der prädiktive Wert eines niedrigen Aviditätsindexes eingeschränkt, sodass meist weitere Untersuchungen erfolgen. Diese beinhalten u. a. Folgeuntersuchungen nach 2–3 Wochen, um die Titerverläufe zu beurteilen, und die Durchführung weiterer Testarten wie z. B. IgA-Bestimmung oder Immunblot bzw. Line-Assay. Mithilfe der Zusatzuntersuchungen kann die klinische Relevanz eines auffälligen Screeningbefundes in den meisten Fällen abschließend beurteilt werden. Die Abklärung eines auffälligen Screeningbefundes sollte in spezialisierten Laboren erfolgen.

Tab. 7.3 gibt eine Übersicht über die verschiedenen Antikörperkonstellationen und die daraus folgenden Empfehlungen.

Zu bedenken ist zudem, dass der Nachweis einer aktiven Toxoplasma-Infektion bei der Schwangeren noch keine Aussage über eine maternofetale Transmission, d. h. eine Infektion des Feten, ermöglicht.

Bei begründetem Verdacht auf eine Erstinfektion mit Toxoplasma in der Schwangerschaft sollte umgehend eine dem Gestationsalter entsprechende antiparasitäre Therapie eingeleitet werden (s. u.). Hierbei ist zu beachten, dass die Reifung der An-

Tab. 7.3: Antikörperkonstellationen der Toxoplasmose und deren Folgen.

IgG-AK	IgM-AK	Interpretation	Empfehlung
Negativ	Negativ	Keine Infektion, keine Immunität	Ggf. Kontrollen alle acht Wochen, Verhaltensregeln beachten
Positiv	Negativ	Latente Infektion, keine Gefahr für den Feten	Keine Kontrolle der Antikörper notwendig
Positiv	Positiv	Frische Infektion möglich, weitere Abklärung notwendig (IgG-Avidität, ggf. weitere Tests und Verlaufskontrollen)	Behandlung bei V. a. frische Primärinfektion, Ultraschallkontrollen DEGUM 2/3, evtl. invasive Pränataldiagnostik; Untersuchung des Neugeborenen.
Negativ	Positiv	Sehr frische Infektion wahrscheinlich in den letzten zwei Wochen, vor allem, wenn nach zwei Wochen IgG-Antikörper nachweisbar sind	Behandlung beginnen

tikörper durch eine effektive Therapie verzögert sein bzw. bei frühem Therapiebeginn sogar ausbleiben kann. Zur Überwachung der fetalen Entwicklung werden regelmäßige Ultraschallkontrollen DEGUM 2/3 empfohlen. Des Weiteren kann zum Ausschluss einer pränatalen Infektion eine Untersuchung von Fruchtwasser auf Toxoplasma-DNA erfolgen. Diese ist bei Vorliegen von Ultraschallauffälligkeiten prinzipiell indiziert (auch zum Ausschluss anderer möglicher Ursachen). Ein positiver PCR-Befund aus Fruchtwasser besitzt einen hohen prädiktiven Wert. Allerdings ist selbst bei Nachweis einer fetalen Infektion das Ausmaß der kindlichen Problematik nicht sicher absehbar. Höhere Konzentrationen von Toxoplasma-DNA im Fruchtwasser vor der 20. SSW sind als prognostisch ungünstig zu werten [22]. Ebenso der sonografische Nachweis einer rasch zunehmenden Erweiterung der Ventrikel. Bei Verdacht auf intrauterine Infektion erfolgt die Therapie bis zum Ende der Schwangerschaft.

Ob eine invasive Diagnostik bei unauffälligen Ultraschallbefunden durchgeführt wird, muss im Einzelfall entschieden werden. In einer kürzlich publizierten Metaanalyse von de Oliveira Azevedo et al., bei der die Ergebnisse von 4.171 Untersuchungen zusammengefasst wurden, zeigte der Erregernachweis im Fruchtwasser mittels PCR bezogen auf die gesamte Schwangerschaft eine Sensitivität von 87 % und eine Spezifität von 99 % [7]. Die Sensitivität der Untersuchung war bei Ersttrimester-Infektionen geringer (56,7 %). Zudem empfahlen die Autoren, dass die Amniozentese innerhalb von fünf Wochen nach Infektion durchgeführt werden sollte, da in diesem Zeitfenster die Heterogenität der Ergebnisse der verschiedenen Studien am geringsten ausfiel. An anderer Stelle wird empfohlen, dass die Amniozentese frühestens 3–4 Wochen nach mütterlicher Infektion erfolgen sollte, um das Risiko für falsch-negative Ergebnisse zu minimieren [13]. Da ein negativer Erregernachweis die fetale Infektion nicht sicher ausschließt, besteht aus Sicht der Autoren auch bei unauffälligem Fruchtwasserbefund eine Indikation zur Behandlung. Weiterhin ist zu beachten, dass in Deutschland (im Gegensatz zu Frankreich) die Kombinationstherapie mit Pyrimethamin, Sulfadiazin und Folinsäure bereits ab 15+0 SSW begonnen wird und dies möglichweise die Sensitivität einer im weiteren Verlauf durchgeführten Fruchtwasseruntersuchung einschränkt.

Nach Primärinfektion im 1. Trimester und unauffälligen Ultraschallbefunden ist – angesichts der niedrigen intrauterinen Transmissionsrate, der eingeschränkten Sensitivität der PCR aus Fruchtwasser und der aktuellen deutschen Therapieempfehlungen – die zeitliche Terminierung der invasiven Pränataldiagnostik schwierig und der diagnostische Nutzen der Fruchtwasseruntersuchung limitiert.

7.2.7.2 Diagnostik beim Neugeborenen

Bei klinischen Befunden, die mit einer kongenitalen Toxoplasmose vereinbar sind, bzw. bei dokumentierter Infektion in der Schwangerschaft sollte das Neugeborene untersucht werden.

Der Nachweis Toxoplasma-spezifischer IgM- und/oder IgA-Antikörper erfasst ca. 70–80 % der Kinder mit pränataler Infektion. Nach adäquater Therapie in der Schwangerschaft sinkt die Sensitivität auf ca. 50–60 %. Falsch-positive Befunde werden in 1–2 % beobachtet. Ob sie bei Verwendung von Nabelschnurblut deutlich häufiger auftreten [21], ist aus unserer Sicht unklar. Eigene Erfahrungen zeigen, dass die falsch-positiv Rate bei Verwendung von Nabelschnurblut nicht höher ist als die in der Literatur für peripheres Blut angegebene (Daten Labor Enders). Auffällige Befunde müssen in jedem Fall aus peripherem Blut des Neugeborenen kontrolliert werden, um eine Kontamination durch mütterliches Blut auszuschließen.

Zusätzlich kann das Antikörperprofil von Mutter und Kind im Immunoblot (Antigen: Lysat von Tachyzoiten) bestimmt werden (sogenanntes Mutter-Kind-Profil). Die Untersuchung ist nach Hersteller zeitlich auf vier (IgM) bzw. 12 (IgG) Wochen limitiert. Ein von der Mutter abweichendes kindliches Antikörperprofil spricht für eine intrauterine Infektion. Bei antenatal vorbehandelten Neugeborenen steigt durch die zusätzliche Bestimmung des Mutter-Kind-Profils die Sensitivität der Toxoplasma-Diagnostik bei Geburt von 50–60 % (IgM/IgA) auf ca. 80 % (IgM/IgA/Mutter-Kindprofil) an.

Der direkte Erregernachweis mittels PCR aus relevanten Patientenmaterialien wie z. B. Plazenta, EDTA-Blut, Liquor stellt einen weiteren diagnostischen Ansatz dar. Dabei variieren die Angaben zur Sensitivität des Erregernachweises aus Plazenta erheblich (25–80 %) [9, 23]. Sehr wahrscheinlich bedingt durch die Heterogenität der Methoden und die Auswahl der Patienten (z. B. mit und ohne antenatale Behandlung). Zudem werden auch hier falsch-positive Befunde beobachtet.

Darüber hinaus kann die zelluläre Immunität gegen Toxoplasma beim Neugeborenen untersucht werden. Der dafür eingesetzte Interferon-Gamma-Release-Assay wies eine hohe Sensitivität und Spezifität (>90 %) auf [4, 5]. Der Test ist aktuell kommerziell nicht verfügbar.

Aber auch durch eine Kombination aller Verfahren erreicht die Sensitivität der Gesamtdiagnostik bei Geburt „nur" 90–95 %. Bei intrauterin potenziell exponierten Kindern sollte daher ein serologisches „Follow-up" für mindestens 8–12 Monate bzw. bis die mütterlichen Leihantikörper (IgG) nicht mehr nachweisbar sind, erfolgen. Dabei ist zu beachten, dass Toxoplasma-IgG-Antikörper im Falle einer adäquaten postnatalen Therapie bis unter die Nachweisgrenze abfallen können.

7.2.8 Therapie und Prognose

Eine frische Toxoplasma-Infektion bei immunkompetenten nicht-schwangeren Personen verläuft in der Regel asymptomatisch und ist nicht therapiebedürftig.

7.2.8.1 Therapie in der Schwangerschaft

Bei Schwangeren mit begründetem Verdacht auf Primärinfektion sollte umgehend eine Therapie eingeleitet werden. Dabei wird in Abhängigkeit von der Schwangerschaftswoche das in Tab. 7.4 zusammengefasste Therapieschema empfohlen.

Tab. 7.4: Therapieschema der Schwangeren bei frischer Toxoplasmoseinfektion.

Schwangerschaftswoche	Therapie	Besonderheiten
Bis SSW 14+6	Spiramycin 3×3 Mio. IU/d p.o.	
Ab SSW 15+0	Pyrimethamin 1. Tag 50 mg, dann 25 mg/d p.o. und Sulfadiazin 4 × 0,5–1,0 g/d (50 mg/kg KG/d bis max 4,0 g/d) p.o.	Mindestens vier Wochen Therapiedauer, zusätzlich Gabe von Folinsäure 10–15 mg/d.

Im Gegensatz zur Therapie mit Pyrimethamin und Sulfadiazin kann Spiramycin die Plazenta nicht passieren. Insofern dient die Therapie mit Spiramycin dazu, die Transmission zu verhindern, nicht aber dazu, den Feten zu behandeln.

CAVE: Da es unter Therapie zu einer schweren Knochenmarksdepression kommen kann, ist die gleichzeitige Gabe von Folinsäure (und nicht Folsäure) obligat. Folsäurehaltige Präparate sollten für die Dauer der Kombinationstherapie abgesetzt werden. Außerdem müssen wöchentliche Kontrollen des großen Blutbildes (Neutropenie?) und der Transaminasen durchgeführt werden.

Es konnte bislang noch nicht endgültig geklärt werden, ob durch die antenatale Therapie das Risiko für eine fetale Infektion oder okkuläre Schäden sinkt [17]. Allerdings reduziert sich nach Behandlung wohl die Häufigkeit von intrakraniellen Läsionen [15]. Daher darf der Schwangeren die Therapie nicht vorenthalten werden. Von Bedeutung ist in jedem Fall der frühe Behandlungsbeginn [14].

In einer retrospektiven Studie von Hotop 2012 an 685 Schwangeren mit Sero-konversion, die im Wesentlichen nach dem bereits beschriebenen Schema therapiert wurden, konnte gezeigt werden, dass über alle Schwangerschaftswochen hinweg nur 1,3 % im ersten, 10,6 % im zweiten und 21,7 % im dritten Trimester der Kinder infiziert wurden. Dies spricht für einen deutlichen Effekt der Therapie. Von Bedeutung ist in jedem Fall der frühe Behandlungsbeginn: So war bei einem Behandlungsbeginn acht Wochen nach maternaler Infektion das Risiko für klinische Auffälligkeiten der infizierten Kinder um das Vierfache erhöht im Vergleich zu einem Therapiebeginn innerhalb vier Wochen.

Merke: Bei nachgewiesener Serokonversion sollte die Schwangere umgehend the-rapiert werden. Ein verzögerter Behandlungsbeginn (>8 Wochen) reduziert den The-rapieerfolg.

Ein zusätzlicher Nutzen der Fortführung der Therapie über vier Wochen hinaus ist nicht erwiesen und außerdem mit einer zunehmenden Wahrscheinlichkeit von Ne-benwirkungen und nachfolgend mangelnder Compliance assoziiert. Deshalb muss dies im Einzelfall diskutiert werden. Auch ist zu vermuten, dass nach Abschluss eines Behandlungszyklus durch die Immunantwort der Mutter mit nachfolgender Umwand-lung der für den Feten infektiösen Tachyzoiten in nicht-infektiöse Bradyzoiten die Phase der potenziellen Infektionsmöglichkeit des Feten mit Tachyzoiten weitgehend gebannt ist. Eine Ausnahme stellt lediglich die mittels invasiver Diagnostik nachge-wiesene fetale Infektion dar. Hier sollte bis zum Ende der Schwangerschaft therapiert werden.

Bei einer nachgewiesenen fetalen Toxoplasmose mit sonografischen Auffälligkei-ten ist auch die Möglichkeit eines Schwangerschaftsabbruchs zu erwägen.

7.2.8.2 Therapie des Neugeborenen

Bei gesicherter kongenitaler Infektion oder bei begründetem klinischem Verdacht wird in Deutschland eine Therapie mit Pyrimethamin, Sulfadiazin und Folinsäure empfohlen (RKI Ratgeber).

Die Behandlungsdauer richtet sich nach der Schwere der Infektion und sollte bei infizierten Kindern mindestens 6–12 Monate erfolgen. In Frankreich wird in manchen Zentren über 24 Monate behandelt [27]. Ob durch die Behandlung eines asymptoma-tisch infizierten Kindes die Inzidenz von Spätschäden gesenkt werden kann, ist ak-tuell unklar. Daher ist die Therapie einer asymptomatischen kongenitalen Infektion nicht unumstritten. In Frankreich läuft derzeit eine Studie, welche die Effektivität (im Hinblick auf die Prävention einer Retinochorioiditis) einer 3-monatigen gegenüber ei-ner 12-monatigen antiparasitären Therapie bei Kindern mit kongenitaler Toxoplasma-Infektion vergleicht [27].

Eine postnatal erworbene, mild verlaufende Infektion ist nicht behandlungsbe-dürftig.

7.2.9 Meldepflicht

Die kongenitale Toxoplasma-Infektion muss gemäß§ 7 Abs. 3 Infektionsschutzgesetz (IfSG) nicht namentlich an das Robert-Koch-Institut gemeldet werden. Dies muss primär über das diagnostizierende Labor per Meldebogen erfolgen. Der einsendende Arzt ist aber verpflichtet, zusätzliche notwendige Angaben z. B. anamnestischer oder klinischer Art auf dem Durchschlag des Meldebogens vom Labor zu ergänzen und diesen dem Robert-Koch-Institut zu übermitteln (RKI Homepage, Meldebögen). Spontanaborte, Totgeburten oder Schwangerschaftsabbrüche (inklusive Fetozid), die in Zusammenhang mit einer Toxoplasma-Infektion in der Schwangerschaft erfolgen (mit/ohne Erregernachweis beim Feten), werden durch die Meldepflicht aktuell nicht erfasst.

Literatur

[1] Berrébi A, Assouline C, Bessières MH, Lathière M, Cassaing S, Minville V, Ayoubi JM. Long-term outcome of children with congenital toxoplasmosis. Am J Obstet Gynecol. 2010,203(6),552.e1–6.

[2] Berghold C, Herzog SA, Jakse H, Berghold A. Prevalence and incidence of toxoplasmosis: a retrospective analysis of mother-child examinations, Styria, Austria, 1995 to 2012. Euro Surveill. 2016,21(33).

[3] Capretti MG, De Angelis M, Tridapalli E, Orlandi A, Marangoni A, Moroni A, Guerra B, Arcuri S, Marsico C, Faldella G. Toxoplasmosis in pregnancy in an area with low seroprevalence: is prenatal screening still worthwhile? Pediatr Infect Dis J. 2014,33(1),5–10.

[4] Chapey E, Wallon M, Debize G, Rabilloud M, Peyron F. Diagnosis of congenital toxoplasmosis by using a whole-blood gamma interferon release assay. J Clin Microbiol. 2010,48(1),41–45.

[5] Chapey E, Wallon M, L'Ollivier C, Piarroux R, Peyron F. Place of Interferon-γ Assay for Diagnosis of Congenital Toxoplasmosis. Pediatr Infect Dis J. 2015,34(12),1407–1409.

[6] Dhakal R, Gajurel K, Pomares C, Talucod J, Press CJ, Montoya JG. Significance of a Positive Toxoplasma Immunoglobulin M Test Result in the United States. J Clin Microbiol. 2015,53(11),3601–3605.

[7] de Oliveira Azevedo CT, do Brasil PE, Guida L, Lopes Moreira ME. Performance of Polymerase Chain Reaction Analysis of the Amniotic Fluid of Pregnant Women for Diagnosis of Congenital Toxoplasmosis: A Systematic Review and Meta-Analysis. PLoS One. 2016,11(4),e0149938.

[8] Diebler C, Dusser A, Dulac O. Congenital toxoplasmosis. Clinical and neuroradiological evaluation of the cerebral lesions. Neuroradiology 1985,27,125–130.

[9] Fricker-Hidalgo H, Brenier-Pinchart MP, Schaal JP, Equy V, Bost-Bru C, Pelloux H. Value of Toxoplasma gondii detection in one hundred thirty-three placentas for the diagnosis of congenital toxoplasmosis. Pediatr Infect Dis J. 2007,26(9),845–846.

[10] Fricker-Hidalgo H, Cimon B, Chemla C, Darde ML, Delhaes L, L'ollivier C, Godineau N, Houze S, Paris L, Quinio D, Robert-Gangneux F, Villard O, Villena I, Candolfi E, Pelloux H. Toxoplasma seroconversion with negative or transient immunoglobulin M in pregnant women: myth or reality? A French multicenter retrospective study. J Clin Microbiol. 2013,51(7),2103–2111.

[11] Garweg JG, Kodjikian L, Peyron F, Binquet C, Fleury J, Grange JD, Quantin C, Wallon M, Kongenitale okuläre Toxoplasmose – okuläre Manifestationen und Verlauf nach Frühdiagnostik der Infektion. Klin Monatsbl Augenheilkd 2005,222(9),721–727

[12] Gollub EL, Leroy V, Gilbert R, Chêne G, Wallon M; European Toxoprevention Study Group. Effectiveness of health education on Toxoplasma-related knowledge, behaviour, and risk of seroconversion in pregnancy. Eur J Obstet Gynecol Reprod Biol. 2008,136(2),137–145.

[13] Hohlfeld P, Daffos F, Costa JM, Thulliez P, Forestier F, Vidaud M. Prenatal diagnosis of congenital toxoplasmosis with a polymerase-chain-reaction test on amniotic fluid. N Engl J Med. 1994,331(11),695–699.

[14] Hotop A, Hlobil H, Gross U. Efficacy of rapid treatment initiation following primary Toxoplasma gondii infection during pregnancy. Clin Infect Dis. 2012,54(11),1545–1552.

[15] Petersen E. Toxoplasmosis. Semin Fetal Neonatal Med. 2007,12(3),214–223. Epub 2007 Feb 23.

[16] Price SM, Bonilla E, Zador P, Levis DM, Kilgo CL, Cannon MJ. Educating women about congenital cytomegalovirus: assessment of health education materials through a web-based survey. BMC Women's Health 2014,14,1. 2014,14(1),144.

[17] Pradhan E, Bhandari S, Gilbert RE, Stanford M. Antibiotics versus no treatment for toxoplasma retinochoroiditis. Cochrane Database Syst Rev. 2016,(5),CD002218.

[18] Nogareda F, Le Strat Y, Villena I, De Valk H, Goulet V. Incidence and prevalence of Toxoplasma gondii infection in women in France, 1980–2020: model-based estimation. Epidemiol Infect. 2014,142(8),1661–1670.

[19] Robert-Koch-Institut, Infektionsmeldebogen. Im Internet: http://www.rki.de/DE/Content/Infekt/IfSG/Meldeboegen/Meldungen_node.html

[20] Robert-Koch-Institut, Toxoplasmose. Im Internet: https://www.rki.de/DE/Content/Infekt/EpidBull/Merkblaetter/Ratgeber_Toxoplasmose.html, 24.1.2017

[21] Robert-Gangneux F, Gavinet MF, Ancelle T, Raymond J, Tourte-Schaefer C, Dupouy-Camet J. Value of prenatal diagnosis and early postnatal diagnosis of congenital toxoplasmosis: retrospective study of 110 cases. J Clin Microbiol. 1999,37(9),2893–2898.

[22] Romand S, Chosson M, Franck J, Wallon M, Kieffer F, Kaiser K, Dumon H, Peyron F, Thulliez P, Picot S. Usefulness of quantitative polymerase chain reaction in amniotic fluid as early prognostic marker of fetal infection with Toxoplasma gondii. Am J Obstet Gynecol. 2004,190(3),797–802.

[23] Sterkers Y, Pratlong F, Albaba S, Loubersac J, Picot MC, Pretet V, Issert E, Boulot P, Bastien P. Novel interpretation of molecular diagnosis of congenital toxoplasmosis according to gestational age at the time of maternal infection. J Clin Microbiol. 2012,50(12),3944–3951.

[24] Thiébaut R, Leproust S, Chêne G, Gilbert R. Effectiveness of prenatal treatment for congenital toxoplasmosis: a meta-analysis of individual patients' data. Lancet. 2007,369(9556),115–122.

[25] Villard O, Breit L, Cimon B, Franck J, Fricker-Hidalgo H, Godineau N, Houze S, Paris L, Pelloux H, Villena I, Candolfi E; French National Reference Center for Toxoplasmosis Network. Comparison of four commercially available avidity tests for Toxoplasma gondii-specific IgG antibodies. Clin Vaccine Immunol. 2013,20(2),197–204.

[26] Wallon M, Garweg JG, Abrahamowicz M, Cornu C, Vinault S, Quantin C, Bonithon-Kopp C, Picot S, Peyron F, Binquet C. Ophthalmic outcomes of congenital toxoplasmosis followed until adolescence. Pediatrics. 2014,133(3),e601–608.

[27] Wallon M, Kieffer F, Binquet C, Thulliez P, Garcia-Méric P, Dureau P, Franck J, Peyron F, Bonnin A, Villena I, Bonithon-Kopp C, Gouyon JB, Masson S, Félin A, Cornu C. [Congenital toxoplasmosis: randomised comparison of strategies for retinochoroiditis prevention]. Therapie. 2011,66(6),473–480.

[28] Wilking H, Thamm M, Stark K, Aebischer T, Seeber F. Prevalence, incidence estimations, and risk factors of Toxoplasma gondii infection in Germany: a representative, cross-sectional, serological study. Sci Rep. 2016,6,22551.

Maria Röthlisberger und Christoph Berg

8 Diagnostik und Therapie fetaler Rhythmusstörungen

Arrhythmien gehören zu den häufigsten Auffälligkeiten des fetalen Herzens. Sie werden in Extrasystolen, Bradyarrhythmien und Tachyarrhythmien untergliedert. Bei über 90 % der fetalen Arrhythmien handelt es sich um passagere supraventrikuläre Extrasystolen, die die Feten problemlos tolerieren. Die anderen selteneren Rhythmusstörungen können jedoch zu einer intrauterinen Herzinsuffizienz und konsekutiv einem Hydrops fetalis führen [1]. Eine genaue pränatale Diagnose ist daher wichtig, um die optimale Therapie zu wählen.

8.1 Methoden der intrauterinen Rhythmusdiagnostik

8.1.1 EKG und Magnetokardiografie (MKG)

Während beim Erwachsenen ein EKG direkt abgeleitet werden kann, ist dies beim Feten nur eingeschränkt möglich. Meist wird nur der QRS-Komplex abgeleitet, P-Q- und S-T-Intervalle werden nur von wenigen, bisher nur experimentell eingesetzten Systemen erfasst, allerdings auch dann nur über mehrere Herzzyklen gemittelt [2]. Alternativ kann eine Magnetokardiografie (MKG) durchgeführt werden, was allerdings sehr teuer und aufwendig ist, weshalb die Methode im Moment nur in der Forschung eingesetzt wird [3, 4].

8.1.2 M-Mode Sonografie

Da die direkte Aufzeichnung der elektrischen Reizleitung beim Feten sehr schwierig ist, wird die Rhythmusdiagnostik im klinischen Alltag durch Darstellung mechanischer Ereignisse des fetalen Herzens durchgeführt, die dann Rückschlüsse auf die elektrischen Ereignisse erlauben. Durch die M-Mode Sonografie ist es möglich, zeitlich hochauflösend den Herzrhythmus des Feten darzustellen und zu analysieren. Die Bewegungen der Vorhofwände, der Atrioventrikular-, der Semilunarklappen und Ventrikelwände können je nach fetaler Lage und Insonationswinkel simultan mittels Ultraschall dargestellt werden. In Kombination mit der Farbdopplersonografie können zusätzlich Informationen zu den Flussverhältnissen im fetalen Herzen gewonnen werden. Der Vorteil dieser Methode ist die weite Verbreitung, die hohe zeitliche Auflösung und dass der Herzrhythmus dort aufgezeichnet wird, wo er entsteht, nämlich direkt am fetalen Herzen. Nachteil ist die Abhängigkeit von Sichtverhältnissen und der Lage

DOI 10.1515/9783110431162-008

des Feten. Die Interpretation kann bei schlechter Bildqualität, ungünstigem Insonationswinkel oder Ventrikeldilatation und -hypokinesie, wie sie bei einer fetalen Herzinsuffizienz auftritt, durch die verminderte Wandbewegung von Vorhöfen und Ventrikeln erschwert sein [5].

8.1.3 Gepulste Dopplersonografie

Methode der Wahl ist heutzutage die gepulste Dopplersonografie. Bei dieser Methode werden der Fluss über den linken Ausflusstrakt und der Einfluss über die Mitralklappe zeitgleich dargestellt. Alternativ kann der Rhythmus auch durch ein weit geöffnetes „Sample Volume" erfasst werden, das über arteriovenöse Gefäßpaare gelegt wird, wie z. B. Aorta ascendens und V. cava superior, A. und V. brachiocephalica, Aorta descendens und V. cava inferior, Aorta descendens und V. azygos, A. und V. pulmonalis und A. und V. renalis (Abb. 8.1). Dies ist allerdings nur möglich, wenn die Vene ein pulsatiles Flussmuster aufweist. Deshalb sind die Nabelschnurgefäße nur bei kardi-

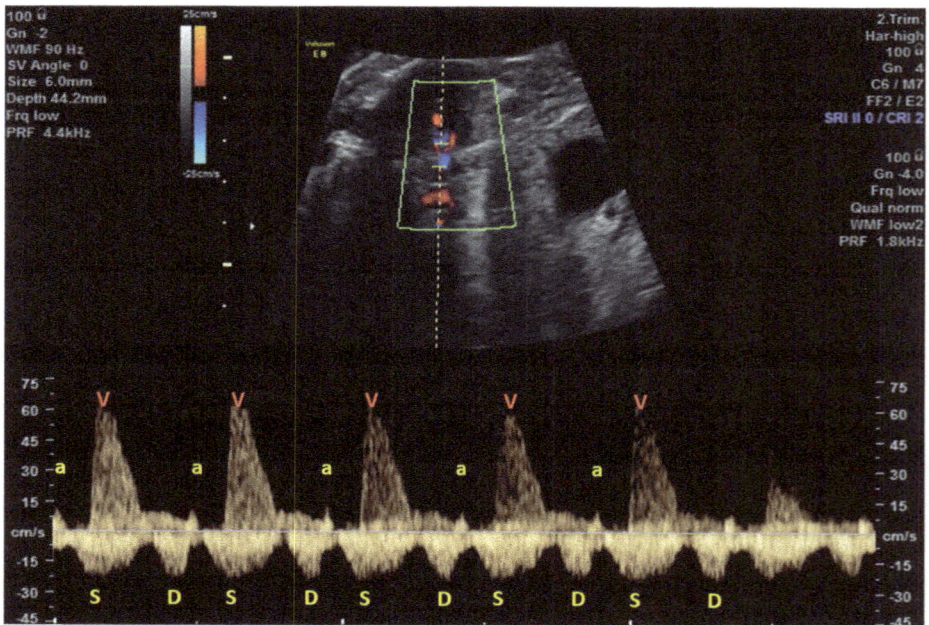

Abb. 8.1: Simultaner gepulster Spektraldoppler von A. und V. renalis bei einem Feten mit Sinusrhythmus. Im negativen Teil des Spektrums sind die systolischen (S) und diastolischen (D) Pulsationen der V. renalis dargestellt. Im positiven Teil des Spektrums kommen die reversen a-Wellen der Vene (a) und die antegraden Systolen der Arterie (V) zur Darstellung. Jeder a-Welle (a) folgt eine Ventrikelaktion (V).

aler Dekompensation geeignet. Die günstigsten Gefäße sind die Nierengefäße, da sie fast immer im optimalen Winkel eingestellt werden können, eng nebeneinander liegen und immer ein pulsatiles venöses Flussmuster aufweisen [5].

8.1.4 Gepulste Tissue-Dopplersonografie

Die neuste Methode zur Erfassung des fetalen Herzrhythmus ist die gepulste Gewebe- oder Tissue-Dopplersonografie. Das „Sample Volume" des gepulsten Dopplers wird dafür in den AV-Klappen-Anulus gelegt, und Wandbewegungen als Dopplerspektrum werden bei niedriger Pulsrepetitionsfrequenz und niedrigem Wandfilter abgeleitet. Daraus lassen sich die E- und A-Wellen der Vorhofkontraktion, die S-Welle der Ventrikelkontraktion und die isovolumetrische Kontraktions- und Relaxationszeit ableiten [6].

8.2 Unregelmäßige Herzrhythmusstörungen

Unregelmäßige Herzrhythmusstörungen sind die häufigsten fetalen Arrhythmien und machen 95 % der vorgeburtlich diagnostizierten Arrhythmien aus. Fast immer liegt eine supraventrikuläre Extrasystolie vor. Ventrikuläre Extrasystolen treten nur extrem selten und dann nur bei myokardialer Dekompensation wie bei kritischen Ausflusstrakt-Obstruktionen, Aneurysmen oder Myokarditiden auf. Supraventrikuläre Extrasystolen treten sporadisch auf und verschwinden in den meisten Fällen mit zunehmendem Schwangerschaftsalter durch Reifung des Leitungssystems wieder [7]. Zwischen der 36. und 41. Schwangerschaftswoche treten bei 1,7 % aller Feten supraventrikuläre Extrasystolen auf [8]. Extrasystolen können im AV-Knoten blockiert sein, übergeleitet werden oder ein wechselndes Überleitungsverhalten aufweisen, je nachdem, wann der Extraschlag im Vorhof entsteht. Meist trifft die Vorhofextrasystole auf einen refraktären AV-Knoten und wird nicht übergeleitet, die nächste Sinuserregung trifft dadurch auf einen refraktären Vorhof und fällt aus. Die Sinuserregung danach fällt meist früher ein, wodurch eine nicht-kompensatorische postextrasystolische Pause entsteht (Abb. 8.2). Supraventrikuläre Extrasystolen müssen nicht behandelt werden, da sie vom Feten problemlos toleriert werden. Sie können unregelmäßig auftreten oder seltener in einem fixen Verhältnis zu den normalen Vorhofaktionen, z. B. 3:1, 2:1 oder 1:1. Bei 1–2 % der betroffenen Feten können durch die supraventrikulären Extrasystolen Reentry-Tachykardien getriggert werden, die meist über ein akzessorisches Leitungsbündel weitergeleitet werden [9]. Liegen bei einem Feten supraventrikuläre Extrasystolen vor, müssen deshalb zweiwöchentlich sonografische oder CTG Kontrollen erfolgen, um das Auftreten von behandlungspflichtigen Tachykardien rechtzeitig zu diagnostizieren.

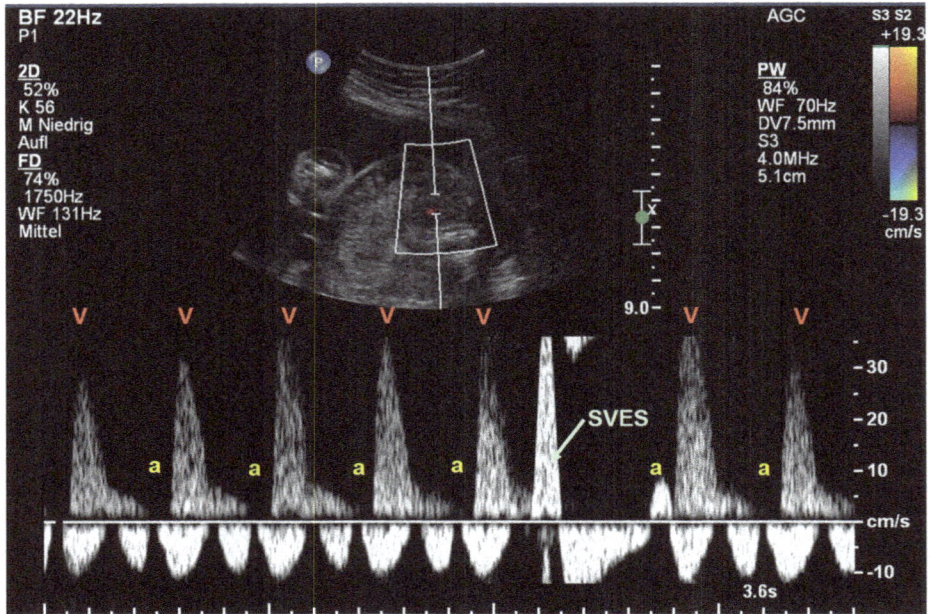

Abb. 8.2: Simultaner gepulster Spektraldoppler von A. und V. renalis bei einem Feten mit blockierten supraventrikulären Extrasystolen (SVES). Nach vier regelmäßigen Vorhofkontraktionen (a) fällt eine Vorhofaktion zu früh ein (SVES) und wird nicht übergeleitet. Dadurch entsteht eine postextrasystolische Pause. Nach der Pause beginnt der Herzrhythmus mit der nächsten a-Welle von neuem, allerdings mit einer Phasenverschiebung, weshalb man von einer „nicht-kompensatorischen postextrasystolischen Pause" spricht.

8.3 Bradykarde Herzrhythmusstörungen

Bradykarde Herzrhythmusstörungen sind durch einen Herzrhythmus unter 110 Schläge/Minute definiert. Mithilfe des Vorhofrhythmus kann zwischen den verschiedenen Ursachen unterschieden werden (Tab. 8.1).

Tab. 8.1: Ventrikelrhythmus, Vorhofrhythmus und Überleitungsart bei den häufigsten bradykarden Rhythmusstörungen.

Anhaltende Ventrikelfrequenz <110/min		
Sinusbradykardie (QT-Syndrom)	Blockierte SVES 1:1/2:1	AV-Block II°/III°
Ventrikel bradykard	Ventrikel bradykard	Ventrikel bradykard
Vorhöfe bradykard	*Vorhof-Extrasystolen*	*Vorhöfe normofrequent*
1:1 Überleitung	blockiert	2:1 Überleitung/Dissoziation

8.3.1 Sinusbradykardien

Kurzfristige Sinusbradykardien, die bis zu einigen Minuten anhalten können, und sogar kurzzeitige Asystolien sind häufige physiologische Befunde im ersten und zweiten Trimenon, die bei einem unauffälligen fetalen Bewegungsmuster nicht weiter abgeklärt werden müssen. Anhaltende Bradykardien des Feten <110 Schläge pro Minute sollten jedoch immer eine detaillierte Echokardiografie mit Rhythmusdiagnostik nach sich ziehen.

Die Sinusbradykardie ist eine sehr seltene Rhythmusstörung, die durch eine anhaltende Herzfrequenz mit <110 Schlägen pro Minute und 1:1 Überleitung zwischen Vorhöfen und Ventrikeln charakterisiert ist (Abb. 8.3). Sie tritt entweder im Rahmen schwerer fetaler Erkrankungen (z. B. Hydrops fetalis oder Herzfehler) als Zeichen der Dekompensation oder bei Erkrankungen des Sinusknotens auf. Auch kann sie der einzige Hinweis auf ein QT-Syndrom des Feten sein [10], das entweder sporadisch oder im Rahmen von genetischen Syndromen vorkommt. Die Sinusbradykardie im Rahmen des QT-Syndroms muss nicht behandelt werden, da sie nicht zu einer Herzinsuffizienz führt. Falls allerdings eine polymorphe ventrikuläre Tachykardie auftritt, kann diese

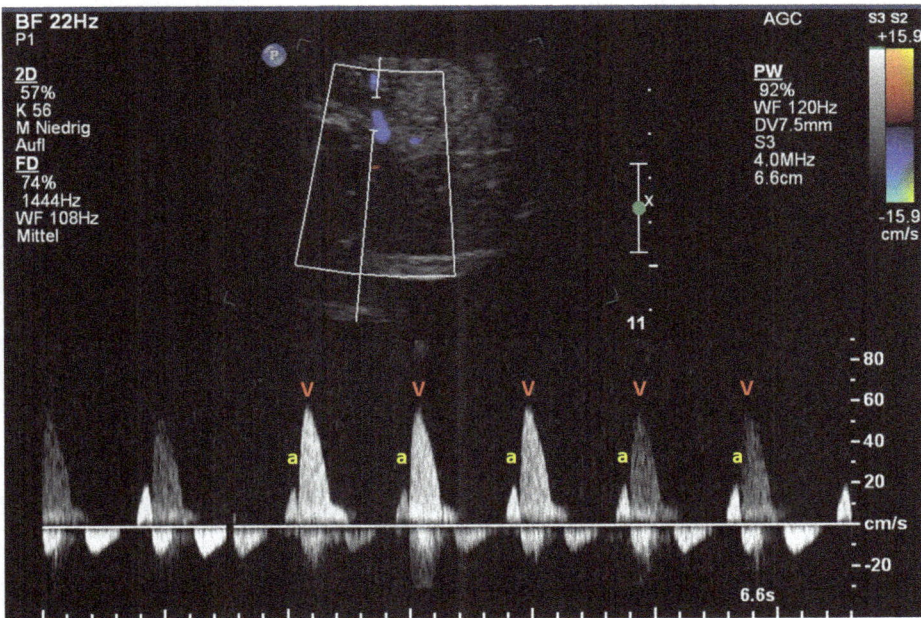

Abb. 8.3: Simultaner gepulster Spektraldoppler von A. und V. renalis bei einem Feten mit Sinusbradykardie (80/min) im Rahmen eines QT-Syndroms. Im negativen Teil des Spektrums sind die systolischen und diastolischen Pulsationen der V. renalis dargestellt. Im positiven Teil des Spektrums kommen die reversen a-Wellen der Vene (a) und die antegraden Systolen der Arterie (V) zur Darstellung. Jeder a-Welle (a) folgt eine Ventrikelaktion (V).

zu Hydrops und Tod des Feten führen; ebenso geht dies dann mit einer deutlich erhöhten Mortalität innerhalb des ersten Lebensjahres einher. Die Diagnostik ist intrauterin schwierig, da das verlängerte QT-Intervall weder mittels M-Mode noch mit gepulstem Doppler nachgewiesen werden kann, weshalb eine intrauterine Magnetokardiografie oder postpartal eine Elektrokardiografie durchgeführt werden sollten. Betroffene Kinder werden mit Betablockern therapiert, wodurch die Mortalität der ersten Lebensjahre auf 3 % sinkt [10].

8.3.2 Blockierte supraventrikuläre Extrasystolen

Blockierte supraventrikuläre Extrasystolen können auch zu bradykarden Rhythmusstörungen führen. Beim Bigeminus folgt jedem Vorhofschlag eine Extrasystole in einem 1:1-Verhältnis. Da die Extrasystolen auf einen refraktären AV-Knoten treffen, werden sie nicht auf die Kammern übergeleitet. Die nächste Sinusknotenerregung trifft nun auf ein refraktäres Myokard in den Vorhöfen, sodass eine nicht-kompensatorische postextrasystolische Pause entsteht (Abb. 8.4). Es ergibt sich somit eine Ventrikelfrequenz von 60–80 Schlägen pro Minute, die von einem Ventrikelersatzrhythmus bei einem AV-Block III unterschieden werden muss. Dies geschieht durch die Analyse des

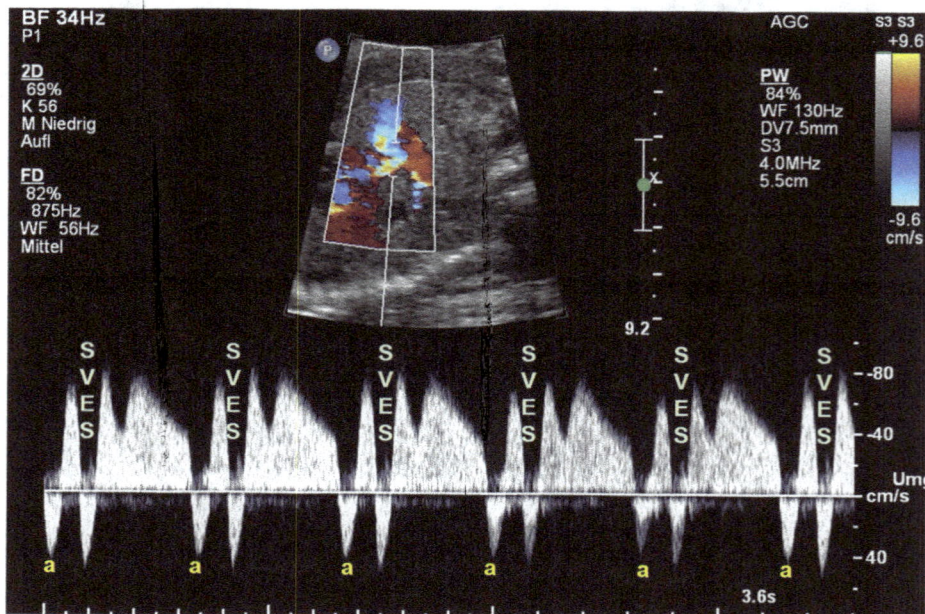

Abb. 8.4: Simultaner gepulster Spektraldoppler von A. und V. renalis bei einem Feten mit bigeminalen supraventrikulären Extrasystolen (SVES), die in einem 1:1-Verhältnis zu den physiologischen Vorhofkontraktionen (a) auftreten. Dadurch fällt jede zweite Ventrikelaktion aus.

Vorhofrhythmus. Da die Synchronität von Vorhof und Ventrikel beim Bigeminus für jeden zweiten Herzschlag erhalten ist, kommt es zu keiner Herzinsuffizienz. Deshalb muss ein Bigeminus trotz der langsamen Kammerfrequenz nicht therapiert werden.

8.3.3 AV-Block

Der AV-Block ist dadurch charakterisiert, dass bei normalem Vorhofrhythmus die Überleitung zu den Ventrikeln blockiert ist. Beim AV-Block I° ist das AV-Intervall verlängert, der Kammerrhythmus ist aber unverändert, da die Überleitung 1:1 bleibt (Abb. 8.5). Die Diagnose kann pränatal nur gestellt werden, wenn der Abstand zwischen Beginn der Vorhofkontraktion und Beginn der Ventrikelkontraktion im Spektraldoppler, Tissue-Doppler oder M-Mode gemessen wird. Beim AV-Block II° wird das AV-Intervall immer länger, bis schließlich eine Vorhoferregung im AV-Knoten blockiert und nicht übergeleitet wird, sodass eine Ventrikelaktion ausfällt (Typ Wenckebach) (Abb. 8.6). Wenn die Vorhoferregungen in einem 2:1- oder seltener 3:1-Verhältnis blockiert sind, liegt ein Typ Mobitz vor (Abb. 8.7). Beim AV-Block III° ist die AV-Überleitung auf die Ventrikel komplett blockiert, Vorhöfe und Ventrikel schlagen unab-

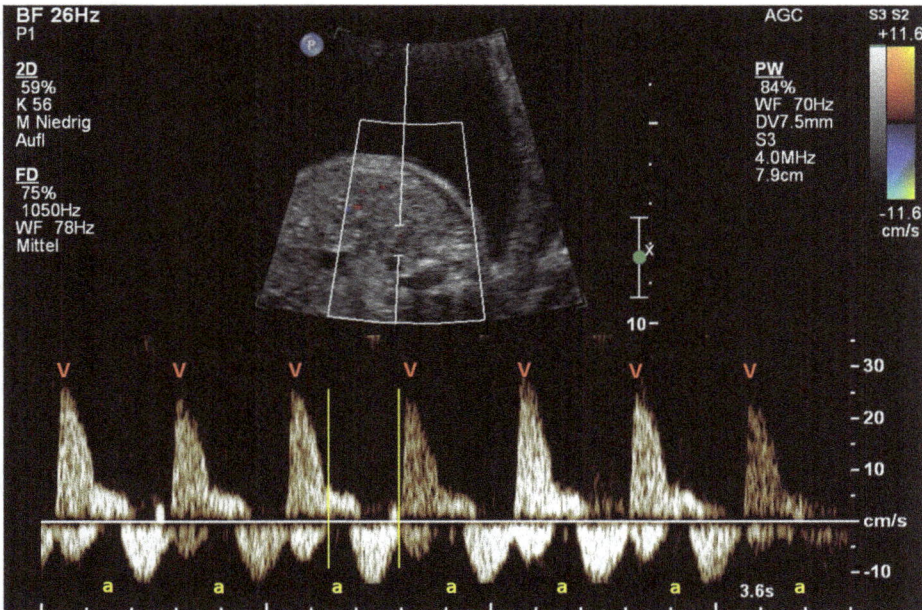

Abb. 8.5: Simultaner gepulster Spektraldoppler von A. und V. renalis bei einem Feten mit QT-Syndrom und AV-Block I. Das Intervall zwischen Vorhofkontraktion (a) und Ventrikelkontraktion (V) ist im Vergleich zu einem Feten mit Sinusrhythmus (Abb. 8.1) deutlich verlängert. Die Herzfrequenz beträgt unauffällige 135/min.

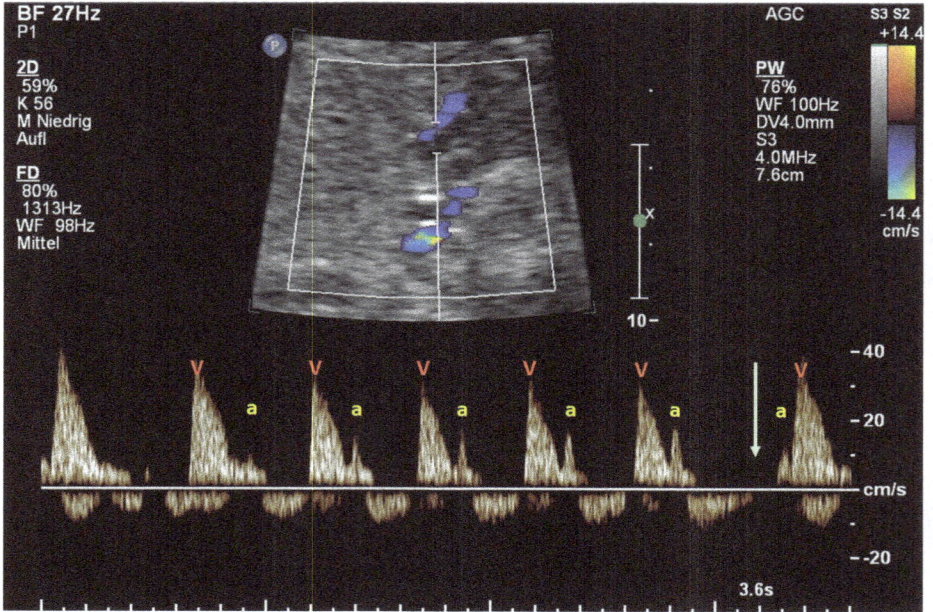

Abb. 8.6: Simultaner gepulster Spektraldoppler von A. und V. renalis bei einem Fet mit Long-QT-Syndrom und AV-Block II Typ Wenckebach. Die Abstände zwischen Vorhofkontraktion (a) und Ventrikelkontraktion (V) werden sukzessive länger, bis schließlich eine Ventrikelaktion ausfällt (Pfeil).

hängig voneinander, wobei die Kammern einen Ventrikelersatzrhythmus von 40–60 Schlägen/min aufweisen (Abb. 8.8).

Der angeborene AV-Block ist selten und kommt bei 1:11.000–1:20.000 Lebendgeborenen vor [11]. Pränatale Studien ergaben, dass ein erheblicher Teil der betroffenen Feten intrauterin verstirbt, weshalb die vorgeburtliche Prävalenz höher sein dürfte [12]. Zwei Gruppen können unterschieden werden: Die mit maternalen Antikörpern und die mit Herzfehlern assoziierten. In der ersten Gruppe liegen fast immer maternale antinukleäre IgG-anti-Ro (SSA) oder anti-La (SSB) Antikörper vor, wie sie im Rahmen eines Lupus erythematosus oder eines Sjögren-Syndroms vorkommen. Insbesondere der Antikörper, der gegen das 52-kd Protein des Ro-Antigens (anti-Ro52/SSA) gerichtet ist, scheint hierfür verantwortlich zu sein [13]. Durch eine Schädigung des Reizleitungssystems im Bereich des AV-Knotens kommt es zu einer bindegewebigen Umwandlung, die zu einem AV-Block führt. Bei einer weitergehenden Entzündung kann es aber auch zu einer Myokarditis mit Endokardfibroelastose und Kardiomyopathie kommen [13]. Ein bis zwei Prozent der Feten entwickeln einen AV-Block III° [14], wenn bei einer Mutter anti-Ro-Antikörper vorliegen. Ist ein Kind betroffen, so beträgt das Wiederholungsrisiko bei einer folgenden Schwangerschaft 16 % [15]. Da IgG-Antikörper erst nach der 16. SSW übertreten können, tritt der AV-Block meist zwischen der

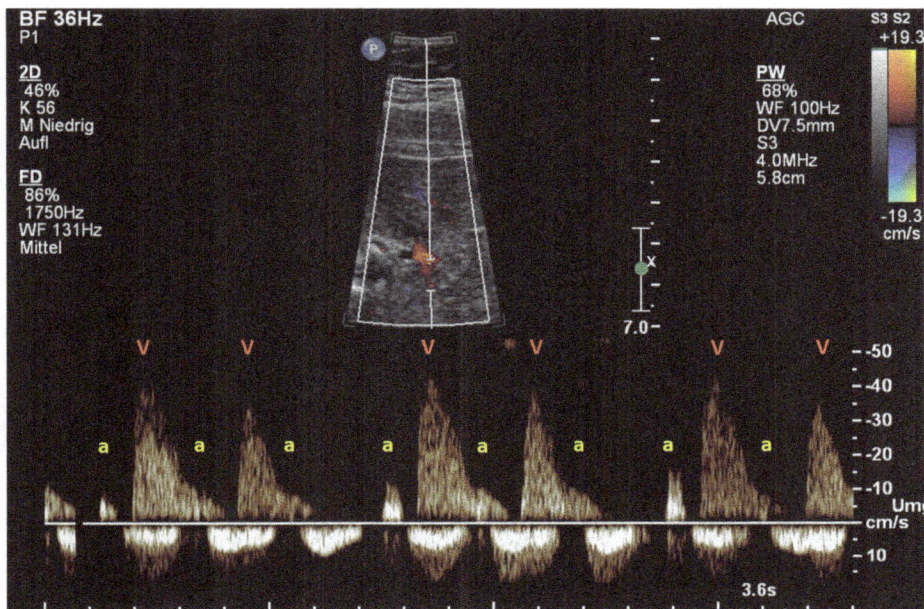

Abb. 8.7: Simultaner gepulster Spektraldoppler von A. und V. renalis bei einem Fet mit Long-QT-Syndrom und AV-Block II Typ Mobitz II. Die regelmäßigen Vorhoferregungen (a) werden in einem 2:1-Verhältnis blockiert, sodass jede dritte Ventrikelaktion (V) ausfällt.

16. und 20. SSW auf. Postnatal liegt bei 20 % der Neugeborenen ein AV-Block I° vor, der intrauterin schwer diagnostizierbar ist und meist von selbst verschwindet [16, 17]. Von den 1–2 % der höhergradigen AV-Blockierungen entwickeln nur 10 % einen Hydrops und das Gesamtüberleben beträgt 80–90 %. Postnatal müssen allerdings zwei Drittel der betroffenen Kinder vom ersten Lebensjahr an mit einem Schrittmacher versorgt werden, und ein Teil entwickelt eine Kardiomyopathie [12, 18]. Einige Fallstudien postulieren, dass die Therapie mit hochdosierten Steroiden bei maternalen Antikörpern die Entwicklung und den Progress des AV-Blocks verhindern kann und sogar Komplettremissionen erzielt werden können. Eine kürzlich veröffentlichte große retrospektive Multicenterstudie fand allerdings keinen signifikanten Effekt der täglichen Behandlung mit 4 mg Dexa- oder Betamethason. Da Glukokortikoide sowohl für die Mutter erhebliche Nebenwirkungen haben als auch die Hirnentwicklung des Feten negativ beeinflussen [19], sollte die Indikation zur pränatalen Steroidtherapie zurückhaltend gestellt werden [16]. Vielversprechender ist die prophylaktische Therapie mit Hydroxychloroquin, einem Antirheumatikum, für das bereits langjährige Anwendungserfahrungen in der Schwangerschaft existieren und das die Rate der fetalen AV-Blockierungen bei antikörperpositiven Müttern mit einem betroffenen ersten Kind deutlich senkt.

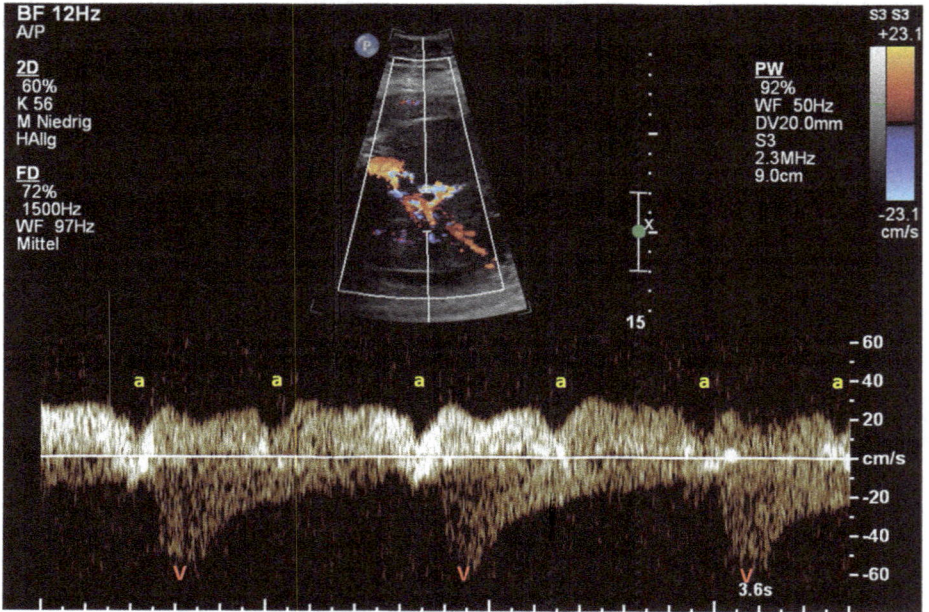

Abb. 8.8: Simultaner gepulster Spektraldoppler von A. und V. renalis bei einem Fet mit antikörperassoziiertem AV-Block III. Die Vorhöfe (a) schlagen mit einem regelmäßigen Rhythmus von 136/min. Die Ventrikelkontraktionen (V) sind vom Vorhof komplett dissoziiert mit einer Frequenz von 50/min.

Bei der zweiten Gruppe von Feten mit AV-Block liegen komplexe Herzfehler vor, vor allem Links-Isomerien, seltener korrigierte Transpositionen der großen Arterien [12]. Bei der Links-Isomerie entsteht der AV-Block durch das Fehlen einer Verbindung zwischen dem AV-Knoten und dem Reizleitungssystem der Ventrikel [20]. Der AV-Block kann bereits im ersten Trimenon vorliegen oder sich erst im Laufe der Schwangerschaft entwickeln. Die Prognose ist ungünstig: Zwei Drittel der Feten entwickeln einen Hydrops. Dies ist wahrscheinlich durch den fast immer vorliegenden atrioventrikulären Septumdefekt bei Links-Isomerien bedingt, der zusätzlich zur niedrigen Herzfrequenz und der unkoordinierten Kammerfüllung zu einer weiteren Herzbelastung führt [21]. Auch ohne Hydrops beträgt das Gesamtüberleben bei komplexen Herzfehlern und AV-Block unter 20 % [12, 22].

8.4 Tachyarrhythmien

Eine Tachyarrhythmie liegt bei einem Ventrikelrhythmus >180 Schläge/min vor. Anhand des Vorhofrhythmus kann dann die weitere Differenzierung erfolgen (Tab. 8.2).

Tab. 8.2: Ventrikelrhythmus, Vorhofrhythmus und Überleitungsart bei den häufigsten tachykarden Rhythmusstörungen.

Anhaltende rhythmische Ventrikelfrequenz >180/min			
Sinustachykardie	Supraventrikuläre Tachykardie	Vorhofflattern	Ventrikuläre Tachykardie
Ventrikel tachykard	Ventrikel tachykard	Ventrikel tachykard	Ventrikel tachykard
Vorhöfe tachykard 180–200/min	*Vorhöfe tachykard 220–280/min*	*Vorhöfe Tachykard 380–480/min*	*Vorhöfe normofrequent*
1:1 Überleitung	1:1 Überleitung	2:1 Überleitung/ 3:1 Überleitung	Dissoziation

8.4.1 Sinustachykardie

Bei einer Sinustachykardie liegt die Vorhoffrequenz zwischen 180–200/min, die Überleitung auf die Ventrikel ist 1:1. Ursache sind nach der 34. SSW physiologisch auftretende und lang anhaltende Akzelerationen bei starken Bewegungen des Feten („jogging Baby"), nur selten liegen maternale Betasympathomimetika-Einnahmen oder eine fetale Thyreotoxikose vor [23]. Die Herzfrequenzvariabilität ist bei der physiologischen Form erhalten, während bei maternalen oder fetalen Infektionen meist ein silentes fetales Herzfrequenzmuster mit eingeschränktem biophysikalischen Profil vorliegt.

8.4.2 Supraventrikuläre Tachykardie mit 1:1 AV-Überleitung

Supraventrikuläre Tachykardien treten mit einer Inzidenz von 1:4.000–5.000 Lebendgeburten auf. In über 90 % der Fälle liegt eine durch supraventrikuläre Extrasystolen getriggerte atrioventrikuläre Reentry-Tachykardie (AVRT) vor. Die Erregung wird antegrad über den AV-Knoten von den Vorhöfen in die Ventrikel geleitet und läuft dann retrograd über ein akzessorisches Bündel mit schnellerer Reizleitung zurück in die Vorhöfe. Dadurch entsteht eine Vorhof- und Kammerfrequenz von 220–280/min mit 1:1 Überleitung auf die Ventrikel. Da die Reizleitung im akzessorischen Bündel schneller ist, resultiert ein kürzeres Intervall zwischen Ventrikelaktion und nächster Vorhofaktion (VA-Intervall) als zwischen Vorhofaktion und nächster Ventrikelaktion (AV-Intervall) (Abb. 8.9). Seltener treten Vorhoftachykardien (mit intraatrialem Reentry) und permanente junktionale Reentry-Tachykardien (mit einer langsamen akzessorischen Leitungsbahn in der Nähe des Koronarsinus) auf. Diese beiden Varianten haben ein langes VA-Intervall (Abb. 8.10) und sind häufig therapierefraktär [23, 24].

Die kritische Ventrikelfrequenz des Feten liegt zwischen 210–220/min [25]. Oberhalb dieser Frequenz kommt es durch die kritische Verkürzung der Diastole, die zu geringer passiver diastolischer Füllung sowie einer Abnahme der koronaren Perfu-

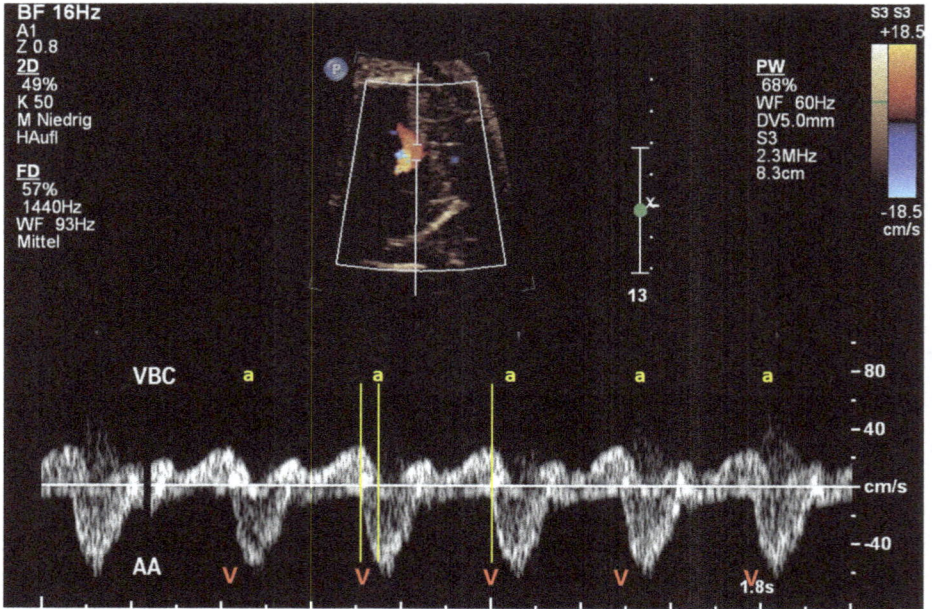

Abb. 8.9: Simultaner gepulster Spektraldoppler von Aorta ascendens und V. brachiocephalica bei einem Feten mit supraventrikulärer Tachykardie, 1:1 Überleitung und einer Kammerfrequenz von 240/min. Der Abstand zwischen Ventrikelkontraktion (V) und Vorhofkontraktion (a) ist kürzer als (a) nach (V) (short VA), somit liegt ein schneller Reentry über ein akzessorisches Bündel vor.

sion führt, zu einer Rechtsherzinsuffizienz, gefolgt von Zeichen eines Hydrops mit Aszites, Hautödem, Pleura- und Perikarderguss innerhalb von Stunden bis Tagen. Zusätzlich entwickelt sich eine meist reversible Kardiomyopathie mit Kardiomegalie und AV-Klappeninsuffizienz, die in extrem seltenen Fällen so stark fortschreitet, dass trotz erfolgreicher Kardioversion die fetale Herzinsuffizienz bestehen bleibt. Eine antiarrhythmische Therapie muss bei anhaltenden Tachykardien oder paroxysmalen Tachykardien mit Zeichen einer Kardiomyopathie und/oder pathologischen Dopplerflussprofilen in den Phasen mit Sinusrhythmus begonnen werden. Durch das Ausreifen des Reizleitungssystems hat die AV Reentry-Tachykardie über ein akzessorisches Bündel eine hohe Spontanremissionsrate im ersten Lebensjahr (80–90 %), im Gegensatz dazu benötigen die Vorhoftachykardien und permanent junktionalen Reentry-Tachykardien mit langer VA-Überleitung häufig eine längerfristige antiarrhythmische Therapie.

8.4.3 Vorhofflattern

Das Vorhofflattern entsteht durch eine kreisende Erregung im Vorhof, die zu einer Vorhoffrequenz von 350–500/min führt, meist mit einer 2:1 Überleitung auf die Ventrikel

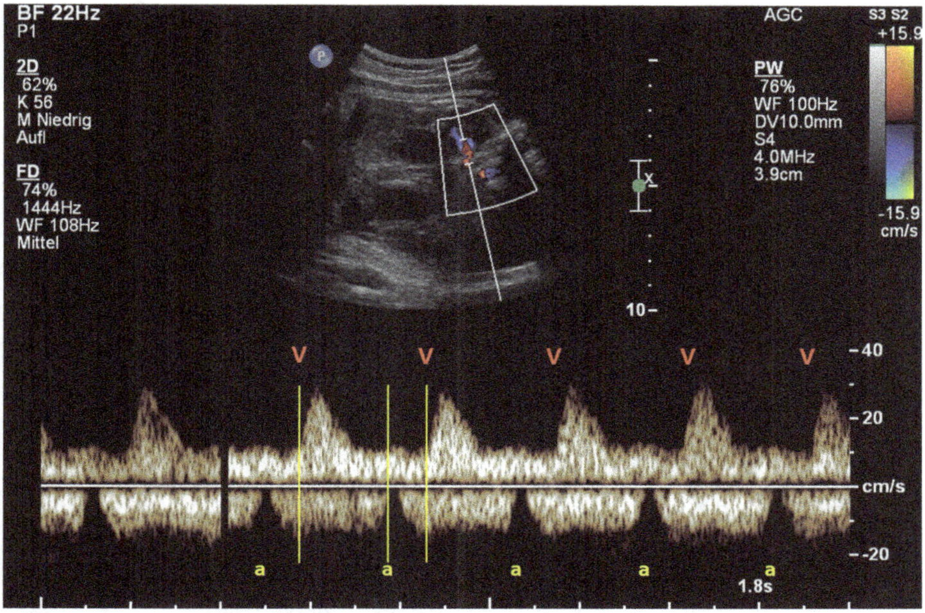

Abb. 8.10: Simultaner gepulster Spektraldoppler von A. und V. renalis bei einem Feten mit supra-ventrikulärer Tachykardie, 1:1 Überleitung und einer Kammerfrequenz von 210/min. Der Abstand (V) nach (a) ist länger als (a) nach (V) (long VA), somit handelt es sich um eine Vorhoftachykardie oder eine permanente junktionale Reentry-Tachykardie.

(Abb. 8.11), seltener mit einer 3:1 oder 4:1 Überleitung. Die Ventrikelfrequenz liegt damit bei 220–240/min. Das Vorhofflattern tritt meist später in der Schwangerschaft auf als die supraventrikuläre Reentry-Tachykardie und führt vor allem bei höhergradigen AV-Blockierungen seltener zu einer Herzinsuffizienz [26]. Nach der Geburt wird das Vorhofflattern relativ einfach entweder durch direkte Kardioversion, Digitalisierung oder Gabe anderer Antiarrhythmika therapiert. Oft kommt es auch zu einer Spontanremission, und nach erfolgreicher Kardioversion kann auf eine Langzeittherapie verzichtet werden [24].

8.4.4 Ventrikuläre Tachykardie

Die ventrikuläre Tachykardie ist eine seltene Rhythmusstörung. Dabei schlagen die Ventrikel bei einem regelmäßigen normfrequenten Vorhofrhythmus komplett dissoziiert mit 180–300/min (Abb. 8.12). Typisch ist die schnellere Ventrikelfrequenz als bei der supraventrikulären Tachykardie und dem Vorhofflattern. Selten sind fetale Kardiomyopathien oder Herztumore die Ursache. Transiente ventrikuläre Tachykardien

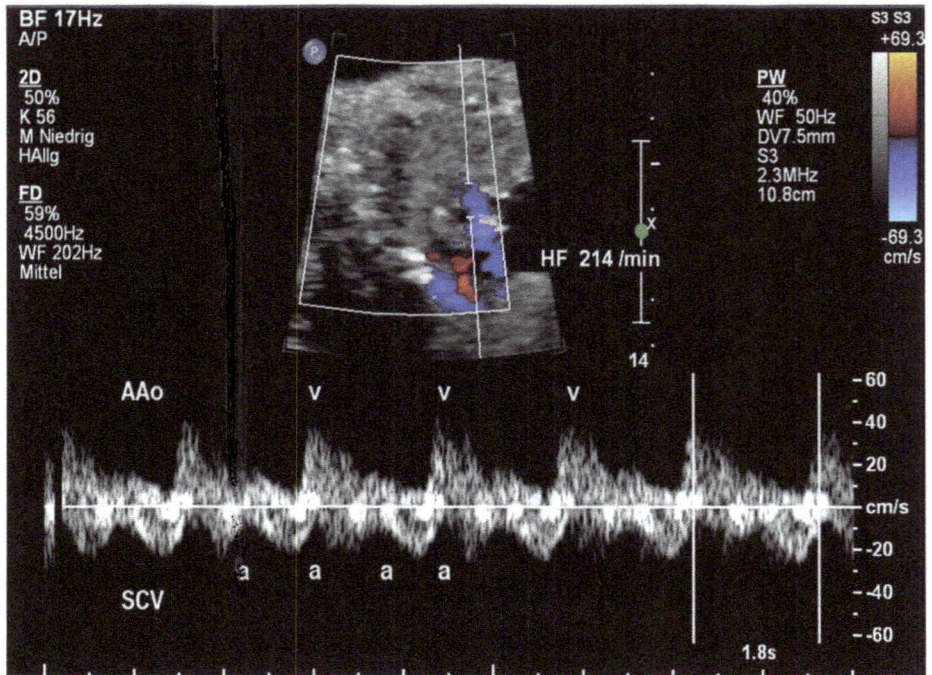

Abb. 8.11: Simultaner gepulster Spektraldoppler von Aorta ascendens und V. cava superior eines Feten mit Vorhofflattern und 2:1 Überleitung. Die Vorhöfe (a) schlagen mit einer Frequenz von 428/min, die Ventrikel mit 214/min.

(„Torsades de pointes") treten selten auch im Rahmen des QT-Syndroms auf, abwechselnd mit AV-Blockierungen, Sinusbradykardien und Sinusrhythmus. Postnatal werden die Kinder mit Betablockern therapiert, die die Mortalität auf bis zu 3 % senken, teilweise auch in Kombination mit einem Schrittmacher [10].

8.4.5 Antiarrhythmische Therapie fetaler Tachykardien

8.4.5.1 Voraussetzungen und Kontrolle

Vor jeder transplazentaren antiarrhythmischen Therapie sollte ein EKG der Mutter erfolgen. Ebenso müssen Elektrolyte und die Leber- und Nierenwerte bestimmt werden, um eine mögliche Prädisposition für proarrhythmische Effekte auszuschließen. Unter einer Therapie mit Digoxin müssen die maternalen Serumspiegel regelmäßig kontrolliert werden, bei den anderen Antiarrhythmika reichen regelmäßige EKG-Kontrollen. Überdosierungen zeigen sich in einer Veränderung des PR-Intervalls (Digoxin), des QRS-Intervalls (Flecainid) und des QT-Intervalls (Amiodaron und Sotalol).

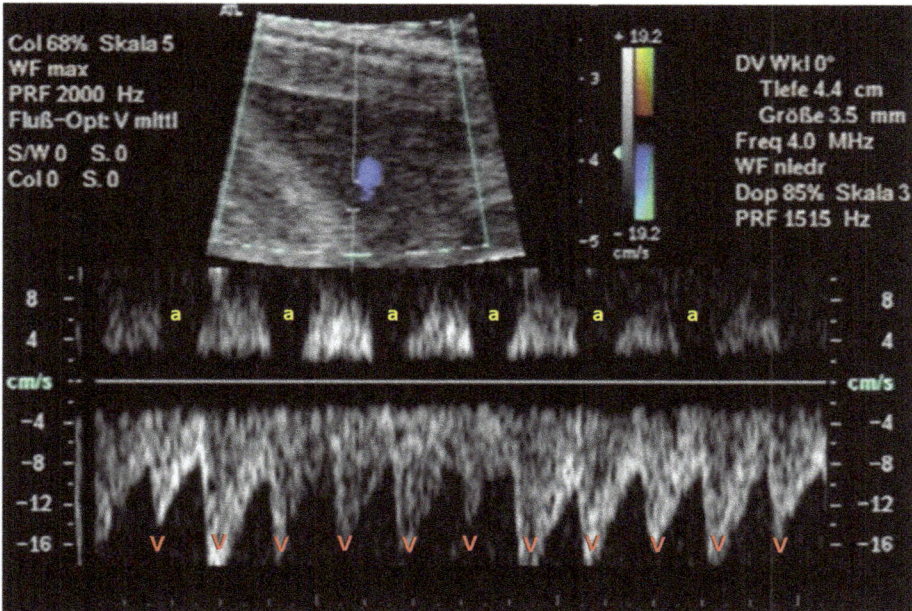

Abb. 8.12: Spektraldoppler der Nabelschnurgefäße bei einem Feten mit ventrikulärer Tachykardie im Rahmen eines QT-Syndroms. Die Vorhöfe (a) schlagen mit einem normofrequenten Rhythmus von 130/min, während die Ventrikel (V) dissoziiert davon eine Tachykardie von 210/min aufweisen.

8.4.5.2 Digoxin

Für Digoxin liegen die meisten Erfahrungen vor. Beim nicht hydropischen Feten liegt die Plazentagängigkeit bei 70–100 %. Bei hydropischen Feten ist die Plazentapassage von Digoxin stark eingeschränkt, weshalb keine ausreichenden fetalen Wirkspiegel erzielt werden können. Der Serumspiegel muss regelmäßig kontrolliert werden und die Dosierung angepasst, z. B. im zweiten und dritten Trimenon, da Digoxin aufgrund der Zunahme der glomerulären Filtrationsrate schneller eliminiert wird. Die gleichzeitige Einnahme von Flecainid und Amiodaron erhöht die Digoxinspiegel [24].

Für eine effektive antiarrhythmische Therapie müssen hohe maternale Serumspiegel von 2,0–2,5 ng/ml erreicht werden. Die Aufsättigung erfolgt entweder intravenös durch die Applikation von 0,3–0,5 mg Digoxin alle acht Stunden innerhalb von 48–72 Stunden, gefolgt von einer Erhaltungsdosis von 0,15–0,2 mg oral alle acht Stunden, oder oral durch die Gabe von 4-mal 0,2 mg über zwei Tage und danach 3-mal 0,2 mg. Die orale Aufsättigung dauert 6–7 Tage. Digoxin wird zur Behandlung von Vorhofflattern oder supraventrikulärer Reentry-Tachykardie mit kurzer VA-Überleitungszeit bei nicht-hydropischen Feten eingesetzt [24].

8.4.5.3 Flecainid

Flecainid ist ein Antiarrhythmikum der Klasse Ic (Natriumkanalblocker) mit einer hohen oralen Bioverfügbarkeit von 90 %, auch bei hydropischen Feten [27]. Die Startdosis liegt bei 4-mal 100 mg für drei Tage; bei normofrequentem CTG kann die Dosis danach auf 3-mal 100 mg gesenkt werden. Flecainid senkt die Ventrikelfrequenz bereits vor der Kardioversion, sodass die Herzinsuffizienz rückläufig ist, auch wenn noch kein Sinusrhythmus erreicht wurde [27]. Flecainid ist das First-Line-Therapeutikum bei Tachykardien mit fetalem Hydrops oder bei nicht hydropischen Feten mit supraventrikulärer Tachykardie mit langer VA-Überleitungszeit oder bei Digoxin-refraktären supraventrikulären Reentry-Tachykardien. Da die Konversionsrate in einen Sinusrhythmus unter Flecainid-Therapie höher zu sein scheint als unter Digoxin-Therapie [28], sollte Flecainid auch bei supraventrikulärer Tachykardie mit kurzer VA-Überleitungszeit und ohne Hydrops als primäres Therapeutikum erwogen werden.

8.4.5.4 Amiodaron

Amiodaron ist ein vor allem bei Hydrops schlecht plazentagängiges Antiarrhythmikum der Klasse III (Kaliumkanalblocker, 10–40 %). Durch die sehr lange Halbwertszeit von 1–3 Monaten kann es allerdings zur direkten fetalen Therapie über die Nabelschnur verwendet werden (2,5–5 mg/kg geschätztes fetales Gewicht ohne Hydrops mehrfach täglich langsam über zehn Minuten). Wird transplazentar therapiert, ist die Dosierung 1.200–1.600 mg über 4–6 Tage täglich über den Tag verteilt oral oder i.v. als Dauerinfusion, danach wird eine orale Erhaltungsdosis von 200 mg alle acht Stunden gegeben. Langzeit-Nebenwirkungen wie interstitielle Pneumonie und Lungenfibrose treten bei kurzfristiger intrauteriner Anwendung kaum auf. Da Amiodaron 37 % Iod enthält und dem Thyroxin ähnelt, kann es zu reversiblen maternalen, fetalen und neonatalen Hypothyreosen kommen (20 % der Neugeborenen) [29]. Aufgrund dieser Nebenwirkung und seiner proarrhythmischen Eigenschaften wird Amiodaron nur als Second- oder Third-Line-Therapeutikum bei hydropischen oder therapieresistenten Feten eingesetzt [24].

8.4.5.5 Sotalol

Sotalol ist ein Klasse III Antiarrhythmikum (Kaliumkanalblocker und Betablocker) mit einer sehr guten Plazentagängigkeit. Die orale Therapie wird mit einer Dosierung von 80–160 mg alle zwölf Stunden begonnen und langsam auf 160 mg alle acht Stunden gesteigert, um mögliche proarrhythmische Effekte zu minimieren. Es wird als Second-Line-Therapeutikum zur Behandlung von Vorhofflattern mit Hydrops oder supraventrikulärer Tachykardie mit langer VA-Überleitung empfohlen [24]. Eine kürzlich veröffentlichte Studie konnte allerdings die Überlegenheit von Flecainid gegenüber Sotalol bei der transplazentaren Therapie einer fetalen Reentry-Tachykardie zeigen [30].

8.4.5.6 Propanolol

Propanolol ist ein Betablocker mit nur geringer Plazentapassage (25–35 % der maternalen Serumkonzentration). Die Dosis für die transplazentare Therapie beträgt 40–80 mg alle acht Stunden. Propanolol kann zur Behandlung der ventrikulären Tachykardie eingesetzt werden, zur schnellen Kardioversion auch sequenziell mit Magnesiumsulfat. Dabei werden zunächst 2–4 g Magnesiumsulfat in der ersten Stunde i.v. appliziert, danach 1 g/h als Erhaltungsdosis über wenige Tage, gefolgt von der Umstellung auf Propanolol oral [31].

Literatur

[1]   Copel JA, Liang RI, Demasio K, Ozeren S, Kleinman CS. The clinical significance of the irregular fetal heart rhythm. Am. J. Obstet. Gynecol. 2000,182,813–817; discussion 817–819.

[2]   Clifford G, Sameni R, Ward J, Robinson J, Wolfberg AJ. Clinically accurate fetal ECG parameters acquired from maternal abdominal sensors. Am. J. Obstet. Gynecol. 2011,205,47.e1–5.

[3]   Zhao H, Cuneo BF, Strasburger JF, Huhta JC, Gotteiner NL, Wakai RT. Electrophysiological characteristics of fetal atrioventricular block. J. Am. Coll. Cardiol. 2008,51,77–84.

[4]   Grimm B, Haueisen J, Huotilainen M, Lange S, Van Leeuwen P, Menendez T, et al. Recommended standards for fetal magnetocardiography. Pacing Clin Electrophysiol 2003,26,2121–2126.

[5]   Berg C, Geipel A, Gembruch U. Spectral Doppler imaging of the renal vessels facilitates the assessment of fetal arrhythmias. Ultrasound Obstet Gynecol. 2009,33,367–368.

[6]   Southall DP, Richards J, Hardwick RA, Shinebourne EA, Gibbens GL, Thelwall-Jones H, et al. Prospective study of fetal heart rate and rhythm patterns. Arch. Dis. Child. 1980,55,506–511.

[7]   Ludwig AK, Chase K, Axt-Fliedner R, Gembruch U, Diedrich K, Krapp M. [Follow-up of children with prenatal diagnosis of supraventricular extrasystole]. Ultraschall in Med 2009,30,564–570.

[8]   Simpson JM, Yates RW, Sharland GK. Irregular heart rate in the fetus – not always benign. Cardiol Young 2008,6,28–31.

[9]   Fouron J-C. Fetal arrhythmias: the Saint-Justine hospital experience. Prenat. Diagn. 2004,24,1068–1080.

[10] Beinder E, Grancay T, Menéndez T, Singer H, Hofbeck M. Fetal sinus bradycardia and the long QT syndrome. Am. J. Obstet. Gynecol. 2001,185,743–747.

[11] Michaëlsson M, Engle MA. Congenital complete heart block: an international study of the natural history. Cardiovasc Clin 1972,4,85–101.

[12] Berg C, Geipel A, Kohl T, Breuer J, Germer U, Krapp M, et al. Atrioventricular block detected in fetal life: associated anomalies and potential prognostic markers. Ultrasound Obstet Gynecol. 2005,26,4–15.

[13] Bergman G, Eliasson H, Bremme K, Wahren-Herlenius M, Sonesson S-E. Anti-Ro52/SSA antibody-exposed fetuses with prolonged atrioventricular time intervals show signs of decreased cardiac performance. Ultrasound Obstet Gynecol. 2009,34,543–549.

[14] Brucato A, Frassi M, Franceschini F, Cimaz R, Faden D, Pisoni MP, et al. Risk of congenital complete heart block in newborns of mothers with anti-Ro/SSA antibodies detected by counterimmunoelectrophoresis: a prospective study of 100 women. Arthritis Rheum. 2001,44,1832–1835.

[15] Buyon JP, Waltuck J, Kleinman C, Copel J. In utero identification and therapy of congenital heart block. Lupus 1995,4,116–121.

[16] Bergman G, Wahren-Herlenius M, Sonesson S-E. Diagnostic precision of Doppler flow echocardiography in fetuses at risk for atrioventricular block. Ultrasound Obstet Gynecol. 2010,36,561–566.

[17] Jaeggi ET, Silverman ED, Laskin C, Kingdom J, Golding F, Weber R. Prolongation of the atrio-ventricular conduction in fetuses exposed to maternal anti-Ro/SSA and anti-La/SSB antibodies did not predict progressive heart block. A prospective observational study on the effects of maternal antibodies on 165 fetuses. J. Am. Coll. Cardiol. 2011,57,1487–1492.

[18] Eliasson H, Sonesson S-E, Sharland G, Granath F, Simpson JM, Carvalho JS, et al. Isolated atrio-ventricular block in the fetus: a retrospective, multinational, multicenter study of 175 patients. Circulation 2011,124,1919–1926.

[19] Murphy KE, Hannah ME, Willan AR, Hewson SA, Ohlsson A, Kelly EN, et al. Multiple courses of antenatal corticosteroids for preterm birth (MACS): a randomised controlled trial. Lancet 2008,372,2143–2151.

[20] Ho SY, Fagg N, Anderson RH, Cook A, Allan L. Disposition of the atrioventricular conduction tissues in the heart with isomerism of the atrial appendages: its relation to congenital complete heart block. J. Am. Coll. Cardiol. 1992,20,904–910.

[21] Berg C, Kaiser C, Bender F, Geipel A, Kohl T, Axt-Fliedner R, et al. Atrioventricular septal defect in the fetus-associated conditions and outcome in 246 cases. Ultraschall Med 2009,30,25–32.

[22] Berg C, Geipel A, Kamil D, Knüppel M, Breuer J, Krapp M, et al. The syndrome of left iso-merism – Sonographic findings and outcome in prenatally diagnosed cases. J Ultras Med 2005,24,921–931.

[23] Api O, Carvalho JS. Fetal dysrhythmias. Best Pract Res Clin Obstet Gynaecol 2008,22,31–48.

[24] Gembruch U. Fetal Tachyarrhythmia. In: Yagel S, Silverman N, Gembruch U, editors. Fetal Cardiology. New York: Informa Healthcare; 2009, 461–481.

[25] Gembruch U, Krapp M, Baumann P. Changes of venous blood flow velocity waveforms in fetuses with supraventricular tachycardia. Ultrasound Obstet Gynecol. 1995,5,394–399.

[26] Krapp M, Kohl T, Simpson JM, Sharland GK, Katalinic A, Gembruch U. Review of diagnosis, treatment, and outcome of fetal atrial flutter compared with supraventricular tachycardia. Heart 2003,89,913–917.

[27] Krapp M, Baschat AA, Gembruch U, Geipel A, Germer U. Flecainide in the intrauterine treatment of fetal supraventricular tachycardia. Ultrasound Obstet Gynecol. 2002,19,158–164.

[28] Strizek B, Berg C, Gottschalk I, Herberg U, Geipel A, Gembruch U. High Dose Flecainide is the Most Effective Treatment for Fetal Supraventricular Tachycardia. Heart Rhythm 2016;

[29] Wiegand G, Haber HP, Binder G, Kaulitz R, Hofbeck M. Tital page – ultrasound findings in newborns with amiodarone-induced hypothyroidism. Ultraschall in Med 2009,30,431–433.

[30] Jaeggi ET, Carvalho JS, De Groot E, Api O, Clur S-AB, Rammeloo L, et al. Comparison of transplacental treatment of fetal supraventricular tachyarrhythmias with digoxin, flecainide, and sotalol: results of a nonrandomized multicenter study. Circulation 2011,124,1747–1754.

[31] Simpson JM, Maxwell D, Rosenthal E, Gill H. Fetal ventricular tachycardia secondary to long QT syndrome treated with maternal intravenous magnesium: case report and review of the literature. Ultrasound Obstet Gynecol. 2009,34,475–480.

Ulrike Herberg und Brigitte Strizek

9 Fetale Interventionen bei kritischer Aortenstenose, hypoplastischem Linksherzsyndrom und Pulmonalatresie mit intaktem Ventrikelseptum

9.1 Einleitung

Ausflussbahn-Obstruktionen des linken oder rechten Ventrikels können bereits intrauterin eine relevante Progression aufweisen, die zu einem Minderwachstum der betroffenen Herzkammer und der nachgeschalteten Arterie führen [1, 2]. So kann sich z. B. aus einer im zweiten Trimenon hochgradigen Aortenstenose mit noch ausreichender Größe der linksseitigen Herzstrukturen am Ende der Schwangerschaft das Vollbild eines hypoplastischen Linksherzsyndroms (HLHS) entwickeln, das aufgrund der Notwendigkeit einer univentrikulären Palliation mit einer deutlich erhöhten postnatalen Morbidität und Mortalität assoziiert ist. Pränatale kardiale Interventionen zielen darauf hin, bereits intrauterin diese Progression durch Behebung der Ausflussbahn-Obstruktion zu verhindern, die Ventrikelfunktion zu erhalten und dadurch eine bessere kurz- und langfristige postnatale Prognose zu erhalten (Tab. 9.1). Seltener sind fetale Interventionen erforderlich, um als lebensrettende Maßnahmen das Überleben des Feten zu gewährleisten. Die Entwicklung transkutaner, Katheter-basierter Tech-

Tab. 9.1: Indikation für fetale kardiale Interventionen..

Herzfehler	Risiko ohne Intervention	Ziel der Intervention*
Kritische Aortenstenose mit Progression zum HLHS	Entwicklung eines HLHS mit univentrikulärer Zirkulation	Wachstum linksseitiger Herzstrukturen, biventrikuläre Zirkulation
Pulmonalatresie mit intaktem Ventrikelseptum und Progression	Rechtsherzhypoplasie mit univentrikulärer Zirkulation	Biventrikuläre Zirkulation oder 1½ Ventrikel
Hochgradig restriktives/prämatur verschlossenes Foramen ovale bei kritischer Aortenstenose/HLHS	Schwere pulmonale Hypertension mit hoher neonataler Mortalität, perinatale Notfall-Atrioseptostomie	Frühzeitige Vermeidung struktureller Lungengefäßerkrankungen, Sicherung der perinatalen Oxygenierung als lebensrettende Maßnahme
Hydrops fetalis bei schwerer Ausflussbahn-Obstruktion	Intrauteriner Fruchttod	Lebensrettende Maßnahme, fetales Überleben

*Allen gemeinsam: geringere peri- und postnatale Morbidität und Mortalität
Abkürzung: HLHS – hypoplastisches Linksherzsyndrom

DOI 10.1515/9783110431162-009

niken und hochauflösender Ultraschalldiagnostik ermöglicht heute in ausgewählten Fällen (mit einer periprozeduralen fetalen Mortalität um 10 %), fetale Interventionen erfolgreich durchzuführen. Im folgenden Kapitel werden Indikationen, Patientenauswahl, Techniken, Risiken und Ergebnisse diskutiert.

9.2 Kritische Aortenstenose

Pathophysiologie und Indikation für eine pränatale Valvuloplastie der Aortenklappe

Kritische Aortenstenosen sind durch eine verminderte Öffnung der Aortenklappe mit einem retrograden Fluss über den Aortenbogen gekennzeichnet.

Sie treten in ca. in 0,02/1.000 aller Lebendgeburten auf [3]. Größe und Funktion des linken Ventrikels und der Mitralklappe variieren und beeinflussen die prä- und

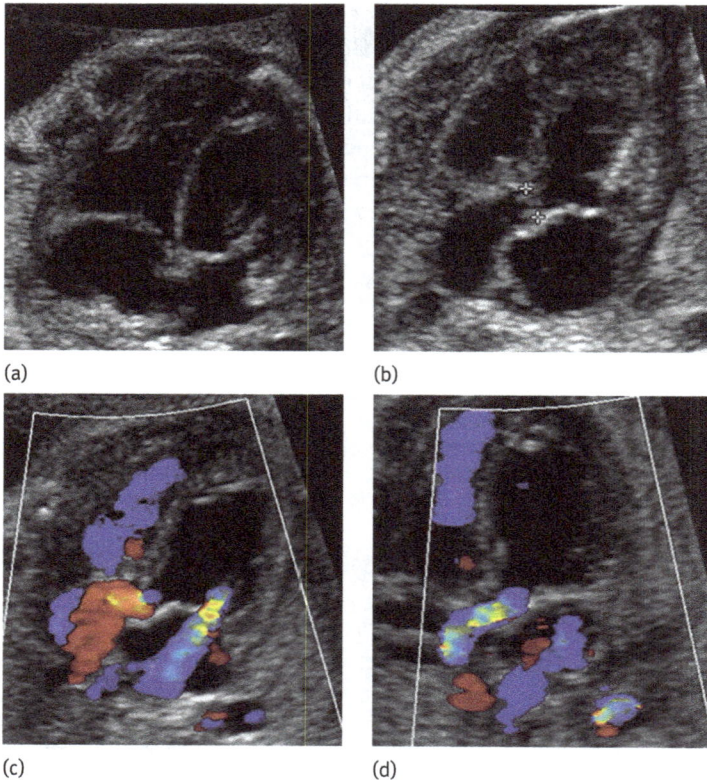

(a)　(b)

(c)　(d)

Abb. 9.1: Kritische Aortenstenose bei einem Feten in der 27+4. SSW (a) 4-Kammerblick bei kritischer Aortenstenose. Leichte Endokardfibroelastose des linken Ventrikels, (b) linksventrikulärer Ausflusstrakt ++Aortenklappenring 3,6 mm (z-score: −2,6; online nach [8]), (c) ausgeprägte Mitralinsuffizienz im Farbdoppler, (d) turbulenter Fluss über der stenotischen Aortenklappe im Farbdoppler.

postnatale Prognose entscheidend. Im zweiten Trimenon auftretende Formen können innerhalb kurzer Zeit eine rasche Progredienz von moderaten zu schweren Ausflussbahn-Obstruktionen aufweisen [4]. Die erhöhte Nachlast und verminderte Koronarperfusion des linksventrikulären Myokards führen zu einer Dilatation und Dysfunktion des linken Ventrikels (Abb. 9.1). Eine Mitralinsuffizienz kann zu einer linksatrialen Dilatation und Druckerhöhung beitragen [5]. Folge des erhöhten linksventrikulären Druckes und der verminderten myokardialen Perfusion ist die Ausbildung einer myokardialen Fibrose, die zu einer verminderten ventrikulären Füllung, einem Stillstand des linksventrikulären Wachstums und schließlich Hypoplasie führt. Der verminderte antegrade Fluss über die Aortenklappe resultiert in Wachstumsarrest der Aorta ascendens und retrograder Versorgung der Hals-Arm-Gefäße über den Aortenbogen [2, 6]. Im englischen Schrifttum wird dies als „severe aortic stenosis with evolving hypoplastic left heart syndrome" bezeichnet [4]. Liegt eine ausreichende Öffnung des Foramen ovale und eine ausreichende Funktion des rechten Ventrikels vor, wird pränatal die linksventrikuläre Hypoplasie toleriert. Nach postnataler Umstellung auf eine serielle Schaltung beider Kreisläufe kann jedoch der in seiner Funktion eingeschränkte, hypoplastische linke Ventrikel nicht den Systemkreislauf versorgen, sodass eine univentrikuläre Palliation durchgeführt werden muss. Diese wird in drei Operationsschritten durchgeführt und geht mit einer durchschnittlichen Mortalität von 30 %, einer reduzierten Lebenserwartung und einem schlechteren neurologischen Outcome einher [6]. Ziel der pränatalen Intervention ist es, die intrauterine Progression einer kritischen Aortenstenose zum HLHS zu verhindern und postnatal eine biventrikuläre Zirkulation zu erzielen. Durch eine rechtzeitige Eröffnung des linksventrikulären Ausflusstraktes kann der linke Ventrikel entlastet werden, bevor irreversible Funktionsstörungen mit Wachstumsstillstand auftreten [4, 7, 8], sodass Erholung seiner Funktion, Verbesserung seiner Füllung, Verminderung der Mitralinsuffizienz und Wachstum erzielt werden können.

9.2.1 Patientenauswahl

Der Erfolg der pränatalen Intervention hängt entscheidend von der Patientenselektion ab, die folgende Fragestellungen beantworten muss:
1. Wie hoch ist die Wahrscheinlichkeit der Entwicklung eines HLHS?
2. Kann sich das linke Herz noch erholen?

Bisherige Auswahlkriterien wurden aus retrospektiven Analysen einzelner Zentren gewonnen und sind nicht einheitlich, randomisierte Studien fehlen [8–12]. Von der Bostoner und Linzer Arbeitsgruppe wurden jeweils Prädiktoren erarbeitet, die auf das Risiko der Entwicklung eines HLHS hinweisen und damit die Indikation für eine Intervention rechtfertigen [4], sowie Prädikatoren, die auf ein biventrikuläres Outcome hinweisen [8, 9] (Tab. 9.2). Als „idealer Kandidat" für eine fetale Ballonvalvuloplastie mit einer hohen Wahrscheinlichkeit für einen postnatal biventrikulären Ausgang gelten nach den in Boston 2009 publizierten Kriterien Feten, die einen Punkte-Grenzwert in der Kategorie IV von ≥4 erfüllen. Unter Einschluss des Schweregrades einer Endokardfibroelastose wurde 2010 eine modifizierte Klassifikation eingeführt, da Feten mit einer höhergradigen Endokardfibroelastose unabhängig von der Größe linksventrikulärer Strukturen ein hohes Risiko für einen univentrikulären Verlauf aufzeigen. Reanalysen weisen allerdings darauf hin, dass diese Kriterien eine ungenügende Diskrimination für Indikation und Zeitpunkt einer Intervention erlauben [3, 12].

9.2.2 Kritische Aortenstenose mit gigantischem linken Vorhof

Eine Sonderform stellt die kritische Aortenstenose mit einer schweren Mitralinsuffizienz und massiver Dilatation des linken Vorhofes dar [9, 13]. Dies kann zu einer Restriktion und schließlich zu Verschluss des Foramen ovale mit sekundärer Stauung der Lungenvenen führen. Folgen sind eine pulmonale Hypertension und eine bleibende Texturstörung der Lungengefäße und -architektur, die zu einer hohen peri- und postnatalen Letalität führen [13]. Ziel einer fetalen Intervention ist die Dekompression des linken Ventrikels durch eine aortale Ballonvalvuloplastie. Durch die resultierende verbesserte Ventrikelfunktion werden die Mitralinsuffizienz und der linksatriale Druck reduziert und häufig öffnet sich das Foramen ovale wieder [14].

9.2.3 Sonderform mit linksventrikulärer Dilatation, schwerer Herzinsuffizienz und Hydrops fetalis

In besonders schweren Fällen ist auch die rechtsventrikuläre Funktion beeinträchtigt [2]. Durch den dilatierten linken Ventrikel wird der rechte Ventrikel komprimiert und der rechtsventrikuläre Füllungsdruck erhöht, eine relevante Trikuspidalinsuffizienz ist das erste Warnzeichen. Kann der rechte Ventrikel pränatal nicht mehr das notwendige Herzminutenvolumen auswerfen, entsteht das Vollbild einer schweren Herzinsuffizienz mit Hydrops fetalis. Hier stellt die fetale Ballonvalvuloplastie eine Notfalloption dar, um den linksventrikulären Druck zu senken, die rechtsventrikuläre Funktion zu normalisieren und ein ausreichendes Herzminutenvolumen zu erreichen.

Technische Durchführung

Voraussetzung für den Erfolg katheterinterventioneller Interventionen am fetalen Herzen ist die Zusammenarbeit von Pränatalmedizinern mit großer Erfahrung bei intrauterinen Punktionen und minimal-invasiven Eingriffen und interventionell erfahrenen Kinderkardiologen. Die Untersuchung wird nach ausführlicher Information der Schwangeren über Risiko und mögliche Komplikationen des Eingriffes unter Epiduralanästhesie der Schwangeren im OP durchgeführt. Nach Positionierung des Feten am wehenlosen Uterus erfolgt eine intramuskuläre Narkose und Analgesie des Feten

Tab. 9.2: Präinterventionelle Kriterien für fetale Ballonvalvuloplastien bei kritischen Aortenstenosen in der 19.–32. SSW.

Auswahlkriterien Boston [5, 8][a,b]	Auswahlkriterien Linz [9, 10]
Grundvoraussetzung: valvuläre Aortenstenose, keine Aortenatresie	
Hinweise für die drohende Entwicklung eines HLHS	
I qualitativ verminderte Linksherzfunktion und entweder	qualitativ verminderte Linksherzfunktion und
IIa retrograde oder bidirektionale Perfusion des transversen Aortenbogens[c]	retrograde Perfusion des Aortenbogens
oder zwei der folgenden Kriterien	und
IIb *monophasischer Fluss über die Mitralklappe *interatrialer Links-Rechts-Shunt oder intaktes atriales Septum *bidirektionaler Fluss in den Lungenvenen	(monophasischer Fluss über die Mitralklappe) interatrialer Links-Rechts-Shunt oder intaktes atriales Septum
III LV Lange Achse, Z-Wert > −2	LV Lange Achse, Z-Wert > −2 Ratio Lange Achse LV/RV > 0,8
Idealer Valvuloplastie-Kandidat mit hoher Wahrscheinlichkeit für eine postnatale biventrikuläre Zirkulation nach fetaler Intervention	
IV Punkte-Grenzwert ≥ 4[d] LV Lange Achse, Z-Wert > 0 (1 Pkt.) LV Kurze Achse, Z-Wert > 0 (1 Pkt.) Aortenklappen-Anulus Z-Wert > −3,5 (1 Pkt.) Mitralklappen-Anulus Z-Wert > −2 (1 Pkt.) Gradient über Aortenstenose oder Mitralklappeninsuffizienz ≥ 20 mmHg = 2,25 m/s (1 Pkt.)	
V Punktegrenzwert bei Einschluss Endokardfibroelastose ≥6[e] Endokardfibroelastose leicht Grad 1 (2 Pkt.) mittelgradig Grad 2 (1 Pkt.) schwer Grad 3 (0 Pkt.)	Endokardfibroelastose wird nicht graduiert

[a] Kriterien I–IV müssen erfüllt sein; [b] Z-scores online aus [8]; [c] zwischen den Abgängen der ersten beiden Hals-Arm-Arterien; [d] Kategorie IV: Punkte-Wert ≥ 4: 100 % Sensitivität und 38 % positiver Vorhersagewert für biventrikulären Ausgang; [e] Punktegrenzwert von Kategorie V < 5 (unter Einschluss des Kriteriums Endokardfibroelastose): 100 % negativer prädiktiver Voraussagewert für biventrikuläres Outcome, Wert ≥ 6: 83 % Sensitivität, 71 % positiver prädiktiver Voraussagewert für biventrikuläres Outcome nach Geburt

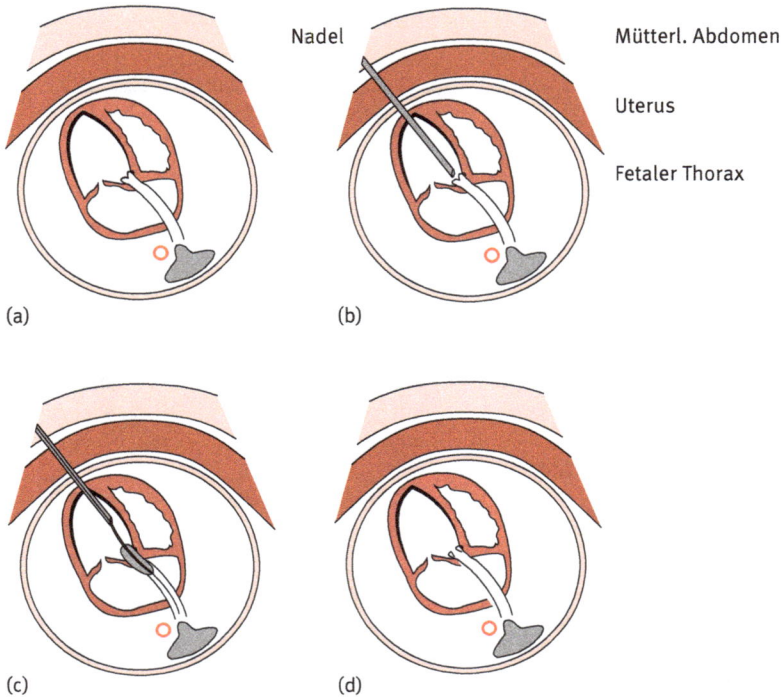

Abb. 9.2: Schematische Abbildung der Ballondilatation der Aortenklappe: Nach optimaler Positionierung des Feten (a) erfolgt die Punktion des fetalen linken Ventrikels über das maternale Abdomen transkutan, transuterin und transventrikulär bis in den linksventrikulären Ausflusstrakt (b). Nach Sondierung der Aorta wird der drahtgeführte Ballonkatheter in der Aortenklappe aufgedehnt (c) und schließlich das gesamte Ensemble entfernt und die Klappenöffnung beurteilt (d).

mit Fentanyl, Muskelrelaxans und Atropin. Nach steriler Abdeckung wird der linke Ventrikel unter kontinuierlicher Ultraschallkontrolle mittels einer geeigneten 17 oder 18-Charrière-Punktionsnadel punktiert (Abb. 9.2 und Abb. 9.3). Nach Entfernung des Mandrins wird ein Koronarballon mit etwa dem 1,2-fachen Durchmesser des Klappenanulus mit einem vorgelegten 14 Zoll weichen Koronardraht unter Ultraschallkontrolle über die stenotische Klappe geschoben und mehrfach bis zum maximalen Druck aufgedehnt.

Indikatoren für eine erfolgreiche Intervention: Etablierung eines antegraden Flusses über den Aortenbogen, Entwicklung einer Aorteninsuffizienz, bidirektionaler Fluss über das Foramen ovale und ein verbesserter, biphasischer linksventrikulärer Einstrom sind Indikatoren für den Erfolg.

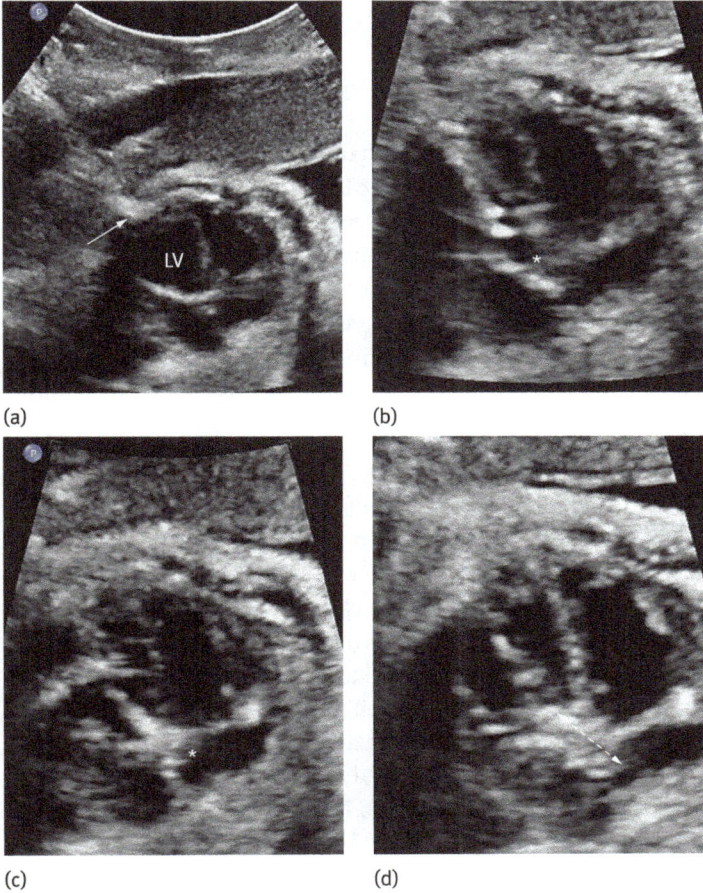

(a) (b) (c) (d)

Abb. 9.3: Ballonvalvuloplastie der Aortenklappe in der 30. SSW. (a) Transkutane Punktion des linken Ventrikels (LV). Die Nadelspitze befindet sich unmittelbar vor der Ventrikelwand (Pfeil) (b). Die Nadelspitze befindet sich im linksventrikulären Ausflusstrakt vor der Aortenklappe (*) (c). Der Ballon wird über die stenotische Aortenklappe vorgeschoben (*) (d). Der dilatierte Ballon (gestrichelter Pfeil) liegt im Bereich der Aortenklappe.

Komplikationen [14, 15]:
- Fetaler intrauteriner Tod innerhalb von 72 Stunden: 10–11 %
- Interventionsbedürftige Bradykardie: 16,7–37,5 %
- Interventionsbedürftiger Perikarderguss: 12,5–18 %
- Ballonruptur: 5 %
- Intraventrikuläre Thrombose
- Frühe Valvuloplastien in der 20. SSW sind mit einer höheren Mortalität verbunden, das mittlere Gestationsalter beträgt 23–25 SSW [8, 15]

- Maternale Komplikationen: keine [16]
- Frühgeburtlichkeit: 20 % vor 37. SSW [15]
- Schwangerschaftsabbruch: 4 %

Management möglicher Komplikationen: Eine anhaltende fetale Bradykardie kann durch Gabe von Epinephrin und Atropin transventrikulär oder in die Nabelschnurvene effektiv behandelt werden. Ein Perikarderguss von mehr als 2 mm wird abpunktiert, bei größeren Blutverlusten muss eine Bluttransfusion mit einer vorbereiteten O-Rh-negativen, bestrahlten Konserve erfolgen. Zur Vermeidung möglicher intrauteriner Thromben erfolgt eine Heparinspülung aller verwendeten Materialien. Periinterventionell wird eine Antibiotikaprophylaxe, postinterventionell eine Analgesie mit einem peripheren Analgetikum und bei Wehentätigkeit eine Tokolyse durchgeführt. Entscheidend für das prozedurale Risiko ist eine routinierte Zusammenarbeit und zügige Intervention.

Postnatales Outcome: Der postnatale Verlauf ist in hohem Maße abhängig von dem Ausmaß der Ventrikelschädigung vor der Intervention. Postnatal muss der linke Ventrikel die Systemperfusion übernehmen und eine etwa dreifach höhere Auswurfleistung im Vergleich zur pränatalen Situation aufweisen. Die postnatale Beurteilung und Therapie spielen daher eine entscheidende Rolle, sodass die Entbindung in einem Zentrum mit einer kinderkardiologischen und kardiochirurgischen Einheit erfolgen sollte, die Erfahrung mit Neugeborenen mit grenzwertiger Ventrikelfunktion hat. Aufgrund der durch die pränatale Therapie modifizierten Hämodynamik benötigen Neonaten nach intrauteriner Ballondilatation speziell angepasste Katheterinterventionen und herzchirurgische Maßnahmen, die auch komplexe Operationen wie eine Ross-Konno-Operation, Resektion einer Endokardfibroelastose und infolgedessen Klappenersatzoperationen beinhalten [17, 18]. Dennoch ist zu beachten, dass die Mortalität bei einer erzwungenen biventrikulären Zirkulation mit pulmonaler Hypertension im Vergleich zu einer adäquaten univentrikulären Palliation hoch ist.

Trotz vielversprechender kurz- und mittelfristiger Ansätze stehen Studien über das Langzeit-Ergebnis nach intrauteriner Intervention noch aus [15]. Nach komplexen Eingriffen, z. T. verbunden mit initial univentrikulärer Zirkulation und späterer biventrikulärer Konversion, wird eine biventrikuläre Zirkulation in 45 % der Fälle im Bostoner Kollektiv erzielt [18], während die Linzer Arbeitsgruppe von einer Erfolgsrate von 66,7 % berichtet [10]. In einem multinationalen Register (IFCIR) wurde ein biventrikulärer Verlauf nach fetaler Intervention bei 31,1 % aller Feten bzw. 42,9 % aller Neugeborenen dokumentiert [15].

9.3 Eingriffe am Vorhofseptum bei hochgradig restriktivem oder prämatur verschlossenem Foramen ovale bei HLHS oder kritischer Aortenstenose

Eine verminderte Öffnung oder ein Verschluss des Foramen ovale führt bei kritischen Ausflussbahn-Obstruktionen des linken Ventrikels zu einer schweren chronischen pulmonalen Hypertension mit morphologischen Veränderungen der Lungengefäße und -architektur [19, 20]. Ein restriktives Septum besteht bei ca. 20 %, ein kompletter Verschluss bei ca. 6–10 % der Feten mit HLHS. Neugeborene mit einer schweren Ausflussbahn-Obstruktion und vermindertem Austausch sauerstoffreichen Blutes über die Vorhoflücke benötigen aufgrund der schweren Hypoxämie eine chirurgische oder interventionelle Notfall-Atrioseptostomie mit einer Letalität von 50–65 %. Selbst nach erfolgreichem Überleben der Neugeborenenperiode ist die Prognose mit einem 2-Jahres-Überleben von 43 % signifikant schlechter als die für Kinder ohne Restriktion (83 %; $p < 0{,}0001$) [21]. Die möglichst frühzeitige Entlastung des Vorhofes durch eine intrauterine Dekompression kann zu einer Normalisierung der Lungenarchitektur führen [19] und bei einer Defektgröße von ≥3 mm eine schwere perinatale Hypoxämie vermeiden [18]. Daher wird eine intrauterine Atrioseptostomie oder Stentimplantation (Abb. 9.4 und 9.5) in das Vorhofseptum als lebensrettende Maßnahme angesehen [20, 22].

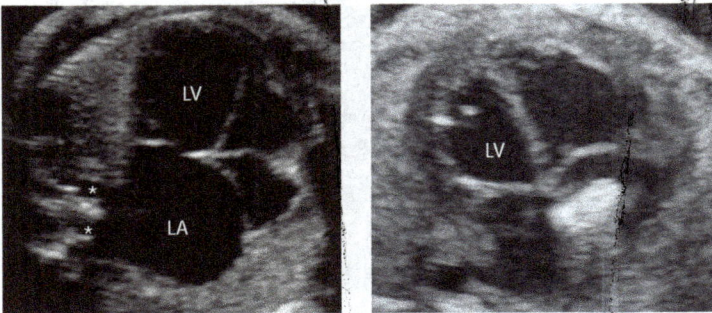

(a)   (b)

Abb. 9.4: 4-Kammerblick vor (a) und nach (b) atrialer Stentanlage bei kritischer Aortenstenose mit verschlossenem Foramen ovale. Links: Vor Intervention (26+6 SSW) zeigt sich ein stark dilatierter linker Vorhof (LA) und Ventrikel (LV) mit im B-Bild sichtbar dilatierten Lungenvenen (*); rechts: Im Vorhofseptum einliegender Stent, der linke Vorhof und Ventrikel sind deutlich weniger dilatiert (27+0 SSW).

Tab. 9.3 gibt eine Übersicht über die Voraussetzungen für eine intrauterine Intervention, wobei die Schwere einer Restriktion am besten durch das Dopplersignal der Pulmonalvenen (Abb. 9.6) kategorisiert werden kann [23, 24].

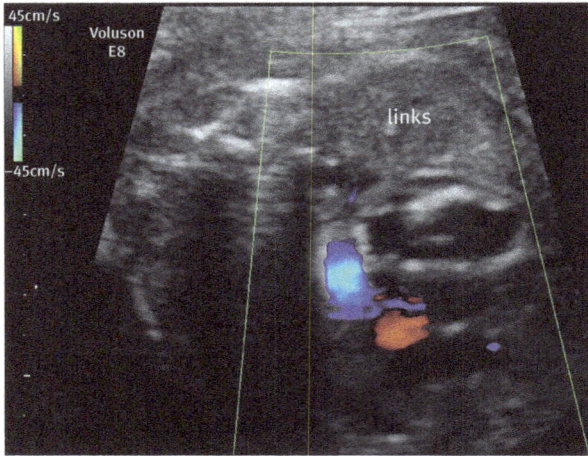

Abb. 9.5: Links-Rechts-Shunt im Farbdoppler nach atrialer Stentanlage mit 25+6 SSW zur Dekompression des linken Vorhofs. LV linker Ventrikel, RV rechter Ventrikel, RA rechter Vorhof.

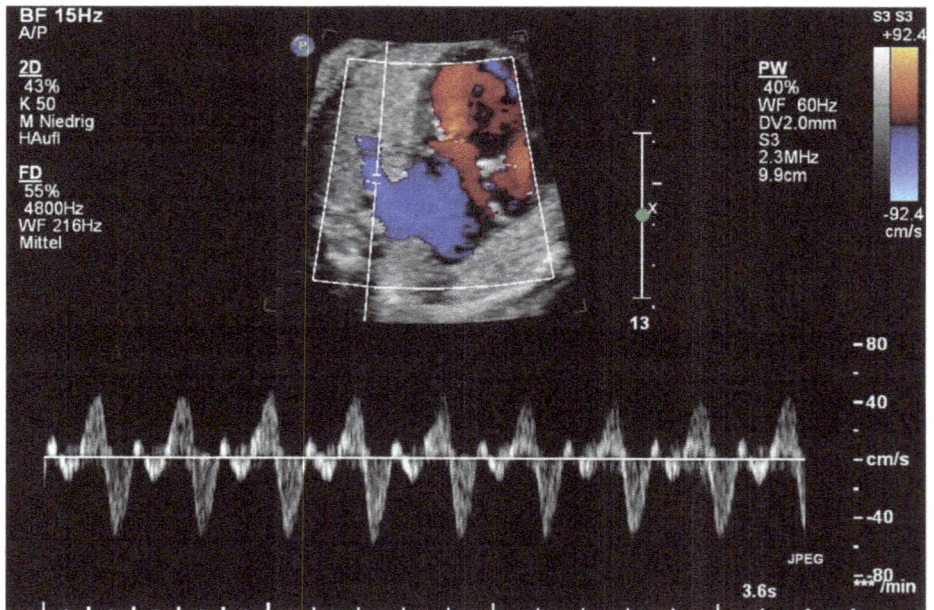

Abb. 9.6: Pendelfluss („to-and-fro-flow") im Pulsed-wave-Doppler einer Lungenvene aufgrund des hohen intraatrialen Drucks im linken Vorhof bei einem Feten mit kritischer Aortenstenose und verschlossenem Foramen ovale.

Tab. 9.3: Präinterventionelle Kriterien für fetale Interventionen bei HLHS/kritischer AoS mit restriktivem/verschlossenem Vorhofseptum in der 22.–36. SSW.

Zeichen der schweren Restriktion des Vorhofseptums	Foramen ovale Durchmesser <1 mm Lungenvenen-Doppler: Pendelfluss, Ratio des Velocity-Time-Integrals anterograd/revers <3
Anatomie	Linker Vorhof groß genug für eine Ballonatrioseptostomie oder Stentimplantation
Zeitpunkt	Idealerweise so früh wie möglich, bei Hydrops als lebensrettende Maßnahme jederzeit
Perinatales Management	Unmittelbar postnatale Möglichkeit einer Notfall-Septostomie (chirurgisch oder interventionell)

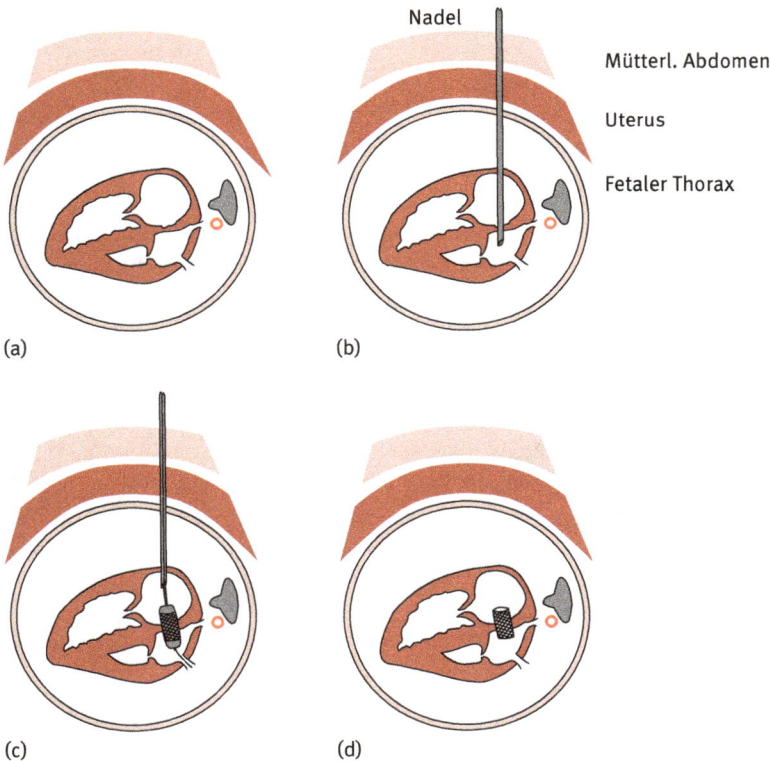

Abb. 9.7: Schematische Abbildung der atrialen Stentimplantation: Nach optimaler Positionierung des Feten mit dem rechten Vorhof nach anterior (a) erfolgt die Punktion des fetalen Herzens über das maternale Abdomen durch den fetalen Thorax bis in den rechten Vorhof. Mit der Punktionsnadel wird das interatriale Septum perforiert und der linke Vorhof erreicht (b). Ein Koronarstent wird in das interatriale Septum eingelegt und mittels Ballon aufgedehnt (c). Nach Deflation werden Ballon, Führungsdraht und Nadel entfernt und der Stent in seiner Position belassen (d).

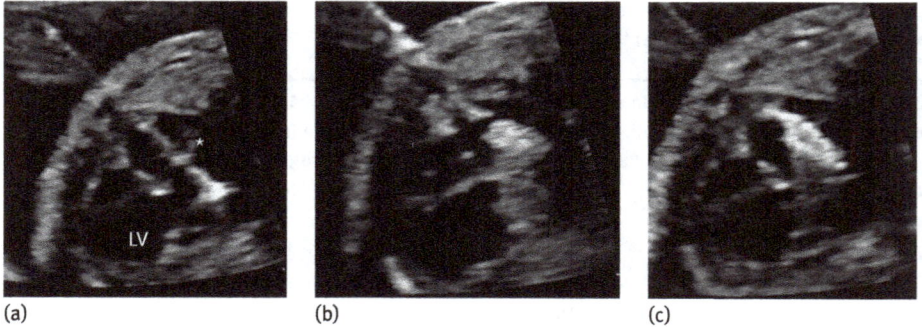

(a)   (b)   (c)

Abb. 9.8: Anlage eines Vorhofstents in der 27+0 SSW bei einem Feten mit kritischer Aortenstenose mit verschlossenem Foramen ovale. Die Spitze der Punktionsnadel befindet sich nach Punktion des Vorhofseptums (*) im linken Vorhof, dann wird der Koronarstent platziert und mit dem Ballon aufgedehnt. LV linker Ventrikel.

Technische Durchführung (Abb. 9.7, 9.8)

Ultraschallgesteuert wird perkutan mit einer 17–19 G Nadel über den rechten Vorhof das interatriale Septum perforiert und dann ein Ballon oder ein Stent mit einer effektiven Größe von ≥3 mm inflatiert [20, 25].

Komplikationen: In einem multinationalen Register wurde eine Erfolgsrate von 73,9 % (34/46) berichtet. Während wir in unserem Kollektiv keine prozeduralen Komplikationen beobachteten, wurden in diesem Register in 13 % ein intrauteriner Tod, in 51 % ein interventionsbedürftiger Perikarderguss und in 25 % der Fälle eine Stentdislokation berichtet [26].

Postnatales Outcome: Aufgrund des Risikos eines Wiederverschlusses der geschaffenen Kommunikation mit postnataler Hypoxie sowie einer schweren pulmonalen Hypertension muss eine Entbindung in einem Zentrum mit der Möglichkeit einer unmittelbaren postnatalen Intervention und extrakorporalen Zirkulation erfolgen [24]. Die initiale Überlebensrate von Neugeborenen nach erfolgreicher Intervention ist tendenziell besser [26], nach Stentimplantation überlebten signifikant mehr Neugeborene den initialen Krankenhausaufenthalt ($p < 0.03$).

9.4 Pulmonalatresie oder höchstgradige Pulmonalstenose mit intaktem Ventrikelseptum mit retrogradem Fluss über den Ductus Botalli und rechtsventrikulärer Funktionseinschränkung

Pathophysiologie und Indikation für eine pränatale Valvuloplastie der Pulmonalklappe

Pulmonalatresien mit intaktem Ventrikelseptum treten intrauterin in verschiedenen Schweregraden auf, das Outcome schwerer Formen ist abhängig von der Größe der

Tab. 9.4: Präinterventionelle Kriterien für fetale Ballonvalvuloplastien bei Pulmonalatresie/kritischer Pulmonalstenose in der 23.–30. SSW.

Linz [14]	Boston [18, 28]
Kritische Pulmonalstenose/Pulmonalatresie mit intaktem Ventrikelseptumdefekt	
(Supra-) systemischer Druck und RV- Wachstumsarrest	
Z-Wert des RV >−3	
Z-Wert der Trikuspidalklappe >−3	Z-Wert der Trikuspidalklappe >−2
Vorhandener subvalvulärer Ausflusstrakt (offen für eine Nadel-Perforation)	Membranöse Pulmonalatresie

rechtsventrikulären Strukturen sowie möglicher begleitender Anomalien des Koronarsystems. Wie bei der kritischen Aortenstenose wurde eine intrauterine Progression der Ausflussbahn-Obstruktion mit konsekutiver rechtsventrikulärer Hypoplasie und Notwendigkeit einer univentrikulären Palliation beobachtet. Eine frühe, intrauterine Entlastung des rechten Ventrikels (RV) zielt daher auf die Verbesserung seiner Funktion und des rechtsventrikulären Remodelings hin.

Die Indikation für eine intrauterine Therapie wird daher in ausgewählten Fällen mit den in Tab. 9.4 und [15, 27] genannten Voraussetzungen gesehen.

Technische Durchführung

Ultraschallgesteuerte Nadelperforation der Pulmonalklappe und anschließende Ballondilatation mit einem Ballon im Verhältnis von 1,2–1,3 zur Pulmonalklappe (2,5–4,5 mm) mit einer technischen Erfolgsrate von 75 % [9, 18, 28]. Indikatoren für eine erfolgreiche Ballonvalvuloplastie: Anterograder Fluss über die Pulmonalklappe, Pulmonalinsuffizienz und verbesserte diastolische Funktion des rechten Ventrikels.

Komplikationen: [9, 14, 15, 28]
- Intrauteriner Tod: 0–12,5 %
- Interventionsbedürftige Bradykardie: bis 43 %
- Interventionsbedürftiger Perikarderguss: bis 56 %
- Ballonruptur: 5 %
- Frühgeburtlichkeit: 25 %

Postnatales Outcome: Der postnatale Verlauf ist von der Funktion des rechten Ventrikels abhängig, ein langfristig biventrikulärer Verlauf wird in 75 % beobachtet, wobei postnatal wiederholte Pulmonalklappendilatationen und/oder in der Hälfte der Fälle die Anlage eines Blalock-Taussig-Shunts notwendig ist.

Literatur

[1] Yamamoto Y, Hornberger LK. Progression of outflow tract obstruction in the fetus. Early Hum Dev 2012,88,279–285.

[2] Gembruch U, Geipel A, Herberg U, Berg C. Fetal cardiac interventions. Z Geburtshilfe Neonatol 2012,216,162–172.

[3] Freud LR, Moon-Grady A, Escobar-Diaz MC, et al. Low rate of prenatal diagnosis among neonates with critical aortic stenosis: Insight into the natural history in utero. Ultrasound Obstet Gynecol. 2015,45,326–332.

[4] Makikallio K, McElhinney DB, Levine JC, et al. Fetal aortic valve stenosis and the evolution of hypoplastic left heart syndrome: patient selection for fetal intervention. Circulation 2006,113,1401–1405.

[5] McElhinney DB, Vogel M, Benson CB, et al. Assessment of left ventricular endocardial fibroelastosis in fetuses with aortic stenosis and evolving hypoplastic left heart syndrome. Am J Cardiol 2010,106,1792–1797.

[6] Herberg U, Hovels-Gurich H. Neurological and psychomotor development of foetuses and children with congenital heart disease-causes and prevalence of disorders and long-term prognosis. Z Geburtshilfe Neonatol 2012,216,132–140.

[7] Tworetzky W, Wilkins-Haug L, Jennings RW, et al. Balloon dilation of severe aortic stenosis in the fetus: potential for prevention of hypoplastic left heart syndrome: candidate selection, technique, and results of successful intervention. Circulation. 2004,110,2125–2131.

[8] McElhinney DB, Marshall AC, Wilkins-Haug LE, et al. Predictors of technical success and postnatal biventricular outcome after in utero aortic valvuloplasty for aortic stenosis with evolving hypoplastic left heart syndrome. Circulation 2009,120,1482–1490.

[9] Tulzer G, Arzt W. Fetal cardiac interventions: rationale, risk and benefit. Sem Fetal Neonatal Med 2013,18,298–301.

[10] Arzt W, Wertaschnigg D, Veit I, Klement F, Gitter R, Tulzer G. Intrauterine aortic valvuloplasty in fetuses with critical aortic stenosis: experience and results of 24 procedures. Ultrasound Obstet Gynecol. 2011,37,689–695.

[11] Gardiner H, Kovacevic A, Mellander M, et al. OC26.03: Does fetal aortic valvuloplasty alter outcomes in aortic valve stenosis? Results of a retrospective European multinational multicentre study. Ultrasound Obstet Gynecol. 2014,44(S1),60.

[12] Gardiner H, Kovacevic A, Tulzer G, et al. Natural history of 107 cases of Fetal Aortic Stenosis from a European multicenter retrospective study. Ultrasound Obstet Gynecol 2016,48(3),373–381.

[13] Vogel M, McElhinney DB, Wilkins-Haug LE, et al. Aortic stenosis and severe mitral regurgitation in the fetus resulting in giant left atrium and hydrops: pathophysiology, outcomes, and preliminary experience with pre-natal cardiac intervention. J Am Coll Cardiol 2011,57,348–355.

[14] Arzt W, Tulzer G. Fetal surgery for cardiac lesions. Prenat Diagn 2011,31,695–698.

[15] Moon-Grady AJ, Morris SA, Belfort M, et al. International Fetal Cardiac Intervention Registry: A Worldwide Collaborative Description and Preliminary Outcomes. J Am Coll Cardiol 2015,66,388–399.

[16] Wohlmuth C, Tulzer G, Arzt W, Gitter R, Wertaschnigg D. Maternal aspects of fetal cardiac intervention. Ultrasound Obstet Gynecol. 2014,44,532–537.

[17] Kovacevic A, Roughton M, Mellander M, et al. Fetal aortic valvuloplasty: investigating institutional bias in surgical decision making. Ultrasound Obstet Gynecol. 2014,44,538–544.

[18] Freud LR, Tworetzky W. Fetal interventions for congenital heart disease. Curr Opin Pediatr 2016,28,156–162.

[19] Goltz D, Lunkenheimer JM, Abedini M, et al. Left ventricular obstruction with restrictive inter-atrial communication leads to retardation in fetal lung maturation. Prenat Diagn 2015,35,463–470.

[20] Herberg U, Berg C, Geipel A, Gembruch U, Breuer J. Foetal therapy: what works? Closed intera-trial septum. Cardiol Young 2014,24(S2),47–51.

[21] Lowenthal A, Kipps AK, Brook MM, Meadows J, Azakie A, Moon-Grady AJ. Prenatal diagnosis of atrial restriction in hypoplastic left heart syndrome is associated with decreased 2-year survival. Prenat Diagn 2012,32,485–490.

[22] Donofrio MT, Moon-Grady AJ, Hornberger LK, et al. Diagnosis and treatment of fetal cardiac disease: a scientific statement from the American Heart Association. Circulation 2014,129,2183–2242.

[23] Divanovic A, Hor K, Cnota J, Hirsch R, Kinsel-Ziter M, Michelfelder E. Prediction and perinatal management of severely restrictive atrial septum in fetuses with critical left heart obstruc-tion: clinical experience using pulmonary venous Doppler analysis. J Thorac Cardiovasc Surg 2011,141,988–994.

[24] Donofrio MT, Skurow-Todd K, Berger JT, et al. Risk-stratified postnatal care of newborns with congenital heart disease determined by fetal echocardiography. J Am Soc Echocardiogr 2015,28,1339–1349.

[25] Chaturvedi RR, Ryan G, Seed M, van Arsdell G, Jaeggi ET. Fetal stenting of the atrial septum: technique and initial results in cardiac lesions with left atrial hypertension. Int J Cardiol 2013,168,2029–2036.

[26] Jantzen D, Moon-Grady AJ, Armstrong A, et al. Abstract 13582: Fetal Cardiac Intervention for Hypoplastic Left Heart Syndrome With Intact or Restrictive Atrial Septum: A Report From the International Fetal Cardiac Intervention Registry. Circulation 2015,132(S3),A13582.

[27] Gomez Montes E, Herraiz I, Mendoza A, Galindo A. Fetal intervention in right outflow tract ob-structive disease: selection of candidates and results. Cardiol Res Pract 2012,2012,592403.

[28] Tworetzky W, McElhinney DB, Marx GR, et al. In utero valvuloplasty for pulmonary atresia with hypoplastic right ventricle: techniques and outcomes. Pediatrics 2009,124,e510–518.

Astrid Hellmund und Annegret Geipel

10 Erkrankungen der Lunge und des Thorax

Fehlbildungen im Bereich der fetalen Lunge sind grundsätzlich selten. Aufgrund verbesserter Auflösung der Bildgebung und zunehmender Untersuchererfahrung werden jedoch mehr Befunde pränatal diagnostiziert. Die häufigsten Anomalien im Bereich der Lunge und der Pleura sind der fetale Hydrothorax, die zystisch-adenomatoide Malformation der Lunge (CCAM), die bronchopulmonale Sequestration (BPS) und das CHAOS („congenital high airway obstruction syndrome"). Diagnose, pränatales Management, Möglichkeiten der fetalen Intervention und Outcome von Feten mit diesen Befunden werden im Folgenden beschrieben.

10.1 Physiologie und Pathologie der Lungenentwicklung

10.1.1 Physiologie der Lungenentwicklung

Die embryonale und fetale Lungenentwicklung findet in verschiedenen Stadien statt, in denen sich tubuläre Strukturen komplex verzweigen und Zellen endodermalen und mesenchymalen Ursprungs miteinander Verbindungen eingehen. Die embryonale Phase beginnt mit der Ausbildung des Sulcus laryngotrachealis. Dieser wird von endodermalem Epithel ausgekleidet, welches in der weiteren Entwicklung das Epithel von Larynx, Trachea und Alveolen bildet. Ab Tag 22 post conceptionem geht aus diesem Sulcus die Lungenknospe hervor, die in das umgebende Mesenchym einwächst und sich aufzweigt, sodass die Hauptbronchien und später der gesamte Bronchialbaum entstehen, wobei Gefäße, Lymphgefäße, Fibroblasten, glatte Muskulatur und Knorpel mesenchymalen Ursprungs sind. Nach der 6. bis zur ca. 16. SSW folgt das pseudoglanduläre Stadium, in der das Lungenwachstum dem einer exokrinen tubuloalveolären Drüse ähnelt, sich der Bronchialbaum weiter verzweigt und die Bronchioli gebildet werden. Das zunächst hochprismatische Epithel nimmt sekretorische Funktion auf und differenziert sich zunehmend. Ein Gasaustausch ist zu diesem Zeitpunkt der Lungenentwicklung nicht möglich, da die Vaskularisation und das umgebende Kapillarbett noch unzureichend ausgebildet sind. In der nun folgenden kanalikulären Phase, die bis zur ca. 24. SSW andauert, werden Tubuli, Canaliculi, Bronchioli terminales und Bronchioli respiratorii ausgebildet. Zusätzlich findet eine starke Vaskularisierung bei gleichzeitiger Verdünnung des umgebenden Mesenchyms statt, sodass die Blut-Gas-Schranke schmaler wird. Es entstehen Typ-I- und II-Alveozyten. In den anschließenden sich überlappenden sakkulären (26. SSW bis Partus) und alveolären (32. SSW bis 8. Lebensjahr) Phasen kommt es zur Ausformung von Sacculi terminales und von Alveolen, über die nun ein Gasaustausch möglich ist. Die Alveozyten Typ II beginnen mit der Produktion von Surfactant [1, 2].

DOI 10.1515/9783110431162-010

10.1.2 Entstehung der Lungenhypoplasie

Fetale hypoplastische Lungen sind durch eine geringere Organgröße mit einer reduzierten Gewebemasse (post mortem gemessen in Lungengewicht/Körpergewicht) gekennzeichnet, der Bronchialbaum hat kleinere Lumina und es sind weniger Sacculi und Alveolen vorhanden, sodass die totale Gasaustauschfläche reduziert ist. Die Blut-Gas-Schranke ist verdickt, und weniger Alveozyten Typ I werden gebildet. Darüber hinaus ist die Gefäßarchitektur bei hypoplastischen Lungen gestört, insbesondere die kleineren Lungengefäße sind verdickt und medialisiert [1].

Die häufigste primäre Ursache der Lungenhypoplasie ist die Verminderung des fetalen Lungenvolumens durch intrathorakale Raumforderungen wie Zwerchfellhernien, Hydrothoraces und kongenitale pulmonale Malformationen wie CCAM und BPS.

Sekundär kann die Lungenhypoplasie durch eine Fehlentwicklung des knöchernen Thorax im Rahmen von Skelettdysplasien vorkommen, eine Unterentwicklung von Lunge und Thorax ist auch im Rahmen einer schweren Oligo-/Anhydramnie unterschiedlicher Genese wie bei urogenitalen Fehlbildungen oder frühem vorzeitigen Blasensprung häufig.

Pathophysiologisch sind die Kompression der Lunge von außen sowie ein unzureichender intrapulmonaler Druck als Ursachen der Lungenhypoplasie beschrieben. Ein konstanter intrapulmonaler Druck ist für die Lungenexpansion und das Lungenwachstum erforderlich und wird durch einen transpulmonalen Druckgradienten von 1–2 mm Hg aufrechterhalten. Während der fetalen Atembewegungen wird in der Inspirationsphase das Lungenvolumen erweitert, während es in der Exspirationsphase, wenn die Flüssigkeit über die Glottis nach außen abfließt, kleiner wird. Das länger andauernde Fehlen von Atembewegungen wie z. B. im Rahmen der fetalen Akinesie-Deformations-Sequenz kann ebenfalls zu einer Lungenhypoplasie führen.

Postpartal ist eine Lungenhypoplasie mit einer pulmonalen Hypertension und einer hohen Mortalität assoziiert [2, 3].

Zu einer chronischen Expansion der Lungen kommt es im Falle einer Okklusion der oberen Atemwege, z. B. bei Larynxatresie oder nach Insertion eines Trachealballons (siehe Abschn. 4.7 FETO). Die fortwährende Produktion von Lungenflüssigkeit führt zur Ausdehnung der Lunge, allerdings nur soweit, bis der intraluminale Druck den osmotischen Druck im Gewebe erreicht (ca. bei 5 mm Hg), danach wird die weitere Produktion von Lungensekret gehemmt. Bei diesen Feten ist die Bildung von Alveozyten Typ II und damit die Surfactantbildung vermindert.

10.1.3 Messung der Lungengröße

Da die exakte Diagnose der Lungenhypoplasie nur postnatal oder post mortem möglich ist, wurden für die pränatale Beurteilung und Prognose der Lungengröße mehrere Messmethoden entwickelt. Im Rahmen der Beurteilung der Restlungengröße bei

Zwerchfellhernien (siehe Abschn. 4.5.1 Zwerchfellhernie) wurden zunächst Normwerte für die linke und rechte Lungenfläche abhängig vom Gestationsalter (12.–32. SSW) erstellt. Dazu wurde die Lungenfläche auf der Ebene des Vierkammerblicks entweder im Quer- und Längsdurchmesser gemessen – und beide Werte multipliziert (Durchmessermethode) – oder die Lunge wurde manuell umfahren (Trace-Methode), die Ergebnisse wurden als „lung area to head circumference ratio" (LHR) mit dem gemessenen Kopfumfang ins Verhältnis gesetzt [4]. Im Rahmen der Diagnostik bei Zwerchfellhernien wird die gemessene LHR mit der nach den Normwerten zu erwartenden LHR verglichen und in Prozent ausgedrückt („observed to expected lung area to head circumference ratio") [5]. Auch für Messungen des totalen fetalen Lungenvolumens mittels dreidimensionaler Sonografie wurden Normwerte erstellt [4].

Die Bestimmung des fetalen Lungenvolumens kann auch mittels MRT erfolgen. Dabei wird das Verhältnis des gemessenen zum erwarteten totalen fetalen Lungenvolumen jeweils bezogen auf das fetale Körpervolumen bestimmt [6].

10.2 Hydrothorax

Als Hydrothorax wird eine Flüssigkeitsansammlung in der fetalen Pleurahöhle bezeichnet. Ein primärer Hydrothorax besteht aus lymphatischer Flüssigkeit (Chylothorax), ein sekundärer enthält ein seröses Exsudat infolge einer anderen Ursache wie einer kongenitalen Infektion, Aneuploidie oder einer Fehlbildung wie einem Herzfehler, einer CCAM, bei fetaler Zwerchfellhernie oder einem Lungensequester. Im Rahmen des Hydrops bei fetaler Anämie ist ein Hydrothorax gelegentlich möglich.

10.2.1 Diagnose und Verlauf

Ein primärer Hydrothorax ist selten (1:15.000) und kommt in 58–72 % der Fälle bilateral vor. Die Ursache ist unklar, angenommen wird eine Fehlentwicklung des Ductus thoracicus mit Drainage der Lymphflüssigkeit in die Pleurahöhle, auch eine lymphatische Überproduktion oder ein gestörter Lymphabfluss wurden als Ursache diskutiert. Die Diagnose des Chylothorax kann erst postnatal gestellt werden und ist definiert durch >1,1 mmol/l Triglyceride und Anteil der Lymphozyten >80 % in der Pleuraflüssigkeit bei oraler Ernährung [7]. Eine seltene Ursache ist die kongenitale pulmonale Lymphangiektasie, die mit persistierendem Chylothorax und hoher Mortalität in der Postnatalperiode einhergeht.

Bei Diagnosestellung eines Hydrothorax sollte zunächst eine detaillierte Organsonografie durchgeführt werden, ebenso eine Messung der Maximalgeschwindigkeit der A. cerebri media zum Ausschluss einer fetalen Anämie. Auch die Durchführung einer Infektionsdiagnostik (insbesondere PV B 19 und CMV) erscheint sinnvoll. In bis zu 14 % werden Aneuploidien im Zusammenhang mit einem Hydrothorax diagnostiziert. Insbesondere Trisomie 21 und Turner-Syndrom, aber auch andere Syndrome wie das Noonan-Syndrom sind möglich, sodass eine Karyotypisierung angeraten wird [7–11].

Der Verlauf eines Hydrothorax ist variabel, es können konstante sowie progrediente Verläufe, jedoch auch eine spontane Regression auftreten. Daher sollten Kontrollen in 1–2-wöchigen Abständen erfolgen. Bei Progression des Befundes kann es durch den gesteigerten intrathorakalen Druck zur Erhöhung des zentralvenösen Drucks, einem Low-cardiac-output und konsekutiv zur Entstehung eines sekundären Hydrops fetalis kommen. Außerdem kann der Hydrothorax zu einer Verdrängung der Lunge und damit zu einer Lungenhypoplasie führen. Eine spontane Regression tritt in ca. 22 % der Fälle auf. Faktoren, die eine Regression begünstigen, sind Diagnosestellung im frühen 2. Trimester, unilateraler Erguss ohne Hydrops und eine normale Fruchtwassermenge. Ungünstige Prognosefaktoren sind bilaterale Ergüsse und Hydrops [12]. Unbehandelt überlebten in einer Übersicht von 54 Feten mit Hydrothorax 59 %, hydropische Feten hatten mit 35 % eine schlechtere Prognose als nicht-hydropische, die zu 73 % überlebten [7].

10.2.2 Pränatale Therapie

Thorakozentese, thorako-amniale Shunteinlage und Pleurodese stehen als Therapiemöglichkeiten zur Verfügung. Im Rahmen der Punktion können ggf. Proben für die Karyotypisierung und die Infektionsdiagnostik entnommen werden. Umstritten ist, ob die Therapie erst bei Auftreten eines Hydrops oder schon bei rascher Progredienz des Befundes durchgeführt werden sollte [8, 11]. Mildere bis moderate Ergüsse ohne Hydrops können zunächst abwartend, unter wöchentlicher sonografischer Kontrolle beobachtet werden. Bei Rückbildung oder bei konstant milden Ergüssen ist die Prognose günstig. Bei Vorliegen eines Hydrops, bei rascher Progredienz des Befundes oder ausgeprägter Kompression der Lungen sollte immer dann, wenn aufgrund des Gestationsalters eine Entbindung keine sinnvolle Alternative ist, eine Intervention erfolgen. Die Diagnosestellung erfolgt häufig im späten 2. Trimenon [7, 13]. Bei behandelten Feten lag die Frühgeburtlichkeitsrate nach Intervention zwischen 59 und 71 %, das mittlere Gestationsalter bei Geburt betrug 33,4–36 SSW (23–40 SSW) [11, 13].

10.2.2.1 Thorakozentese

Die transthorakale Punktion und Aspiration der pleuralen Flüssigkeit kann als kurzfristige Entlastung des Befundes einmalig oder seriell als therapeutische oder diagnostische Maßnahme durchgeführt werden. Mithilfe einer 20–22-Gauge-Nadel wird die fetale Pleurahöhle unter Ultraschallsicht lateral zwischen der vorderen und der hinteren Axillarlinie punktiert und die akkumulierte Flüssigkeit aspiriert. Fetale Komplikationsraten sind analog zur Amniozentese mit ca. 0,5–1 % beschrieben [14], bei lebensfähigem Feten ist eine Punktion in Sectio-Bereitschaft ratsam. Sonografische Kontrollen zur Beobachtung der Reakkumulation und zur Abschätzung eines erneuten Interventionsbedarfes sind notwendig. Da ca. 80 % der Ergüsse rasch wieder auftreten, ist zur dauerhaften Drainage eine thorako-amniale Shunteinlage in den meisten Fällen sinnvoll [7].

Eine Indikation für die Thorakozentese ist die kurzfristige Entlastung des Hydrothoraxes direkt vor Entbindung, um die Ventilationsverhältnisse des Neugeborenen unmittelbar postpartal zu verbessern [7, 15].

Die Thorakozentese kann ggf. mit einer Pleurodese kombiniert werden. Dabei wird ein sklerosierendes Agens, meist OK-432 (inaktivierter Streptococcus pyogenes), in die Pleurahöhle instilliert. Dieses führt über eine inflammatorische Reaktion zum Verkleben der Pleura. Insgesamt liegen wenig Daten zu diesem Vorgehen vor, die größte Studie beschrieb ein Gesamtüberleben von 16/45 Feten (35,6 %), das Outcome hydropischer Feten war mit 14,8 % (4/27) Überleben deutlich geringer [16]. Nicht hydropische Feten überlebten mit 66,7 % (12/18). 45 Feten erhielten 3–7 (Median 6) Thorakozentesen mit Aspiration der Flüssigkeit im Pleuraspalt und anschließender Instillation von OK-432 in einer Dosierung von 0,1 KE (Klinische Einheit; 1 KE = 1 mg/mL) pro Seite. Mittleres Gestationsalter bei Intervention war 24 SSW, das Gestationsalter bei Entbindung betrug 32 SSW. 31 Feten überlebten bis zur Entbindung, allerdings traten 15 neonatale Todesfälle auf. Diese waren zu 93,3 % Frühgeburten, im Mittel in der 31. SSW (27–35 SSW). Eine neuere Übersicht beschreibt eine Überlebensrate von 82 % bei nicht-hydropischen und 30 % bei hydropischen Feten nach Instillation mit OK-432 [17]. Befürworter der seriellen Pleurodese argumentieren mit der einfacheren Durchführbarkeit und der Verwendung kleinerer Punktionskanülen bei Thorakozentese im Vergleich zur Einlage eines thorakoamnialen Shunts. Zudem wird durch eine erfolgreiche Pleurodese möglicherweise zugleich die Ursache des Hydrothorax therapiert, was postnatale Interventionen unter Umständen unnötig macht [17]. Nachteil der Instillation von OK-432 ist die noch nicht abschließend geklärte Unbedenklichkeit der Substanz für den unreifen Feten, da bei Instillation eine lokalisierte Entzündungsreaktion mit Freisetzung von Cytokinen, Killerzellen, Neutrophilen und Makrophagen stattfindet und die Exposition von inflammatorischen Prozessen bei unreifen Feten zu Hirnschädigungen führen kann. In einer Tierstudie konnte allerdings keine systemische Reaktion nach lokaler Behandlung von Feten mit OK-432 gefunden werden [18]. Ein weiterer Nachteil ist die Notwendigkeit serieller Punktionen bei Reakkumulation und das geringere durchschnittliche Gestationsalter bei Entbindung.

Postnatal wird die Pleurodese als eine Therapiemöglichkeit nach Versagen der Primärtherapie mit einer an mittelkettigen Triglyceriden reichen oder parenteralen Ernährung, Pleuradrainage und/oder Octretid/Somatostatin beschrieben, wobei keine größeren Zahlen zu diesem Vorgehen vorliegen, in kleineren Studien wurde eine Erfolgsquote von 64 % beschrieben [19].

10.2.2.2 Thorako-amnialer Shunt (TAS)

Die Vorteile einer thorako-amnialen Shuntableitung liegen in der dauerhaften Dekompression von Herz und Lungen, sodass einerseits die Verbesserung der Kreislaufsituation des Feten eine Rückbildung des Hydrops ermöglicht und andererseits die Lungenhypoplasie vermieden werden kann.

Einige Autoren empfehlen zunächst die einmalige Thorakozentese und die Shunteinlage erst bei Reakkumulation des Pleuraergusses [20], während in den meisten größeren Studien direkt eine Shuntinsertion erfolgte. Im Falle von bilateralen Ergüssen drainieren einige Autoren zunächst nur eine Seite, um die Notwendigkeit einer kontralateralen Intervention im Verlauf zu beurteilen, während andere Zentren direkt bilaterale Shunts legen, um möglichst nur eine uterine Punktionsstelle zu nutzen und einen Mediastinalshift nach Drainage einer Seite zu vermeiden [8]. Die Notwendigkeit sekundärer oder tertiärer Shunteinlagen wird mit 27,3 % bzw. 3,4 % angegeben [8].

Es stehen mehrere Shuntsysteme zur Verfügung. Diese sind nicht spezifisch, sondern werden z. B. auch für Drainagen bei obstruktiven Uropathien (siehe Kap. 1.4 und 11.5.3), Megazystis, LUTO) genutzt. Der am häufigsten verwendete Shunt ist der „Rocket double pigtail silastic catheter" (Rocket Medical plc., London Ltd, Watford, UK) [7]. Der äußere Trokardurchmesser dieses Shuntsystems beträgt 11 Gauge (3 mm), der äußere Durchmesser des Shunts selbst 2,1 mm. Auch der „Harrison fetal bladder stent" (Cook Medical, Bloomington, Ind., USA) wird in mehreren Zentren verwendet [13]. Der äußere Trokardurchmesser misst bei diesem System 13 Gauge (2,4 mm), der des Shunts 1,7 mm. Der neuere intrauterine Somatex-Shunt (Somatex Medical Technologies, Berlin, Germany) wird über eine Punktionskanüle von 18 Gauge appliziert. Der aus einem feinen Nitinol-Drahtgeflecht bestehende Shunt entfaltet sich bei Platzierung auf einen Durchmesser von 2,6 mm und wird durch Schirme an beiden Enden fixiert. Weitere Shuntsysteme wurden von einzelnen Zentren entwickelt (Hakko Co., Nagano, Japan), sind jedoch nicht in Europa erhältlich.

Für die Punktion sollte möglichst eine paraplazentare Stelle gewählt werden. Im Falle eines Shunts mit einer ≥16-G-Nadel erfolgt zunächst die maternale Lokalanästhesie und Inzision der Bauchdecke mit dem Skalpell. Der Trokar wird unter Ultraschallsicht in die Amnionhöhle eingebracht, danach wird der fetale Thorax im Bereich der vorderen bis hinteren Axillarlinie punktiert. Nun erfolgt das Platzieren des Shunts in die Pleurahöhle unter gleichzeitigem Zurückziehen des Trokars, sodass ein Ende des Shunts intrathorakal, das andere intraamnial liegt. Der Vorteil der neueren Shuntsysteme liegt in dem kleineren Durchmesser der Punktionskanüle (18 G). Dieser wird dadurch erreicht, dass die Punktion ohne Trokar durchgeführt wird, d. h. die Punktionsnadel enthält den vor einen Pusher aufgebrachten Shunt, sodass dieser nach Punktion der Pleurahöhle nur noch vorgeschoben werden muss. Nach einer Shunteinlage ist bei lebensfähigem Feten eine CTG-Überwachung angezeigt. Einige Autoren empfehlen eine einmalige prophylaktische Antibiotikagabe. Mögliche maternale Komplikationen sind die Dislokation des Shunts in die Uteruswand und ggf. in die freie Bauchhöhle sowie die Bildung eines Hämatoms in der Uteruswand.

Tab. 10.1: Shuntsysteme zur Drainage des fetalen Hydrothorax.

System	Externer Trokar-durchmesser	Externer Shunt-durchmesser	Abbildung (nicht maßstabsgetreu)
Harrison fetal bladder stent (Cook Medical, Bloomington, Ind., USA) Copyright © Cook Medical Inc. Used with permission.	2,4 mm	1,7 mm	
Rocket catheter (Rocket Medical plc., London Ltd, Watford, UK) Copyright © Rocket Medical plc. Used with permission.	3,0 mm	2,1 mm	
Somatex intrauterine shunt (Somatex Medical Technologies, Berlin, Germany) Copyright © SOMATEX Medical Technologies. Used with permission.	1,2 mm	Entfaltung auf 2,6 mm	

Die häufigste fetale Komplikation ist die Dislokation des Shunts entweder in die fetale Pleurahöhle oder in die Amnionflüssigkeit. In einer Übersicht wurden insgesamt 53 Komplikationen bei 286 Shunteinlagen (18,5 %) verzeichnet, davon 17 Shuntdislokationen und 11 Shuntverschlüsse [21]. In einer aktuellen Studie benötigten 26,9 % der Feten mit unilateralem Hydrothorax nur eine Shuntapplikation, im Mittel wurden 1,4 Shunts (Range 1–6) platziert. Bei Feten mit bilateralem Hydrothorax war eine bilaterale Insertion in 38,6 % der Feten ausreichend, im Mittel wurden 3,2 (Range 2–7) Shunts benötigt [13]. Ursache eines Shuntverschlusses kann ein fibrinreiches Exsudat sein [20]. Zudem kann es insbesondere bei den neueren Systemen mit geringerer Länge des Shunts zum konsekutiven Einwachsen und zur Überhäutung des Shunts kommen, vor allem bei früher Insertion und dementsprechend langer Liegezeit im wachsenden Feten. Pathologische CTG-Befunde nach Intervention mit

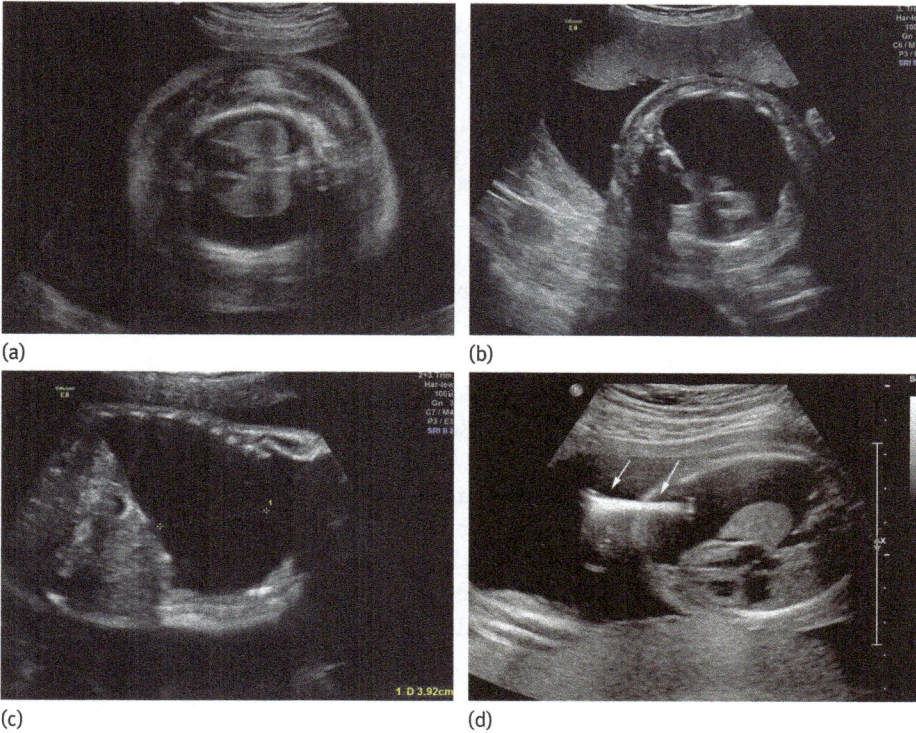

Abb. 10.1: (a) Thoraxquerschnitt, bilateraler Hydrothorax mit ausgeprägtem Hydrops, (b) beidseitiger, linksbetonter Hydrothorax mit ausgeprägtem Mediastinalshift, (c) Thoraxlängsschnitt, (d) bilateraler, linksbetonter Hydrothorax unmittelbar nach Insertion eines Somatex-Stents (weiße Pfeile).

konsekutiver Entbindung wurden in 4,5 % der Fälle beschrieben. In einem Fall trat eine akzidentelle Verletzung der Nabelschnur durch den Trokar mit folgendem IUFT auf [8]. Ein vorzeitiger Blasensprung ist nach Shuntinsertion in ca. 6–17 % der Fälle beschrieben [11]. Selten kommt es zu Verletzungen des Feten, in einem Einzelfall wurde eine narbige Striktur des Arms nach TAS berichtet [22]. Auch ein maternales „Mirror-Syndrom" ist bei hydropischen Feten beschrieben.

Nach TAS sollten wöchentliche sonografische Kontrollen der Shuntposition und der fetalen Kreislaufparameter erfolgen. Bei Rückbildung des Hydrops und keinem oder geringem Resterguss ist eine vaginale Entbindung möglich. Die Überwachung und Entbindung von Feten mit Hydrothorax sollte immer an einem Perinatalzentrum erfolgen, da die Versorgung von Neugeborenen mit dem Risiko der Lungenhypoplasie und die Notwendigkeit einer ggf. direkten postpartalen Drainage des Hydrothorax ein erfahrenes Team an Pränatalmedizinern und Neonatologen erfordert.

Die Prognose von Feten mit pränatal diagnostiziertem Hydrothorax hängt im Wesentlichen von der Grunderkrankung, dem Auftreten eines Hydrops und dem Grad der Frühgeburtlichkeit ab. Mallmann et al. fanden in ihrer Studie von 70 Feten mit behandlungsbedürftigem Hydrothorax und bekanntem Karyotyp eine Rate von 20 % Trisomie 21. Diese Feten zeigten nach Shuntanlage unabhängig von Begleitfehlbildungen ein signifikant besseres Outcome als die anderen behandelten Feten, der Hydrothorax trat bei diesen Feten später auf und wurde mit weniger Interventionen therapiert [13].

Tabelle 10.2 fasst die perinatale Überlebensrate nach Behandlung durch TAS zusammen. Insgesamt liegt sie bei Shunteinlage bei hydropischen Feten bei 60 %, bei nicht-hydropischen bei 79 %. Neonatale Todesfälle traten vor allem bei Lungenhypoplasie, persistierendem pulmonalem Hypertonus oder erst postnatal diagnostizierten genetischen Syndromen auf [8].

Die Rückbildung des Hydrops nach TAS ist ein wichtiger prognostischer Parameter. Während bei Feten mit Hydrops und Regression nach TAS (28/59) das perinatale Überleben 71 % betrug, überlebten nur 31 % der Feten mit Persistenz des Hydrops [8]. Ein weiterer relevanter Prognosefaktor war das Gestationsalter bei Entbindung, während das Gestationsalter bei Erstintervention keinen Einfluss auf das Überleben hatte. Insgesamt kann es durch die Shuntinsertion zu Frühgeburtlichkeit oder selten zu einer Chorioamnionitis kommen, in einer Studie wurden 71 % der behandelten Feten zu früh geboren [11]. Das mittlere Gestationsalter bei Entbindung war sowohl bei den hy-

Tab. 10.2: Perinatales Überleben nach thorakoamnialer Shunteinlage bei fetalem Hydrothorax.

Studie	Fälle (*n*)	Gestationsalter bei Behandlung (SSW)*	TOP/IUD	NND	Lebend
Ohne assoziierten Hydrops					
Rustico et al. 2007 (Review aus 59 Publikationen)	33	26 (16–35)	3 (9 %)	3 (9 %)	27 (82 %)
Yinon et al. 2010	29	28 (18–37)	4 (14 %)	4 (14 %)	21 (72 %)
Yeong et al. 2015	15	28 (18–34)	0	1 (7 %)	14 (93 %)
Mallmann et al. 2016	30	26 (16–33)	2 (7 %)	6 (20 %)	22 (73 %)
Gesamt	*107*	*16–37*	*9 (8 %)*	*14 (13 %)*	*84 (79 %)*
Mit assoziiertem Hydrops					
Picone et al. 2004	54	30 (16–36)	16 (30 %)	7 (13 %)	31 (57 %)
Rustico et al. 2007 (Review aus 59 Publikationen)	125	26 (16–35)	24 (19 %)	24 (19 %)	77 (62 %)
Yinon et al. 2010	59	28 (18–37)	10 (17 %)	18 (30 %)	31 (53 %)
Yeong et al. 2015	50	28 (18–34)	2 (4 %)	13 (26 %)	35 (70 %)
Mallmann et al. 2016	48	26 (16–33)	7 (15 %)	13 (27 %)	28 (58 %)
Gesamt	*336*	*16–37*	*59 (18 %)*	*75 (22 %)*	*202 (60 %)*

* mean (Range), *TOP* „termination of pregnancy", Interruptio, *IUD* intrauteriner Fruchttod, *NND* neonataler Tod

dropischen als auch bei den nicht-hydropischen Überlebenden signifikant höher (34,9 und 37,8 SSW) als bei den verstorbenen Feten (31,6 und 32,6 SSW) [8].

Das perinatale Outcome ist wesentlich von der Bestätigung der Diagnose Chylothorax bzw. eines isolierten Vorkommens des Hydrothorax ohne weitere Begleitfehlbildungen abhängig. Postnatal diagnostizierte syndromale Erkrankungen (Noonan-Syndrom, Simpson-Golabi-Behmel-Syndrom) oder assoziierte Anomalien wurden in bis zu 14,8 % beschrieben [8]. In einer Studie von 29 hydropischen Feten mit kongenitalem Hydrothorax überlebten 51,7 %. 75 % der Feten waren Frühgeborene, 37 % verstarben neonatal mehrheitlich an Lungenhypoplasie. Das Auftreten eines Pneumothorax wurde in 24 % der Neugeborenen beschrieben sowie eine Neigung zu Asthma, wobei unklar bleibt, ob diese mit der Frühgeburtlichkeit oder dem vorgeburtlichen Hydrothorax assoziiert ist [23].

Die Diagnose Chylothorax wird postpartal durch die erhöhte Triglyceridkonzentration im Punktat von >110 mg/dl nach enteraler Ernährung gestellt. Bei ausgeprägten Ergüssen benötigen die meisten Neugeborenen postpartum Atemunterstützung angepasst an ihre kardiopulmonale Verfassung von CPAP bis hin zur primären Intubation. Nach kardiopulmonaler Stabilisation und ggf. seriellen Thorakozentesen oder Anlage einer Thoraxdrainage wird die spontane Regression des Befundes abgewartet. In der Regel ist dies nach bis zu drei Wochen der Fall, sodass liegende Drainagen entfernt werden können. Die Ernährung wird direkt postpartal auf eine fettreduzierte Diät mit mittelkettigen Fettsäuren umgestellt (z. B. Basic-f). Noch während des stationären Aufenthaltes wird die Diät versuchsweise abgesetzt, bei erneuter Bildung eines Chylothorax wird die Diät zunächst fortgesetzt, um infolge umgestellt zu werden. In persistierenden Fällen kann eine Therapie mit Octreotide, einem Somatostatin-Analogon, welches die Lymphsekretion hemmt, zur Anwendung kommen. Invasive Techniken wie Pleurodesen sind nur als Ultima Ratio einzusetzen.

Der intrauterin gelegte Shunt wird meist direkt postpartal entfernt, um das Risiko des Pneumothorax, welches allgemein bei diesen Kindern erhöht ist, zu vermindern. Bei in die Pleura disloziertem Shunt oder in die Thoraxwand eingewachsenem Shunt sind operative Maßnahmen zur Shuntentfernung erforderlich, wobei die Shuntbergung in der Regel ohne Spätfolgen für das Neugeborene gelingt.

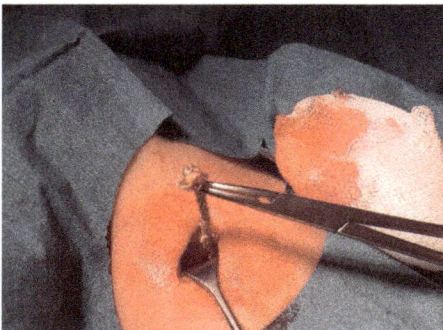

Abb. 10.2: Postnatale Entfernung eines weitgehend in der Pleurahöhle liegenden, eingewachsenen Somatex-Stents.

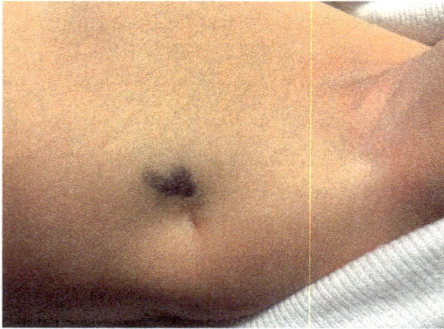

Abb. 10.3: Postnatal narbige Einziehung im Bereich der pränatalen Shuntinsertion.

Auch eine Thoraxwanddeformität wird in einigen Fällen nach Shuntinsertion beschrieben, wobei die öfter auftretenden primären Hauteinziehungen meist infolge gute kosmetische Ergebnisse zeigen.

10.3 Kongenitale zystisch-adenomatoide Malformation der Lunge

Die kongenitale zystisch-adenomatoide Malformation der Lunge (CCAM) und die bronchopulmonale Sequestration (BPS) sind die beiden häufigsten pränatal diagnostizierten Lungenmalformationen. Mit zunehmender Genauigkeit des pränatalen Ultraschalls werden auch kleinere Befunde diagnostiziert, die aktuelle Inzidenz beträgt ca. 12.000–15.000 Lebendgeburten. Durch Doppleruntersuchungen des zuführenden Gefäßes können CCAM von Sequestrationen sonografisch unterschieden werden. Während die CCAM über die A. pulmonalis versorgt wird, findet sich im Falle des BPS ein aberrierendes Gefäß aus der fetalen Aorta. Häufig werden auch Kombinationen aus beiden Befunden beobachtet und als Hybridläsionen beschrieben.

10.3.1 Diagnose und Verlauf

Die Ursache der CCAM ist eine abnorme Entwicklung der Ausbildung des Bronchialbaums im Bereich der terminalen Bronchioli mit übermäßigem Wachstum ohne korrespondierende Alveolenbildung. Je nach Ausbildung von sonografisch erkennbaren zystischen Strukturen wurde eine Einteilung in drei, später fünf verschiedene Typen vorgenommen, wobei die Einteilung in drei Typen der pränatalen sonografischen Diagnose entspricht (Klassifikation nach Stocker) [24].

CCAM treten in den meisten Fällen unilateral auf und imponieren im Ultraschall als echoreiche oder zystische thorakale Raumforderung, größere Befunde verursachen einen Mediastinalshift. Differenzialdiagnosen sind Sequestrationen, Zwerchfellhernien oder seltener bronchogene Zysten, mediastinale Teratome sowie eine Bronchialatresie. Die Diagnose wird meist zwischen der 18.–26. SSW gestellt. Die größte

Tab. 10.3: Klassifikation der CCAM nach Stocker.

Typ I makrozystisch	mehrere Zysten zwischen 2 und 10 cm Größe, umgeben von multiplen kleineren peripheren Zysten
Typ II gemischt zystisch	multiple Zysten mit einer Größe bis zu 2 cm
Typ III mikrozystisch	multiple mikroskopisch kleine Zysten von 0,3 bis 0,5 cm Größe

Wachstumstendenz besteht zwischen der 20.–25. SSW, danach ist in den meisten Fällen ein Plateau erreicht. Eine Regression des Befundes wird in ca. 50 % der Fälle nach der 28./29. SSW beobachtet [25, 26], wobei mikrozystische Läsionen deutlich häufiger regredieren als makrozystische [26]. Kleine sowie größenkonstante CCAM haben eine gute Prognose mit einem Gesamtüberleben von 97 % bei Feten ohne Hydrops. Rasch progrediente Befunde können zu einem ausgeprägten Mediastinalshift und Hydrops des Feten führen. Ein fetaler Hydrops tritt bei ca. 6–20 % der Feten auf und führt unbehandelt meist zu einem intrauterinen oder neonatalen Versterben, sodass eine intrauterine Therapie erwogen werden sollte. Auch große, insbesondere makrozystische Befunde mit erheblichem Mediastinalshift kommen für eine fetale Therapie infrage.

10.3.1.1 Prognoseparameter

Zur intrauterinen Prognoseeinschätzung wurden verschiedene Parameter entwickelt. Crombleholme et al. beschrieben die CCAM-Volumen/Kopfumfang-Ratio („CCAM volume to head cirumference ratio", CVR = Länge (cm) × Höhe (cm) × Breite (cm) × 0,52/Kopfumfang (cm)), um die Wahrscheinlichkeit der Entwicklung eines fetalen Hydrops im Verlauf der Schwangerschaft abzuschätzen. Eine CVR >1,6 sagte das Auftreten eines Hydrops in 75 % der Fälle voraus. Allerdings entwickelten auch 17 % der Feten mit einer CVR <1,6 einen Hydrops, sodass engmaschige sonografische Kontrollen für alle Feten zumindest bis zur 30. SSW ratsam sind [27]. Andere Autoren fanden einen negativen Vorhersagewert von 100 % und 93 % bei einer CVR von <0,56 bzw. <0,91 [25, 28]. Ein ebenfalls im Vierkammerblick einfach zu messender Vorhersageparameter ist die Mass-to-thorax-ratio (MTR), bei der der quere Durchmesser der CCAM zum transversalen Thoraxdurchmesser ins Verhältnis gesetzt wird. Eine MTR >0,56 hatte eine Odds-Ratio von 13 für das Auftreten eines Hydrops [29]. Die in der Diagnostik der Zwerchfellhernie eingesetzte „observed/expected lung area to head circumference ratio" erreichte in einer Studie zur Prognose von CCAMs eine geringere Vorhersagegenauigkeit als die beiden anderen Parameter [25].

10.3.2 Pränatale Therapie

Bei bereits bestehendem Hydrops fetalis oder ausgeprägten, rasch progredienten Befunden im II. oder frühen III. Trimenon sowie Zeichen einer kardialen Insuffizienz

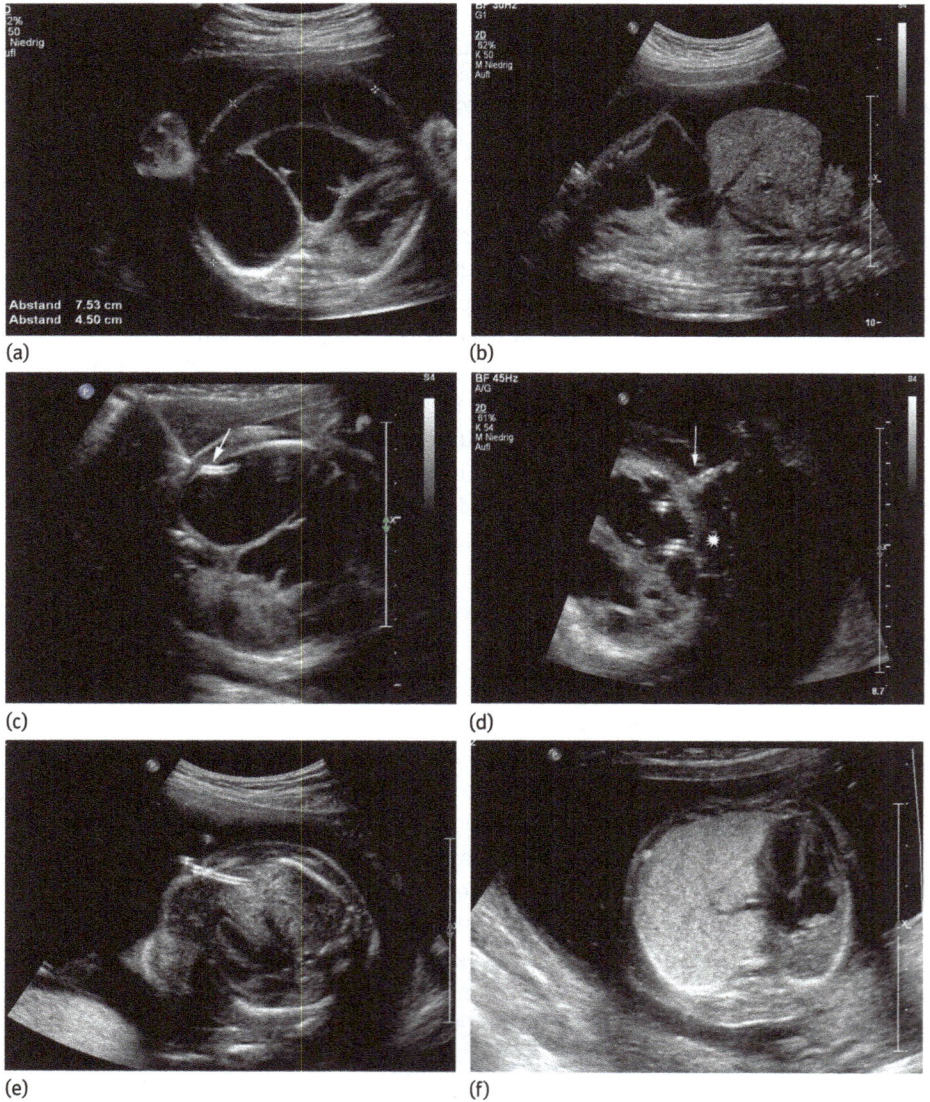

Abb. 10.4: (a) Thoraxquerschnitt, makrozystische CCAM mit ausgeprägtem Mediastinalshift, (b) Thoraxlängsschnitt, makrozystische CCAM mit ausgeprägtem Aszites, (c) makrozystische CCAM, Einlage eines Harrison Pigtail-Stents (weißer Pfeil) in die größte Zyste der Läsion, (d) Einlage eines Harrison Pigtail-Stents (weißer Pfeil) in die größte Zyste einer makrozystischen CCAM bei einem hydropischen Feten mit ausgeprägtem Hautödem (weißer Stern), (e) gemischtzystische CCAM nach Drainage der größten Zyste mit einem Harrison Pigtail-Stent, (f) mikrozystische CCAM mit ausgeprägtem Mediastinalshift.

sollte eine intrauterine Therapie erwogen werden. Auch eine prognostisch ungünstige CVR von >1,6 kann zur Entscheidungsfindung bezüglich einer Therapie herangezogen werden.

Therapieoptionen sind thorako-amniale Shunteinlagen oder Thorakozentesen zur Drainage größerer Zysten bei makrozystischen CCAMs, ultraschallgesteuerte Laserablation oder in ausgewählten Fällen mikrozystischer Befunde eine offene fetalchirurgische Lobektomie mit Hysterotomie. Zudem wurde bei mikrozystischen Befunden die maternale Steroidapplikation beschrieben. Eine intrauterine Therapie ist nach der 34. SSW gegen eine vorzeitige Entbindung abzuwägen. Da die postpartale Versorgung hydropischer Feten schwierig ist, kann die intrauterine Therapie mit nachfolgender Rückbildung des Hydrops und einer Verringerung der Größe der CCAM für die postpartale Adaptation Vorteile bieten.

10.3.2.1 Makrozystische Läsionen

Große makrozystische Läsion können mittels TAS effektiv behandelt werden. Da die multiplen Zysten in Kontakt zueinander stehen, führt die gezielte Punktion einer großen Zyste in der Regel auch zum Kollaps der anderen. Auch serielle Thorakozentesen sind möglich, allerdings ist die Reakkumulation der Zystenflüssigkeit häufig.

Die Insertion des thorako-amnialen Shunts erfolgt wie in Kap. 2.2 beschrieben [30–33]. Die Komplikationen entsprechen denen der Shunteinlage bei Hydrothorax.

Tab. 10.4 fasst Daten zur TAS bei makrozystischer CPAM zusammen. Während Feten mit großzystischer CCAM ohne assoziierten Hydrops nach TAS eine Überlebenswahrscheinlichkeit von 88,1 % (37/42) hatten und keine intrauterinen, jedoch fünf neonatale Todesfälle auftraten, kam es in der Gruppe der hydropischen Feten nach Intervention in 12 (12,9 %) Fällen zum intrauterinen Fruchttod (IUD) bzw. einem Schwangerschaftsabbruch (TOP), in 17 Fällen (18,3 %) zum neonatalen Tod, das Gesamtüberleben betrug 68,8 % (64/93).

10.3.2.2 Mikrozystische Läsionen

Im Falle hydropischer Feten mit mikrozystischen Läsionen sind die ultraschallgesteuerte Laserablation, Sklerotherapie und offene Fetalchirurgie als invasive Therapieoptionen beschrieben. Eine interstitielle Laserablation ohne nachweisbare Gefäßversorgung ist ungeeignet, da die thermale Energie zu ausgedehnter Schädigung der lokalen Lymphgefäße, lokaler Ödembildung und entzündlicher Gewebereaktion führt, was konsekutiv zur Verschlechterung des Hydrops beiträgt [34]. Eine postinterventionelle Resolution des Hydrops erfolgte nur in vier von sieben Fällen (57,1 %), die Überlebensrate betrug 28,6 % [34].

Eine Radiofrequenzablation wurde in einem Case Report beschrieben, der Fet verstarb jedoch während der Intervention [35]. In drei Fällen wurde eine Sklerotherapie mit Injektion von Ethamolin oder Polidocanol in die CCAM durchgeführt, die Rückbildung des Hydrops erfolgte in allen Fällen, die Überlebensrate betrug 66 % (2/3) [36].

Tab. 10.4: Outcome bei Feten mit makrozystischer CCAM nach thorako-amnialer Shunteinlage.

Studie	Fälle (n)	Gestationsalter bei Behandlung (SSW)*	TOP/IUD	NND	Lebend
Ohne assoziierten Hydrops					
Witlox et al. 2011 (Review aus 12 Publikationen)	24	n.a.	0	3 (12,5 %)	21 (87,5 %)
Schrey et al. 2012	5	26 (22–32)	0	0	5 (100 %)
Peranteau et al. 2015	9	24 (18–33)	0	2 (22,2 %)	7 (77,8 %)
Litwinska et al. 2016	4	27 (24–33)	0	0	4 (100 %)
Gesamt	**42**		**0**	**5 (11,9 %)**	**37 (88,1 %)**
Mit assoziiertem Hydrops					
Witlox et al. 2011 (Review aus 12 Publikationen)	44	n.a.	5 (11.4 %)	9 (20,5 %)	30 (68,2 %)
Schrey et al. 2012	6	24 (17–28)	1 (16,6 %)	0	5 (83,3 %)
Peranteau et al. 2015	28	24 (18–33)	2 (7,1 %)	6 (21,4 %)	20 (71,4 %)
Hellmund et al. 2016	7	25 (22–28)	2 (28,6 %)	2 (28,6 %)	3 (42,8 %)
Litwinska et al. 2016	8	25 (18–34)	2 (25 %)	0	6 (75 %)
Gesamt	**93**		**12 (12,9 %)**	**17 (18,3 %)**	**64 (68,8 %)**

* mean (Range), *TOP* „termination of pregnancy", Interruptio, *IUD* intrauteriner Fruchttod, *NND* neonataler Tod, n.a. nicht angegeben

Die offene Fetalchirurgie mit Hysterotomie und fetaler Lobektomie wird an zwei Zentren in Nordamerika bei Feten mit sehr großen mikrozystischen Läsionen, Hydrops und einem Gestationsalter von 20–30 SSW durchgeführt. Die Überlebensrate betrug bei 30 Fällen 50 % [27, 37]. Die offene Fetalchirurgie erfordert extensive interdisziplinäre Abstimmung und Beratung, da sowohl perioperative Risiken für den Feten als auch ein erhebliches Risiko für die Mutter besteht. Zudem dürfen keine maternalen Risikofaktoren wie BMI >35, Narkoseunverträglichkeit, Frühgeburtlichkeitsbestrebungen etc. vorliegen. Daten zu offener Fetalchirurgie liegen insbesondere aus der Studie zur offenen vorgeburtlichen Behandlung der Meningomyelozele und der Folgestudie vor. Bei der fetalchirurgischen Behandlung von Meningomyelozelen trat in 32–46 % ein vorzeitiger Blasensprung auf. Eine Entbindung <34 SSW war bei 33–36 % der operierten Feten erforderlich, zu einer Chorioamnionitis oder einer maternalen Hämorrhagie mit Transfusionspflichtigkeit kam es in 9 %. Eine Uterusdehiszenz wurde in 12 %, eine Uterusruptur in 6 % der Fälle in dieser Studie beobachtet. Eine obligate Entbindung per Sectio in der Folgeschwangerschaft wurde in 25 % vorzeitig vorgenommen [38, 39]. In einer retrospektiven Studie wurden 13 hydropische Feten mit großer mikrozystischer CCAM mit Steroiden behandelt, wovon 77 % (10/13) überlebten, elf erhielten eine offene fetalchirurgische Resektion des Befundes. Neun von elf (82 %) der operierten Feten wurden lebend geboren, allerdings überlebten nur 56 % (5/9) der Neonaten [40].

10.3.2.3 Steroidgabe bei mikrozystischer CCAM

Angesichts der eingeschränkten Prognose nach minimal-invasiver und offener fetalchirurgischer Therapie sollte die maternale Steroidgabe bei fetalem Hydrops oder rasch progredienten, großen Befunden mit Zeichen der kardialen Insuffizienz als Firstline-Therapie betrachtet werden. Eine zweimalige Dosis von Betamethason (12 mg) wird im Abstand von 24 h, analog zum Vorgehen bei medikamentöser Lungenreife, verabreicht. Der Wirkmechanismus der Kortikoide auf die CCAM ist unklar, vermutet wird eine beschleunigte Reifung der bei CCAM eher unreifen Lungenzellen.

Tabelle 10.5 fasst die Daten kleiner, nichtrandomisierter Beobachtungsstudien zusammen. Das mittlere Gestationsalter bei Behandlung lag bei 23 SSW. Von den behandelten Feten hatten 74,5 % einen Hydrops, dieser bildete sich in 80 % zurück. Das Intervall bis zur Resolution betrug im Mittel 28 Tage [40]. Die Gesamtüberlebensrate betrug 85,1 %. Eine geplante randomisierte Studie musste wegen mangelnder Rekrutierung in den Kontrollarm aufgegeben werden.

Die Entbindung von Feten mit CCAM sollte in Perinatalzentren erfolgen, da auch bei Feten mit günstiger Prognose und ohne pränatalen Interventionsbedarf in ca. 20 % eine postnatale respiratorische Unterstützung erforderlich ist. Es sollte immer nach

Tab. 10.5: Medikamentöse Therapie bei Feten mit mikrozystischer CCAM.

Studie	Fälle (*n*)	GA bei Intervention (SSW)*	Hydrops	Rückbildung des Hydrops	IUD	NND	Lebend
Peranteau et al. 2007	10	23 (19–25)	5/10 (50 %)	4/5 (80 %)	–	–	10 (100 %)
Morris et al. 2009	8	24 (19–31)	6/8 (75 %)	5/6 (83,3 %)	2	–	6 (75 %)
Curran et al. 2010	13	24 (22–27)	9/13 (69,2 %)	7/9 (77,8 %)	1	1	11 (84,6 %)
Loh et al. 2012	13	23 (20–26)	13/13 (100 %)	10/13 (77 %)	1	2	10 (77 %)
Yamashita et al. 2014	3	23, 23, 26	2/3 (66,6 %)	2/2 (100 %)	–	–	3 (100 %)
Gesamt	*47*	*23 (19–31)*	*35/47 (74,5 %)*	*28/35 (80 %)*	*4*	*3*	*40/47 (85,1 %)*

* mean (Range), *IUD* intrauteriner Fruchttod, *NND* neonataler Tod

postnataler Adaptation eine weitere Diagnostik (CT oder MRT) erfolgen, da die Befunde in der postnatalen Bildgebung trotz intrauteriner Regression häufig persistieren.

10.3.3 Langzeit-Outcome von Feten mit CCAM

Die operative Entfernung der CCAM mittels offener oder laparoskopischer Lobektomie ist der Goldstandard bei symptomatischen Kindern [41]. Die Notwendigkeit der Entfernung des Gewebes bei asymptomatischen Kindern wird kontrovers diskutiert [42, 43]. Postnatal werden ca. zwei Drittel der Neugeborenen operiert. Histologisch werden in einigen Fällen Hybridläsionen, Sequestrationen oder lobare Emphyseme gefunden. Gelegentlich ist die Läsion postnatal nicht mehr nachweisbar.

Bei konservativem Management sind serielle CT-Folgeuntersuchungen notwendig. Neben gehäuften pulmonalen Infekten als mögliche Komplikation wurden wenige Fälle maligner Entartung beschrieben, sodass die postnatale Entfernung der CCAM auch bei asymptomatischen Kindern von einigen Autoren empfohlen wird [44–46]. Konservativ behandelte Läsionen können in ca. 10 % im Kindesalter zu gehäuften, therapieresistenten pulmonalen Infekten oder Pneumothoraces führen, nicht vorgeburtlich diagnostizierte Läsionen werden in der Regel in den ersten zwei Lebensjahren aufgrund dieser Symptomatik erkannt [47]. Auch die Assoziation zu malignen Tumoren – wie das pleuropulmonale Blastom, das Rhabdomyosarkom oder das bronchoalveoläre Karzinom – wurde in letzter Zeit beschrieben, wobei eine genaue Einschätzung des Risikos derzeit nicht möglich ist [45, 47, 48]. In einer Untersuchung von 74 im Kindesalter resezierten CCAMs war das Risiko eines pleuropulmonalen Blastoms 4 %, wobei die malignen Läsionen weder klinisch noch in der Bildgebung von den benignen Läsionen zu unterscheiden waren [44].

Der optimale Zeitpunkt einer elektiven chirurgischen Entfernung der Läsion bei asymptomatischen Kindern wird kontrovers diskutiert. Befürworter eines frühen Eingriffs direkt nachgeburtlich betonen das kompensatorische Lungenwachstum nach OP, während ein längeres Abwarten (drei Monate bis zwei Jahre) einerseits gelegentlich zu spontaner Regression des Befundes führen kann [42], andererseits die Risiken einer Operation mit zunehmendem Kinderalter sinken, wobei die Komplikationsraten perioperativ insgesamt als niedrig eingeschätzt werden. Auch ein thorakoskopisches Vorgehen, bei dem perioperative Komplikationen wie Narbenbildung und Thoraxdeformität minimiert sind, ist mittlerweile etabliert [49].

10.4 Bronchopulmonale Sequestration (BPS)

Die Sequestration ist eine seltene Fehlbildung, bei der bronchopulmonales Gewebe abgetrennt vom Bronchialbaum distal der Lunge auftritt und von einem separaten Gefäß entweder direkt aus der Aorta oder gelegentlich von aus der Aorta entspringenden

Gefäßen wie interkostalen, zoeliakalen oder splenischen Arterien versorgt wird. Der venöse Abfluss erfolgt in der Regel über die Vena Azygos oder die Vena Cava inferior. Es werden zwei Arten von BPS unterschieden. Die häufigere (ca. 75 %) intralobare Sequestration tritt im Bereich des Lungengewebes auf, besitzt keine eigene Pleura, wird über die thorakale Aorta versorgt und über pulmonal-venöse Gefäße drainiert. Die seltenere extralobare Sequestration (ca. 25 %) findet sich außerhalb der Lunge, gelegentlich auch infradiaphragmal und weist einen eigenen Pleuraüberzug auf. Sie wird über zwerchfellnahe aortale Gefäße versorgt und drainiert über die Venae Azygos und Hemiazygos. Während der intralobare Sequester isoliert vorkommt, ist der extralobare in bis zu 30 % mit anderen Fehlbildungen wie Skelettanomalien oder Zwerchfelldefekten assoziiert. Bevorzugte Lokalisation beider Sequestrationen ist der linke untere Lungenflügel bzw. zwischen diesem und dem Zwerchfell.

10.4.1 Diagnose und Verlauf

Bei den pränatal diagnostizierten BPS handelt es sich in der Regel um die extralobare Form. Die Diagnose wird meist im zweiten Trimester gestellt. Typischerweise findet sich eine hyperechogene Masse im Thorax oder nahe dem Zwerchfell im oberen Abdomen, bei größeren Befunden kann es zu einer Mediastinalverschiebung kommen. Wegweisend in der Diagnostik ist die farbdopplersonografische Darstellung der Blutversorgung aus einem aberrierenden Gefäß der Aorta. Selten finden sich begleitend Pleuraergüsse oder ein Hydrops. Die differenzialdiagnostische Abgrenzung zur mikrozystischen CCAM gelingt nicht in allen Fällen, histopathologisch finden sich in bis zu 50 % Mischbefunde.

Die Prognose der BPS ist bei Befunden ohne ausgeprägten Mediastinalshift und/oder Pleuraergüsse gut. In einer Übersicht von 95 nicht-hydropischen Feten betrug die Überlebensrate 96 % [26]. Die spontane Regressionsrate liegt bei ca. 40–65 % [26, 50]. Feten mit diesen Befunden können unter 2–3-wöchiger sonografischer Kontrolle überwacht werden.

10.4.2 Pränatale Therapie

Feten mit Pleuraergüssen und ausgedehntem Mediastinalshift sowie konsekutiver Hydropsbildung haben aufgrund der begleitenden Lungenhypoplasie eine deutlich ungünstigere Prognose. Für dieses Kollektiv stehen verschiedene Ansätze fetaler Therapie zur Verfügung, u. a. die Laserkoagulation des zuführenden Gefäßes [26, 30, 34, 50–54], die Radiofrequenzablation [53], die Sklerosierung des zuführenden Gefäßes [55] oder Drainage des Pleuraergusses durch Thorakozentese oder Einlage eines thorakoamnialen Shunts [56]. Neuere Daten sprechen für die Laserablation des zuführenden Gefäßes als erfolgversprechendste kausale Therapie.

Tab. 10.6: Vaskuläre Laserablation bei Feten mit bronchopulmonalem Sequester.

Studie	Fälle (n)	Gestationsalter bei Intervention (SSW)	Hydrothorax, Hydrops	Resolution des Hydrops	Regression der Läsion	Gestationsalter bei Entbindung	Überleben	Outcome
Oepkes et al. 2007	1	23	Hydrops	ja	1/1	39	lebend	Bisher keine OP
Ruano et al. 2007	1	29	Hydrops	ja	1/1	38	lebend	Sequestrektomie
Cavoretto et al. 2008	8	23–31	Hydrothorax	–	8/8	34–41	100% lebend	5 Sequestrektomie 3 bisher keine OP
Witlox et al. 2009	1	23	Hydrops	ja	1/1	41	ja	Bisher keine OP
Ruano et al. 2012	2	24, 28	Hydrops	2/2	2/2	36, 39	100% lebend	n.a.
Baud et al. 2013	1	18	Hydrops	ja	1/1	39	lebend	Lobektomie
Mallmann et al. 2014	5	30 (24–31)	1/5 Hydrops 4/5 Hydrothorax	1/1	5/5	39 (38–40)	100% lebend	1 Sequestrektomie 4 bisher ohne OP
Cruz-Martinez et al. 2015	8	27 (20–32)	Hydrops/ Hydrothorax	8/8	8/8	38 (37–39)	100%lebend	8/8 bisher ohne OP
Gesamt	*27*	*18–31*		*100%*	*100%*	*34–40 SSW*	*100%*	*8 OP 17 bisher keine OP*

10.4.2.1 Technik der Laserablation

Wir führen die perkutane vaskuläre Laserablation unter Ultraschallsicht nach fetaler Anästhesie mit Fentanyl- (15 µg/kg) und Pancuronium-Injektion (2 mg/kg) durch. Im Anschluss wird eine 18-Gauge-Kanüle unter Ultraschallsicht in den fetalen Thorax in den BPS eingeführt. Eine YAG-Laserfaser (Neodymium: yttrium aluminium garnet, Dornier, München) mit 700 µm Durchmesser wird durch die liegende Kanüle knapp an das mittels Farbdopplersonografie lokalisierte Gefäß herangeführt (2–3 mm). Dieses wird anschließend für ca. 5–10 Sekunden Dauer mit einer Energie von 50 Watt koaguliert. Nach der Koagulation zeigt die Farbdopplersonografie keinen Fluss mehr im Bereich des zuführenden Gefäßes. Ansonsten wird nach Reposition der Laserspitze die Koagulation erneut durchgeführt. In gleicher Sitzung wird über die liegende Kanüle der Hydrothorax abpunktiert. Wöchentliche Verlaufskontrollen demonstrieren die Regression des Befundes.

In der Literaturübersicht (Tab. 10.6) kam es in keinem Fall zu einem intrauterinen Fruchttod; Hydrops und Läsion waren in allen Fällen rückläufig. Kein Kind musste vor 33 SSW entbunden werden. Postnatal konnten 17 Kinder bisher ohne operative Therapie beobachtet werden, da die Läsionen nach dem Eingriff stark regredient bis nicht mehr nachweisbar waren. Allerdings war in einigen (2/5) Fällen ein zweiter Eingriff notwendig, bis die Perfusion des BPS vollständig unterbrochen war [50].

Falls die Möglichkeit der Laserablation nicht zur Verfügung steht, kann als Alternative eine Drainage des Pleuraergusses mittels Einlage eines thorako-amnialen Shunts oder serieller Thorakozentesen durchgeführt werden [50], auch hier wird ein Überleben von >90 % angegeben [26]. Ein Vergleich beider Methoden mittels kontrollierter Studien ist nicht erfolgt. Die vorläufigen Daten bzgl. der Laserablation sprechen für eine geringere postpartale Operationsnotwendigkeit. Allerdings fehlen Daten zum Langzeit-Outcome.

10.4.3 Outcome

Die Entbindung sollte bei pränatal diagnostiziertem BPS, unabhängig von einer Intervention, in einem Perinatalzentrum stattfinden. Während kleinere, besonders intralobäre Sequestrationen (die in der Regel pränatal nicht diagnostiziert werden) oft zunächst asymptomatisch sind, können größere extralobäre Sequester zu Dyspnoe führen. Intralobäre Sequester können im Verlauf zu rezidivierenden Pneumonien und Hämoptysen führen, die Resektionsmethode der Wahl ist die Lobektomie. Extralobäre Befunde werden per Sequestrektomie entfernt. Ob asymptomatische Kinder mit kleinen Befunden operiert werden sollten, ist umstritten, die Morbidität nach teilweise minimal-invasiv durchgeführten Operationen ist gering [57]. Für die extralobäre Sequestration wurde bisher keine Assoziation zu Malignität beschrieben, jedoch sind zystisch-solide Befunde in der Bildgebung nicht immer eindeutig von malignen Tumoren wie dem pleuropulmonalen Blastom zu unterscheiden [44, 48].

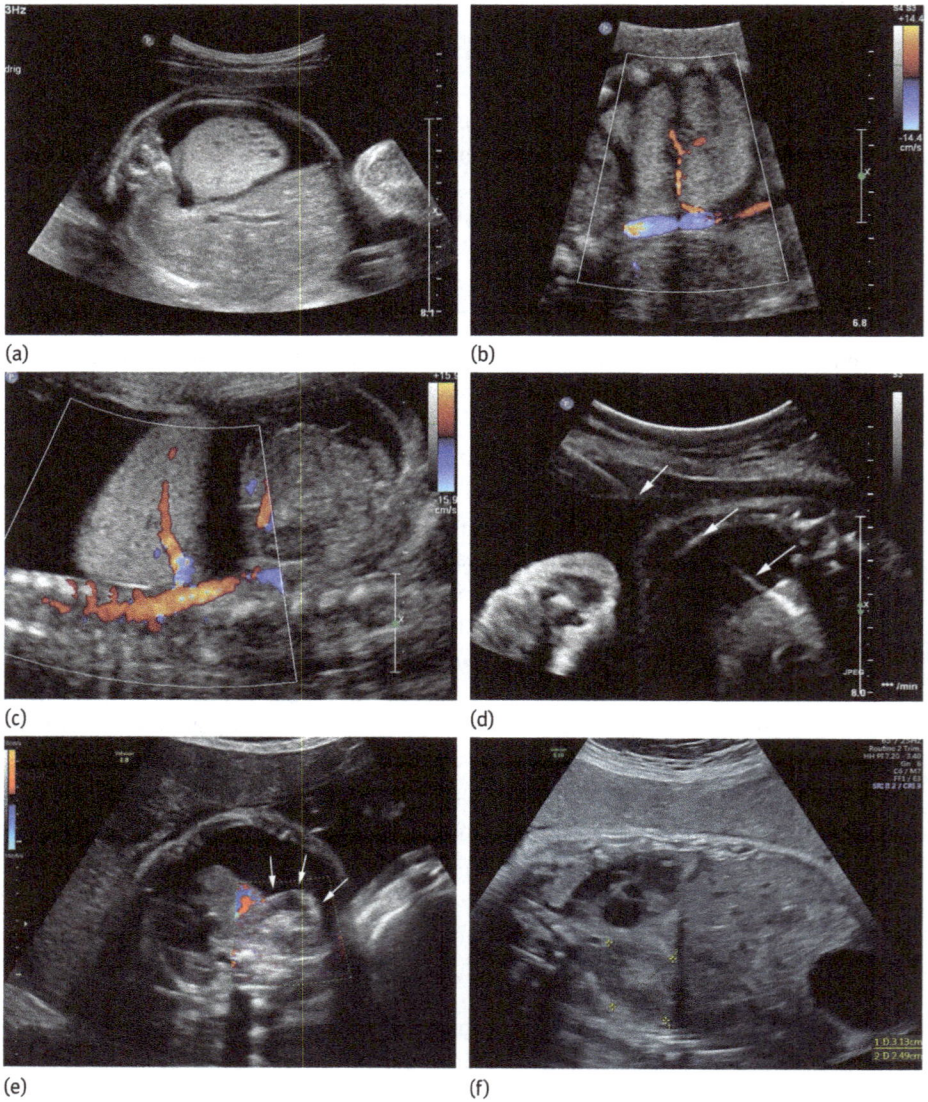

Abb. 10.5: (a) Thoraxquerschnitt, bronchopulmonale Sequestration mit Hydrothorax, (b) Thoraxlängsschnitt mit bronchopulmonaler Sequestration und zuführendem Gefäß aus der Aorta, (c) Thoraxlängsschnitt, bronchopulmonale Sequestration mit Hydrops, zuführendes Gefäß aus der Aorta, (d) Laserung eines bronchopulmonalen Sequesters mit einer ND: YAG 700 μm Laserfaser durch eine 18-Gauge-Kanüle (weiße Pfeile), (e) Thoraxquerschnitt mit bronchopulmonalem Sequester (weiße Pfeile). Z. n. Laserung vor 24 h, die Farbdoppleruntersuchung zeigt keine Durchblutung des Sequesters, (f) Thoraxlängsschnitt, bronchopulmonaler Sequester 15 Tage nach Laserung (gelbe Kreuze).

10.5 Congenital High Airway Obstruction Syndrome (CHAOS)

CHAOS bezeichnet einen seltenen Befund, bei dem die fetalen Atemwege entweder extern oder intrinsisch verschlossen sind. Die häufigste intrinsische Ursache ist die fetale Larynxatresie, selten sind laryngeale Zysten, tracheale oder laryngeale Membranen sowie Agenesien die Ursache. Alternativ können die fetalen Atemwege durch externe Tumoren wie zervikale Teratome oder Lymphangiome von außen komprimiert werden.

10.5.1 Diagnose und Verlauf

Sonografisch fallen neben den stark vergrößerten echoreichen Lungen ein abgeflachtes oder invertiertes Zwerchfell sowie eine dilatierte, flüssigkeitsgefüllte Trachea auf. Farbdopplersonografisch fehlt der Fluss durch die Trachea bei fetalen Atembewegungen [58]. Das fetale Herz liegt mittig und wirkt aufgrund der beidseitigen Kompression durch die Lungen zu klein. Differenzialdiagnostisch ist die sehr seltene beidseitige mikrozystische CPAM abzugrenzen, die in der Regel keine dilatierte Trachea beinhaltet. Oft kommt es bereits früh zur Ausbildung eines Hydrops fetalis. Das CHAOS ist häufig mit weiteren Fehlbildungen, z. B. einer tracheo-ösophagealen Fistel, Aortenbogenanomalien oder einer Thymushypoplasie, assoziiert oder kann Bestandteil einiger chromosomaler Aberrationen wie Chromosom-5p-Deletion oder 22.q11-Mikrodeletion sein [59]. Auch das autosomal-rezessiv vererbte Fraser-Syndrom kann mit einem CHAOS assoziiert sein, weitere Merkmale sind renale Agenesie oder Hypoplasie, Kryptophthalmus und Syndaktylien [26, 60]. Die Diagnostik im Rahmen eines CHAOS sollte deshalb eine sorgfältige Organsonografie zum Ausschluss assoziierter Fehlbildungen sowie eine Karyotypisierung mit 22.q11-Diagnostik sowie eine genetische Beratung des Paares beinhalten. In Einzelfällen ohne massiven frühen Hydrops kann eine vorgeburtliche MRT-Diagnostik hilfreich sein, um die Höhe und Art der Obstruktion einzugrenzen [59].

Pathophysiologisch entsteht durch die Kompression oder Okklusion der Trachea ein Rückstau der aus der Lunge sezernierten Flüssigkeit, der zur Ausdehnung der fetalen Lungen führt. Diese komprimieren den Ösophagus, das Mediastinum und die Vena cava, sodass es konsekutiv zu einem venösen Rückstau mit Herzversagen, Polyhydramnie, Aszites und Hydrops kommt. Auch eine frühe Oligohydramnie ist durch die fehlende Abgabe von Lungenflüssigkeit ins Fruchtwasser möglich. Darüber hinaus wird die nachgeburtliche Funktion der Lunge durch den erhöhten intrapulmonalen Druck beeinträchtigt, da einerseits die Alveolenwand dünner und andererseits die Bildung von Alveozyten Typ II, die Surfactant produzieren, vermindert wird.

Die Prognose ist durch die frühe Hydropsbildung und die Assoziation mit weiteren Fehlbildungen im Allgemeinen schlecht. Häufig kommt es zum intrauterinen Fruchttod, oder die Schwangerschaft wird abgebrochen. Gelegentlich ist eine Regression des Befundes zu beobachten, in diesen Fällen scheint die Ursache eine minimale Fistel zwischen Larynx und Trachea oder Pharynx zu sein [59, 61]. Eine tracheo-ösophageale Fistel kann die vorgeburtliche Diagnose ebenfalls erschweren, da es durch diese zu einem Abfluss der Lungenflüssigkeit in den Gastrointestinaltrakt kommt und somit die sonografischen Merkmale des CHAOS nicht vorhanden sind [62].

10.5.2 Pränatale Therapie bei CHAOS

Vorgeburtlich sind Therapieversuche mittels fetoskopischer Laserablation und endoskopischer Tracheostomie beschrieben worden [63–66]. Paek et al. führten erstmals 2002 eine fetoskopische Tracheostomie in der 24. SSW nach maternaler Laparotomie und Exteriorisation des Uterus durch. Der Fet musste während der Prozedur per EXIT entbunden werden [63]. Kohl et al. beschrieben eine erfolgreiche fetoskopische Laserablation in zwei Fällen von Larynxatresie, wobei im ersten Fall ein vorzeitiger Blasensprung zu vorzeitiger Entbindung führte und im zweiten Fall das Neugeborene zwei Wochen post partum verstarb [64, 65]. Martinez führten an sieben Feten mit CHAOS Ultraschall zur Beurteilung der fetalen Stimmlippen durch, um Feten, die bei erhaltener Larynxanatomie lediglich eine tracheale Membran als Ursache des CHAOS boten, von den Feten mit Larynxatresie zu unterscheiden. In einer koronaren Schnittebene wurden Stimmlippen, Trachea, Larynx und die Passage von Flüssigkeit mittels Farbdopplersonografie untersucht. Bei Vorliegen einer normalen Anatomie des Larynx wurde eine erfolgreiche fetoskopische Laserablation der Larynxmembran vorgenommen. Der Fet wurde in der 37. SSW entbunden und benötigte keine postpartale Therapie [66].

Ein intrauteriner bronchoskopischer Zugang zur Diagnose und intrauterinen Dekompression einer Bronchialatresie mittels Laserablation wurde ebenfalls beschrieben [54]. Darüber hinaus wurde in einem Fall von Verdacht auf CHAOS die Diagnose einer bilateralen CCAM mittels Bronchoskopie und Lungenbiopsie gesichert [67].

Die Entbindung von überlebensfähigen Feten mit CHAOS sollte mittels EXIT-Prozedur erfolgen („ex-utero intrapartum therapy"), bei der die Plazenta nach Entwicklung des Feten in situ verbleibt und den Feten solange perfundiert, bis die Bronchiostomie oder Tracheostomie erfolgt ist und die externe Beatmung begonnen hat. Bei expektativem Vorgehen ohne EXIT-Prozedur lag das Überleben in einer Übersicht bei 40 % (4/10) [21]. Demgegenüber wird in zwei Übersichtsstudien eine Überlebensrate von 82 % (14/17) der bis zur Geburt fortgeführten Schwangerschaften nach einer Entbindung mittels EXIT-Prozedur angegeben [26, 59]. In beiden Studien wurden Feten mit Larynxatresie, Trachealatresie oder -agenesie oder Larynxstenose zum Teil vorzeitig (29.–37. bzw. 32.–39. SSW) per EXIT entbunden. Insgesamt ist jedoch die Anzahl publizierter Fälle klein.

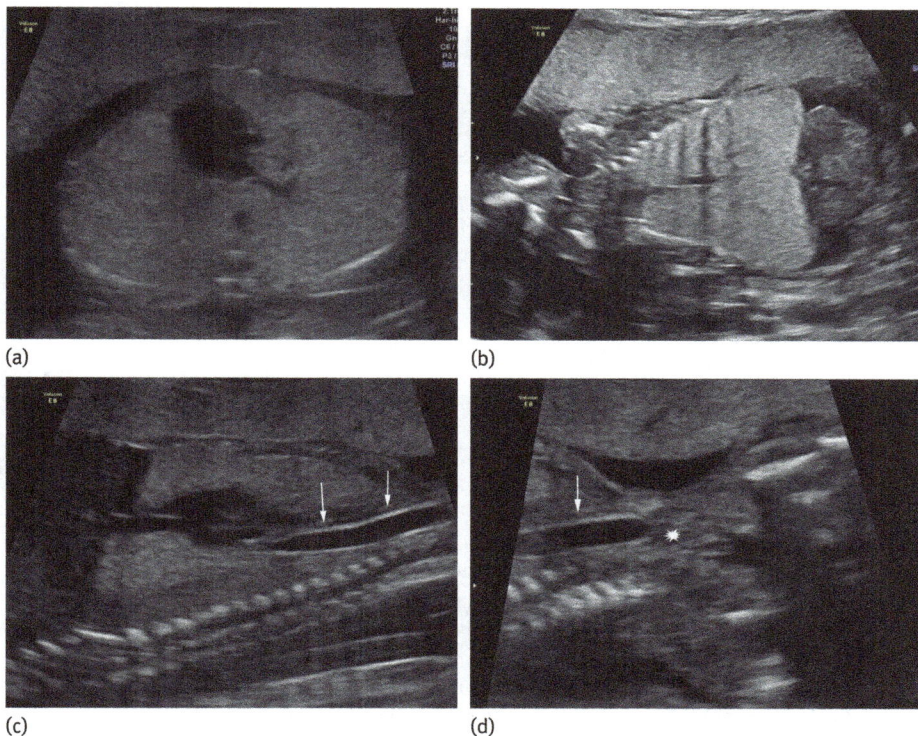

(a) (b)

(c) (d)

Abb. 10.6: (a) CHAOS („congenital high airway obstruction syndrome") bei fetaler Larynxatresie mit bilateraler ausgeprägter Lungenvergrößerung und Kompression des Herzens, (b) Thoraxlängs-schnitt, (c) Thoraxlängsschnitt, CHAOS bei fetaler Larynxatresie mit massiv erweiterter Trachea kaudal der Obstruktion (weiße Pfeile), (d) fetale Larynxatresie mit Obstruktion (weißer Stern) der kaudal dilatierten Trachea (weißer Pfeil).

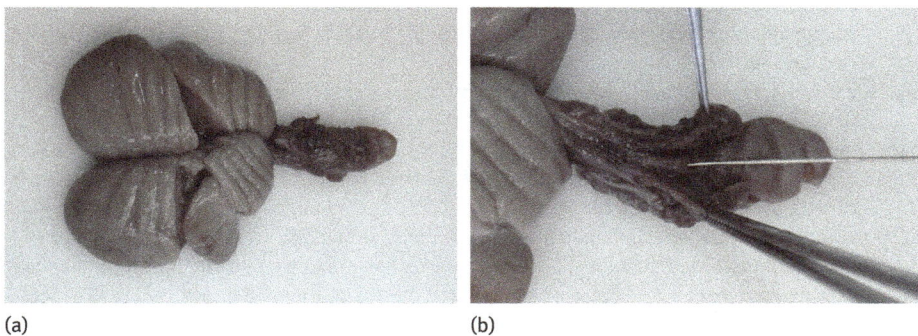

(a) (b)

Abb. 10.7: (a) Präparat mit stark vergrößerten Lungen beidseits bei fetaler Larynxatresie, (b) fehlen-de Sondierbarkeit der Glottis bei fetaler Larynxatresie.

10.5.3 Langzeit-Outcome nach CHAOS

Daten zum Langzeitverlauf sind begrenzt. Nur wenige Kinder mit CHAOS überleben. Die Mehrzahl dieser benötigt multiple chirurgische Eingriffe zur Korrektur der Atemwege und hat eine erhebliche respiratorische Langzeitmorbidität. Langzeitbeatmung, Dauer-Tracheostoma, verzögerter oraler Nahrungsaufbau und im Falle der Larynxatresie fehlende Stimmlippen und damit fehlende Sprachentwicklung sind häufige Probleme [59]. Daher sollten die werdenden Eltern umfassend multidisziplinär beraten werden.

Literatur

[1] Lauria MR, Gonik B, Romero R. Pulmonary hypoplasia: pathogenesis, diagnosis, and antenatal prediction. Obstet Gynecol. 1995,86(3),466–475.

[2] Winn HN, Chen M, Amon E, Leet TL, Shumway JB, Mostello D. Neonatal pulmonary hypoplasia and perinatal mortality in patients with midtrimester rupture of amniotic membranes – a critical analysis. Am J Obstet Gynecol. 2000,182(6),1638–1644.

[3] Kilbride HW, Yeast J, Thibeault DW. Defining limits of survival: lethal pulmonary hypoplasia after midtrimester premature rupture of membranes. Am J Obstet Gynecol. 1996,175(3 Pt 1),675–681.

[4] Peralta CF, Cavoretto P, Csapo B, Vandecruys H, Nicolaides KH. Assessment of lung area in normal fetuses at 12–32 weeks. Ultrasound Obstet Gynecol. 2005,26(7),718–724.

[5] Jani J, Nicolaides KH, Keller RL, Benachi A, Peralta CF, Favre R, et al. Observed to expected lung area to head circumference ratio in the prediction of survival in fetuses with isolated diaphragmatic hernia. Ultrasound Obstet Gynecol. 2007,30(1),67–71.

[6] Cannie MM, Jani JC, Van Kerkhove F, Meerschaert J, De Keyzer F, Lewi L, et al. Fetal body volume at MR imaging to quantify total fetal lung volume: normal ranges. Radiology. 2008,247(1),197–203.

[7] Rustico MA, Lanna M, Coviello D, Smoleniec J, Nicolini U. Fetal pleural effusion. Prenat Diagn. 2007,27(9),793–799.

[8] Yinon Y, Grisaru-Granovsky S, Chaddha V, Windrim R, Seaward PG, Kelly EN, et al. Perinatal outcome following fetal chest shunt insertion for pleural effusion. Ultrasound Obstet Gynecol. 2010,36(1),58–64.

[9] Klam S, Bigras JL, Hudon L. Predicting outcome in primary fetal hydrothorax. Fetal Diagn Ther. 2005,20(5),366–370.

[10] Smith RP, Illanes S, Denbow ML, Soothill PW. Outcome of fetal pleural effusions treated by thoracoamniotic shunting. Ultrasound Obstet Gynecol. 2005,26(1),63–66.

[11] Picone O, Benachi A, Mandelbrot L, Ruano R, Dumez Y, Dommergues M. Thoracoamniotic shunting for fetal pleural effusions with hydrops. Am J Obstet Gynecol. 2004,191(6),2047–2050.

[12] Aubard Y, Derouineau I, Aubard V, Chalifour V, Preux PM. Primary fetal hydrothorax: A literature review and proposed antenatal clinical strategy. Fetal Diagn Ther. 1998,13(6),325–333.

[13] Mallmann MR, Graham V, Rosing B, Gottschalk I, Muller A, Gembruch U, et al. Thoracoamniotic Shunting for Fetal Hydrothorax: Predictors of Intrauterine Course and Postnatal Outcome. Fetal Diagn Ther. 2017,41(1),58–65.

[14] Wilson RD, Johnson MP. Prenatal ultrasound guided percutaneous shunts for obstructive uropathy and thoracic disease. Semin Pediatr Surg. 2003,12(3),182–189.

[15] Gonen R, Degani S, Kugelman A, Abend M, Bader D. Intrapartum drainage of fetal pleural effusion. Prenat Diagn. 1999,19(12),1124–1126.

[16] Yang YS, Ma GC, Shih JC, Chen CP, Chou CH, Yeh KT, et al. Experimental treatment of bilateral fetal chylothorax using in-utero pleurodesis. Ultrasound Obstet Gynecol. 2012,39(1),56–62.

[17] O'Brien B, Kesby G, Ogle R, Rieger I, Hyett JA. Treatment of Primary Fetal Hydrothorax with OK-432 (Picibanil): Outcome in 14 Fetuses and a Review of the Literature. Fetal Diagn Ther. 2015,37(4),259–266.

[18] Ogita K, Taguchi T, Suita S. Experimental study concerning safety dosage of OK-432 for intrauterine treatment. Asian J Surg. 2006,29(3),202–206.

[19] Scottoni F, Fusaro F, Conforti A, Morini F, Bagolan P. Pleurodesis with povidone-iodine for refractory chylothorax in newborns: Personal experience and literature review. J Pediatr Surg. 2015,50(10),1722–1725.

[20] Miyoshi T, Katsuragi S, Ikeda T, Horiuchi C, Kawasaki K, Kamiya CA, et al. Retrospective review of thoracoamniotic shunting using a double-basket catheter for fetal chylothorax. Fetal Diagn Ther. 2013,34(1),19–25.

[21] Grabowska K, Wilson RD. Fetal lung growth, development, and lung fluid. Clinical management of pleural effusion and pulmonary pathology. In: Kilby M, Johnson A, Oepkes D. Fetal therapy: scientific basis and critical appraisal of clinical benefits. Cambridge, New York: Cambridge University Press. 2013.

[22] Brown R, Nicolaides K. Constriction band of the arm following insertion of a pleuro-amniotic shunt. Ultrasound Obstet Gynecol. 2000,15(5),439–440.

[23] Caserio S, Gallego C, Martin P, Moral MT, Pallas CR, Galindo A. Congenital chylothorax: from foetal life to adolescence. Acta Paediatr. 2010,99(10),1571–1577.

[24] Stocker JT, Madewell JE, Drake RM. Congenital cystic adenomatoid malformation of the lung. Classification and morphologic spectrum. Hum Pathol. 1977,8(2),155–171.

[25] Hellmund A, Berg C, Geipel A, Bludau M, Heydweiller A, Bachour H, et al. Prenatal Diagnosis and Evaluation of Sonographic Predictors for Intervention and Adverse Outcome in Congenital Pulmonary Airway Malformation. PLoS One. 2016,11(3),e0150474.

[26] Cavoretto P, Molina F, Poggi S, Davenport M, Nicolaides KH. Prenatal diagnosis and outcome of echogenic fetal lung lesions. Ultrasound Obstet Gynecol. 2008,32(6),769–783.

[27] Crombleholme TM, Coleman B, Hedrick H, Liechty K, Howell L, Flake AW, et al. Cystic adenomatoid malformation volume ratio predicts outcome in prenatally diagnosed cystic adenomatoid malformation of the lung. J Pediatr Surg. 2002,37(3),331–338.

[28] Yong PJ, Von Dadelszen P, Carpara D, Lim K, Kent N, Tessier F, et al. Prediction of pediatric outcome after prenatal diagnosis and expectant antenatal management of congenital cystic adenomatoid malformation. Fetal Diagn Ther. 2012,31(2),94–102.

[29] Vu L, Tsao K, Lee H, Nobuhara K, Farmer D, Harrison M, et al. Characteristics of congenital cystic adenomatoid malformations associated with nonimmune hydrops and outcome. J Pediatr Surg. 2007,42(8),1351–1356.

[30] Witlox RS, Lopriore E, Oepkes D. Prenatal interventions for fetal lung lesions. Prenat Diagn. 2011,31(7),628–636.

[31] Schrey S, Kelly EN, Langer JC, Davies GA, Windrim R, Seaward PG, et al. Fetal thoracoamniotic shunting for large macrocystic congenital cystic adenomatoid malformations of the lung. Ultrasound Obstet Gynecol. 2012,39(5),515–520.

[32] Peranteau WH, Adzick NS, Boelig MM, Flake AW, Hedrick HL, Howell LJ, et al. Thoracoamniotic shunts for the management of fetal lung lesions and pleural effusions: a single-institution review and predictors of survival in 75 cases. J Pediatr Surg. 2015,50(2),301–305.

[33] Litwinska M, Litwinska E, Janiak K, Piaseczna-Piotrowska A, Gulczynska E, Szaflik K. Thoraco-amniotic Shunts in Macrocystic Lung Lesions: Case Series and Review of the Literature. Fetal Diagn Ther. 2016.

[34] Ruano R, da Silva MM, Salustiano EM, Kilby MD, Tannuri U, Zugaib M. Percutaneous laser ablation under ultrasound guidance for fetal hyperechogenic microcystic lung lesions with hydrops: a single center cohort and a literature review. Prenat Diagn. 2012,32(12),1127–1132.

[35] Milner R, Kitano Y, Olutoye O, Flake AW, Adzick NS. Radiofrequency thermal ablation: a potential treatment for hydropic fetuses with a large chest mass. J Pediatr Surg. 2000,35(2),386–389.

[36] Bermudez C, Perez-Wulff J, Arcadipane M, Bufalino G, Gomez L, Flores L, et al. Percutaneous fetal sclerotherapy for congenital cystic adenomatoid malformation of the lung. Fetal Diagn Ther. 2008,24(3),237–240.

[37] Grethel EJ, Wagner AJ, Clifton MS, Cortes RA, Farmer DL, Harrison MR, et al. Fetal intervention for mass lesions and hydrops improves outcome: a 15-year experience. J Pediatr Surg. 2007,42(1),117–123.

[38] Moldenhauer JS, Soni S, Rintoul NE, Spinner SS, Khalek N, Martinez-Poyer J, et al. Fetal myelomeningocele repair: the post-MOMS experience at the Children's Hospital of Philadelphia. Fetal Diagn Ther. 2015,37(3),235–240.

[39] Adzick NS, Thom EA, Spong CY, Brock JW, 3rd, Burrows PK, Johnson MP, et al. A randomized trial of prenatal versus postnatal repair of myelomeningocele. N Engl J Med. 2011,364(11),993–1004.

[40] Loh KC, Jelin E, Hirose S, Feldstein V, Goldstein R, Lee H. Microcystic congenital pulmonary airway malformation with hydrops fetalis: steroids vs open fetal resection. J Pediatr Surg. 2012,47(1),36–39.

[41] Stanton M, Njere I, Ade-Ajayi N, Patel S, Davenport M. Systematic review and meta-analysis of the postnatal management of congenital cystic lung lesions. J Pediatr Surg. 2009,44(5),1027–1033.

[42] Ng C, Stanwell J, Burge DM, Stanton MP. Conservative management of antenatally diagnosed cystic lung malformations. Arch Dis Child. 2014,99(5),432–437.

[43] Aziz D, Langer JC, Tuuha SE, Ryan G, Ein SH, Kim PC. Perinatally diagnosed asymptomatic congenital cystic adenomatoid malformation: to resect or not? J Pediatr Surg. 2004,39(3),329–334; discussion -34.

[44] Nasr A, Himidan S, Pastor AC, Taylor G, Kim PC. Is congenital cystic adenomatoid malformation a premalignant lesion for pleuropulmonary blastoma? J Pediatr Surg. 2010,45(6),1086–1089.

[45] Miniati DN, Chintagumpala M, Langston C, Dishop MK, Olutoye OO, Nuchtern JG, et al. Prenatal presentation and outcome of children with pleuropulmonary blastoma. J Pediatr Surg. 2006,41(1),66–71.

[46] Papagiannopoulos K, Hughes S, Nicholson AG, Goldstraw P. Cystic lung lesions in the pediatric and adult population: surgical experience at the Brompton Hospital. Ann Thorac Surg. 2002,73(5),1594–1598.

[47] Eber E. Antenatal diagnosis of congenital thoracic malformations: early surgery, late surgery, or no surgery? Semin Respir Crit Care Med. 2007,28(3),355–366.

[48] Priest JR, Williams GM, Hill DA, Dehner LP, Jaffe A. Pulmonary cysts in early childhood and the risk of malignancy. Pediatr Pulmonol. 2009,44(1),14–30.

[49] Truitt AK, Carr SR, Cassese J, Kurkchubasche AG, Tracy TF, Jr., Luks FI. Perinatal management of congenital cystic lung lesions in the age of minimally invasive surgery. J Pediatr Surg. 2006,41(5),893–896.

[50] Mallmann MR, Geipel A, Bludau M, Matil K, Gottschalk I, Hoopmann M, et al. Bronchopulmonary sequestration with massive pleural effusion: pleuroamniotic shunting vs intrafetal vascular laser ablation. Ultrasound Obstet Gynecol. 2014,44(4),441–446.

[51] Oepkes D, Devlieger R, Lopriore E, Klumper FJ. Successful ultrasound-guided laser treatment of fetal hydrops caused by pulmonary sequestration. Ultrasound Obstet Gynecol. 2007,29(4),457–459.

[52] Ruano R, de APEJ, Marques da Silva M, Maksoud JG, Zugaib M. Percutaneous intrauterine laser ablation of the abnormal vessel in pulmonary sequestration with hydrops at 29 weeks' gestation. J Ultrasound Med. 2007,26(9),1235–1241.

[53] Baud D, Windrim R, Kachura JR, Jefferies A, Pantazi S, Shah P, et al. Minimally invasive fetal therapy for hydropic lung masses: three different approaches and review of the literature. Ultrasound Obstet Gynecol. 2013,42(4),440–448.

[54] Cruz-Martinez R, Mendez A, Perez-Garcilita O, Monroy A, Aguilar-Vidales K, Cruz-Martinez MA, et al. Fetal bronchoscopy as a useful procedure in a case with prenatal diagnosis of congenital microcystic adenomatoid malformation. Fetal Diagn Ther. 2015,37(1),75–80.

[55] Bermudez C, Perez-Wulff J, Bufalino G, Sosa C, Gomez L, Quintero RA. Percutaneous ultrasound-guided sclerotherapy for complicated fetal intralobar bronchopulmonary sequestration. Ultrasound Obstet Gynecol. 2007,29(5),586–589.

[56] Salomon LJ, Audibert F, Dommergues M, Vial M, Frydman R. Fetal thoracoamniotic shunting as the only treatment for pulmonary sequestration with hydrops: favorable long-term outcome without postnatal surgery. Ultrasound Obstet Gynecol. 2003,21(3),299–301.

[57] Adzick NS. Open fetal surgery for life-threatening fetal anomalies. Semin Fetal Neonatal Med. 2010,15(1),1–8.

[58] Kalache KD, Chaoui R, Tennstedt C, Bollmann R. Prenatal diagnosis of laryngeal atresia in two cases of congenital high airway obstruction syndrome (CHAOS). Prenat Diagn. 1997,17(6),577–581.

[59] Roybal JL, Liechty KW, Hedrick HL, Bebbington MW, Johnson MP, Coleman BG, et al. Predicting the severity of congenital high airway obstruction syndrome. J Pediatr Surg. 2010,45(8),1633–1639.

[60] Berg C, Geipel A, Germer U, Pertersen-Hansen A, Koch-Dorfler M, Gembruch U. Prenatal detection of Fraser syndrome without cryptophthalmos: case report and review of the literature. Ultrasound Obstet Gynecol. 2001,18(1),76–80.

[61] Vidaeff AC, Szmuk P, Mastrobattista JM, Rowe TF, Ghelber O. More or less CHAOS: case report and literature review suggesting the existence of a distinct subtype of congenital high airway obstruction syndrome. Ultrasound Obstet Gynecol. 2007,30(1),114–117.

[62] Cohen MS, Rothschild MA, Moscoso J, Shlasko E. Perinatal management of unanticipated congenital laryngeal atresia. Arch Otolaryngol Head Neck Surg. 1998,124(12),1368–1371.

[63] Paek BW, Callen PW, Kitterman J, Feldstein VA, Farrell J, Harrison MR, et al. Successful fetal intervention for congenital high airway obstruction syndrome. Fetal Diagn Ther. 2002,17(5),272–276.

[64] Kohl T, Hering R, Bauriedel G, Van de Vondel P, Heep A, Keiner S, et al. Fetoscopic and ultrasound-guided decompression of the fetal trachea in a human fetus with Fraser syndrome and congenital high airway obstruction syndrome (CHAOS) from laryngeal atresia. Ultrasound Obstet Gynecol. 2006,27(1),84–88; discussion 8.

[65] Kohl T, Van de Vondel P, Stressig R, Wartenberg HC, Heep A, Keiner S, et al. Percutaneous fetoscopic laser decompression of congenital high airway obstruction syndrome (CHAOS) from laryngeal atresia via a single trocar–current technical constraints and potential solutions for future interventions. Fetal Diagn Ther. 2009,25(1),67–71.

[66] Martinez JM, Castanon M, Gomez O, Prat J, Eixarch E, Bennasar M, et al. Evaluation of fetal vocal cords to select candidates for successful fetoscopic treatment of congenital high airway obstruction syndrome: preliminary case series. Fetal Diagn Ther. 2013,34(2),77–84.

[67] Quintero R, Hale-Burnett E, Bornick PW, Gilbert-Barness E. Fetal laryngoscopy and lung biopsy in a case of bilateral lethal congenital cystic adenomatoid malformation of the lung. Fetal Pediatr Pathol. 2007,26(5–6),229–234.

Aikaterini Zamprakou und Ulrich Gembruch

11 Fetale Therapie obstruktiver Uropathien

11.1 Einleitung

Obstruktionen der ableitenden fetalen Harnwege können eine Indikation zur intrauterinen Therapie sein. Da Obstruktionen, bei denen nur eine der beiden Nieren betroffen ist, in der Regel keine Indikation zu einer intrauterinen Therapie darstellen, handelt es sich bei den Fällen einer intrauterinen Therapie fast immer um eine Urethralobstruktion („lower urinary tract obstruction", LUTO), bei der es zur Dilatation der Harnblase, beider Ureteren und beider Nierenbeckenkelchsysteme kommt und somit die Funktion beider Nieren geschädigt werden könnte. Ursächlich sind posteriore Urethralklappen (PUV, rund 60 % der Fälle mit LUTO) oder eine Urethralatresie (UA, rund 40 % der Fälle mit LUTO). Seltenst findet sich eine Meatusobstruktion, bei der zusätzlich die gesamte Urethra dilatiert ist [1–3].

Die Inzidenz der LUTO wird auf ca. 2,2 von 10.000 Lebendgeburten geschätzt [1, 4, 5]. Männliche Feten sind insgesamt häufiger betroffen als weibliche (9:1) [2]. Rund 80 % der männlichen Feten mit LUTO haben posteriore Urethralklappen als isolierte Fehlbildung. Bei den weiblichen Feten treten Urethralklappen nur in weniger als 10 % als isolierte Form auf; die restlichen Fälle einer LUTO bei weiblichen Feten sind mit weiteren komplexen Anomalien des Urogenitaltrakts, Kloakenfehlbildungen, chromosomalen Störungen oder syndromalen Erkrankungen assoziiert [6, 7]. Urethralklappen und Urethralatresie sind die häufigsten Ursachen einer im ersten und frühen zweiten Trimester diagnostizierten fetalen Megazystis [1, 4, 5].

Sonografische Leitsymptome sind die deutlich vergrößerte Harnblase, Erweiterung der Ureteren und nach 15 SSW eine zunehmend schwere Oligohydramnie [8]. Die wichtigsten Differenzialdiagnosen sind das „Prune-Belly-Syndrom" bei den männlichen Feten und das Megazystis-Mikrokolon-intestinale-Hypoperistaltik-Syndrom bei den weiblichen, aber auch bei männlichen Feten. Beim Prune-Belly-Syndrom, auch Eagle-Barret-Syndrom genannt, besteht eine schwere Hypo- bis Aplasie der Bauchdeckenmuskulatur, eine Megazystis mit ausgeprägten bilateralen Hydroureteren (Megaureteren) und Hydronephrosen; ursächlich scheint am ehesten eine mesodermale Differenzierungsstörung und nicht eine Obstruktion der Urethra. Bei dem autosomal-rezessiv vererbten Megazystis-Mikrokolon-intestinalen-Hypoperistaltik-Syndrom (MMHS) sieht man sonografisch eine massive, nicht obstruktive Megazystis ohne eine Hypertrophie der Harnblasenwand, im späten zweiten und dritten Trimenon zunehmend eine leichte Dilatation von Dünndarmschlingen und Magen bei Hypoperistaltik der Darmschlingen, ein Mikrokolon und normale oder vermehrte Fruchtwassermenge. Das für Urethralobstruktionen typische „Schlüssellochphänomen" („keyhole sign") kann vorhanden sein. Aufgrund der extrem schlechten postnatalen Prognose beider Syndrome sowie dem Fehlen einer mechanischen Obstruktion profitieren diese Feten nicht von einer intrauterinen Intervention [9].

Bei einer LUTO besteht die direkte Assoziation zwischen dem Ausmaß der Obstruktion und der daraus resultierenden Einschränkung der Nierenfunktion bis hin zur terminalen Niereninsuffizienz einerseits und der Entwicklung und dem Zeitpunkt des Auftretens einer schweren Oligo- oder Anhydramnie andererseits. Insbesondere bei frühem Auftreten einer schweren Oligohydramnie kommt es zu einer mehr oder weniger stark ausgeprägten Lungenhypoplasie, was infolge der zu kleinen Lungen und einer schweren pulmonalen arteriellen Hypertonie zu hoher perinataler bzw. neonataler Mortalität und Morbidität führt.

Die Feten mit ausgeprägter LUTO, schwerer Oligohydramnie und daraus resultierender Lungenhypoplasie weisen eine perinatale Mortalität von bis zu 90 % auf. Mehr als die Hälfte der überlebenden Neugeborenen zeigen eine Nierenfunktionseinschränkung, 25–30 % davon werden eine Dialyse oder Nierentransplantation vor ihrem 5 Lebensjahr benötigen [10]. Die Entwicklung zur terminalen Niereninsuffizienz findet bei den restlichen Fällen in der späten Pubertät und der Adoleszenz statt. Es wurde geschätzt, dass Kinder mit einer kongenitalen Urethraobstruktion rund 60 % der Nierentransplantatempfänger im Kindesalter ausmachen [10–12].

11.2 Embryologische Entwicklung

Die Entwicklung und Ausreifung der fetalen Harnwege ist ein komplexer Prozess und findet über mehrere Wochen statt. Während der Embryogenese entwickelt sich die fetale Niere aus drei Anlagen: Dem Pronephron (4. SSW post conceptionem), dem Mesonephron (4.–8. SSW) und zuletzt dem Metanephron (ab der 5. SSW), der zusammen mit der Ureterknospe die endgültige Niere ausmacht. Aus der Ureterknospe entwickelt sich zusätzlich der Ureter. Die Harnblase entsteht aus dem kranialen Teil des Sinus urogenitalis, während die Urethra aus dem distalen kaudalen Teil hervorgeht [13].

Je früher die Obstruktion und je ausgeprägter die Dilatation der ableitenden Harnwege ist, desto stärker wird die Entwicklung der fetalen Nieren gestört, insbesondere die Ausbildung der Nephrone, die beim Menschen mit 24 SSW zu 80 % und mit 34 SSW komplett abgeschlossen ist [14]. Histologische Studien haben gezeigt, dass, wenn eine Obstruktion der ableitenden Harnwege im frühen mittleren Schwangerschaftsdrittel erzeugt wird, schon nach wenigen Tagen beginnend, ein Fehlen von normalen Nephronvorläufern, gesteigerte Apoptose, morphologische Veränderungen an den proximalen Nephronen, renale parenchymale Desorganisation, Fibrose, Wiederauftreten von primitiven Epithelstrukturen und Entwicklung von Zysten in dem Nierenparenchym nachweisbar sind [14].

11.2.1 Nephronen-Theorie

Detaillierte Experimente in fetalen Lämmern, die mechanisch eine Obstruktion der bilateralen Ureteren zugefügt bekamen, haben geholfen, die Entwicklung des Nierenparenchyms während des fetalen Lebens zu verstehen.

Eine Obstruktion der Harnwege kann entweder zu einer Hydronephrose mit normaler Entwicklung der Nephronen führen oder zu einer renalen Dysplasie mit Reduktion der Anzahl der Nephronen. Jegliche Obstruktion führt zum progressiven renalen Funktionsschaden.

Bei gesunden Lämmern, ähnlich zu den gesunden menschlichen Feten, dauert die Nephrogenese knapp bis vor die zeitgerechte Geburt. Bis zu diesem Zeitpunkt steigt bei einer hohen Proliferationsrate die Zahl der Nephrone stetig an. Diese Zahl korreliert mit dem Nierengewicht. Während die Plasmakonzentrationen der Elektrolyte Natrium und Kalium und des Harnstoffs über die komplette Schwangerschaft weitgehend konstant bleiben, steigt die Konzentration des Kreatinins und die Kreatin-Inclearance an und korreliert mit dem fetalen Gewicht bzw. mit der Zahl der Nephrone.

PAX 2 mRNA, ein Transkriptionsfaktor, wird reichlich im nephrotischen Gewebe mit hoher Proliferationsrate exprimiert. Dieser Faktor ist bei reifen Nephronen und Cortex hingegen kaum nachzuweisen, was als Zeichen der abgeschlossenen Nephrogenese gedeutet wird [14, 15].

Bei Lämmern mit einer Harnwegsobstruktion konnte man unterschiedliche renale Veränderungen beobachten, von einer milden Hydronephrose, unregelmäßigen hyperechogenen kortikalen Arealen, subkortikalen Zysten mit progressivem Verlust der kortikomedullären Differenzierung bis hin zur schwersten Dysplasie. Die Zahl und Dichte der Nephrone im Parenchym war reduziert, mit stärkerem Verlust bei dysplastischen Nieren als bei der Hydronephrose. Die Nierenbeckendilatation, die Konzentrationen von Plasmakreatinin, Harnstoff und Elektrolyten waren unverändert. Die Expression von PAX2 mRNA war trotz des fortgeschrittenen Schwangerschaftsalters weiterhin ausgeprägt vorhanden, als Zeichen des geschädigten und noch unreifen renalen Gewebes [14].

Bei den Lämmern mit einer induzierten Harnwegsobstruktion, die antenatal mit einem vesiko-amnialen Shunt behandelt wurden, zeigte sich hingegen eine fast normale renale Anatomie. Eine renale Dysplasie war nicht nachzuweisen. Die Zahl und Dichte der Nephrone war größer als bei den Lämmern ohne antenatale Entlastung, aber geringer als bei gesunden Lämmern. Bedauerlicherweise gab es keine Unterschiede bezüglich der renalen Funktion zu den erkrankten Lämmern ohne Entlastung. Die PAX2 mRNA Expression zeigte ein ähnliches Muster wie bei gesunden Lämmern [14, 15].

11.3 Ulltraschalldiagnostik

Die meisten Fälle einer kompletten LUTO lassen sich bereits bald nach Einsetzen der fetalen Urinproduktion zum Zeitpunkt der Ersttrimesteruntersuchung mit 11 bis 13 SSW anhand der ausgeprägten Megazystis (Harnblasendurchmesser bei kompletter LUTO in der Regel >15 mm) sonografisch leicht erkennen; bei einer partiellen LUTO gelingt dies meist bei der Zweittrimesteruntersuchung mit 19 bis 22 SSW, selten manifestiert sich eine partielle LUTO durch eine erst im dritten Trimester auftretende Megazystis. Je schwerer bei einer LUTO die Urethralobstruktion ist, desto früher sind die strukturellen Veränderungen im Ultraschall darstellbar und desto schlechter ist in der Regel die Prognose. Die sonografischen Merkmale sind (Abb. 11.1–11.3):

1. Dilatation der Harnblase (Megazystis) mit „keyhole sign" (Schlüssellochphänomen);
2. bilaterale Dilatation der Ureteren bis zum Megaureter;
3. bilaterale Hydronephrose. Progredienter Verlust der kortikomedullären Differenzierung, Hyperechogenität des Nierenparenchyms und Darstellbarkeit von multiplen subkortikalen Zysten;
4. milde bis schwere Oligo-/Anhydramnie (AFI, „Amniotic Fluid Index"); eine komplette Urethralobstruktion führt bereits zwischen der 15. und 17. SSW zur Anhydramnie

Im seltenen Fall der anterioren Urethralklappen oder einer Meatusstenose ist zusätzlich die Dilatation der Urethra darstellbar.

Das sogenannte „keyhole sign" der Harnblase (Dilatation von Blase und proximaler Urethra; siehe Abb. 11.1a) weist eine hohe Sensitivität (94 %), aber niedrige Spezifität (43 %) auf die pränatale Diagnose von posterioren Urethralklappen auf [16]. Das bedeutet, dass weder die Darstellbarkeit des „keyhole sign" für posteriore Urethralklappen beweisend ist noch posteriore Urethralklappen durch die Nichtdarstellbarkeit ausgeschlossen sind.

Die fetale Hydronephrose, in unterschiedlichem Grad, tritt bei verschiedenen Fehlbildungen des Urogenitaltraktes auf. Bei einer LUTO sind neben der Harnblase in der Regel beide Nierenbeckenkelchsysteme und beide Ureteren dilatiert. Eine unilaterale Ureterdilatation spricht eher für eine vesikoureterale Obstruktion oder/und einen unilateralen Reflux und nicht für eine reaktive Entwicklung im Rahmen der tiefer liegenden Urethralobstruktion.

Die kortikomeduläre Differenzierung und Echogenität des Nierenparenchyms, Vorkommen von zystischen Veränderungen und Größe der Niere sprechen für eine stärkere renale Dysplasie und erlauben indirekte Rückschlüsse auf die Nierenfunktion (Abb. 11.1e, Abb. 11.3). Die Aufhebung der kortikomedullären Differenzierung, Hyperechogenität und zunehmende zystische Umwandlung des Nierenparenchyms mit insgesamt kleinen Restnieren weisen auf einen hohen Grad der renalen Fibrose und Dysplasie hin und gehen mit einer schlechteren Prognose einher [6, 17].

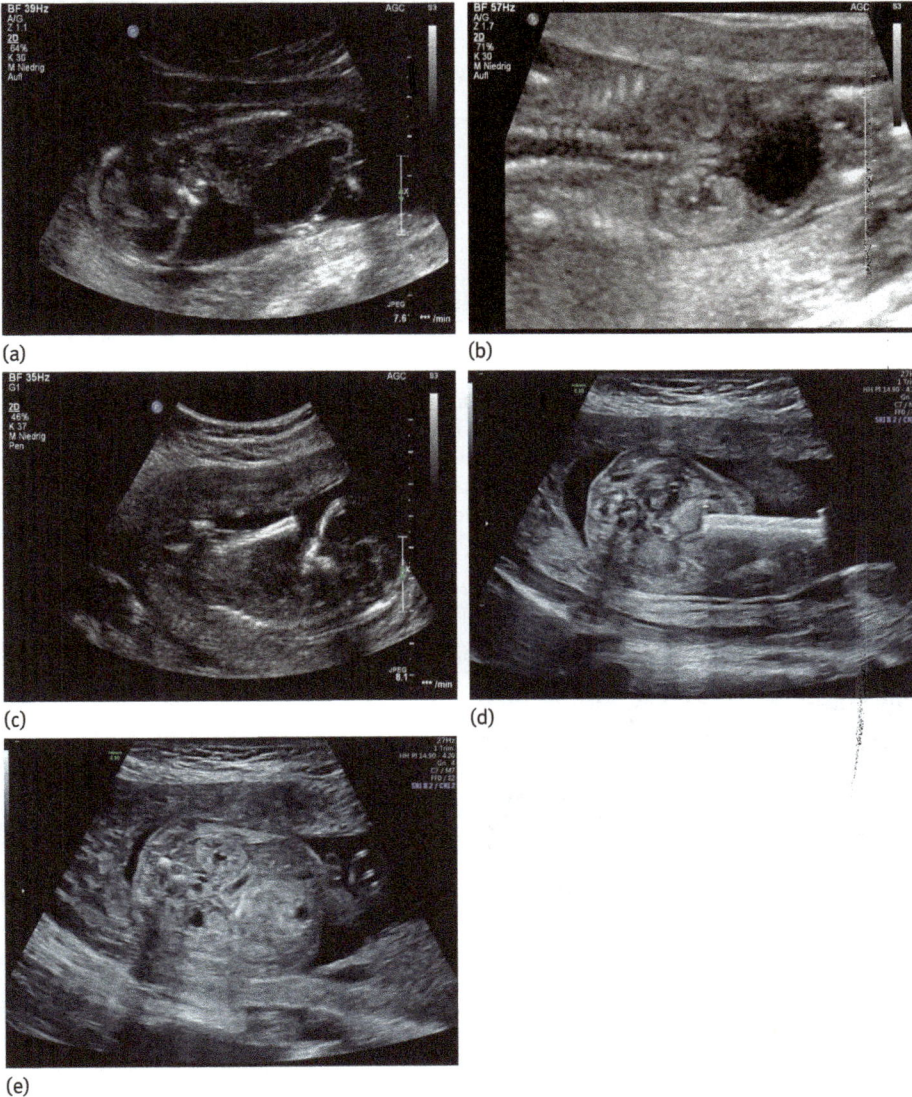

Abb. 11.1: (a) Erstdiagnose einer fetalen LUTO mit 13+2 SSW. Im abdominalen Querschnitt zeigt sich eine stark dilatierte Harnblase mit einem „keyhole sign" (Schlüssellochphänomen), (b) im Koronarschnitt erscheinen die Nieren hyperechogen und weisen beidseits eine Hydronephrose auf. Eine kortikomedulläre Differenzierung ist nicht vorhanden, aber in dieser Schwangerschaftswoche (13+2 SSW) sonografisch üblicherweise auch noch nicht nachweisbar. (c) Kontrolluntersuchung drei Tage nach Shunteinlage (13+5 SSW). Der Shunt liegt korrekt in der fetalen Harnblase und auch in der Amnionhöhle. Die fetale Harnblase ist „leer"; die Fruchtwassermenge ist normal. (d) Verlaufskontrolle mit 17+6 SSW. Querschnitt des fetalen Abdomens. Der Shunt liegt weiterhin in korrekter Position. Die sehr dickwandige Harnblase ist entleert, die Fruchtwassermenge weiterhin normal. (e) Verlaufskontrolle mit 17+6 SSW. Querschnitt des fetalen Abdomens. Beide Nieren zeigen keine Hydronephrose, sind allerdings echogen.

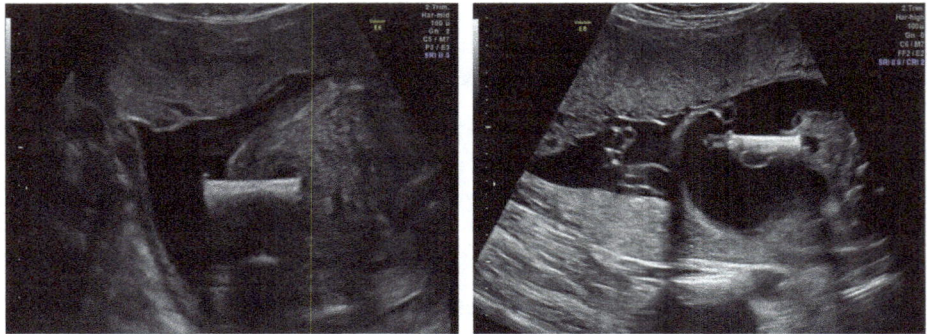

(a)   (b)

Abb. 11.2: (a) Querschnitt des Abdomens mit der Darstellung in der „leeren" dickwandigen Harnbla-se bei liegenden vesiko-amnialen Shunts bei einem Feten mit 21+1 SSW, ebenfalls bei einer LUTO infolge posteriorer Urethralklappen. (b) Der gleiche Fet mit 26+6 SSW. Der ehemals vesiko-amniale Shunt ist ins fetale Abdomen disloziert, sodass sich ein urinöser Aszites ausgebildet hat. Es besteht nun eine moderate Oligohydramnie. In einer solchen Situation wäre die Einlage eines abdomino-amnialen Shunts zu erwägen.

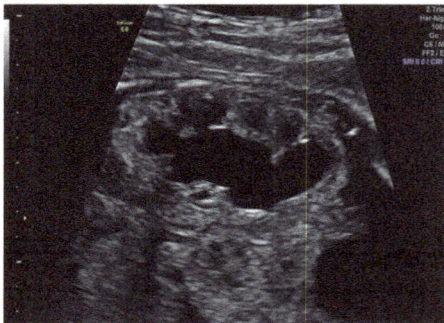

Abb. 11.3: Linke Niere bei einem Feten mit partieller LUTO infolge posteriorer Urethralklappen mit 29+1 SSW. Die Niere zeigt eine ausgeprägte Hydronephrose (Grad III), allerdings ohne Parenchym-verdünnung oder Echogenitätsvermehrung; eine kortikomedulläre Differenzierung ist deutlich zu erkennen.

Die Hauptfolge einer Oligo- und Anhydramnie, vor allem während der kanaliku-lären Entwicklungsphase der fetalen Lunge, die zwischen der 16. und 24. SSW stattfin-det, ist die ausgeprägte Lungenhypoplasie, die in bis zu 45 % der Fälle auftritt [11, 18–20]. Weitere Folgen einer lang bestehenden schweren Oligohydramnie sind Gesichts-deformitäten und Kontrakturen der Extremitäten.

Falls die detaillierte Ultraschalldiagnostik aufgrund schlechter Sichtverhältnisse infolge einer Oligohydramnie nicht adäquat durchgeführt werden kann, ist eine Am-nioninfusion vor Festlegung der Diagnose und pränataler Einschätzung der Prognose zu empfehlen [21].

Fruchtwassermenge und Erscheinungsbild der Nieren, insbesondere die kortiko-medulläre Differenzierung und Echogenität des Nierenparenchyms haben den größten prädiktiven Wert bezüglich der postnatalen Prognose [22, 23].

Die eigentliche Ursache der Urethralobstruktion, d. h. die Differenzierung zwischen Urethralklappen und Urethraagenesie, kann durch die pränatale Ultraschalldiagnostik nicht sicher festgestellt werden [2, 16]. Leider können durch ein fetales MRT keine zusätzlichen Informationen diesbezüglich gewonnen werden [24].

Die genaue Evaluation der Harnblasenhalsobstruktion, der Dilatation der Ureteren und das Aussehen des Nierenparenchyms sind bei den isolierten Fällen von größter Bedeutung für die Beratung der werdenden Eltern. Die Option eines Schwangerschaftsabbruches sollte in prognostisch ungünstigen Fällen ebenfalls mit den Eltern diskutiert werden [23].

11.4 Indikation zur intrauterinen fetalen Therapie

Folgende Prognosefaktoren werden in Betracht gezogen, um die richtigen Kandidaten für die intrauterine Therapie zu identifizieren:
- fetale Karyotypisierung;
- detaillierte Ultrasonografie zum Ausschluss anderer urogenitaler und extrarenaler Fehlbildungen, die die Prognose zusätzlich verschlechtern könnten;
- Evaluation des fetalen Urins, mit oder ohne serielle/n Entlastungspunktionen der dilatierten Harnblase [6, 25]

Zur Gewinnung fetalen genetischen Materials sollte eine Amniozentese erfolgen. Bei schwerer Oligo- oder Anhydramnie kann auch in späteren Schwangerschaftswochen eine Chorionzottenbiopsie oder eine Cordozentese durchgeführt werden, ebenso kann auch aus dem im Rahmen einer Blasenpunktion gewonnenen Urin eine Karyotypisierung erfolgen. Ausprägung der Dilatation und Größe der Harnblase können Hinweise auf eine chromosomale Störung und strukturelle Fehlbildung geben. Zwischen 11+0 und 13+6 SSW sind bei einem Harnblasendurchmesser >15 mm in ungefähr 10 % chromosomale Störungen, hauptsächlich Trisomie 13 und 18, und in 90 % der Fälle eine schwere LUTO zu erwarten. Bis jetzt wurde in der Literatur von keiner spontanen Remission berichtet. Bei einer Megazystis zwischen 7 und 15 mm sind chromosomale Anomalien häufiger anzutreffen (rund 25 % der Fälle), eine LUTO ist selten (ca. 10 % der Fälle); in über 90 % dieser Fälle mit normalem Karyotyp kann eine spontane Rückbildung und Normalisierung der Harnblasengröße erwartet werden [26–28]. Die Diagnose chromosomaler oder syndromaler Erkrankungen stellt eine Kontraindikation für eine fetale Therapie dar.

11.4.1 Urinanalyse

Fetalurin kann durch eine perkutane Harnblasenpunktion unter Ultraschallkontrolle gewonnen werden (Vesikozentese). Es werden serielle (mindestens drei Punktionen im Abstand von jeweils 24–48 Stunden) Harnblasenpunktionen zur genauen Evaluation der Urinproduktion empfohlen [14, 29]. Mit der ersten Punktion gewinnt man Urin, der sich in der Harnblase seit Beginn der Obstruktion akkumuliert hat. Die zweite Probe beinhaltet Urin aus den oberen Harnwegen. Die dritte Probe spiegelt die echte Produktionsfähigkeit der Niere wider, da durch die Druckentlastung die tubuläre Funktion gebessert wird. Die seriellen Punktionen sollten im Abstand von 24–48 Stunden erfolgen, um der Harnblase Zeit zu geben, sich mit dem neu produzierten Urin aufzufüllen [30, 31].

In den letzten Jahren sind verschiedene Studien durchgeführt worden, um die Effektivität der fetalen Urinanalyse zu zeigen. Die Konzentrationen von Natrium-, Kalzium-, Chlorid-Ionen, β_2-Mikroglobulin und die Osmolalität wurden mit dem Ziel der Prädiktion der postnatalen Nierenfunktion bestimmt.

Nach 20 SSW ist bei folgenden Urinwerten eine eingeschränkte postnatale Nierenfunktion zu erwarten:

- Natrium >100 mmol/l
- Chlorid >90 mmol/l
- Osmolalität >210 mOsm/l
- β_2-Mikroglobulin >6 mg/l [31, 32] bzw. >10 mg/l [14]

Die Ergebnisse der Urinanalyse sind aber mit Vorsicht zu interpretieren, vor allem vor der 20. SSW und bei den Feten mit einer persistierenden Megazystis im ersten Trimester der Schwangerschaft, da die tubuläre Funktion zunimmt und sich die Konsistenz des Urins während der Schwangerschaft ändert. Je fortgeschrittener das Gestationsalter, desto hypotonischer wird der Urin mit steigender tubulärer Rückresorption für Natrium und β_2-Mikroglobulin [14, 28, 33]. Für die Interpretation der Urinanalyse sind daher Gestationsalter-spezifische Normwerte notwendig.

β_2-Mikroglobulin kann sowohl im fetalen Urin – dort spiegelt es die tubuläre Funktion wider – als auch in fetalem Blut mittels Cordozentese bestimmt werden [34]. Seine Plasmakonzentration korreliert mit der glomerulären Filtrationsrate und bleibt während der Schwangerschaft konstant [35]. Es wurde gezeigt, dass eine erhöhte β_2-Mikroglobulin-Konzentration in fetalem Serum eine gute Vorhersage (100 % Sensitivität und 66 % Spezifität) für eine renale Dysfunktion erlaubt [36–39].

Eine erhöhte β_2-Mikroglobulin-Konzentration in fetalem Blut in Kombination mit Oligohydramnie ist daher mit einer schlechten postnatalen Prognose und frühzeitig notwendiger Nierenersatztherapie assoziiert. Eine normwertige β_2-Mikroglobulin-Konzentration schließt allerdings eine postnatale Nierenfunktionseinschränkung nicht aus [35].

Durch alle Studien und Metaanalysen lässt sich zeigen, dass die pränatalen Urin-parameter eine niedrige Spezifität und Vorhersage auf die postnatale Nierenfunktion und die Gesamtprognose aufweisen und somit alleine nicht für die Selektion der Fälle zur fetalen intrauterinen Therapie geeignet sind [22, 35, 40].

Kandidaten für eine fetale Intervention sind derzeit Feten mit unauffälligem Karyotyp, isoliertem Vorkommen der Urethralobstruktion mit sonografischer Dar-stellung der dilatierten Harnblase, Hydronephose, Oligohydramnie und günstigen Urinwerten; letztere sind vor der 20. SSW allerdings nur sehr eingeschränkt aussage-kräftig [28, 41–43]. Aufgrund der mäßigen postnatalen Ergebnisse ist eine intrauterine Therapie weiterhin kontrovers zu diskutieren. Expektatives Vorgehen mit serieller So-nografie wird in den Fällen einer Megazystis mit normaler Fruchtwassermenge und unauffälliger Morphologie der Nieren empfohlen. Bei diesen Feten geht man von einer partiellen LUTO aus; da bei diesen Feten die Nierenfunktion auch im zweiten Trimester oft noch gut ist, könnte es aber auch sinnvoll sein, gerade bei ihnen, so-fern bilateral ausgeprägte Hydronephrosen infolge der LUTO auftreten, einen VAS einzulegen, um sekundäre Nierenschädigungen zu vermeiden [42].

11.5 Methoden der intrauterinen Therapie bei fetaler Urethraobstruktion

Die intrauterine fetale Therapie ist eine vorübergehende Intervention. Das Hauptziel ist nicht nur die Entlastung der obstruierten Harnwege und somit die Vermeidung der fortschreitenden Nierenschädigung, sondern auch die Wiederherstellung einer ausreichenden Fruchtwassermenge zur Vermeidung der Lungenhypoplasie während der fetalen Lebenszeit und somit die Verbesserung der postnatalen Prognose und des Überlebens [44, 45]. Die Gesamtüberlebensrate der Feten mit obstruktiver Uropathie ohne intrauterine Intervention beträgt rund 11 %, und die Rate an Kindern, die mit ei-ner normalen Nierenfunktion überleben können, ist auch nach spontaner Remission nur 11 % [3, 46].

Folgende Methoden sind bisher durchgeführt worden:

11.5.1 Offene fetale Therapie

Die ersten Versuche erfolgten durch Harrison et al. im Jahr 1981 [47–50]. Die offe-ne fetale Therapie beinhaltet eine Querlaparatomie mit Luxation des Uterus über die Bauchdecke, Queruterotomie und partielle oder komplette Entwicklung des Feten, Durchführung der perkutanen Entlastung in Form eines Shunts oder Vesikostomie und Zurückbringen des Feten in den Uterus mit anschließendem Verschluss der ab-dominellen Schichten. Diese Technik wurde seit 1988 aufgrund der schweren Kom-plikationen und hohen Morbiditätsraten sowohl für die Mütter als auch für den Fet verlassen [51]. Eine offene fetale Therapie erfolgt heute fast nur noch für die pränatale Korrektur der Spina bifida aperta.

Komplikationen der offenen Therapie sind:
- verstärkte Blutung
- vorzeitige Wehen
- vorzeitige Plazentalösung
- vorzeitiger Blasensprung
- Amnioninfektionssyndrom
- Hysterektomie
- intrauteriner Fruchttod
- Frühgeburtlichkeit

11.5.2 Vesikozentese

Eine Vesikozentese ist die perkutane Punktion der fetalen Harnblase unter sonografischer Kontrolle mittels einer 22-G-Nadel zur vorübergehenden Entlastung der Harnblase und Gewinnung einer Urinprobe. Eine serielle Vesikozentese gilt als diagnostische Intervention und wird heutzutage im Rahmen der Selektion der pränatalen Fälle zur intrauterinen fetalen Therapie durchgeführt. Als einmalige Prozedur wurde sie weitestgehend aufgegeben, da dadurch bei Vorliegen einer echten LUTO keine dauerhafte Entlastung geschaffen wird.

Als Komplikationen der seriellen Punktionen wurden vorzeitige Wehen, vorzeitiger Blasensprung, Amnioninfektionssyndrom, intrauteriner Fruchttod, Spätabort oder Frühgeburt berichtet. Als einmalige Prozedur birgt sie die gleichen Risiken wie eine Amniozentese [28].

Die Vesikozentese kann gegebenenfalls als Intervention zur vorübergehenden Entlastung der ableitenden Harnwege in den frühen Schwangerschaftswochen bis zum Erreichen der 16.–18. SSW eingesetzt werden. Ab dann kann die Anlage eines vesiko-amnialen Shunts oder die fetale Zystoskopie für die permanente Entlastung der Harnblase sorgen.

11.5.3 Vesiko-amnialer Shunt (VAS)

Das vesiko-amniale Shunting ist die am häufigsten angewandte Technik zur Entlastung der obstruierten ableitenden Harnwege. Der Führungstrokar ist 16 G oder 18 G dick; der Shunt wird perkutan zwischen fetaler Harnblase und Amnionhöhle unter sonografischer Kontrolle in maternaler Lokalanästhesie gelegt. Es handelt sich meistens um einen Double-Pigtail-Katheter (Abb. 11.4); das eine Ende liegt in der fetalen Harnblase, das andere Ende in der Amnionhöhle; neuerdings wird auch ein Stent (Abb. 11.5) als VAS genutzt. Vor Durchführung des invasiven Eingriffs sollte eine ge-

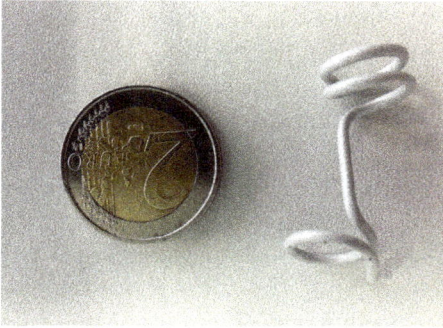

Abb. 11.4: Vesiko-amnialer Shunt in Form eines Double-Pigtail-Shunts (Harrison bladder stent, Cook Medical, USA).

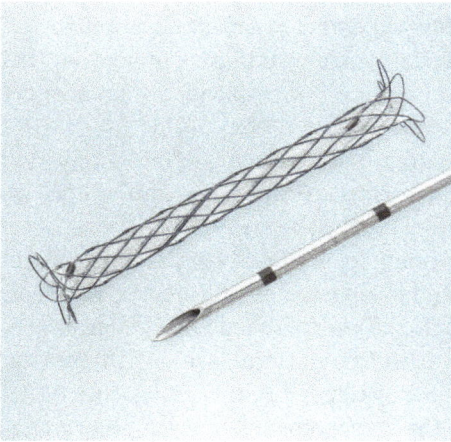

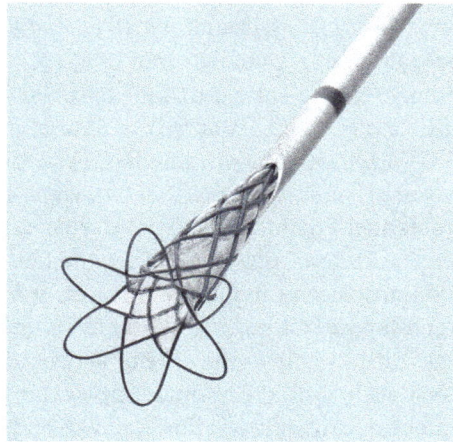

(a) (b)

Abb. 11.5: Vesiko-amnialer Shunt in Form eines Stents mit zugehöriger Punktionskanüle und Pusher (intrauteriner Shunt, Somatex Medical Technologies, Deutschland).

naue sonografische und Dopplersonografische Untersuchung der fetalen Bauchwand erfolgen. Mittels Farbdoppler können die Umbilikalarterien sonografisch dargestellt und eine Gefäßverletzung kann vermieden werden. Der Shunt sollte an dem mittleren bis kaudalen Teil der Harnblase positioniert werden, um das Risiko einer Dislokation nach Entlastung beim Zusammenziehen der Harnblase zu verringern. Bei Oligohydramnie ist eine Amnioninfusion notwendig, um eine ausreichende Vorlaufstrecke im Fruchtwasser zur Shunteinlage zu erhalten [21, 28].

Über den Shunt erfolgt die Ableitung des fetalen Urins direkt in die Amnionhöhle. Dadurch wird (1.) eine normale Fruchtwassermenge aufrechterhalten, eine Lungenhypoplasie und (2.) die zunehmende Dilatation der ableitenden Harnwege vermieden und (3.) somit die Störung der Nephronenentwicklung zumindest teilweise verhindert.

Die Gesamt-Komplikationsrate der VAS-Anlage liegt bei rund 45 % [28]. Als häufigste Komplikationen werden ein Verstopfen (bei rund 25 % der Fälle) und die Dislokation des Shunts (zwischen 20 % und 34 %) berichtet [28, 52]. Durch die Verstopfung kommt es in absehbarer Zeit erneut zur Dilatation der ableitenden Harnwege. Der Shunt kann bei inkorrekter Retraktion des Führungsstabes komplett in der fetalen Blase oder als vesiko-abdominaler Shunt in Blase und Abdomen des Feten liegen oder mit seinem äußeren Ende in die Uteruswand verankert sein. Später kann es ebenfalls zu einer Dislokation des Katheters in die Amnionhöhle oder in die Bauchhöhle oder Blase kommen, vermutlich durch Bewegungen der unteren Extremitäten oder durch das normale Wachstum des Feten. In >80 % der Fälle kann ein VAS beim ersten Mal erfolgreich und ohne Komplikationen gelegt werden [53]. Das Auftreten eines urinösen Aszites bei Dislokation des Shunts und die Einleitung des Urins direkt in die fetale Bauchhöhle (Abb. 11.2) führen zur massiven Dilatation des fetalen Bauches mit Anhebung des Zwerchfells und stellen die Indikation zur erneuten Anlage eines neuen VAS oder abdomino-amnialen Shunts [28, 54]. Die Rate vorzeitiger Blasensprünge liegt bei rund 20 % und kann durch die teilweise Notwendigkeit mehrfacher Punktionen bei Dislokation oder Verstopfen des Shunts erklärt werden [53, 55].

Vorzeitige Wehen, Amnioninfektionssyndrom und frühzeitige Entbindung sind weitere Komplikationen. Eine iatrogene Gastroschisis, Harnblasenblutung oder intrauteriner Fruchttod wurden in seltenen Fällen beschrieben [55–57].

Zusätzliche Komplikationen, die den postnatalen Verlauf beeinträchtigen, sind die Harnblasenwandfibrose mit kleiner Volumenkapazität der Harnblase, Detrusorkontraktionsstörungen und Harninkontinenz [45]. Tierexperimentelle Studien zeigen, dass die physiologische Ableitung des Urins über Ureter, Harnblase und Urethra äußerst wichtig für die normale Entwicklung der ableitenden Harnwege ist. Durch Umleiten des Urinabflusses über den VAS finden Umbauvorgänge statt, die zu einer ausgeprägten Fibrose der Harnblasenwand führen und somit eine Behinderung der postnatalen Spontanmiktion darstellen können [58]. Diese Umbauvorgänge sind irreversibel und ziehen postnatal rekonstruktive Operationen nach sich.

Es wurden verschiedene Shunts mit dem Ziel entwickelt, die Komplikationsrate zu verringern. Der meistbenutzte Shunt ist der Double-Pigtail-Katheter (Abb. 11.4). In den letzten Jahren wird zunehmend der Somatex-Shunt (Stent) (Abb. 11.5) benutzt. Vorteile des letzteren sind die geringere Rate an Dislokationen und die Einlage über eine relativ dünne 18-G-Nadel, die eine Shunteinlage bereits mit 14–15 SSW technisch gut durchführen lässt.

Bedauerlicherweise konnte bis jetzt kein positiver Effekt auf die Nierenfunktion nachgewiesen werden. Allerdings sind perinatale Mortalität und Morbidität signifikant niedriger als bei LUTO-Patienten ohne antenatale Shunteinlage. Das Aufrechterhalten einer normalen Fruchtwassermenge erlaubt eine relativ ungestörte Lungenentwicklung, sodass die Rate an schwerer Lungenhypoplasie und/oder pulmonalarterieller Hypertension signifikant verringert werden kann. Die Morbiditätsrate der überlebenden Kinder ist indirekt erhöht, wenn man berücksichtigt, dass durch die intrauterine Intervention jetzt mehr Kinder die postnatale Zeit überleben können, aber mit deutlichen Komorbiditäten, vor allem Nierenfunktionseinschränkung, Dialyse bereits im Neugeborenenalter, Kontrakturen und insgesamt verminderte Lebensqualität [52].

Das Gesamtüberleben ist mit 40–50 % nach VAS-Anlage deutlich höher, verglichen zu den Feten ohne VAS-Anlage, von denen die Mehrzahl perinatal verstirbt [21, 42]. Eine Subgruppenanalyse zeigt, dass sich das postnatale Outcome überwiegend bei den Feten mit pränatal schlechter Prognose gebessert hat [21].

50–60 % der Überlebenden zeigen eine Nierenfunktionseinschränkung unterschiedlichen Grades, von einer milden Nierenfunktionseinschränkung bis zur terminalen Niereninsuffizienz mit Notwendigkeit einer Nierentransplantation im frühen Alter [28, 59–64].

Ungefähr 60 % der Kinder benötigen eine rekonstruktive Operation der ableitenden Harnwege im Sinne einer Vesikostomie, perkutanes Nierenstoma oder Augmentation der Harnblase mit einer Ureter-Zystoplastik [61].

Biard et al. und Freedmann et al. zeigten, dass Kinder von ca. sechs Jahren, die intrauterin mit VAS behandelt wurden, in fast einem Drittel der Fälle einen fortschreitenden Nierenfunktionsverlust aufwiesen, mit Dialysepflicht und Nierentransplantation [12, 65]. Es handelt sich aber um Kinder, die sich kognitiv normal entwickeln und einen leichten Grad einer Harninkontinenz aufweisen [23].

In einer späteren Beobachtungsstudie über fünf Jahre hatten 34 % der Überlebenden eine normale Nierenfunktion, 22 % eine milde Niereninsuffizienz und 34 % benötigten eine Nierentransplantation. 61 % konnten spontan miktionieren, 44 % zeigten rezidivierende respiratorische Beschwerden wie z. B. Asthma bronchiale oder Bronchial- und Lungeninfektionen, 66,5 % waren wachstumsrestringiert mit einer Körpergröße <25 Perzentile. 50 % berichteten von rezidivierenden Harnwegsinfektionen [6].

11.5.3.1 PLUTO-Studie

Eine vielversprechende randomisierte multizentrische Studie („Percutaneous vesicoamniotic shunting in lower urinary tract obstruction", PLUTO-Studie) wurde 2006–2010 durchgeführt. Untersucht werden sollte die Effektivität eines VAS bei mittelschwerer und schwerer LUTO. Die Zahl der beteiligten Zentren betrug insgesamt 21 in England, Schottland, Irland und den Niederlanden. Die Einschlusskriterien waren Einlingsschwangerschaft in 18–24 SSW, männlicher Fet, isolierte Urethralobstruktion mit Megazystis, Hydronephrose, Hydroureteren und Oligohydramnion. Es sollten insgesamt 200 Frauen in drei Jahren für konservative Therapie oder intrauterine VAS-Anlage randomisiert werden. Postnatale Ergebnisse sollten nach 12 Monaten erhoben werden. Primäre Endpunkte waren die perinatale Morbidität bis zum 28. Lebenstag und die Kreatininkonzentration als Messgröße für die renale Funktion. Sekundäre Endpunkte waren der mittels Miktionszysturethrografie gemessene Harnleiterrefluxgrad, die Harnblasenwanddicke und die Dilatation der Nierenbecken im Ultraschall. Zur Beurteilung des Langzeitoutcomes wurden Nierenfunktionseinschränkungen und Harninkontinenz erfasst. Nach vier Jahren musste die Studie aufgrund der niedrigen

Zahl der rekrutierten Fälle (insgesamt nur 31 Feten) vorzeitig beendet werden. Es wurden Patientinnen in nur sieben von den 21 Zentren randomisiert. Die Randomisierung der betroffenen Schwangeren gelang kaum, da die meisten entweder den Schwangerschaftsabbruch oder die Einlage eines VAS wünschten, sodass die Studie mangels ausreichender Rekrutierung abgebrochen werden musste. Die ersten postnatalen Ergebnisse zeigten einen klaren Vorteil für das Überleben der Feten, die einer fetalen Therapie unterzogen wurden (86 %), gegenüber den nicht intrauterin behandelten Feten, die in nur 25 % nach zwei Jahren überlebt haben. Die Morbiditätsrate zeigte sich erhöht; es gab nur zwei Kinder, die nach zwei Jahren eine gute Nierenfunktion und eine adäquate Entwicklung zeigten [41, 43].

Wir führten eine retrospektive Beobachtungsstudie in unseren Zentren (Universitätsfrauenklinik Bonn und Universitätsfrauenklinik Köln) von 2004 bis 2012 durch [55]. Es konnten 53 Feten mit LUTO identifiziert werden, bei denen eine Shunteinlage erfolgte. Das mittlere Gestationsalter für die Diagnose war 16,4 SSW (knapp 60 % der Diagnosen wurden vor der 16. SSW gestellt) und für die VAS-Einlage (Double-Pigtail-Katheter) 17,8 SSW. Bei 18 (34 %) Feten erfolgte die erste Shunteinlage bereits vor der 16. SSW. Zu einer Shuntdislokation kam es bei 35 (66 %) der Fälle; die mittlere fallbezogene Anzahl von Shunteinlagen lag daher bei 1,38; das Verstopfen eines Shunts wurde hingegen nicht beobachtet. In rund 40 % der Fälle entschieden sich die Eltern trotz primär erfolgter Shunteinlage aufgrund verschiedener Komplikationen oder dem späteren Nachweis einer renalen Dysplasie mit fetaler Niereninsuffizienz für den Schwangerschaftsabbruch, in insgesamt 9 % kam es zum IUFT oder Spätabort. 23 Kinder wurden lebend geboren, von denen 17 Neugeborene überlebten; zehn von diesen zeigten eine normale Nierenfunktion, vier eine kompensierte Nierenfunktionseinschränkung; drei weitere Kinder benötigten eine Nierenersatztherapie und erhielten im Alter von 18 Monaten, 3 bzw. 5 Jahren eine Nierentransplantation [55].

11.5.4 Fetale perkutane Zystoskopie

Die Technik wurde von Quintero und Team 1995 vorgestellt [65, 66]. Das Ziel war die Entwicklung einer neuen Technik, um die postnatale Prognose gegenüber den Ergebnissen nach VAS zu verbessern. Die fetale Zystoskopie kann sowohl in Spinal- als auch in Lokalanästhesie erfolgen. Die Anästhesie des Feten erfolgt mit Fentanyl (15 µg/kg KG) und Pancuronium (0,5–2 mg/kg KG). Die Medikamente werden entweder direkt in der Nabelschnurvene oder intramuskulär am fetalen Oberarm oder Oberschenkel injiziert [3, 46, 68, 69].

Bei der fetalen Zystoskopie sollte der Trokar durch den kranialen Teil der Harnblase eingeführt werden, im Gegensatz zu der VAS-Anlagetechnik, wo der Shunt im unteren Teil der Harnblase zu positionieren ist [70]. Dadurch tritt der Trokar im optimalen Winkel zum Harnblasenhals ein. Bei der Zystoskopie wird ein 1,3 mm dicker Trokar benutzt, der zu einem Optikwinkel von mindestens 70° gebogen werden kann. Der

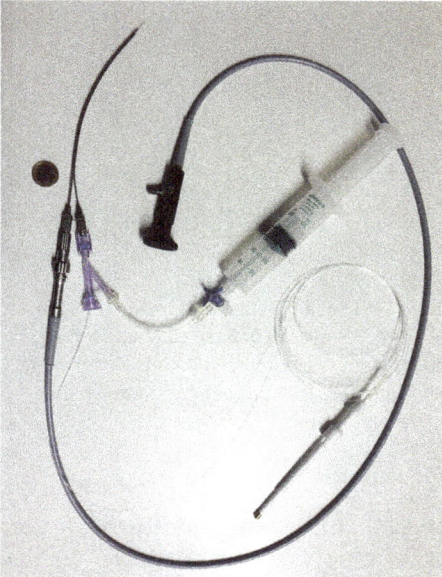

Abb. 11.6: Fetales Zystoskopieset, das in der Universitätsfrauenklinik Bonn eingesetzt wird.

Trokar wird unter sonografischer Kontrolle in die fetale Harnblase eingebracht und der Eingriff mit einem 1,0 mm dicken Fetoskop und einer 0,7 mm Laserfaser durchgeführt (Abb. 11.6). Eine Urinprobe wird zur Elektrolytanalyse gewonnen.

Mit dem Fetoskop kann zuerst die Schleimhaut der Harnblase auf Blutung, dann können Trabekulierung, Wandhypertrophie und die Ureterostien untersucht werden (Abb. 11.7). Die Distension der Blase kann mittels vorgewärmter Ringer-Lösung aufrechterhalten werden. Der Fetoskop wird dann weiter kaudal in Richtung Harnblasenhals und Urethra geführt.

– Wenn es sich um eine dünne Membran knapp oberhalb der dilatierten Urethra handelt, wird die Diagnose von posterioren Urethralklappen gestellt. Diese Obstruktion kann durch verschiedenen Methoden behoben werden.
– Wenn sich keine Membran darstellen lässt, geht man von einer Urethralatresie aus. In dem Fall wird der Eingriff beendet und ggf. ein vesiko-amnialer Shunt platziert. Nur wenige Fälle mit Urethralaplasie oder -stenose, die überlebt haben, aber alle eine Nierentransplantation benötigten, wurden bisher berichtet [71].

Folgende Methoden kommen zur Perforation der Urethralklappen infrage:
– Hydroablation mit NaCl
– mechanische Destruktion mittels Führungsdraht
– Laserablation

Empfohlen wird überwiegend, zuerst NaCl durch die Membran zu injizieren, um das Vorliegen von Urethralklappen zu bestätigen, und anschließend die dilatierten

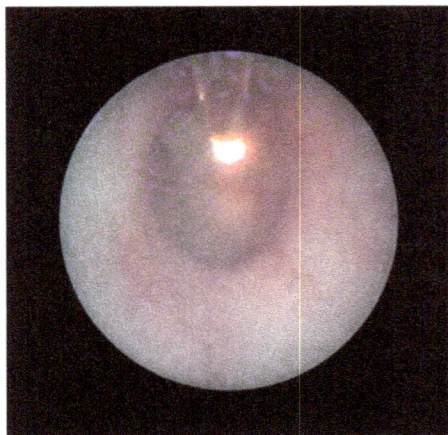

Abb. 11.7: Fetale Zystoskopie in der 20. SSW eines Feten mit LUTO. Das Fetoskop zeigt in Richtung Harnblasenhals. Mittels Laserbeam, der sich bei 12:00 Uhr befindet, werden die „Urethralklappen" destruiert.

Urethralklappen mittels Laser zu abladieren [28]. Ein 400–600 µm ND:YAG-Laser (Neodym-dotierter Yitrium-Aluminium-Granat–Laser) wird mit niedriger Energie (30–40 W) für repetitive ca. 0,2 s anhaltende Impulse benutzt. Es bedarf eines feinen Handlings, um die Urethralklappen zu beseitigen und nicht das umliegende Gewebe irreversibel zu beschädigen. Wenn der Eingriff erfolgreich ist, kann man sonografisch direkt den Abfluss des fetalen Urins über die durchgängige Urethra (auch mittels Farbdopplersonografie) und Entleerung der Harnblase erkennen [3].

Widersprechende Berichte kommen aus der Arbeitsgruppe von Martinez et al., die in keinem von ihren 20 Fällen die Durchgängigkeit der Urethra direkt postoperativ nachweisen konnten. In nur 80 % der Fälle kam es zur Normalisierung der Harnblase und der Fruchtwassermenge. Bei diesen Fällen, die als erfolgreich gewertet wurden, kam es im Verlauf der Schwangerschaft trotzdem in 18 % zur progressiven Oligo- bzw. Anhydramnie [46].

Durch die Zystoskopie konnte die richtige Diagnose der Ursache in 90 % [72] und erfolgreiche Durchführung der Laserablation in rund 80–95 % der Fälle erreicht werden [46, 72]. Bis jetzt wurde diese Technik, in modifizierten Formen, nur in wenigen Fällen durchgeführt [3, 46, 61, 66–69, 73–77]. In Abhängigkeit von der Technik werden folgende Erfolgsraten berichtet:

– in 50 % der Fälle, wenn die Destruktion mittels Laser erfolgte, mit einer postnatalen Überlebensrate von 70 %;
– in 20 % der Fälle, wenn eine Hydroablation erfolgte, mit einer Überlebensrate von 75 % [28];

In diesen kleinen Fallserien wurden keine maternalen Komplikationen berichtet. Das Risiko einer Infektion bleibt aber das Gleiche wie bei den anderen fetoskopischen Eingriffen. Ein früher vorzeitiger Blasensprung wurde in 20–27 % und eine Frühgeburt in 25 % der Fälle beschrieben [3, 46, 72].

Urinöser Aszites, meist transient, ist als eine der häufigsten Komplikationen bei 40–45 % der Feten zu beobachten [69, 70]. In 10–13 % aller fetalen Zystoskopien ist mit urologischen Fisteln (urethro-kutan oder urethro-rektal) des Feten zu rechnen. Als Ursachen können fehlende fetale Anästhesie, Unerfahrenheit der Operateure oder inadäquate Instrumente (Laser und Trokar) in Betracht gezogen werden [78]. Zum Beheben der Fisteln kommen Korrekturoperationen in dem ersten Lebensjahr infrage (Zystostomie oder Kolostomie) [72].

Ein erneutes Auftreten der Obstruktion nach Laserablation von posterioren Urethralklappen war in rund 20 % der Fälle zu beobachten. Ein zweiter Eingriff (entweder erneute Zystoskopie oder VAS) erfolgte nur in 10 % der Fälle. Als Ursache für die erneute Obstruktion sind stenotisierende Narben oder eine unzureichende Laserablation zu erwägen [72].

Die Gesamtüberleben beträgt ca. 55 % in Fällen mit PUV, 75 % der Neugeborenen zeigen eine akzeptable Nierenfunktion in den ersten zwei Lebensjahren [46, 70, 78]. Auch nach fetaler Zystoskopie brauchen ungefähr 30 % der Überlebenden eine Nierentransplantation. In den meisten Fällen persistierte die Harnblasenwandhypertrophie mit Dilatation der Ureteren und Nierenbecken [3, 46].

Zu den möglichen Vorteilen der fetalen Zystoskopie gegenüber dem vesiko-amnialen Shunt gehören:
- meistens einmalige Prozedur;
- keine Indikation zur vorherigen Amnioninfusion;
- nicht nur eine therapeutische, sondern auch eine diagnostische Technik zur genaueren Differenzierung der Ursache der Obstruktion (PUV oder UA); das führt zu einer besseren Prognoseeinschätzung, einer genaueren Selektion der Fälle zur fetalen Therapie und dementsprechenden Beratung der Eltern;
- durch Ablation der Urethralklappen und Behebung der Obstruktion kann der normale Zyklus der spontanen Miktion wiederhergestellt werden; der übliche Ablauf des Urins über Ureter, Harnblase und Urethra führt zur adäquaten morphologischen Entwicklung der ableitenden Harnwege, was von großem Vorteil für die spätere Lebensqualität ist [28, 72];
- in rund 40 % der Fälle ist keine weitere postnatale Laserablation notwendig [72];

Limitierende Faktoren zur Anwendung der fetalen Zystoskopie sind:
- eine insgesamt schwierige und komplexere Prozedur von ungefähr 30 min Dauer, die in höherem Schwangerschaftsalter durch zunehmende Muskelhypertrophie des Harnblasenhalses zusätzlich kompliziert wird [69];
- nicht bereits sehr früh mit 14–26 SSW durchführbar;
- ungünstige Position des Feten und/oder eine Oligohydramnie können das Erreichen der posterioren Urethralklappen erschweren; das Einführen des Fetoskops in einem perfekten Winkel zum Harnblasenhals ist für den Erfolg des Eingriffs besonders wichtig. Anderenfalls sind die Destruktion des umliegenden Gewebes und somit die Entwicklung einer vesiko-rektalen Fistel unvermeidlich;

– nach Perforation der Harnblase mit dem Fetoskop kommt es zum Austritt des fetalen Urins in die Amnionhöhle; das erschwert die Sichtbedingungen und somit die Evaluation der Schleimhaut;
– es fehlen größere Serien; daher ist ein Publikationsbias wahrscheinlich

11.6 Schlussfolgerung und Diskussion

Morris et al. zeigen in einer systematischen Metaanalyse der bis dato veröffentlichten Studien, dass das perinatale „long-term Outcome" durch die intrauterine Therapie nicht verbessert werden konnte. Die Überlebensrate der Feten, bei denen eine intrauterine Therapie durchgeführt wurde, ist aber deutlich besser; bedauerlicherweise hat sich parallel dazu die Morbiditätsrate erhöht [52]. Durch die fetale Therapie wird die Menge des Fruchtwassers wiederhergestellt und somit die perinatale Mortalität infolge von Lungenhypoplasie und pulmonal-arterieller Hypertension gesenkt. Leider konnten beide Techniken das pränatale oder postnatale Fortschreiten der renalen Dysfunktion zur terminalen Niereninsuffizienz nicht aufhalten, was zur Erhöhung der Morbiditätsrate in der Adoleszenz geführt hat [79].

Der Vergleich zwischen vesiko-amnialem Shunt und fetaler Zystoskopie zeigte, dass keine Therapie der anderen überlegen ist [23, 79]. Nach einem VAS ist die 2-Jahre-Überlebensrate erhöht, die Nierenfunktion aber nicht verbessert. Nach fetaler Zystoskopie wurden ähnliche Erfolgsraten bezüglich des Gesamtüberlebens berichtet. In einer kleinen Serie wird berichtet, dass durch die fetale Zystoskopie auch die Rate an Überlebenden mit normaler Nierenfunktion erhöht ist [80]. Das lässt sich dadurch erklären, dass bei der fetalen Zystoskopie die korrekte Ursache in 95 % der Fälle identifiziert werden kann und in der Datenauswertung nur die Feten mit posterioren Urethralklappen eingeschlossen wurden. Die Feten mit Urethralatresie, die ohnehin die schlechteste Prognose aufweisen, werden nicht therapiert und somit nicht in der statistischen Auswertung berücksichtigt, was aber in den Fällen nach einem VAS nicht möglich ist, da allein durch Ultraschall eine Urethralatresie nicht bewiesen werden kann.

Die Morbidität der Kindheit beinhaltet operative Eingriffe zur Rekonstruktion der ableitenden Harnwege (in ca 60 %), Inkontinenz, Notwendigkeit des regelmäßigen Selbstkatheterisierens und fortschreitende Nierenfunktionseinschränkung bis hin zur terminalen Niereninsuffizienz mit Notwendigkeit einer Dialyse und schließlich einer Nierentransplantation. In Fällen von Urämie ist mit eingeschränktem körperlichem Wachstum, Fertilitäts- und Ejakulationsstörungen zu rechnen [12, 65, 81].

Freedman et al. berichteten bei einer Gruppe von Kindern mit LUTO im Alter von rund fünf Jahren (mittleres Alter 54 Monate):
– 86 % der Kinder hatten eine Größe <25. Perzentile
– 50 % der Kinder hatten eine Größe <50. Perzentile
– 14 % berichten von Harninkontinenz
– 50 % zeigten ein adäquates Miktionsverhalten [12]

Faktoren, die eine adäquate Entwicklung der Harnwege verhindern und somit zur Morbidität in der Kindheit beitragen, sind:
- bilateraler vesikulourethraler Reflux
- Detrusor-Muskelfunktionseinschränkung
- verzögertes Erreichen der kindlichen Harnkontinenz
- rezidivierende Harnwegsinfekte
- persistierende erhöhte Serum-Kreatininkonzentrationen [11, 23, 82–84]

Aufgrund der großen Zahl der Überlebenden, die eine Dialyse oder Nierentransplantation perinatal oder bis zum Erwachsenenalter brauchen werden, lässt sich festhalten, dass die intrauterine Therapie oft ineffektiv ist, da es sich um eine irreversible Schädigung der anatomischen Strukturen handelt, die schon vor der Entwicklung sonografischer Auffälligkeiten auftreten kann. Einige renale Entwicklungsgene sind sowohl für die Entwicklung von Urethralobstruktion als auch anderer Bereiche der Nieren und des harnableitenden Systems relevant, was die Kombination einer frühen renalen Dysplasie und einer Urethralobstruktion auch bei sehr früher und erfolgreicher Harnableitung erklärt. Allerdings können, insbesondere bei sehr früher Shuntimplantation, sekundäre Schädigungen der Tubuli vermieden und eine größere Zahl von Nephronen erhalten werden; dies könnte das Auftreten einer Niereninsuffizienz in der Neonatalzeit verhindern und signifikant verzögern. Daher ist es sinnvoll, weitere Studien zu planen, die die Auswirkungen einer frühen Shunteinlage bereits mit 15 SSW untersuchen.

Systematische Metaanalysen zeigten, dass die kleinen Fallserien, die heterogenen Inklusionskriterien der Feten in diesen Kohorten, der retrospektive Charakter der Studien und die unterschiedliche Definition der Vergleichsparameter (Fruchtwassermenge, postnatale Nierenwerte) limitierende Faktoren bei der Formulierung allgemeiner Empfehlungen für die weitere pränatale Betreuung und Therapie sind.

Zu der Beratung der Eltern gehören folgende Fakten:
- Ungewissheit über zukünftige Nierenfunktion; das kann von milder Nierenfunktionseinschränkung bis zur terminalen Niereninsuffizienz reichen;
- rund 30 % der LUTO-Kinder werden in ihrer Kindheit und/oder im Erwachsenenalter eine Dialyse und gegebenenfalls eine Nierentransplantation brauchen;
- normale kognitive und motorische Entwicklung;
- akzeptable Harnkontinenz nach medikamentöser und operativer Therapie

Literatur

[1] Anumba DO, Scott JE, Plant ND, Robson SC. Diagnosis and outcome of fetal lower urinary tract obstruction in the northern region of England. Prenat Diagn. 2005,25(1),7–13.

[2] Robyr R, Benachi A, Daikha-Dahmane F, Martinovich J, Dumez Y, Ville Y. Correlation between ultrasound and anatomical findings in fetuses with lower urinary tract obstruction in the first half of pregnancy. Ultrasound Obstet Gynecol. 2005,25(5),478–482.

[3] Ruano R, Duarte S, Bunduki V, Giron AM, Srougi M, Zugaib M. Fetal cystoscopy for severe lower urinary tract obstruction–initial experience of a single center. Prenat Diagn. 2010,30(1),30–39.

[4] Wu S, Johnson MP. Fetal lower urinary tract obstruction. Clin Perinatol. 2009,36(2),377–390, x.

[5] Tonni G, Vito I, Ventura A, Grisolia G, De Felice C. Fetal lower urinary tract obstruction and its management. Arch Gynecol Obstet. 2013,287(2),187–194.

[6] Mann S, Johnson MP, Wilson RD. Fetal thoracic and bladder shunts. Semin Fetal Neonatal Med. 2010,15(1),28–33.

[7] Malin G, Tonks AM, Morris RK, Gardosi J, Kilby MD. Congenital lower urinary tract obstruction: a population-based epidemiological study. BJOG Int J Obstet Gynaecol. 2012,119(12),1455–1464.

[8] Kaefer M, Peters CA, Retik AB, Benacerraf BB. Increased renal echogenicity: a sonographic sign for differentiating between obstructive and nonobstructive etiologies of in utero bladder distension. J Urol. 1997,158(3 Pt 2),1026–1029.

[9] Sohn C, Tercanli S, Holzgreve W, Baier PM, Batukan C, Blohmer JU. Ultraschall in Gynäkologie und Geburtshilfe. 2., vollst. überarb. Aufl. Thieme; 2003. 851 S. 10. Parkhouse HF, Barratt TM. Investigation of the dilated urinary tract. Pediatr Nephrol Berl Ger. 1988,2(1),43–47.

[10] Parkhouse HF, Barratt TM. Investigation of the dilated urinary tract. Pediatr Nephrol Berl Ger. 1988,2(1),43–47.

[11] Parkhouse HF, Barratt TM, Dillon MJ, Duffy PG, Fay J, Ransley PG, et al. Long-term outcome of boys with posterior urethral valves. Br J Urol. 1988,62(1),59–62.

[12] Freedman AL, Johnson MP, Smith CA, Gonzalez R, Evans MI. Long-term outcome in children after antenatal intervention for obstructive uropathies. Lancet Lond Engl. 1999,354(9176),374–377.

[13] Moore K, Persaud TVN, Viebahn C. Embryologie: Entwicklungsstadien – Frühentwicklung – Organogenese – Klinik. 5. Aufl. Urban & Fischer Verlag/Elsevier GmbH; 2007.

[14] Nicolini U, Spelzini F. Invasive assessment of fetal renal abnormalities: urinalysis, fetal blood sampling and biopsy. Prenat Diagn. 2001,21(11),964–969.

[15] Edouga D, Hugueny B, Gasser B, Bussières L, Laborde K. Recovery after relief of fetal urinary obstruction: morphological, functional and molecular aspects. Am J Physiol Renal Physiol. 2001,281(1),F26–37.

[16] Bernardes LS, Aksnes G, Saada J, Masse V, Elie C, Dumez Y, et al. Keyhole sign: how specific is it for the diagnosis of posterior urethral valves? Ultrasound Obstet Gynecol Off J Int Soc Ultrasound Obstet Gynecol. 2009,34(4),419–423.

[17] Glick PL, Harrison MR, Golbus MS, Adzick NS, Filly RA, Callen PW, et al. Management of the fetus with congenital hydronephrosis II: Prognostic criteria and selection for treatment. J Pediatr Surg. 1985,20(4),376–387.

[18] Freedman AL, Johnson MP, Gonzalez R. Fetal therapy for obstructive uropathy: past, present.future? Pediatr Nephrol Berl Ger. 2000,14(2),167–176.

[19] Mahony BS, Callen PW, Filly RA. Fetal urethral obstruction: US evaluation. Radiology. 1985,157(1),221–224.

[20] Holmes N, Harrison MR, Baskin LS. Fetal surgery for posterior urethral valves: long-term postnatal outcomes. Pediatrics. 2001,108(1),E7.

[21] Morris RK, Khan KS, Kilby MD. Vesicoamniotic shunting for fetal lower urinary tract obstruction: an overview. Arch Dis Child Fetal Neonatal Ed. 2007,92(3),F166–168.

[22] Morris RK, Malin GL, Khan KS, Kilby MD. Antenatal ultrasound to predict postnatal renal function in congenital lower urinary tract obstruction: systematic review of test accuracy. BJOG Int J Obstet Gynaecol. 2009,116(10),1290–1299.

[23] Morris RK, Kilby MD. Long-term renal and neurodevelopmental outcome in infants with LUTO, with and without fetal intervention. Early Hum Dev. 2011,87(9),607–610.

[24] Miller OF, Lashley DB, McAleer IM, Kaplan GW. Diagnosis of urethral obstruction with prenatal magnetic resonance imaging. J Urol. 2002,168(3),1158–1159.

[25] Johnson MP, Bukowski TP, Reitleman C, Isada NB, Pryde PG, Evans MI. In utero surgical treatment of fetal obstructive uropathy: a new comprehensive approach to identify appropriate candidates for vesicoamniotic shunt therapy. Am J Obstet Gynecol. 1994,170(6),1770-1776-1779.

[26] Jouannic J-M, Hyett JA, Pandya PP, Gulbis B, Rodeck CH, Jauniaux E. Perinatal outcome in fetuses with megacystis in the first half of pregnancy. Prenat Diagn. 2003,23(4),340–344.

[27] Liao AW, Sebire NJ, Geerts L, Cicero S, Nicolaides KH. Megacystis at 10–14 weeks of gestation: chromosomal defects and outcome according to bladder length. Ultrasound Obstet Gynecol. 2003,21(4),338–341.

[28] Ruano R. Fetal surgery for severe lower urinary tract obstruction. Prenat Diagn. 2011,31(7),667–674.

[29] Johnson MP, Corsi P, Bradfield W, Hume RF, Smith C, Flake AW, et al. Sequential urinalysis improves evaluation of fetal renal function in obstructive uropathy. Am J Obstet Gynecol. 1995,173(1),59–65.

[30] Nicolini U, Fisk NM, Rodeck CH, Beacham J. Fetal urine biochemistry: an index of renal maturation and dysfunction. Br J Obstet Gynaecol. 1992,99(1),46–50.

[31] Muller F, Dommergues M, Mandelbrot L, Aubry MC, Nihoul-Fekete C, Dumez Y. Fetal urinary biochemistry predicts postnatal renal function in children with bilateral obstructive uropathies. Obstet Gynecol. 1993,82(5),813–820.

[32] Crombleholme TM, Harrison MR, Golbus MS, Longaker MT, Langer JC, Callen PW, et al. Fetal intervention in obstructive uropathy: prognostic indicators and efficacy of intervention. Am J Obstet Gynecol. 1990,162(5),1239–1244.

[33] Nicolini U, Tannirandorn Y, Vaughan J, Fisk NM, Nicolaidis P, Rodeck CH. Further predictors of renal dysplasia in fetal obstructive uropathy: bladder pressure and biochemistry of „fresh" urine. Prenat Diagn. 1991,11(3),159–166.

[34] Ciardelli V, Rizzo N, Farina A, Vitarelli M, Boni P, Bovicelli L. Prenatal evaluation of fetal renal function based on serum beta(2)-microglobulin assessment. Prenat Diagn. 2001,21(7),586–588.

[35] Craparo FJ, Rustico M, Tassis B, Coviello D, Nicolini U. Fetal serum beta2-microglobulin before and after bladder shunting: a 2-step approach to evaluate fetuses with lower urinary tract obstruction. J Urol. 2007,178(6),2576–2579.

[36] Tassis BM, Trespidi L, Tirelli AS, Pace E, Boschetto C, Nicolini U. Serum beta 2-microglobulin in fetuses with urinary tract anomalies. Am J Obstet Gynecol. 1997,176(1 Pt 1),54–57.

[37] Berry SM, Lecolier B, Smith RS, Bercau G, Dombrowski MP, Puder KS, et al. Predictive value of fetal serum beta 2-microglobulin for neonatal renal function. 1995,345(8960),1277–1278.

[38] Dommergues M, Muller F, Ngo S, Hohlfeld P, Oury JF, Bidat L, et al. Fetal serum beta2-microglobulin predicts postnatal renal function in bilateral uropathies. Kidney Int. 2000,58(1),312–316.

[39] Spaggiari E, Dreux S, Czerkiewicz I, Favre R, Schmitz T, Guimiot F, et al. Fetal obstructive uropathy complicated by urinary ascites: outcome and prognostic value of fetal serum β-2-microglobulin. Ultrasound Obstet Gynecol. 2013,41(2),185–189.

[40] Morris RK, Quinlan-Jones E, Kilby MD, Khan KS. Systematic review of accuracy of fetal urine analysis to predict poor postnatal renal function in cases of congenital urinary tract obstruction. Prenat Diagn. 2007,27(10),900–911.

[41] Morris RK, Malin GL, Quinlan-Jones E, Middleton LJ, Hemming K, Burke D, et al. Percutaneous vesicoamniotic shunting versus conservative management for fetal lower urinary tract obstruction (PLUTO): a randomised trial. Lancet Lond Engl. 2013,382(9903),1496–1506.

[42] Ruano R, Sananes N, Wilson C, Au J, Koh CJ, Gargollo P, et al. Fetal lower urinary tract obstruction – a proposal of standardized multidisciplinary prenatal management based on disease severity. Ultrasound Obstet Gynecol. 2016,48(4),476–482.

[43] Pluto Collaborative Study Group, Kilby M, Khan K, Morris K, Daniels J, Gray R, et al. PLUTO trial protocol: percutaneous shunting for lower urinary tract obstruction randomised controlled trial. BJOG Int J Obstet Gynaecol. 2007,114(7),904–905, e1–4.

[44] Kitagawa H, Pringle KC, Koike J, Nagae H, Zuccollo J, Sato Y, et al. Early bladder wall changes after creation of obstructive uropathy in the fetal lamb. Pediatr Surg Int. 2006,22(11),875–879.

[45] Nagae H, Kitagawa H, Pringle KC, Koike J, Zuccollo J, Sato Y, et al. Pressure-limited vesico-amniotic shunt tube for fetal obstructive uropathy. J Pediatr Surg. 2006,41(12),2086–2089.

[46] Martínez JM, Masoller N, Devlieger R, Passchyn E, Gómez O, Rodo J, et al. Laser ablation of posterior urethral valves by fetal cystoscopy. Fetal Diagn Ther. 2015,37(4),267–273.

[47] Harrison MR, Filly RA, Golbus MS et al. Fetal treatment 1982. N. Engl. J. Med. 1982,307(26),1651–1652.

[48] Harrison MR, Filly RA, Parer JT et al. Management of the fetus with a urinary tract malformation. JAMA. 1981,246(6),635–639.

[49] Harrison MR, Golbus MS, Filly RA et al. Management of the fetus with congenital hydronephrosis. J. Pediatr. Surg. 1982,17(6),728–742.

[50] Harrison MR, Nakay DK, Noall R, de Lorimier AA. Correction of congenital hydronephrosis in utero II. Decompression reverses the effects of obstruction on the fetal lung and urinary tract. J. Pediatr. Surg. 1982,17(6),965–974

[51] Longaker MT, Golbus MS, Filly RA, Rosen MA, Chang SW, Harrison MR. Maternal outcome after open fetal surgery. A review of the first 17 human cases. JAMA. 1991,265(6),737–741.

[52] Morris RK, Malin GL, Khan KS, Kilby MD. Systematic review of the effectiveness of antenatal intervention for the treatment of congenital lower urinary tract obstruction. BJOG Int J Obstet Gynaecol. 2010,117(4),382–390.

[53] Ethun C, Zamora I, Roth DR et al. Outcomes of fetuses with lower urinary tract obstruction treated with vesicoamniotic shunt: a single-institution experience. J. Pediatr. Surg. 2013,48(5),956–962.

[54] Springer A, Fartacek R, Reck CA, Horcher E, Bettelheim D. Major complication after intrauterine vesico-amniotic shunting. Afr J Paediatr Surg AJPS. 2010,7(3),200–202.

[55] Stadie R, Strizek B,Gottschalk I, Geipel A, Gembruch U,Berg C. Intrauterine vesicoamniotic shunting for fetal megacystis. Arch. Gynecol. Obstet. 2016,294(6),1175–1182.

[56] Lewis KM, Pinckert TL, Cain MP, Ghidini A. Complications of intrauterine placement of a vesico-amniotic shunt. Obstet Gynecol. 1998,91(5 Pt 2),825–827.

[57] Elder JS, Duckett JW, Snyder HM. Intervention for fetal obstructive uropathy: has it been effective? Lancet Lond Engl. 1987,2(8566),1007–1010.

[58] Sato Y, Kitagawa H, Pringle KC, Koike J, Zuccollo J, Robinson R, et al. Effects of early vesicostomy in obstructive uropathy on bladder development. J Pediatr Surg. 2004,39(12),1849–1852.

[59] Golbus MS, Harrison MR, Filly RA, Callen PW, Katz M. In utero treatment of urinary tract obstruction. Am J Obstet Gynecol. 1982,142(4),383–388.

[60] Coplen DE. Prenatal intervention for hydronephrosis. J Urol. 1997,157(6),2270–2277.

[61] Holmes N, Harrison MR, Baskin LS. Fetal surgery for posterior urethral valves: long-term post-natal outcomes. Pediatrics. 2001,108(1),E7.

[62] Lissauer D, Morris RK, Kilby MD. Fetal lower urinary tract obstruction. Semin Fetal Neonatal Med. 2007,12(6),464–470.

[63] Crombleholme TM, Harrison MR, Longaker MT, Langer JC. Prenatal diagnosis and management of bilateral hydronephrosis. Pediatr Nephrol Berl Ger. 1988,2(3),334–342.

[64] Crombleholme TM, Harrison MR, Langer JC, Longaker MT, Anderson RL, Slotnick NS, et al. Early experience with open fetal surgery for congenital hydronephrosis. J Pediatr Surg. 1988,23(12),1114–1121.

[65] Biard J-M, Johnson MP, Carr MC, Wilson RD, Hedrick HL, Pavlock C, et al. Long-term outcomes in children treated by prenatal vesicoamniotic shunting for lower urinary tract obstruction. Obstet Gynecol. 2005,106(3),503–508.

[66] Quintero RA, Johnson MP, Romero R, Smith C, Arias F, Guevara-Zuloaga F, et al. In-utero percutaneous cystoscopy in the management of fetal lower obstructive uropathy. Lancet Lond Engl. 1995,346(8974),537–540.

[67] Quintero RA, Hume R, Smith C, Johnson MP, Cotton DB, Romero R, et al. Percutaneous fetal cystoscopy and endoscopic fulguration of posterior urethral valves. Am J Obstet Gynecol. 1995,172(1 Pt 1),206–209.

[68] Ruano R, Pimenta EJ, Duarte S, Zugaib M. Four-dimensional ultrasonographic imaging of fetal lower urinary tract obstruction and guidance of percutaneous cystoscopy. Ultrasound Obstet Gynecol. 2009,33(2),250–252.

[69] Welsh A, Agarwal S, Kumar S, Smith RP, Fisk NM. Fetal cystoscopy in the management of fetal obstructive uropathy: experience in a single European centre. Prenat Diagn. 2003,23(13),1033–1041.

[70] Agarwal SK, Fisk NM. In utero therapy for lower urinary tract obstruction. Prenat Diagn. 2001,21(11),970–976.

[71] González R, De Filippo R, Jednak R, Barthold JS. Urethral atresia: long-term outcome in 6 children who survived the neonatal period. J Urol. 2001,165(6 Pt 2),2241–2244.

[72] Sananes N, Cruz-Martinez R, Favre R, Ordorica-Flores R, Moog R, Zaloszy A, et al. Two-year outcomes after diagnostic and therapeutic fetal cystoscopy for lower urinary tract obstruction. Prenat Diagn. 2016,36(4),297–303.

[73] Quintero RA, Johnson MP, Romero R, Smith C, Arias F, Guevara-Zuloaga F, et al. In-utero percutaneous cystoscopy in the management of fetal lower obstructive uropathy. Lancet Lond Engl. 1995,346(8974),537–540.

[74] Hofmann R, Becker T, Meyer-Wittkopf M, Tekesin I, Sierra F, Schmidt S. Fetoscopic placement of a transurethral stent for intrauterine obstructive uropathy. J Urol. 2004,171(1),384–386.

[75] Canning DA. Fetal cystoscopy in the management of fetal obstructive uropathy: experience in a single European centre. J Urol. 2005,173(1),238.

[76] Jung E, Won H-S, Shim J-Y, Lee PR, Kim A, Kim KS. Successful outcome following prenatal intervention in a female fetus with bladder outlet obstruction. Prenat Diagn. 2005,25(12),1107–1110.

[77] Clifton MS, Harrison MR, Ball R, Lee H. Fetoscopic transuterine release of posterior urethral valves: a new technique. Fetal Diagn Ther. 2008,23(2),89–94.

[78] Sananes N, Favre R, Koh CJ, Zaloszyc A, Braun MC, Roth DR, et al. Urological fistulas after fetal cystoscopic laser ablation of posterior urethral valves: surgical technical aspects. Ultrasound Obstet Gynecol Off J Int Soc Ultrasound Obstet Gynecol. 2015,45(2),183–189.

[79] Morris RK, Ruano R, Kilby MD. Effectiveness of fetal cystoscopy as a diagnostic and therapeutic intervention for lower urinary tract obstruction: a systematic review. Ultrasound Obstet Gynecol. 2011,37(6),629–637.

[80] Ruano R, Sananes N, Sangi-Haghpeykar H, Hernandez-Ruano S, Moog R, Becmeur F, et al. Fetal intervention for severe lower urinary tract obstruction: a multicenter case-control study comparing fetal cystoscopy with vesicoamniotic shunting. Ultrasound Obstet Gynecol. 2015,45(4),452–458.

[81] Holmdahl G, Sillén U. Boys with posterior urethral valves: outcome concerning renal function, bladder function and paternity at ages 31 to 44 years. J Urol. 2005,174(3),1031–1034; discussion 1034.

[82] Dinneen MD, Dhillon HK, Ward HC, Duffy PG, Ransley PG. Antenatal diagnosis of posterior urethral valves. Br J Urol. 1993,72(3),364–369.

[83] Reinberg Y, de Castano I, Gonzalez R. Prognosis for patients with prenatally diagnosed posterior urethral valves. J Urol. 1992,148(1),125–126.

[84] El-Ghoneimi A, Desgrippes A, Luton D, Macher MA, Guibourdenche J, Garel C, et al. Outcome of posterior urethral valves: to what extent is it improved by prenatal diagnosis? J Urol. 1999,162(3 Pt 1),849–853.

Annegret Geipel und Ulrich Gembruch

12 Endokrine Erkrankungen und Stoffwechselstörungen

12.1 Fetale Schilddrüsenerkrankungen

Schilddrüsenhormone sind ein essenzieller Faktor für die Entwicklung des fetalen Gehirns und das fetale Wachstum.

Ab der 10. bis 12. SSW beginnt die fetale Schilddrüse Jod zu speichern, Thyreoglobulin zu bilden und auch Thyroxin (T4) freizusetzen. Vor diesem Zeitpunkt ist der Fet vollständig auf den plazentaren Transfer von maternalem T4 angewiesen. Dieser findet bis in die Spätschwangerschaft statt, sodass auch Feten mit Agenesie der Schilddrüse nur subnormale T4-Konzentrationen aufweisen. Bis zur 18. SSW ist die fetale Produktion von Schilddrüsenhormonen allerdings noch sehr gering. Die Konzentration des fetalen TSH (Thyrotropin) – maternales TSH kann die Plazenta nicht kreuzen – steigt nach der 18. SSW stetig an, erreicht zwischen 24. und 28. SSW einen Gipfel, um danach bis zum Geburtstermin wieder leicht abzufallen. Parallel hierzu kommt es ab der 18.–20. SSW bis zum Ende des dritten Trimenons zu einem stetigen Anstieg der fetalen Produktion und Konzentration von T4. Demgegenüber steigen die fetalen Serumkonzentrationen von T3 (Trijodthyronin) erst nach der 30. SSW langsam an. In den ersten Lebensstunden erhöhen sich die Konzentrationen beider Hormone auf das 4–6-fache der antenatalen Konzentration. In den ersten 4–5 Lebenswochen erfolgt ein stufenweiser Abfall auf Erwachsenenwerte [1].

Die fetale Schilddrüsenfunktion kann durch den plazentaren Transfer von mütterlichen Schilddrüsenhormonen, ihren Bindungsproteinen und bestimmten Antikörpern beeinflusst werden. Während Jod und TRH („Thyreotropin Releasing Hormone") die Plazenta frei passieren können, ist unter physiologischen Bedingungen der Transfer von T3, T4 und TSH („Thyroid Stimulating Hormone") begrenzt. Allerdings trägt der mütterliche T-4-Transfer wesentlich zur normalen Reifung des Feten, insbesondere der neuronalen Entwicklung, bei. Maternales IgG wird insbesondere im dritten Trimenon selektiv über die Plazenta transportiert [1]. Als Reaktion auf TSH-Rezeptor stimulierende oder blockierende Antikörper maternalen Ursprungs sind fetale Hypo- und Hyperthyreosen möglich.

Die fetale Schilddrüse kann mittels hochauflösender Sonografie bereits im zweiten Trimenon dargestellt und vermessen werden [2]. Die Normwerte sind insbesondere beim Monitoring von Schwangerschaften mit maternalem M. Basedow und anderen Schilddrüsenerkrankungen hilfreich. Bei entsprechendem mütterlichen Krankheitsbild sollten sonografische Kontrollen ab der 22. SSW etwa 4-wöchentlich erfolgen [3]. So kann eine fetale Struma als Zeichen einer Funktionsstörung im zweiten oder dritten Trimenon diagnostiziert werden [4, 5].

DOI 10.1515/9783110431162-012

Eine fetale Struma hat eine Häufigkeit von 1:4.000 Geburten [6]. Differenzialdiagnostisch sollte an andere Raumforderungen der vorderen Halsregion, z. B. Tumore gedacht werden. Unbehandelt ist die fetale Struma sowohl mit unmittelbar perinatalen Komplikationen als auch neurologischen Langzeitfolgen aufgrund der hormonellen Problematik assoziiert. Die Struma kann zu einer Hyperextension des Kopfes mit Dystokie führen. Obstruktionen von Trachea und Ösophagus führen zu Polyhydramnie, Frühgeburtlichkeit, selten auch Asphyxie und perinatalem Versterben [7]. Gegebenenfalls kann zusätzlich in der Spätschwangerschaft eine MRT-Diagnostik erfolgen, um die Frage der Durchgängigkeit der oberen Luftwege zu klären. Bei Vermutung einer Obstruktion der oberen Luftwege sollte die Entbindung per EXIT erfolgen. Wird die Diagnose einer fetalen Struma ohne entsprechende wegweisende Familienanamnese gestellt, sollte zunächst eine maternale Abklärung erfolgen (TSH, freies T3 und T4, Schilddrüsenantikörper, TSH-Rezeptor Antikörper; freies T4 und freies T3 im fetalen Blut müssen nicht zusätzlich bestimmt werden, da sich bei steigendem Thyroxin-bindendem Globulin (TGB) deren Anteil parallel zum Gesamt-T4 und Gesamt-T3 verändert).

Eine fetale Struma kann sowohl mit einer fetalen Hypothyreose als auch seltener mit einer fetalen Hyperthyreose einhergehen. Die Unterscheidung beider Pathologien im Ultraschall ist schwierig, Huel et al. beschrieben einen Ultraschallscore zur Differenzierung [8]. Untersuchte Parameter sind die Vaskularisation der Struma, die fetale Herzfrequenz, die Knochenreifung und die Anzahl fetaler Bewegungen. Mittels Farbdoppler wurde bei 68,8 % mit hypothyreoter Struma, aber nur bei 20 % mit hyperthyreoter Struma eine periphere Vaskularisation nachgewiesen [8]. Zusätzlich können die Schilddrüsenwerte TSH und Thyroxin im Fruchtwasser bestimmt werden [9]. Da das T4 im Fruchtwasser sowohl vom Feten als auch von der Mutter stammt, ist eher das TSH, das nicht plazentagängig ist, aussagekräftig. Es wurde gezeigt, dass fetale TSH-Werte im Serum und im Fruchtwasser gut korrelieren [9]. Den Goldstandard zum sicheren Nachweis einer fetalen Hypo- oder Hyperthyreose stellt aber die vollständige Hormonanalyse im fetalen Blut dar [4, 5].

12.1.1 Fetale Hypothyreose

Die kongenitale Hypothyreose ist eine der häufigsten potenziell behandelbaren Ursachen für eine mentale Retardierung. Die Inzidenz beträgt etwa 1:4.000 Lebendgeburten. Durch das Neugeborenenscreening werden Hypothyreosen mittlerweile früh diagnostiziert und bereits am Ende der 1. Lebenswoche behandelt. Obwohl sich die Langzeitprognose dieser Kinder hinsichtlich der neurologischen Entwicklung deutlich gebessert hat, benötigen ca. 10 % der Kinder mit schwerer Hypothyreose zusätzliche pädagogische Maßnahmen. Es sprechen einige Daten dafür, dass eine Hypothyreose in der Fetalzeit, trotz früher postnataler Diagnose und Behandlung, in Abhängigkeit vom Ausmaß des Hormonmangels zu irreversiblen neurologischen Defiziten führen kann [10]. Ob dies auch für subklinische maternale Hypothyreosen zutrifft, wird kontrovers diskutiert [11].

Die kongenitale Hypothyreose kann Folge einer Dys- oder Agenesie der Schilddrüse oder einer Dyshormonogenese sein. Sie kann sekundär durch transplazentare Passage mütterlicher Thyreostatika (meist Propylthiouracil [PTU] oder Methimazol) oder maternale Autoantikörper, wie Thyreotropin (TSH)-Rezeptor-blockierende Antikörper, verursacht werden [1]. Auch ein endemischer Jodmangel kann zu einer Hypothyreose führen. Sekundäre und tertiäre Hypothyreosen infolge einer hypothalamisch-hypophysären Dysregulation sind eine Rarität. In Abhängigkeit der Ätiologie sind unterschiedliche diagnostische Maßnahmen und Therapien erforderlich.

Besteht eine maternale Hyperthyreose, sollte, um das Auftreten einer fetalen Hypothyreose zu vermeiden, PTU immer in der geringsten wirksamen Dosis, meist zwischen 100 und 450 mg/Tag, gegeben werden, sodass die maternalen Schilddrüsenhormone an der Obergrenze des jeweiligen Referenzbereiches liegen; dies gilt auch für andere Thyreostatika. Insbesondere bei Dosen ≥150 mg PTU pro Tag oder ≥15 mg Methamizol pro Tag wurden fetale Strumen beobachtet [3]. Tritt eine fetale Struma unter maternaler Thyreostatikatherapie auf, besteht daher der erste Schritt in einer Dosisreduktion. Kommt es unter einer Dosisreduktion nicht zu einer Verkleinerung der fetalen Schilddrüse, sollte eine Bestimmung des fetalen Hormonstatus (T3, T4, TSH) via Fetalblutanalyse (FBS) erfolgen. Kommt es trotz Dosisreduktion zu einer weiteren Vergrößerung der fetalen Schilddrüse, sollte an eine fetale Hyperthyreose aufgrund transplazentarer TSH-Antikörper gedacht werden [4].

Bei gesicherter fetaler Hypothyreose mit Struma wird die intraamniale Applikation von Thyroxin empfohlen, da T3 und T4 transplazentar kaum transportiert werden. Der Fet nimmt Thyroxin über den Schluckvorgang auf und konvertiert es zu T3 [6]. Es gibt keine pharmokinetischen Daten bezüglich der fetalen Aufnahme von Thyroxin aus dem Fruchtwasser, sodass sehr unterschiedliche Dosen und Behandlungsintervalle in der Literatur angegeben werden. Am häufigsten wurden Dosen zwischen 150–250 µg wöchentlich oder 400–500 µg alle 10 bis 14 Tage gewählt [7]. Auch der Beginn und die Länge der Behandlung wurden sehr unterschiedlich gehandhabt. Meist lag der Behandlungsbeginn Mitte oder Ende des zweiten Trimenons, es wurden zwischen einer und elf Dosen gegeben [7]. In Fällen mit ausgeprägter Struma kann der fetale Schluckvorgang stark eingeschränkt sein, sodass die Aufnahme aus dem Fruchtwasser reduziert ist [12]. Corral et al. beschrieben die kombinierte fetale intramuskuläre (100 µg) und intraamniale (400 µg) Applikation nach initial ausbleibendem Therapieerfolg mittels intraamnialer Gabe (500 µg). Der Therapieerfolg wurde mittels Cordozentese nachgewiesen, es kam ferner zu einer Reduktion des Schilddrüsenvolumens [13]. Die Behandlung mit suboptimalen Dosisregimen kann ein weiterer Grund für einen ausbleibenden Therapieerfolg sein. In diesen Fällen sollten nach Kontrolle der fetalen Serumparameter mittels FBS die Dosis sowie die Intervalle ggf. angepasst werden.

Tab. 12.1: Intrauterine Therapie mittels intraamnialer Thyroxingabe.

SSW	Diagnostik	Therapie	FBS	FW
16+0	Amniozentese, Karyogramm, SD-Werte FW			TSH 6.1 mU/L (0.27–4.20) fT3 0.9 ng/dL (1.8–4.6) fT4 1.8 ng/L (9.3–17.0)
26+2	SD-Werte FBS	1. Gabe T4*	TSH 811 µU/mL (0.4–4) fT3 <1.0 pg/mL (2.3–4.7) fT4 0.34 ng/dL (0.9–1.9)	
28+0	SD-Werte FW	2. Gabe T4*		TSH 3.29 µU/L (0.4–4) T3 <40.0 ng/dL (70–190) T4 3.88 µg/dL (4.7–12)
29+3	SD-Werte FBS	3. Gabe T4*	TSH 38.8 µU/L fT3 1.06 pg/mL fT4 0.94 ng/dL	
31+1	SD-Werte FW	4. Gabe T4*		TSH 2.08 µU/L T3 <40.0 ng/dL T4 <1.0 µg/dL
32+4		5. Gabe T4*		
34+0	SD-Werte FW	6. Gabe T4*		TSH 0.19 µU/L T3 <40.0 ng/dL T4 <1.0 µg/dL
35+2	SD-Werte FBS	7. Gabe T4*	TSH 62.4 µU/L fT3 1.39 pg/mL fT4 0.62 ng/dL	
37+0		8. Gabe T4*		

*es wurden jeweils 500 µg intraamnial appliziert
SD Schilddrüse, FW Fruchtwasser, FBS Fetalblutanalyse, SSW Schwangerschaftswoche

Tabelle 12.1 zeigt exemplarisch das Behandlungsregime bei einem eigenen Fall. Es handelte sich um eine 26-jährige Gravida 4/Para 3, die zwei Söhne mit konnataler Hypothyreose und eine euthyreote Tochter geboren hatte. Die maternale Diagnostik zeigte normale Schilddrüsenwerte, es fanden sich keine Schilddrüsenantikörper. In der 21. SSW wurde sonografisch eine milde Struma diagnostiziert (Abb. 12.1). Ab der 27. SSW erfolgte die intraamniale Injektion von 500 µg Thyroxin alle 10–12 Tage. Nach Spontangeburt in der 40. SSW zeigte sich ein eutrophes Kind ohne Struma. Die Kontrolle der Schilddrüsenwerte am 9. Lebenstag zeigte keine Schilddrüsenantikörper. Das TSH betrug 1.000 ng/ml (Norm: 1,4–78 ng/ml), sodass die Diagnose einer Dyshormonogenese gestellt wurde.

In einer Literaturübersicht stellten Mastrolia et al. 37 Fälle mit fetaler Struma bei Hypothyreose zusammen. Von den 32 Schwangerschaften, die intrauterin behandelt wurden, zeigten 28 (87,5 %) ein Ansprechen auf die Therapie, nachgewiesen durch Reduktion der Schilddrüsengröße, Normalisierung der Fruchtwassermenge sowie Verbesserung des fetalen Hormonstatus [7]. Selbst schwere Verläufe mit Entwicklung ei-

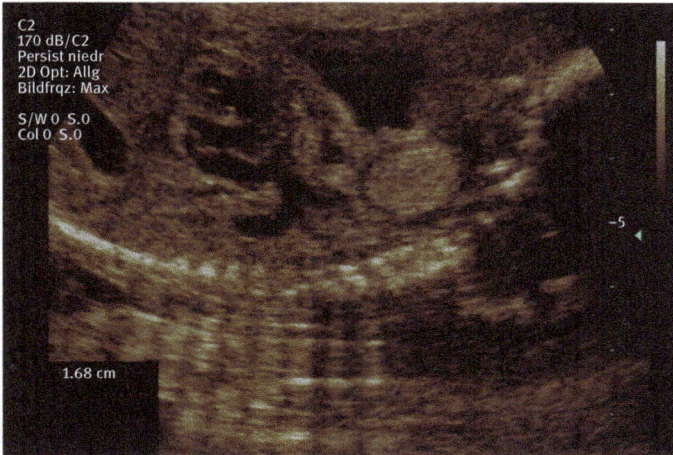

Abb. 12.1: Fetale Struma (Markierung) 21. SSW, Längsschnitt des Halses.

nes Hydrops fetalis sprechen auf die intrauterine Therapie an [14]. Während einige Autoren nach intrauteriner Therapie normale Schilddrüsenwerte bei Geburt beschrieben [15], fanden Ribault et al. in einer der größten Einzelserien (n = 12) bei allen Neonaten eine Hypothyreose nach Geburt [12]. Diese Serie umfasste verschiedenste Dosisregime; weder das Intervall zwischen letzter Gabe und Geburt, noch die Anzahl der Injektionen insgesamt, noch das Gestationsalter bei Behandlungsbeginn korrelierten mit der Schilddrüsenfunktion nach Geburt [12].

12.1.2 Fetale Hyperthyreose

Die kongenitale Hyperthyreose ist deutlich seltener als die Hypothyreose. Folgen einer fetalen Hyperthyreose können Frühgeburtlichkeit, Wachstumsrestriktion sowie eine erhöhte perinatale Mortalität sein. Eine fetale Hyperthyreose tritt bei 0,6–1 % aller Schwangerschaften mit maternalem M. Basedow aufgrund transplazentarer TSH-Rezeptor Antikörper (TRAb) auf. Diese Antikörper, die ab der ca. 17. SSW plazentagängig sind, können im zweiten Trimenon eine Überstimulation der fetalen Schilddrüse verursachen, auch noch Jahre nach mütterlicher Thyroidektomie oder Ablation und trotz euthyreoter maternaler Stoffwechsellage [16, 17]. Polak et al. beschrieben, dass ca. ein Drittel der Patienten nach Thyroidektomie weiterhin TRAb aufwiesen [3]. Die Prävalenz eines M. Basedow in der Schwangerschaft beträgt etwa 0,1–0,4 % [16].

Sonografische Hinweiszeichen einer fetalen Hyperthyreose können eine fetale Tachykardie, eine Wachstumsrestriktion, eine verminderte Fruchtwassermenge, eine vergrößerte fetale Schilddrüse sowie eine beschleunigte fetale Knochenreifung sein [16, 17]. In Einzelfällen kann es auch zu einer fetalen Herzinsuffizienz mit konsekutivem Hydrops und Tod des Feten kommen. Als typisch wird insbesondere die persistierende Tachykardie bei maternalem M. Basedow beschrieben. Eine fetale Struma wurde im dritten Trimenon bei 11/42 Müttern (26 %) mit M. Basedow und TRAb und/oder Thyreostatikaeinnahme beobachtet [3]. Unbehandelt kann sich eine fetale Thyreotoxikose mit Zeichen der Herzinsuffizienz und Hydrops entwickeln, die perinatale Mortalität beträgt etwa 20 % [18]. Bei entsprechenden Hinweiszeichen kann die Diagnose fetale Hyperthyreose per FBS gesichert werden.

Wenn eine fetale Struma bei bekanntem mütterlichen M. Basedow diagnostiziert wird, sollte zunächst abgeklärt werden, ob TSH-Rezeptor Antikörper vorhanden sind. Bei gleichzeitiger fetaler Hyperthyreose besteht die Therapie in einer Erhöhung der maternalen Thyreostatikadosis [6]. Besteht bei der Mutter eine euthyreote Stoffwechsellage, wird eine transplazentare thyreostatische Therapie begonnen. Während der Behandlung ist eine Überwachung der mütterlichen Schilddrüsenfunktion erforderlich, hypothyreote Stoffwechsellagen müssen durch eine Thyroxinsubstitution ausgeglichen werden. Propylthiouracil (PTU) scheint gegenüber anderen Thyreostatika einen geringeren transplazentaren Transfer aufzuweisen und wurde daher zur Behandlung einer maternalen Hyperthyreose bevorzugt eingesetzt, zudem wurde es in der Vergangenheit wegen des gegenüber Methimazol und Carbimazol geringeren teratogenen Risikos bevorzugt. Unter der Therapie mit Methimazol und Carbimazol im ersten Trimenon wurden fetale Fehlbildungen, wie Ösophagus- und Choanalatresien, Aplasia cutis, faziale Dysmorphien sowie Hörverluste beschrieben [6]. Besteht eine maternale Hyperthyreose, sollte PTU immer in der geringsten wirksamen Dosis, meist zwischen 100 und 450 mg/Tag, gegeben werden. Dies gilt auch für andere Thyreostatika. Da sich eine fetale Struma meist erst im zweiten Trimenon manifestiert, wird neben PTU auch Methimazol zunehmend häufig eingesetzt [17]. Neuere Studien zeigen allerdings für PTU und Methimazol eine vergleichbare Plazentapassage und ein ähnliches teratogenes Risiko [19]. The United States Food and Drug Administration und die American Thyroid Association empfehlen gegenwärtig die Therapie mit PTU nur im ersten und mit Methimazol im zweiten und dritten Trimenon [20].

Unter der transplazentaren Therapie sollte der Fet alle 3–4 Wochen sonografisch überwacht werden, einheitliche Empfehlungen gibt es hierzu nicht. Als Verlaufsparameter eignen sich die fetale Herzfrequenz und die Größenbeurteilung der fetalen Schilddrüse. Ob wiederholte Cordozentesen notwendig sind, wird unterschiedlich beurteilt [3]. Im Zusammenhang mit einer Überdosierung von PTU wurden jedoch auch fetale Hypothyreosen beschrieben [21]. Bezüglich des fetalen Outcomes gibt es keine größeren Kohortenstudien, die vorhandene Literatur beschreibt im Allgemeinen einen zufriedenstellenden nachgeburtlichen Verlauf; bei Geburt werden sowohl Hypo- als auch Hyperthyreosen sowie euthyreote Stoffwechsellagen beschrieben.

12.2 Adrenogenitales Syndrom (AGS)

Unter dem kongenitalen adrenogenitalen Syndrom (AGS) werden verschiedene autosomal-rezessiv vererbte Defekte der Kortisolbiosynthese zusammengefasst. Es erfolgt eine Unterscheidung in klassische und nicht-klassische AGS-Formen [22]. Die unterschiedlichen Formen werden durch genetische Störungen der an der Biosynthese beteiligten Enzyme verursacht. Beim klassischen AGS besteht in ca. 95 % der Fälle ein 21-Hydroxylase-Defekt. Es kommt mit einer Häufigkeit von 1:15.000 Geburten vor, während die Häufigkeit eines Überträgerstatus ca. 1:60 beträgt [23]. Die Krankheit wird autosomal-rezessiv vererbt; die Mutationen liegen auf dem CYP21A2 Gen des Chromosoms 6p21. Derzeit sind über 100 Mutationen des CYP21A2 Gens bekannt, etwa 10–12 Mutationen verursachen jedoch den größten Anteil betroffener Allele. Die Folgen einer Mutation reichen von partieller Enzymaktivität bis hin zum vollständigen Verlust der Enzymfunktion [23].

Weibliche Neugeborene mit klassischem AGS fallen schon bei Geburt durch ein intersexuelles Genitale auf. Die Vermännlichung des äußeren Genitales beginnt als Folge der Einwirkung hoher Androgenkonzentrationen bereits intrauterin. Das innere Genitale ist weiblich, d. h. Uterus und Ovarien sind angelegt. Der Schweregrad der Virilisierung wird nach Prader in verschiedene Stadien eingeteilt. Er reicht von der einfachen Klitorishypertrophie (Prader I) bis zur kompletten Fusion der Labioskrotalfalten mit einer phallusartig vergrößerten Klitoris und Extension der Urethra auf die Glans Penis (Prader V). Bei Mädchen mit ausgeprägten Virilisierungserscheinungen besteht die Therapie in einer chirurgischen Genitalkorrektur.

Bei den milder verlaufenden nicht-klassischen, auch als late-onset bezeichneten AGS-Formen sind Defekte der 21-Hydroxylase, 11β-Hydroxylase und 3β-Hydroxysteroid-Dehydrogenase (3β-HSD) beschrieben [22]. Diese sind wesentlich häufiger als die klassischen AGS-Formen. Weibliche Neugeborene mit einem nicht-klassischen AGS sind bei Geburt unauffällig. Betroffene Mädchen fallen gelegentlich präpubertär durch eine prämature Pubarche und/oder Akne auf. Nach Abschluss der Pubertät können Symptome einer Hyperandrogenämie, Zyklusstörungen und Infertilität hinweisend sein.

12.2.1 Pränatale Diagnostik und Therapie

In der Regel stellen sich betroffene Familien mit einem bereits geborenen Kind mit AGS (Indexfall) und einer hiernach diagnostizierten Trägerschaft beider Elternteile in der Folgeschwangerschaft vor. Seltener ist eine Heterozygotie oder Compound-Heterozygotie beider Eltern ohne Indexfall bekannt. Bei autosomal-rezessivem Erbgang liegt das Wiederholungsrisiko bei 1:4. In dieser Konstellation liegt für weitere Schwangerschaften die Wahrscheinlichkeit homozygot, phänotypisch betroffener Mädchen bei 1:8 (drei nicht zu behandelnde Mädchen, vier nicht zu behandelnde Jungen).

Die pränatale Therapie des AGS erfolgt in der Phase der Geschlechtsdifferenzierung durch Gaben des plazentagängigen Dexamethason an die Mutter. Bei entsprechender familiärer Konstellation wird im Allgemeinen die Behandlung mit 20 µg/kg/Tag Dexamethason, verteilt auf drei Einzeldosen mit ca. sechs SSW begonnen [24]. Möglichst frühzeitig werden das Geschlecht des Feten sowie bei Mädchen der Genotyp eruiert, um eine unnötige Therapie mit Kortikosteroiden, die beim jetzigen Vorgehen statistisch bei sieben von acht Feten begonnen wird, zu vermeiden. Nur bei weiblichen Feten mit molekulargenetischem Nachweis eines AGS wird die Behandlung bis zur Geburt fortgesetzt. Ansonsten wird die Dexamethason-Dosis um 0,5 mg jeden zweiten Tag reduziert.

Bisher erfolgte die frühe Geschlechtsdiagnostik mittels Chorionzottenbiopsie ab der 11. SSW, bei weiblichen Feten gefolgt von einer molekulargenetischen Diagnostik. Mittlerweile kann die Geschlechtsbestimmung nicht-invasiv mit sechs SSW aus der zellfreien DNA (cfDNA) im maternalen Blut mittels *SRY*-Nachweis zuverlässig erfolgen. In einer kürzlich veröffentlichten Multicenterstudie konnte so eine pränatale Therapie mit Dexamethason bei 68 % der männlichen Feten vermieden werden [5]. Auch über das MPS („massive parallel sequencing)" konnte eine sehr frühe fetale Geschlechtsbestimmung anhand der cfDNA im maternalen Blut erreicht werden. Ein weiterer Schritt ist die Genotypisierung mittels cfDNA aus mütterlichem Blut bei Risikoschwangerschaften. In 14 betroffenen Familien konnte der fetale AGS-Status mittels gezielter Sequenzierung (MPS) korrekt ermittelt werden. Die Analyse wurde ab der 6. SSW durchgeführt, eine erforderliche Therapie konnte vor der 9. SSW eingeleitet werden [26]. Mit diesem Vorgehen kann die unnötige Glukokortikoidbehandlung im ersten Trimenon reduziert werden, allerdings ist die Diagnostik derzeit noch nicht flächendeckend verfügbar.

Für die pränatale Therapie mit Dexamethason gibt es keine standardisierten Behandlungsprotokolle, ebenso wurde die Dosis rein empirisch festgelegt. Mit dem genannten Behandlungsschema wird an die Mutter das ca. 6-fache, an den Feten das 60-fache des Glukokortikoidbedarfs verabreicht. Andere Autoren erzielten mit einer niedrigen Dexamethason-Dosis die gleiche Wirkung beim Feten [27].

Vor dem Hintergrund tierexperimenteller Daten wird der Nutzen der hochdosierten Dexamethasonbehandlung zunehmend kritisch gegenüber den möglichen Auswirkungen auf die neurologische und neuroendokrinologische Entwicklung der Kinder hinterfragt [28].

Literatur

[1]   Polk D, Fisher D. Disorders of the thyroid gland. In: Taeusch H, ed. Avery's diseases of the newborn. 8. Auflage Philadelphia, USA, Elsevier Inc, 2004, 1399–1409.

[2]   Achiron R, Rotstein Z, Lipitz S, Karasik A, Seidman DS. The development of the foetal thyroid: in utero ultrasonographic measurements. Clin Endocrinol 1998,48,259–264.

[3]   Polak M, Le Gac I, Vuillard E, et al. Fetal and neonatal thyroid function in relation to maternal Graves' disease. Best Pract Res Clin Endocrinol Metab 2004,18,289–302.

[4]   Cohen O, Pinhas-Hamiel O, Sivan E, Achiron R. Serial in utero ultrasonographic measurements of the fetal thyroid: a new complementary tool in the management of maternal hyperthyroidism in pregnancy. Prenat Diagn 2003,23,740–742.

[5]   Luton D, Le Gac I, Vuillard E, et al. Management of Graves' disease during pregnancy: the key role of fetal thyroid gland monitoring. J Clin Endocrinol Metab 2005,90,6093–6098.

[6]   Namouz-Haddad S, Koren G. Fetal pharmacotherapy 4: fetal thyroid disorders. J Obstet Gynaecol Can 2014,36,60–63.

[7]   Mastrolia SA, Mandola A, Mazor M, et al. Antenatal diagnosis and treatment of hypothyroid fetal goiter in an euthyroid mother: a case report and review of literature. J Matern Fetal Neonatal Med 2015,28,2214–2220.

[8]   Huel C, Guibourdenche J, Vuillard E, et al. Use of ultrasound to distinguish between fetal hyperthyroidism and hypothyroidism on discovery of a goiter. Ultrasound Obstet Gynecol. 2009,33,412–420.

[9]   Singh PK, Parvin CA, Gronowski AM. Establishment of reference intervals for markers of fetal thyroid status in amniotic fluid. J Clin Endocrinol Metab 2003,88,4175–4179.

[10] Haddow JE, Palomaki GE, Allan WC, et al. Maternal thyroid defiency during pregnancy and subsequent neurophysiological development of the child. N Engl J Med 1999,341,549–555.

[11] Casey BM, Dashe JS, Wells CE, et al. Subclinical hypothyroidism and pregnancy outcomes. Obstet Gynecol. 2005,105,239–245.

[12] Ribault V, Castanet M, Bertrand AM, et al. Experience with intraamniotic thyroxine treatment in nonimmune fetal goitrous hypothyroidism in 12 cases. J Clin Endocrinol Metab 2009,94,3731–3739.

[13] Corral E, Reascos M, Preiss Y, et al. Treatment of fetal goitrous hypothyroidism: value of direct intramuscular L-thyroxine therapy. Prenat Diagn 2010,30,899–901.

[14] Yanai N, Shveiky D. Fetal hydrops, associated with maternal propylthiouracil exposure, reversed by intrauterine therapy. Ultrasound Obstet Gynecol. 2004,23,198–201.

[15] Bliddal S, Rasmussen AK, Sundberg K, Brocks V, Skovbo P, Feldt-Rasmussen U. Graves' disease in two pregnancies complicated by fetal goitrous hypothyroidism: successful in utero treatment with levothyroxine. Thyroid 2011,21,75–81.

[16] Polak M, Legac I, Vuillard E, Guibourdenche J, Castanet M, Luton D. Congenital hyperthyroidism: the fetus as a patient. Horm Res 2006,65,235–242.

[17] Sato Y, Murata M, Sasahara J, Hayashi S, Ishii K, Mitsuda N. A case of fetal hyperthyroidism treated with maternal administration of methimazole. J Perinatol 2014,34,945–947.

[18] Matsumoto T, Miyakoshi K, Saisho Y, et al. Antenatal management of recurrent fetal goitrous hyperthyroidism associated with fetal cardiac failure in a pregnant woman with persistent high levels of thyroid-stimulating hormone receptor antibody after ablative therapy. Endocr J 2013,60,1281–1287.

[19] Rivkees SA. Propylthiouracil versus methimazole during pregnancy: an evolving tale of difficult choices. J Clin Endocrinol Metab 2013,98,4332–4335.

[20] Bahn RS, Burch HS, Cooper DS, et al. The role of propylthiouracil in the management of Graves' disease in adults: report of a meeting jointly sponsored by the American Thyroid Association and the Food and Drug Administration. Thyroid 2009,19,673–674.

[21] Srisupundit K, Sirichotiyakul S, Tongprasert F, Luewan S, Tongsong T. Fetal therapy in fetal thyrotoxicosis: a case report. Fetal Diagn Ther 2008,23,114–116.

[22] Speiser PW, Azziz R, Baskin LS, et al. A Summary of the Endocrine Society Clinical Practice Guidelines on Congenital Adrenal Hyperplasia due to Steroid 21-Hydroxylase Deficiency. Int J Pediatr Endocrinol 2010,2010,494173.

[23] Witchel SF, Azziz R. Congenital adrenal hyperplasia. J Pediatr Adolesc Gynecol. 2011,24,116–126.

[24] New MI, Carlson A, Obeid J, et al. Extensive personal experience: prenatal diagnosis for congenital adrenal hyperplasia in 532 pregnancies. J Clin Endocrinol Metab 2001,86,5651–5657.

[25] Tardy-Guidollet V, Menassa R, Costa JM, et al. New management strategy of pregnancies at risk of congenital adrenal hyperplasia using fetal sex determination in maternal serum: French cohort of 258 cases (2002–2011). J Clin Endocrinol Metab 2014,99,1180–1188.

[26] New MI, Tong YK, Yuen T, et al. Noninvasive prenatal diagnosis of congenital adrenal hyperplasia using cell-free fetal DNA in maternal plasma. J Clin Endocrinol Metab 2014,99,E1022–1030.

[27] Coleman MA, Honour JW. Reduced maternal dexamethasone dosage for the prenatal treatment of congenital adrenal hyperplasia. BJOG 2004,111,176–178.

[28] Miller WL, Witchel SF. Prenatal treatment of congenital adrenal hyperplasia: risks outweigh benefits. Am J Obstet Gynecol. 2013,208,354–359.

Florian Faschingbauer und Annegret Geipel

13 Fetale und plazentare Tumore

13.1 Einleitung

Fetale und plazentare Tumore sind insgesamt selten. Sie gehen jedoch mit einer relevanten fetalen Morbidität und Mortalität einher. Die Inzidenz wird mit 1,7–13,5 auf 100.000 Lebendgeburten angegeben [1], wobei die Häufigkeit maligner Tumore etwa 36,5 auf 1.000.000 Geburten [2] beträgt. Als kongenital werden Tumore klassifiziert, die pränatal oder bei Geburt (bis zu einem Alter von drei Monaten) diagnostiziert werden.

Die sonografische Diagnose fetaler und plazentarer Tumore erfolgt überwiegend im späten zweiten oder dritten Trimenon. Der pränataldiagnostische Befund sollte dabei folgende Punkte beinhalten:
– Lokalisation
– Ausdehnung
– Infiltration oder Verdrängung benachbarter Organe
– Binnenstruktur (zystisch, solide oder eine Mischform aus beiden)
– Echogenität
– äußere Begrenzung
– Vaskularisation

Bei speziellen Fragestellungen, insbesondere zur Erfassung einer Tumorinfiltration oder zur Diagnostik von Sekundärkomplikationen wie Blutungen, kann eine zusätzliche pränatale MRT-Diagnostik hilfreich sein [3]. Nach Diagnosestellung sollten assoziierte Fehlbildungen sowie das Vorhandensein einer fetalen Herzinsuffizienz ausgeschlossen werden. In einer Serie von 84 pränatal diagnostizierten fetalen Tumoren waren in 3,6 % Aneuploidien und in 7,2 % andere Fehlbildungen nachweisbar [4]. In abnehmender Häufigkeit zeigten sich folgende Lokalisationen: Herz, Gesicht/Hals, Abdomen, Steißbein, Extremitäten, Thorax, zentrales Nervensystem (ZNS) [4] (Abb. 13.1). Lymphangiome (25 %), Rhabdomyome (22,6 %), Teratome (16,6 %) und Hämangiome (14,3 %) machten den Großteil aller diagnostizierten Tumore aus (Abb. 13.2). Dem hohen Anteil an kardialen Raumforderungen lag allerdings ein Zuweisungs-Bias aufgrund der Spezialisierung der Abteilung auf dem Gebiet der fetalen Echokardiografie zugrunde [4]. Bei fetalen und plazentaren Tumoren handelt es sich größtenteils um benigne Läsionen, wobei das adrenale Neuroblastom die häufigste maligne Raumforderung darstellt [3].

DOI 10.1515/9783110431162-013

Lokalisation fetaler Tumore (n=84) (nach Kamil et al. 2008) Inzidenz (in %)

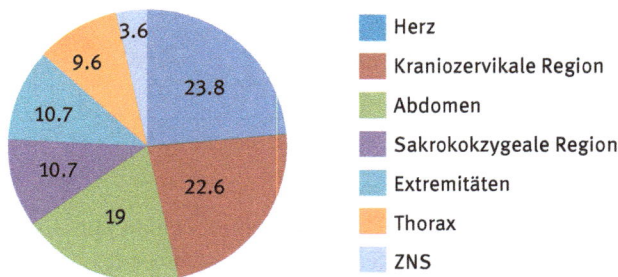

Abb. 13.1: Lokalisation fetaler Tumore (*n* = 84) (nach [4]).

Histologie fetaler Tumore (n=84) (nach Kamil et al. 2008) Inzidenz (in %)

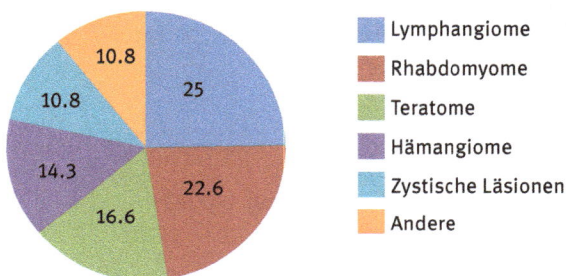

Abb. 13.2: Histologie fetaler Tumore (*n* = 84) (nach [4]).

Prä- und perinatale Therapieoptionen

Die pränatale Diagnosestellung eines fetalen oder plazentaren Tumors ermöglicht ein engmaschigeres Monitoring der Schwangerschaft sowie die Optimierung des geburtshilflichen Managements. In einigen Fällen kann eine intrauterine Therapie durchgeführt werden, welche transplazentar oder direkt erfolgen kann. Feten mit AV-Malformation müssen engmaschig auf Zeichen einer kardialen Insuffizienz überwacht werden. Bei begleitender Anämie können Bluttransfusionen zur intrauterinen Stabilisierung beitragen. Raumforderungen im Halsbereich, wie Lymphangiome oder Teratome, führen häufig zur Bildung eines Polyhydramnions. In solchen Fällen kann eine Entlastungspunktion ggf. eine drohende Frühgeburt verhindern. Auch die Punktion oder Drainage größerer Ergussmengen (Pleura oder Perikard) kann ggf. die Prognose betroffener Feten verbessern. Weitere, eher selten praktizierte Therapieoptionen umfassen intrauterine Operationen wie Laserablationen von AV-Malformationen [5] oder offene bzw. endoskopische fetalchirurgische Tumordekompressionen [6].

Die pränatale Diagnose eines fetalen Tumors ermöglicht insbesondere eine optimierte Planung der Geburt:

- Entbindung an einem Perinatalzentrum mit Stand-by aller erforderlichen Fachdisziplinen;
- bei großen, raumfordernden Tumoren oder kardial belasteten Feten Bevorzugung einer primären Sectio caesarea;
- bei Feten mit vermuteter Kompression der oberen Luftwege Entbindung per EXIT-Verfahren („ex-utero intrapartum treatment"), um vor dem Abnabeln die fetalen Luftwege zu sichern;

13.2 Zentrales Nervensystem (ZNS)

Fetale intrakranielle Tumore stellen etwa 0,5–1,9 % aller pädiatrischen Neoplasien dar und sind damit sehr seltene kongenitale Anomalien [1]. Im Gegensatz zu älteren Kindern, bei denen die meisten Tumore infratentoriell lokalisiert sind, ist bei Feten und Säuglingen die supratentorielle Lage häufiger [7]. Zu den häufigsten kongenitalen ZNS-Tumoren zählen Teratome gefolgt von Astozytomen, Kraniopharyngeomen, primitiven neuroektodermalen Tumoren (PNET) und Choroid Plexus Papillome [8].

Sonografische Hinweiszeichen sind die Makrozephalie, die gestörte Hirnanatomie und/oder Hydrozephalie sowie eine sich aufgrund der hypothalamischen Dysfunktion entwickelnde Polyhydramnie. Als Differenzialdiagnosen kommen Hirnzysten, Veränderungen aufgrund von intrauterinen Infektionen oder hämorrhagisch-ischämische Läsionen in Betracht. Die Mehrzahl der Tumore wird im dritten Trimenon diagnostiziert [8]. In bis zu 13 % wurden weitere Fehlbildungen beschrieben [9]. Insgesamt zeigen fetale ZNS-Tumore eine eher ungünstige Prognose. Die Gesamtüberlebensrate kongenitaler Hirntumore wird in einer Serie mit 154 eingeschlossenen Fällen mit 15 % angegeben [8].

Teratome sind nicht nur die häufigsten intrakraniellen Tumoren während des ersten Lebensjahres, sondern machen auch etwa 50 % der pränatal diagnostizierten Hirntumore aus [7]. Am häufigsten gehen sie von einer der Großhirnhemisphären aus. Sie haben eine komplexe, die normale Hirnarchitektur zerstörende Struktur, bestehen in der Regel aus soliden und zystischen Anteilen und zeigen häufig Verkalkungen (Abb. 13.3). Bei vorhandenen AV-Anastomosen kann es zur Ausbildung einer fetalen Herzinsuffizienz kommen. Eine sonografische Differenzierung zu Astozytomen oder Kraniopharyngeomen ist nahezu unmöglich. Die Prognose intrakranieller Teratome ist sehr ungünstig. Ein Großteil der Kinder mit pränataler Diagnosestellung verstirbt bereits intrauterin oder peripartal. Dabei verschlechtert sich die Prognose mit zunehmender Tumorgröße. In einer Zusammenstellung von 74 Fällen von prä- bzw. neonatal diagnostizierten intrakraniellen Teratomen gab es insgesamt nur neun Überlebende (12 %) [7].

Vergleichbar schlechte Überlebensraten haben Neugeborene mit PNET. Prognostisch günstiger sind Chorion Plexus Papillome, niedrig maligne Astozytome und Lipome [7]. Etwa die Hälfte der Chorion Plexus Papillome wird während des ersten Le-

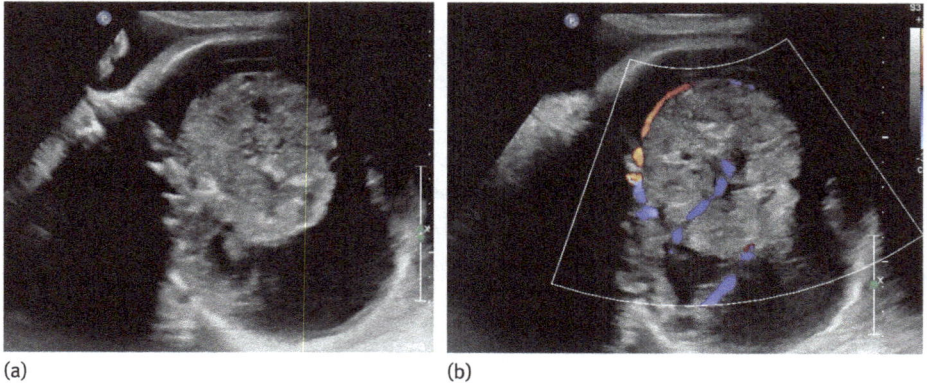

(a)   (b)

Abb. 13.3: Hirnteratom (Sagittalschnitt) in der 28. SSW. Überwiegend solide Anteile mit Aufhebung der normalen Hirnanatomie im B-Bild (a) und Farbdoppler (b).

bensjahres diagnostiziert, sie machen etwa 5 % der perinatalen Hirntumore aus. In der Regel erfolgt das Wachstum im Bereich der Seitenventrikel, seltener im Bereich des 3. oder 4. Ventrikels. Sonografisch imponieren sie überwiegend als echoreiche Raumforderungen. Aufgrund der exzessiven Liquorproduktion gehen sie häufig mit einem rasch progredienten Hydrozephalus internus einher. Die sonografische Differenzialdiagnose zu dem deutlich seltener vorkommenden Chorion Plexus Karzinom ist schwierig. Die nachgeburtliche Therapie besteht in der möglichst vollständigen Resektion, die Prognose ist bei Benignität gut: Eine Zusammenstellung von 33 Fällen ergab eine Gesamtüberlebensrate von 73 % [7]. Intrakranielle *Lipome* imponieren sonografisch als umschriebene, echoreiche Tumore im Bereich der Mittellinie. Als häufigste Begleitfehlbildung ist die partielle oder komplette Corpus-callosum-Agenesie beschrieben.

Prä- und neonatale Therapieoptionen

Da derzeit keine pränatalen Therapieoptionen verfügbar sind, beschränkt sich der Therapiebeginn auf die Neonatalperiode. Typische Behandlungsregime beinhalten hier neben dem Versuch der operativen Sanierung sowohl Chemo- als auch Strahlentherapie. Alternative Therapieansätze, wie beispielsweise die Verwendung von embryonalen Stammzellen, befinden sich noch im experimentellen Stadium [10].

13.3 Kopf und Hals

Der Hals- und Kopfbereich stellt eine der häufigsten Lokalisationen fetaler Tumoren dar. In der Studie von Kamil et al. zeigte sich die Hals- und Kopfregion in 22,6 % (19/84) betroffen [4]. Am häufigsten wurden Lymphangiome und Teratome diagnos-

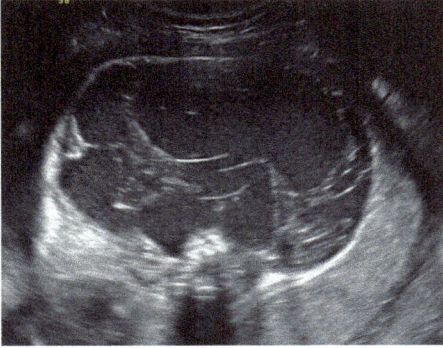

Abb. 13.4: Lymphangiom im vorderen Halsbereich in der 35. SSW.

tiziert. Häufige Komplikationen von Tumoren des Halsbereiches liegen in einer Beeinträchtigung des fetalen Schluckvorganges, mit sukzessiver Entwicklung eines Polyhydramnions und konsekutivem Frühgeburtsrisiko. In der genannten Studie war in 8/19 (42 %) der Fälle mit Kopf-/Halstumoren im Schwangerschaftsverlauf eine Amniondrainage erforderlich [4]. Sowohl der dreidimensionale Ultraschall als auch das pränatale MRT können bei der Diagnostik und Planung des weiteren Managements eine wichtige Hilfestellung bieten. Insbesondere bei der Beurteilung einer eventuellen Infiltration der oberen Luftwege ist das pränatale MRT dem Ultraschall häufig überlegen [11].

Bei *Lymphangiomen* handelt es sich um kongenitale benigne Malformationen des lymphatischen Systems. Obwohl diese die komplette Haut und mukösen Membranen betreffen können, manifestiert sich der Großteil im Kopf-Halsbereich. Die Häufigkeit wird mit 1:4.000 bis 1:6.000 angegeben. Das Wachstum von Lymphangiomen ist diffus, auch eine Infiltration in die tiefer liegende Muskulatur ist möglich [12]. Sonografisch erscheinen Lymphangiome als multizystische, septierte, echoarme bis -leere Raumforderungen (Abb. 13.4), die in der Regel keinerlei Perfusion im Farbdoppler zeigen.

Zu den wichtigsten Differenzialdiagnosen gehören zystische Hygrome, Hämangiome, Teratome oder Halszysten. Insbesondere die Abgrenzung zu zystischen Hygromen ist prognostisch relevant, da diese im Gegensatz zu Lymphangiomen häufig mit Aneuploidien, syndromalen Erkrankungen und strukturellen Fehlbildungen einhergehen [13]. Während sich Lymphangiome meist einseitig anterolateral manifestieren, erscheinen zystische Hygrome meist beidseitig posterolateral und können sich schon Ende des ersten Trimenons entwickeln. In einigen Fällen bilden sich Letztgenannte im weiteren Verlauf zurück, in anderen Fällen kommt es zur Ausbildung eines generalisierten Hydrops fetalis und ggf. zum Versterben des Feten [14, 15]. Lymphangiome dagegen zeigen sehr selten eine spontane Rückbildungstendenz. In einer retrospektiven Fallserie von 186 betroffenen Kindern kam es nur in einem Fall zu einer spontanen Regression [16]. Bei rund einem Drittel der zervikalen Lymphangiome entwickelt sich ein Polyhydramnion [14].

Lokalisationshäufigkeit perinataler Teratome
(nach Barksdale et al. 2009)
Häufigkeit (in %)

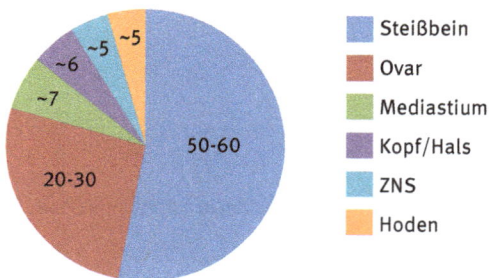

- Steißbein
- Ovar
- Mediastium
- Kopf/Hals
- ZNS
- Hoden

Abb. 13.5: Lokalisationshäufigkeit perinataler Teratome [64].

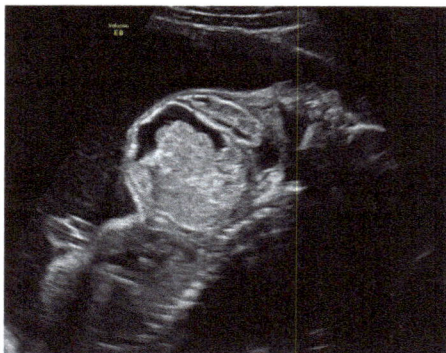

Abb. 13.6: Überwiegend solides Halsteratom in der 28. SSW.

Während sich der Großteil der fetalen Teratome in der Steißbeinregion manifestiert, stellen zervikale Teratome lediglich ca. 6 % der kongenitalen Teratome dar [17] (Abb. 13.5). Die pränatale Diagnosestellung kann bereits ab der 15. SSW erfolgen, der Großteil wird allerdings gegen Ende des II. oder III. Trimenons diagnostiziert [18]. Häufig erfolgt mit zunehmendem Schwangerschaftsalter eine Größenzunahme. Teratome liegen typischerweise in der anterioren Halsregion und können zystische und solide Anteile, teilweise mit Verkalkungen aufweisen [19] (Abb. 13.6). Obwohl die Mehrheit der fetalen Hals- bzw. Kopfteratome benigne ist, gibt es einzelne Fallberichte von malignen Verläufen mit pränataler Metastasierung in die Lunge [20].

In der Regel treten Teratome im Hals-Kopfbereich isoliert auf. Lediglich in 10 % der Fälle werden Begleitfehlbildungen diagnostiziert [19]. Eine Sonderform stellt der Epignathus, ein vom Mundboden ausgehendes Teratom, dar. Dieses kann überwiegend exophytisch, teilweise auch in den Schädel infiltrierend wachsen (Abb. 13.7). Im Rahmen regelmäßiger Verlaufskontrollen sollte insbesondere auf die Entwicklung eines Polyhydramnions geachtet werden.

Die Prognose der Teratome ist aufgrund der hohen Mortalitätsrate ungünstig [21]. Einige Feten werden im Schwangerschaftsverlauf hydropisch, bei manchen kommt es zum IUFT [19]. In einer Serie von 17 Fällen mit großen, fetalen Halsteratomen ent-

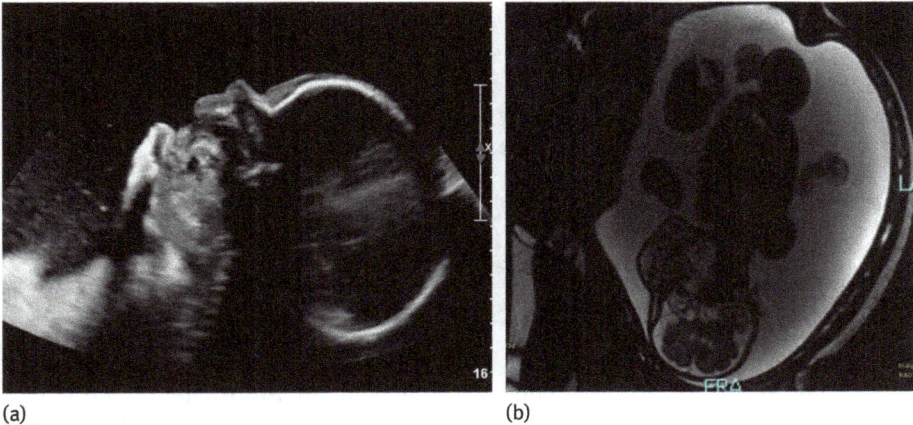

(a)   (b)

Abb. 13.7: Epignathus, in der 32. SSW mit zystischen und soliden Anteilen (B-Bild) (a). Korrespondierendes Bild im MRT (b).

wickelten 14 (82 %) Feten ein Polyhydramnion, und bei einem Feten zeigte sich im Verlauf, aufgrund eines „High-Cardiac-Output Failure", ein Hydrops. In fünf Fällen (29 %) erfolgte die Entbindung vor 34+0 SSW. Während es bei keinem der Feten zu einem IUFT kam, verstarben vier Feten (24 %) postnatal [22]. Häufig ist nachgeburtlich eine komplette chirurgische Resektion aufgrund der anatomischen Lagebeziehungen nicht möglich.

Prä- und perinatale Therapieoptionen
Pränatale Therapieversuche beschränken sich auf Fallberichte. Bei einem Feten mit Halsteratom und progredienter Hydropsbildung wurde ein fetalchirurgischer Therapieversuch unternommen. Mit 24 SSW erfolgte nach maternaler Hysterotomie die Tumordissektion des 11 cm großen Teratoms. Der Eingriff konnte erfolgreich durchgeführt werden, dauerte allerdings ca. 200 Minuten und erforderte u. a. die Ligatur beider fetaler Jugularvenen. Die Geburt erfolgte im weiteren Verlauf mittels EXIT-Prozedur in der 34. SSW [21].

Zur Behandlung fetaler Lymphangiome im Halsbereich wurde in einzelnen Fällen bereits pränatal eine Sklerosierungstherapie mit Erfolg durchgeführt [23]. Mikovic und Kollegen beschreiben zwei Fälle von ausgeprägten Halslymphangiomen, die intrauterin, analog zur postnatalen Therapie (s. u.), durch Injektion von OK-432 (Picibanil) behandelt wurden. In beiden Fällen bestand eine deutliche Kompression der oberen Luftwege durch das Lymphangiom. Das sklerosierende Präparat wurde bei beiden Feten einmalig in der 29. SSW in die Läsion injiziert. Im Verlauf zeigte sich in beiden Fällen eine deutliche Größenregression; beide Kinder konnten problemlos ohne EXIT-Prozedur entbunden werden.

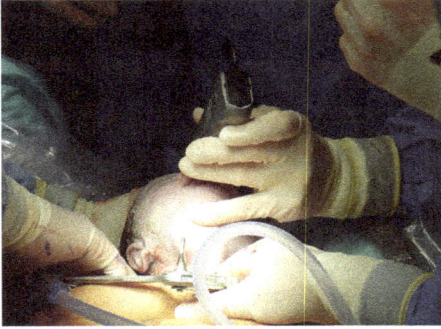

Abb. 13.8: EXIT-Entbindung bei einem Feten mit Halslymphangiom und Obstruktion der oberen Luftwege.

Für das peripartale Management eines Tumors im Kopf-Halsbereich ist u. a. entscheidend, ob eine Kompression der oberen Luftwege vorliegt. In diesen Fällen sollte die Entbindung per EXIT-Verfahren („ex utero intrapartum treatment") durchgeführt werden, um genügend Zeit zur Sicherung der oberen Luftwege zu haben (Abb. 13.8) [24, 25].

Laje et al. beschreiben in ihren Fallserien 17 EXIT-Entbindungen bei Feten mit großen zervikalen Teratomen. Das mediane Gestationsalter bei Entbindung betrug 35 SSW; die Überlebensrate lag bei 76 %. Die Zeitspanne zwischen Uterotomie und Durchtrennung der Nabelschnur lag bei den Operationen zwischen 11 und 93 Minuten [22]. In einer anderen Serie von 23 pränatal diagnostizierten fetalen Halstumoren (11 Teratome, 12 Lymphangiome) konnte die EXIT-Prozedur in 18 Fällen erfolgreich durchgeführt werden, während fünf Feten postpartal verstarben [26].

Ein Fallbericht beschreibt die intrauterine fetoskopische Intubation bei einem zervikalen Teratom. Der Tumor hatte eine Größe von 15 × 12 × 10 cm und verursachte eine ausgeprägte Obstruktion und Verdrängung der Trachea. Die Fetoskopie mit fetaler Intubation konnte erfolgreich in der 35. SSW durchgeführt werden. Im Anschluss daran erfolgte eine konventionelle Sectio caesarea ohne erforderliche EXIT-Prozedur [27].

In Abhängigkeit des fetalen Allgemeinzustandes besteht die postnatale Therapie in der möglichst vollständigen Resektion. Bei Lymphangiomen nehmen die chirurgische Resektion und die Sklerosierungstherapie in Abhängigkeit von der Lokalisation und der Ausdehnung einen ähnlichen Stellenwert ein. Der Vorteil der Sklerosierung liegt in einer geringen Invasivität, der Vermeidung operationsbedingter Komplikationen sowie einer geringeren Narben- und Rezidivbildung. Insbesondere Lymphangiome des Kopf-Halsbereiches scheinen gut auf eine Sklerosierungstherapie anzusprechen. Am besten etabliert ist die Therapie mit OK-432, einer lyophilisierten, inaktivierten Form eines niedrig virulenten Streptococcus-pyogenes-Stammes [12].

13.4 Thorax und Herz

Echte thorakale Neoplasien können das Mediastinum, das Perikard und das Herz betreffen. Lymphangiome und Teratome machen den Großteil mediastinaler Tumore aus. *Lymphangiome* entwickeln sich im vorderen Mediastinum und werden meist im 2. Trimenon als multiseptierte zystische Läsion diagnostiziert. Aufgrund einer sehr variablen Wachstumsdynamik sollten drei- bis vierwöchentliche Kontrollen zur Beurteilung des Größenprogresses erfolgen. Das Wachstum erfolgt meist verdrängend und kann dabei über die Thoraxwand hinaus, suprasternal, oder seltener auch retropharyngeal, erfolgen. Große Tumoren können zu einer Kompression des Mediastinums und in der Folge zum Hydrops fetalis führen [3].

Zu den wichtigsten Differenzialdiagnosen gehört das mediastinale *Teratom*. Diese Lokalisation betrifft nur 5 % aller kongenitalen Teratome [3]. Sonografisch enthalten die Läsionen, analog zu Teratomen in anderen Lokalisationen, sowohl zystische als auch solide Areale. Häufig kommt es bereits im 2. Trimenon zur Hydropsbildung mit folgendem IUFT [28].

Einen seltenen mediastinalen Manifestationsort stellt das *Perikard* dar. *Perikardteratome* liegen typischerweise auf der rechten Seite und betreffen fast ausschließlich weibliche Feten. Neben dem für Teratome typischen sonografischen Bild ist ein meist ausgeprägter Perikarderguss diagnostisch wegweisend [29, 30]. Dieser kann zur Herzkompression mit nachfolgender fetaler Dekompensation mit Ausbildung eines Hydrops fetalis führen.

Prä- und perinatale Therapieoptionen

Bei progredientem Perikarderguss wurde in Einzelfällen die Durchführung rezidivierender pränataler Perikardiozentesen mit gutem fetalen Outcome beschrieben [29]. In einer Metaanalyse mit elf Fällen zeigten sieben der betroffenen Feten neben einem Perikarderguss auch einen Hydrops fetalis. In vier Fällen waren Re-Punktionen nötig. Insgesamt überlebten neun Feten, in einem Fall erfolgte ein Schwangerschaftsabbruch, und ein Kind verstarb neonatal [30]. Ein Fallbericht beschreibt die Anlage eines perikardio-amnialen Shunts aufgrund eines perikardialen Teratoms mit ausgeprägtem Perikarderguss in der 25. SSW. Allerdings kam es im Verlauf trotz Shunt zum Re-Erguss mit Hydrops fetalis. Die Entbindung erfolgt mit 25+6 SSW, das Kind verstarb postnatal [31].

Nachgeburtlich ist die komplette chirurgische Resektion des Tumors die Therapie der Wahl. Gelingt dies und liegt keine Herzinsuffizienz bzw. ein Hydrops vor, ist die Prognose in der Regel günstig [30].

13.5 Kardiale Tumore

Rhabdomyome stellen prozentual die größte Gruppe der pränatal diagnostizierten kardialen Tumore dar, gefolgt von *Fibromen* und *Teratomen* [32]. Im Ultraschall stellen sich *Rhabdomyome* als homogene solide, hyperechogene, teils multiple Raumforderungen von variabler Größe dar (Abb. 13.9). Typische Manifestationsorte liegen im Bereich der beiden Ventrikel oder des Ventrikelseptums. Histologisch handelt es sich um benigne Hamartome. In der Regel erfolgt die Diagnosestellung nach der 24. SSW; vereinzelt wurden auch frühere Diagnosen berichtet [33]. Die meisten intrauterinen Verläufe sind asymptomatisch, nur selten kommt es zu hämodynamisch relevanten Ausflusstrakt-Obstruktionen oder Arrhythmien. Das Tumorwachstum verläuft oft biphasisch: Während bis zur 32. SSW häufig ein Größenprogress beobachtet wird, kommt es danach und postpartal nicht selten zu Spontanregressionen. In einer Übersichtsarbeit pränatal diagnostizierter Rhabdomyome (n = 147) betrug die Überlebensrate 77 %. Dabei zeigten sich eine Tumorgröße >20 mm, eine fetale Arrhythmie sowie die Entwicklung eines Hydrops als ungünstige prognostische Parameter [33]. Während sich ein Hydrops fetalis nur bei 6 % der überlebenden Feten entwickelte, zeigten 66 % der Kinder, die intrauterin oder neonatal verstarben, einen Hydrops. Fetale Arrhythmien traten bei 26 % der überlebenden Feten auf und bei 83 % der Kinder, die intrauterin oder neonatal verstarben [33]. Sowohl kardiale als auch extrakardiale assoziierte Fehlbildungen sind eher selten zu beobachten.

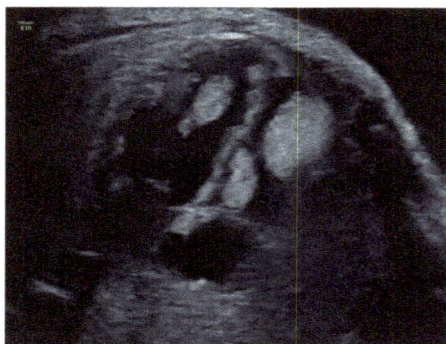

Abb. 13.9: Rhabdomyome in der 28. SSW als hyperechogene solide Raumforderungen in beiden Ventrikeln.

Rhabdomyome sind in 60–80 % der vorgeburtlichen Fälle das erste Hinweiszeichen einer *Tuberösen Sklerose* [32, 33]. Die TS wird autosomal dominant vererbt und muss vor allem bei Auftreten multipler Rhabdomyome vermutet werden [33]. Die Erkrankung wird zu ca. 50–80 % durch Neumutationen der betroffenen Tumorsupressor-Gene (TSC1 und TSC2) verursacht, während bei etwa 20–50 % eine familiäre Belastung besteht. Das klinische Erscheinungsbild stellt sich sehr variabel dar: Die typischerweise vorhandenen Hamartome manifestieren sich neben dem Herz häufig in Gehirn und Niere, wobei deren Diagnose pränatal nur teilweise gelingt. Zur Beurteilung des fetalen ZNS bietet hierbei die transvaginale Neurosonografie mit einem hochfrequenten Schallkopf bei fetaler Schädellage im Vergleich zur abdominalen Untersuchung eine deutlich bessere Bildauflösung. Daneben sollte eine pränatale MRT-Diagnostik durchgeführt werden, wobei auch hierdurch ein kompletter Ausschluss einer TS nicht möglich ist, da sich die Läsionen häufig erst spät in der Schwangerschaft oder nachgeburtlich entwickeln. Hautläsionen sowie Hamartome der Retina werden meist erst im nachgeburtlichen Verlauf diagnostiziert [34].

Während bei isolierten Rhabdomyomen ohne kardiale Dekompensation die Prognose im Allgemeinen als günstig einzuschätzen ist, entwickeln etwa 30 % der Kinder mit TS eine mentale Retardierung. In 80 % der Fälle treten bei Betroffenen im Verlauf epileptische Anfälle auf [34].

Differenzialdiagnostisch ist bei einer kardialen Raumforderung an ein *Fibrom* zu denken. Bei diesem handelt es sich typischerweise um einen solitären Tumor, der vom interventrikulären Septum oder seltener von der Ventrikelwand ausgeht und sonografisch ein ähnliches Erscheinungsbild zeigt. Mögliche pränatale Komplikationen ähneln denen der Rhabdomyome [32].

Prä- und perinatale Therapieoptionen

Pränatal muss bei Auftreten von persistierenden (mehr als 50 % des Untersuchungszeitraumes) Tachyarrhythmien eine antiarrhythmische Therapie erfolgen. Bei supraventrikulären Tachykardien mit kurzem V-A-Intervall ohne begleitenden Hydrops gilt Digoxin als Mittel der ersten Wahl. Bei Hydrops fetalis oder langem V-A-Intervall können alternativ Flecainid, Amiodaron oder Sotalol gegeben werden [35].

Die Entbindung und perinatale Überwachung sollte an einem Perinatalzentrum mit Kinderkardiologie erfolgen. Eine chirurgische Resektion wird nur bei drohender Dekompensation durch eine Herzinsuffizienz infolge von Ausflusstrakt-Obstruktionen oder persistierenden Rhythmusstörungen empfohlen. In einer Fallserie von sieben Feten mit kardialen Rhabdomyomen kam es postpartal in vier Fällen zu spontanen Komplett- oder Partialremissionen. Ein weiteres Kind zeigte eine Größenkonstanz der Rhabdomyome. Zwei Feten verstarben postpartal, bei beiden lag eine ausgeprägte Obstruktion des linksventrikulären Ausflusstraktes vor [35]. Im Gegensatz dazu sollten kardiale Fibrome nachgeburtlich operativ entfernt werden, da in der Regel keine spontane Rückbildung erfolgt.

Während sich die Therapie bei TS lange Zeit lediglich auf beobachtendes und symptombezogenes Vorgehen beschränkte, beschreiben einige aktuelle Fallberichte einen neuen Therapieansatz für die Neonatalperiode mit dem mTOR-Inhibitor Everolimus [36]. In einer Serie von drei betroffenen Neonaten (zwei Kinder mit großen hämodynamisch relevanten Rhabdomyomen und ein Kind mit ausgeprägtem Riesenzell-Astrozytom) wurde die Therapie mit Everolimus zwischen dem vierten und 20. Lebenstag begonnen und führte in allen Fällen zu einer signifikanten Größenregression der

Läsionen und klinischen Stabilisierung der Patienten [36]. Ein möglicher pränataler Einsatz der mTOR-Inhibitoren ist bisher in der Literatur nicht beschrieben.

13.6 Abdomen

Tumore im Abdominalbereich können sich in der Leber, der Niere, der Nebenniere, der Gonaden sowie selten im Bereich des Darms und des Mesenteriums manifestieren [3, 4, 37]. Während zystische Raumforderungen im Abdomen noch relativ häufig sind, finden sich solide Läsionen nur sehr selten [3]. Um einen Tumor seinem Ursprungsorgan zuordnen zu können, sollte zunächst geklärt werden, ob sich die Raumforderung intra- oder retroperitoneal manifestiert.

13.6.1 Intraperitoneale Tumore

Am häufigsten manifestieren sich Tumore intraperitoneal im Bereich der *Leber*. Auch wenn *Lebertumore* in der Fetal- bzw. Neonatalperiode insgesamt sehr selten sind, können sie für Feten und Neugeborene zu einer signifikanten Morbidität und Mortalität führen. Bei den hepatischen Tumoren handelt es sich um eine heterogene Gruppe, die sowohl benigne als auch maligne Raumforderungen umfasst. Am häufigsten kommen die benignen *Hämangiom* (ca. 60 %), auch synonym als *Hämangioendotheliom* bezeichnet, vor; der zweithäufigste benigne Tumor ist das *mesenchymale Hamartom* (ca. 23 %) [38]. Hämangiome treten in etwa 2/3 der Fälle unifokal auf, während sich in ca. 1/3 ein multifokales Wachstum zeigt, letzteres beinhaltet auch Fälle von diffuser Hämangiomatose. Die Mehrzahl (ca. 72 %) der Hämangiome wird erst postpartal diagnostiziert [38]. Erfolgt die Diagnose bereits pränatal, handelt es sich meistens um große unifokale Leberhämangiome. Sonografisch imponieren diese als rundliche, echoarme, teils vaskularisierte Läsionen, die zum Teil auch Verkalkungsherde aufweisen können. Dopplersonografisch erscheinen die zuführenden Arterien und abführenden Venen häufig mit hohen Flussgeschwindigkeiten und niedriger Pulsatilität. Die größenmäßig sehr variablen Raumforderungen können einerseits lediglich kleine, umschriebene Leberareale einnehmen, andererseits aber auch Großteile des Parenchyms umfassen. Während unifokale Hämangiome nur in 5 % eine kutane Manifestation zeigten, lag diese in 49 % der Fälle mit multifokalen Befunden vor [38]. Kleinere Raumforderungen können bereits intrauterin eine Spontanregression zeigen und verursachen nur selten perinatale Komplikationen [39]. Bei größeren Befunden dagegen, insbesondere bei den diffusen Formen, können aufgrund der großkalibrigen AV-Malformationen fetale Herzinsuffizienzen und/oder Kasabach-Merrit-Sequenzen mit mikroangiopathischer hämolytischer Anämie, Thrombozytopenie und Verbrauchskoagulopathie vorliegen [39]. Die Gesamtüberlebensrate wird mit etwa 75 % beschrieben [38].

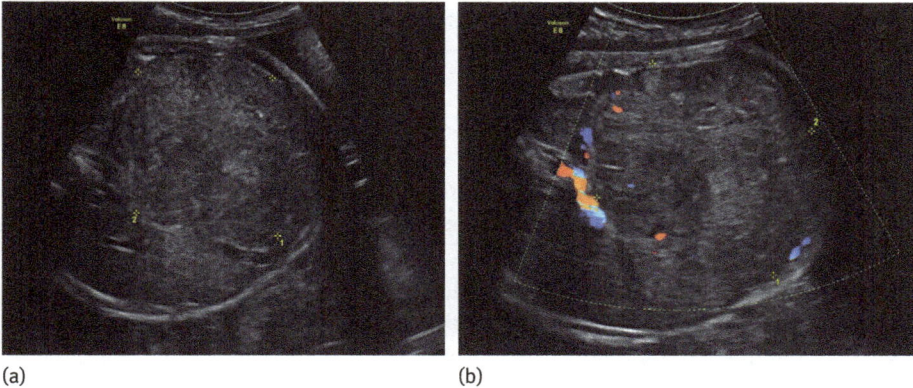

(a)　　　　　　　　　　　　　　　　(b)

Abb. 13.10: Hepatoblastom in der 37. SSW. Darstellung im B-Bild (a) und im Farbdoppler (b).

Bei den *mesenchymalen Hamartomen* handelt es sich um benigne Raumforderungen, die histologisch aus Hepatozyten, bilären Strukturen und fibrösem Gewebe bestehen [3]. In etwa ¾ der Fälle manifestieren sie sich im Bereich des rechten Leberlappens. Sonografisch imponieren sie, im Gegensatz zu der homogenen Struktur der Hämangiome, typischerweise als multizystische oder zystisch solide Raumforderungen mit unterschiedlicher Echogenität [38]. Mögliche Komplikationen beinhalten die Kompression von Nachbargewebe (insbesondere der Vena cava inferior oder der Umbilikalvene), ein Polyhydramnion oder eine Herzinsuffizienz, aufgrund eines ausgeprägten AV-Shuntings [38, 40]. Eine mögliche Assoziation zu plazentaren Anomalien, insbesondere Chorangiomen oder mesenchymalen Dysplasien findet sich sowohl bei hepatischen Hamartomen als auch bei der diffusen Hämangiomatose. Die Überlebensraten perinataler Hamartome liegen etwa bei 64 %.

Hepatoblastome stellen die wichtigste Differenzialdiagnose zu den hepatischen Hamartomen dar und sind der häufigste fetale, maligne Tumor der Leber. Das sonografische Bild dieser seltenen Raumforderungen ist inhomogen (Abb. 13.10). Bereits pränatal kann es zur Metastasierung in Gehirn, Lunge oder Plazenta kommen. Ansonsten entsprechen mögliche Komplikationen denen der oben genannten benignen Lebertumore. Insgesamt ist von einer schlechten Prognose bei beschriebenen Überlebensraten von ca. 25 % auszugehen [38, 41].

Prä- und perinatale Therapieoptionen

Bei schweren pränatalen Verlaufsformen mit assoziierten hämolytischen Anämien und Thrombozytopenien können im Einzelfall intrauterine Transfusionen zu einer, meist nur kurzfristigen, Stabilisierung führen. Auch die Applikation von Steroiden ist beschrieben. Bei größeren, überwiegend zystischen Hamartomen der Leber kann bei symptomatischen Feten eine Dekompression durch Anlage eines zysto-amnialen

Shunts erwogen werden [42]. Bei lebensfähigen Feten ist bei Zeichen der Herzinsuffizienz und/oder Hydrops die vorzeitige Entbindung zu erwägen.

Bei Hämangiomen wird postpartal bei symptomatischen Kindern die Gabe von Steroiden als erste Maßnahme empfohlen. Zur Verringerung des AV-Shuntvolumens kann entweder eine Ligatur der A. hepatica, alternativ eine radiologische interventionelle Gefäßokklusion vorgenommen werden. Bei umschriebenen Befunden wird, möglichst im Intervall, die chirurgische Exzision vorgenommen [40]. Mittlerweile existieren auch einige kleinere Fallserien, in denen bei Leberhämangiomen über die erfolgreiche First-line-Therapie mit Propranolol berichtet wird [43, 44]. Bei asymptomatischen Kindern wird in der Regel konservativ, unter sonografischer Überwachung vorgegangen und die Spontanregression abgewartet.

Bei Hamartomen stellt bei operablen Kindern die nachgeburtliche Resektion die Therapie der Wahl dar. Das nachgeburtliche Management bei Hepatoblastomen besteht in einer initialen Chemotherapie und der chirurgischen Resektion, ggf. auch einer Lebertransplantation [38, 40].

13.6.2 Retroperitoneale Tumore

Mit einer Inzidenz von etwa 0,5 auf 100.000 Lebendgeburten ist das *Neuroblastom* der häufigste maligne Tumor der Fetal- und Neonatalperiode [45]. Sie manifestieren sich retroperitoneal typischerweise unilateral im Bereich der *Nebenniere*, seltener in der Hals-, Thorax- oder Beckenregion. Sonografisch können Neuroblastome sehr heterogen erscheinen: Die Binnenstruktur kann dabei von überwiegend zystisch bis zu größtenteils solide reichen. Die Diagnosestellung erfolgt häufig erst im III. Trimenon. Mögliche Komplikationen umfassen, neben einer möglichen Metastasierung, die Ausbildung eines Polyhydramnions oder Hydrops fetalis [3, 41]. In Einzelfällen wurde bei metastatischem Befall der Plazenta eine maternale Präeklampsie beschrieben. Die Prognose der pränatal diagnostizierten Neuroblastome wird mit einer Überlebensrate von mehr als 90 % als günstig beschrieben. In einer perinatalen Serie von 300 Fällen wurden lediglich sechs Kinder mit Metastasen beschrieben [46]. Am häufigsten finden sich dabei Metastasen in der Leber, im subkutanen Gewebe und in der Plazenta [41]. Differenzialdiagnostisch ist am ehesten an die Nebennierenrindenblutung zu denken, welche hauptsächlich (etwa 70 %) die rechte Nebenniere betrifft. Daneben kommen Tumore der Niere sowie infradiaphragmale Lungensequester infrage.

Prä- und perinatale Therapieoptionen

Im Hinblick auf die nachgeburtliche Diagnostik und ggf. Therapie sollte die Betreuung an einem Perinatalzentrum mit entsprechend spezialisierter Kinderklinik erfolgen. In der Regel sind pränatale Interventionen nicht nötig [6]. Abhängig vom Stadium der Erkrankung erfolgt in den meisten Fällen ein primär konservatives Vorgehen mit Abwarten des Spontanverlaufs. Bei sehr großen Befunden oder Komplikationen erfolgt eine Resektion oder eine Chemotherapie [45].

Renale Tumore sind in der Fetal- und Neonatalperiode sehr selten, wobei das *mesoblastische Nephrom* am häufigsten diagnostiziert wird. Deutlich seltener werden *Wilms Tumore* (Nephroblastome) beschrieben [47]. Die Diagnosestellung erfolgt in der Regel im dritten Trimenon. *Mesoblastische Nephrome* stellen sich sonografisch als unilaterale, solide Raumforderungen dar. Typisch ist eine hypoechogene Struktur mit echoreichem Randsaum. Die sonografische Differenzialdiagnose zu Wilms-Tumoren ist pränatal nahezu nicht möglich [3], daher sollte ggf. zur weiteren Diagnostik eine zusätzliche MRT-Untersuchung erfolgen [48]. Wie auch bei anderen fetalen Tumoren mit AV-Malformationen kommt es gehäuft zur Entwicklung eines Polyhydramnions (etwa 70 %) mit begleitend hohem Frühgeburtsrisiko [47–49]. Wilms-Tumore können mit einer Reihe von genetischen Syndromen, darunter u.a. Beckwith-Wiedemann und Klippel-Trenaunay, vergesellschaftet sein [50].

Prä- und perinatale Therapieoptionen

Aufgrund des Frühgeburtsrisikos sollte eine Überwachung an einem Perinatalzentrum erfolgen. Rezidivierende Entlastungspunktionen können bei progredientem Polyhydramnion im Verlauf nötig werden. Da insbesondere mesoblastische Nephrome bereits pränatal relativ groß werden können, kann eine Indikation zur primären Sectio bestehen, um eine Dystokie oder Einblutung in den Tumor zu verhindern [6].

Nach vollständiger Resektion ist das Outcome beim mesoblastischen Nephrom exzellent. Die Prognose beim *Wilms-Tumor* hängt vom Staging und der Histologie ab. Die Therapie besteht in einer Nephrektomie mit anschließender Chemotherapie und/oder Radiatio. Die Überlebensraten für die Stadien I–III betragen bei günstigen Konstellationen >90 % [37, 48].

13.6.3 Zystische Tumore

Ovarialzysten repräsentieren die häufigste intraabdominelle, pränatal diagnostizierte, zystische Raumforderung. Basierend auf postmortalen pathologischen Untersuchungen wird die Inzidenz in der Neonatalperiode mit nahezu 30 % angegeben, allerdings handelt es sich dabei häufig um kleine Zysten, die in den ersten Lebensmonaten involutionieren und daher klinisch nicht relevant sind [51]. Ovarialzysten liegen meist lateral im unteren Abdominalbereich und fallen sonografisch meist erst im dritten Trimenon auf (Median 33–35 SSW) [51, 52]. Von prognostischer Relevanz ist insbesondere die Unterscheidung zwischen einfachen und komplexen Ovarialzysten. Während einfache Zysten durch eine dünne Zystenwand mit echoarmen bis -leeren Binnenmustern charakterisiert sind (Abb. 13.11), fallen komplexe Zysten durch ihre eher dicke Zystenwand mit inhomogener Binnenstruktur auf (Abb. 13.12). Als häufigste Komplikation

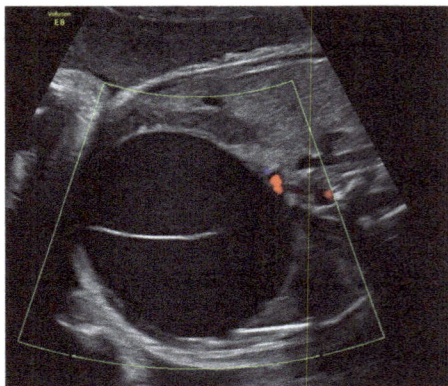

Abb. 13.11: Einfach septierte Ovarialzyste in der 36. SSW.

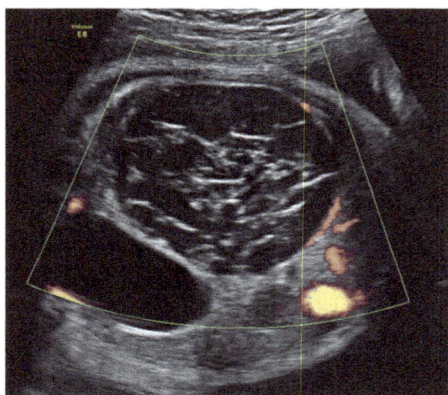

Abb. 13.12: Komplexe eingeblutete Ovarialzyste in der 33. SSW.

wird, insbesondere bei komplexen Zysten, die Ovarialtorsion in 40–50 % der Fälle beschrieben [51, 52]. Einfache Zysten dagegen zeigen eine sehr gute Prognose mit prä- und postnatalen Regressionsraten von über 50 % [51]. Andere Komplikationen wie Obstruktionen im Gastrointestinalbereich und folgender Polyhydramnionbildung sind eher selten zu beobachten. Typische, wenn auch seltene Differenzialdiagnosen eines zystischen Abdominaltumors sind Mesenterialzysten, Lymphangiome, Darmduplikaturen, Mekoniumpseudozysten, Choledochuszysten und Urachuszysten.

Prä- und perinatale Therapieoptionen

Das Management bei Ovarialzysten wird kontrovers diskutiert und reicht vom expektativen Vorgehen über die prä- oder postnatale Aspiration bis hin zur postnatalen Resektion [52].

In einer prospektiven Fallserie von 73 Feten mit Ovarialzysten zeigten 34 einfache Zysten mit einer Größe von unter 5 cm eine Spontanregressionsrate von 76 %. Vierzehn Zysten mit einer Größe von ≥5 cm wurden pränatal punktiert und drainiert, was in 12 Fällen zu einer kompletten Regression führte; in zwei Fällen kam es zur

Torsion mit folgender Ovarektomie. In weiteren acht Fällen, in denen die Patienten trotz einer Zystengröße von ≥5 cm eine Punktion in utero ablehnten, zeigte sich bei sechs eine Torsion mit nachfolgend notwendiger chirurgischer Intervention. Die Autoren empfahlen daher eine pränatale Intervention ab einer Zystengröße von mehr als 4 cm [53].

In einer neueren Arbeit zeigten sich allerdings in einer retrospektiven Zusammenstellung von 33 fetalen Ovarialzysten keine signifikanten Unterschiede im Torsionsrisiko in Abhängigkeit von der Zystengröße (≥4 cm vs. <4 cm). Insgesamt wurden in dieser Arbeit insgesamt lediglich vier Torsionen beschrieben. In 17 Fällen kam es prä- oder postpartal zu spontanen Remissionen [54]. Des Weiteren wird in über 70 % der Fälle eine schnelle Re-Akkumulation der Zystenflüssigkeit beschrieben [55]. Hinzu kommen potenzielle Komplikationen durch eine Blutung oder Infektion. Peripartal kann ggf. zur Ermöglichung eines Spontanpartus bei sehr großen Befunden vor Geburt eine Zystenpunktion und -dekompression erwogen werden. Bei nachgeburtlicher Befundpersistenz und/oder Komplikationen wird eine Zystenexzision, alternativ eine Ovarektomie, durchgeführt. Letztere ist bei 40–50 % der Neugeborenen erforderlich, in erster Linie bei Ovarialtorsion [52].

Bei *Mesenterialzysten* handelt es sich um insgesamt seltene intraabdominelle zystische Raumforderungen mit überwiegender Lokalisation im Bereich des Ileums. Die benignen Läsionen können sonografisch sowohl uni- als auch multilokulär mit echoleerem bis -armem Binnenmuster imponieren [56]. Der pränatale Verlauf ist in der Regel unkompliziert, häufig kommt es zur Spontanregression [4]. Unerkannte Mesenterialzysten können mitunter im weiteren Verlauf symptomatisch werden; Hauptsymptome sind meist unspezifische Bauchschmerzen, selten kann es auch zu einem akuten Abdomen kommen. Die Therapie besteht dann in der operativen Entfernung [57].

Neben der Hals- und Brustregion können sich *Lymphangiome* – selten auch intraabdominal – manifestieren. Sonografisch imponieren sie als septierte, multilokuläre Läsionen und lassen sich mitunter nur schwierig von Mesenterialzysten unterscheiden [58]. Mesenteriale Lymphangiome können mit syndromalen Erkrankungen, wie dem Noonan- oder Turner-Syndrom, assoziiert sein. Bei isolierten Befunden haben die Neugeborenen jedoch eine sehr günstige Prognose, da die Mehrheit der Fälle klinisch inapperent verläuft. Die Therapie der Wahl ist die chirurgische Exzision [58].

13.7 Extremitäten

Fetale Tumore im Extremitätenbereich sind selten, am häufigsten handelt es sich um *Lymphangiom* und *Hämangiome* [4]. Das sonografische Erscheinungsbild der Lymphangiome im Bereich der Extremitäten gleicht dem der anderen Lokalisationen (Abb. 13.13). In der Regel handelt es sich um septierte echoleere bis -arme Raumforderungen, die pränatal meist einen unkomplizierten Verlauf zeigen Es gibt aber einzelne Fälle mit ausgeprägtem Größenprogress, Befall der kompletten Extremität sowie In-

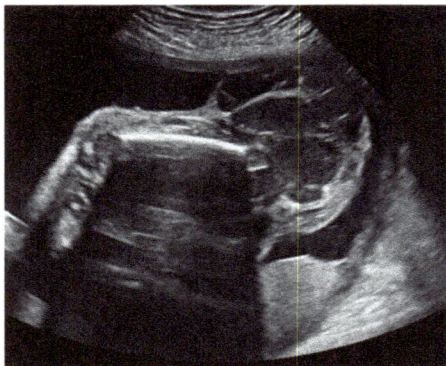

Abb. 13.13: Lymphangiom in der 27. SSW im Bereich des Oberschenkels.

filtration von Muskulatur oder Retroperitonealraum mit postpartaler Narbenbildung und sukzessiver Bewegungseinschränkung [4, 59].

Hämangiome wurden bereits im Kontext ihres häufigsten Manifestationsortes, der fetalen Leber, beschrieben. Die Extremitäten ($n = 4$) sind nach der Leber ($n = 7$) deren zweithäufigste Lokalisation, grundsätzlich können aber alle Körperregionen betroffen sein. Mögliche pränatale Komplikationen bestehen in der Entwicklung eines Hydrops fetalis auf dem Boden eines „high-cardiac-output failure" infolge großkalibriger AV-Malformationen.

Prognostisch muss postnatal zwischen dem „rapid involuting congenital hemangioma" (RICH) und dem „non involuting congenital hemangioma" (NICH) sowie dem kaposiformen kongenitalen Hämangioendotheliom unterschieden werden [60]. Bei pränatal diagnostizierten Hämangiomen handelt es sich meistens um RICH-Tumore, da dieser Subtyp bei Geburt in der Regel bereits vollständig ausgebildet ist. RICHs treten bei beiden Geschlechtern gleich häufig auf, sind bevorzugt an den Extremitäten, am Stamm sowie am Kopf lokalisiert und zeigen in der Regel innerhalb des ersten Lebensjahres eine komplette Regression. NICH dagegen zeigen selten eine Spontanregression und sind bei Geburt meist nur mäßig ausgebildet. Sie weisen eine männliche Prädominanz, Prädilektionsstellen im Nackenbereich und eine mit dem Körperwachstum korrelierende Progredienz mit Übergangspotenzial in ein kaposiformes kongenitales Hämangioendotheliom auf [60, 61]. Beschriebene postnatale Komplikationen umfassen neben Gerinnungsstörungen auch Ulzerationen, Blutungen, ein exzessives Wachstum und kosmetische Beeinträchtigungen.

Prä- und perinatale Therapieoptionen

Eine Therapieindikation ist abhängig vom Typ und der Verlaufsform. Mögliche Optionen beinhalten die systemische oder topische Applikation von Kortikosteroiden, Chemotherapeutika, Laser oder die chirurgische Resektion. Daneben wurden hohe Ansprechraten unter einer Primärtherapie mit Propranolol beschrieben, sodass viele Zentren diese Therapie als First-line-Regime bei problematischen Hämangiomen empfehlen [62].

13.8 Steißbein

Das Steißbeinteratom ist einer der häufigsten pränatal diagnostizierten Tumore, allerdings mit einer Inzidenz von 1:23.000 bis 1:40.000 trotzdem verhältnismäßig selten [63]. Teratome enthalten histologisch Gewebe aller drei Keimblätter (Ektoderm, Mesoderm, Endoderm) und zeigen pränatal meist eine benigne Dignität. Die unreifen bzw. malignen Formen finden sich dagegen häufiger mit steigendem Lebensalter, wobei auch pränatal maligne Transformationen beschrieben sind [6]. Es besteht eine weibliche Prädominanz (Geschlechtsverteilung weiblich zu männlich 4:1) [64]. Das Tumorwachstum erfolgt meist von der Steißbeinoberfläche aus exophytisch zwischen Analöffnung und Steißbein, kann allerdings auch in Richtung Becken oder Abdomen erfolgen. Entsprechend des Wachstumsmusters erfolgt auch pränatal eine Einteilung entsprechend der chirurgischen Klassifikation nach Altmann (1974):
- Typ 1: überwiegend postsakral (47 %)
- Typ 2: postsakral mit intrapelviner Ausdehnung (34 %)
- Typ 3: äußerlich sichtbar, jedoch überwiegend präsakral gelegen (9 %)
- Typ 4: vollständig präsakral (10 %)

Die Diagnose erfolgt meist im zweiten Trimenon. Sowohl Größe als auch Binnenstruktur zeigen sich dabei sehr variabel: Das Erscheinungsbild reicht von größtenteils zystischen Läsionen über gemischt zystisch-solides Wachstum bis hin zu überwiegend soliden Läsionen (Abb. 13.14a). Insbesondere letztere zeigen häufig eine ausgeprägte Vaskularisation (Abb. 13.14b). Aufgrund der hohen Volumenbelastung findet sich bei einigen Feten eine massiv erweiterte Vena cava inferior und ein „high cardiac output failure" mit Hydropsentwicklung (Abb. 13.14c).

Während die pränatale Diagnose bei den überwiegend exophytisch wachsenden Tumoren meist problemlos möglich ist, kann dies bei präsakraler Lage aufgrund der Schallauslöschungen des fetalen Beckens deutlich schwieriger sein. In diesen Fällen kann eine zusätzliche MRT-Diagnostik zur weiteren Abklärung hilfreich sein.

Während in der Neugeborenenperiode die Prognose der Steißbeinteratome mit einer Mortalität von etwa 5 % [6] in Abhängigkeit von der Ausdehnung, dem Diagnosezeitpunkt und der Dignität überwiegend günstig ist, besteht intrauterin eine deutlich höhere Morbidität und Mortalität [65]. Teratome können aufgrund ausgeprägter AV-Malformationen zu einer kardialen Insuffizienz und in der Folge zu einem Hydrops fetalis führen. Weitere Komplikationen bestehen in der Ausbildung eines Polyhydramnions, einer möglichen Hämorrhagie in das Tumorgebiet sowie der Entwicklung einer sekundären Anämie. In einer Metaanalyse unter Einschluss von 190 Fällen mit pränataler Diagnose eines Steißbeinteratoms lag die Gesamtmortalität bei 38 % (72/190).

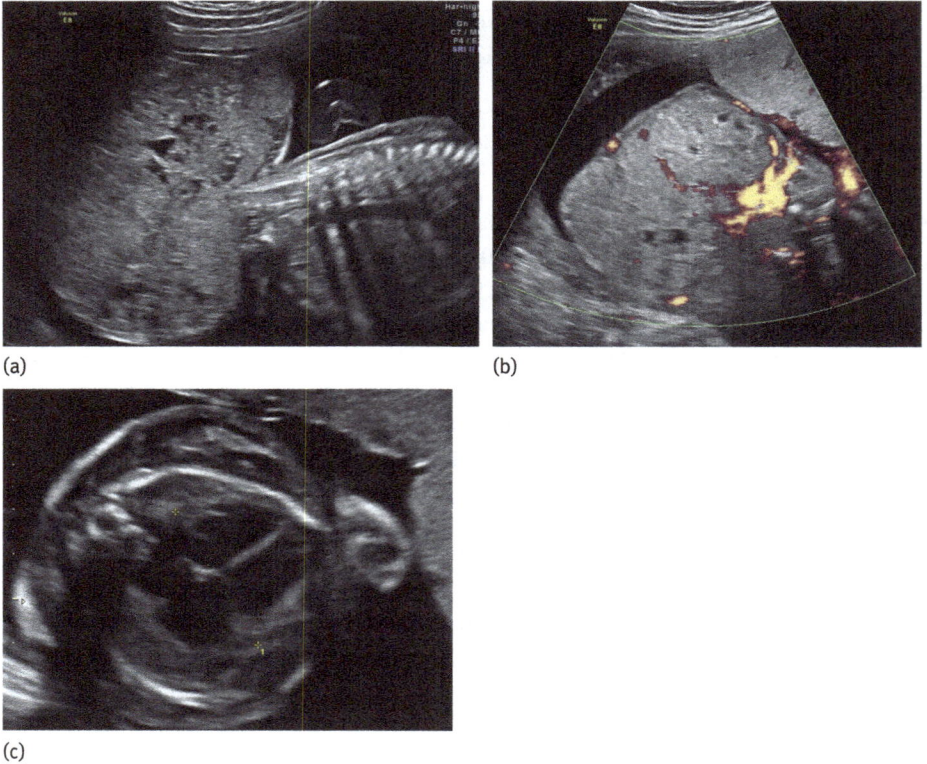

(a)

(b)

(c)

Abb. 13.14: Solides Steißbeinteratom in der 24. SSW. Darstellung im B-Bild (a). Darstellung der Perfusion mit Power-Doppler (b). Begleitendes Hautödem und Kardiomegalie durch „high cardiac output failure" (c).

In 16,8 % (32/190) entwickelte sich ein Hydrops fetalis, in diesem Kollektiv betrug die Überlebensrate <10 % [66]. Als ungünstige prognostische Parameter zeigten sich neben Hydropsbildung eine überwiegend solide Binnenstruktur mit reichlich Vaskularisation, ein schnelles Tumorwachstum (>150 cm³/Woche), eine Tumorgröße >10 cm, Zeichen der Herzinsuffizienz sowie ein Polyhydramnion [65, 66].

In einer Fallserie von 44 Feten mit Steißbeinteratomen erfolgte eine Einteilung in drei prognostische Gruppen [67]. Gruppe A enthielt Teratome mit einer Größe von weniger als 10 cm, langsamem Wachstum und geringer Vaskularität. In Gruppe B wurden Läsionen klassifiziert, die größer als 10 cm waren, schnell wuchsen und reichlich Perfusion zeigten. Gruppe C enthielt überwiegend zystische Teratome mit einer Größe von mehr als 10 cm, langsamem Wachstum und geringer Vaskularität. Während in Gruppe A und C keiner der Feten prä- oder perinatal verstarb, kam es in Gruppe B in sechs von 21 Fällen zu einem IUFT (n = 2) oder Schwangerschaftsabbruch (n = 4). Fünf der Feten aus Gruppe B verstarben neonatal. Bei sechs der zehn Feten aus Gruppe C erfolgte im Schwangerschaftsverlauf eine intrauterine Drainage der zystischen Läsionen.

Pränatal sollten vor allem Befunde mit ungünstigen sonografischen Zusatzkriterien besonders engmaschig überwacht werden. Empfohlen wird neben seriellen Dopplersuntersuchungen die Dokumentation des Tumorwachstums, der Fruchtwassermenge, evtl. vorhandener Herzinsuffizienz- oder Hydropszeichen sowie des Durchmessers der Vena cava inferior [6].

Mögliche Differenzialdiagnosen sind sakrale und retroperitoneale Lymphangiome, Lipome, Dermoide sowie sakrale posteriore und selten anteriore Myelomeningozelen sowie zystische Rektumduplikaturen. In 15 % finden sich assoziierte Anomalien, insbesondere des ZNS, des gastrointestinalen oder muskuloskelettalen Systems [64].

Prä- und perinatale Therapieoptionen

Bei Feten mit milder kardialer Insuffizienz kann eine transplazentare Digitalisierung erwogen werden. Entwickeln sich im Verlauf fetale oder maternale Dekompensationszeichen, sollte bei ausreichend fortgeschrittenem Gestationsalter (>28 SSW) eine vorzeitige Entbindung an einem Perinatalzentrum erfolgen. Dabei konnten in kleineren Serien Überlebensraten von etwa 50 % erreicht werden [68, 69].

Treten Komplikationen bereits <28 SSW auf, ist das Risiko eines IUFT oder postnatalen Versterbens sehr hoch [70, 71]. In Einzelfällen wurden neben der offenen Resektion des Tumors ablative Verfahren zur Devaskularisierung angewandt, dazu gehören die Laserablation, die Radiofrequenz- oder Thermoablation, die Embolisation mit Histoacryl sowie die Sklerosierung mit Alkohol [5, 66]. In einer Metaanalyse von 2014 wurden die Ergebnisse verschiedener pränataler Interventionen bei 46 Feten mit Steißbeinteratomen zusammengefasst [70]. In 34 Fällen erfolgten minimal-invasive Eingriffe, in weiteren 12 Fällen eine offene fetalchirurgische Behandlung. Die Eingriffe erfolgten im Mittel in der 24. SSW. Das Gesamtüberleben nach minimal-invasiver Therapie betrug 44 % (30 % bei Hydrops vs. 67 % ohne Hydrops) und unterschied sich damit nicht signifikant von der 50 %-igen Überlebensrate nach offener Fetalchirurgie. Das Gestationsalter bei Entbindung wurde im Mittel mit 30 SSW angegeben, wobei die Frühgeburtlichkeit am häufigsten durch einen vorzeitigen Blasensprung verursacht wurde. Die mittlere Schwangerschaftsdauer zwischen Behandlung und Entbindung lag bei den minimal-invasiven Prozeduren bei ca. sechs Wochen und bei den offenen Eingriffen bei ca. fünf Wochen. An fetalen Komplikationen wurden ausgedehnte Gewebsnekrosen, Nervenschädigungen, Lähmungen im Bereich der unteren Extremität sowie operationsbedingte fetale Todesfälle beschrieben. Da es sich bei der Mehrzahl der Fälle um Einzelfallbeschreibungen handelt, muss bei der Beurteilung der Gesamtüberlebensraten sicherlich auch ein gewisser „Publikations-Bias" berücksichtigt werden. Aus den vorliegenden Daten können derzeit keine evidenzbasierten Handlungsempfehlungen gegeben werden, somit handelt es sich um individuelle Einzelfallentscheidungen. Das perinatale Management sollte entsprechend spezialisierten Abtei-

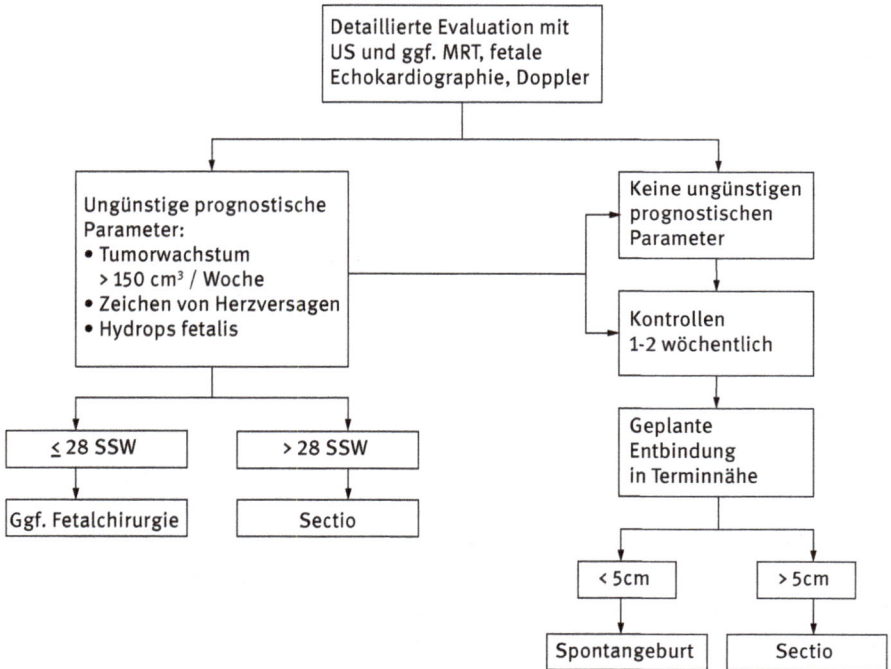

Abb. 13.15: Möglicher Handlungsalgorithmus bei Feten mit Steißbeinteratomen (mod. nach [66]).

lungen vorbehalten sein. Abbildung 13.15 zeigt einen möglichen Handlungsalgorithmus bei Feten mit Steißbeinteratomen.

Die meisten Zentren bevorzugen, insbesondere bei großen Tumoren, die Entbindung per primärer Sectio, um möglichen Komplikationen wie Tumorrupturen oder Hämorrhagien vorzubeugen. Postnatal stellt die vollständige chirurgische Resektion des Befundes unter Einbeziehung des Os coccygeum die Therapie der Wahl dar. Das Malignitätsrisiko liegt bei etwa 15–20 %, wobei das Risiko für ein Lokalrezidiv bei ca. 10 % liegt [64]. Das Langzeit-Outcome der Kinder wird insgesamt als zufriedenstellend beschrieben, wobei 30–40 % der Patienten im Verlauf unter Blasen- und Darmfunktionsstörungen leiden [65, 66].

13.9 Plazentare Tumore

Das *Chorangiom* ist der häufigste benigne nicht-trophoblastäre Tumor der Plazenta. Die Inzidenz wird mit etwa 1:100 Schwangerschaften angegeben, wobei ein Großteil der Fälle lediglich aus kleineren Zufallsbefunden im Rahmen von histologischen Untersuchungen besteht [72]. Als klinisch relevant gelten insbesondere Chorangiome ab

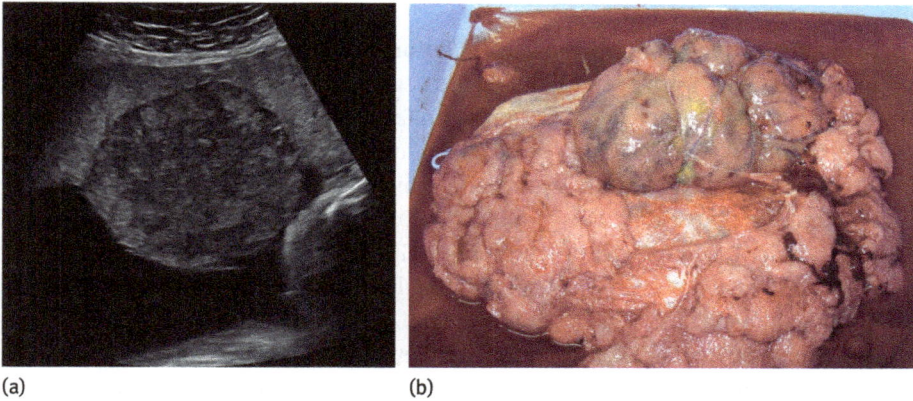

(a)   (b)

Abb. 13.16: Plazenta in der 28. SSW. Es zeigt sich ein Chorangiom als solide, echoarme Raumforderung (B-Bild) (a). Korrespondierendes Bild postpartal (b).

einer Größe von ca. 4 cm, die mit einer Inzidenz von 1:9.000 bis 1:50.000 deutlich seltener sind [72].

Die pränatale Diagnosestellung erfolgt häufig erst jenseits der 20. SSW. Sonografisch imponieren Chorangiome als hypoechogene, gut abgrenzbare Raumforderung (Abb. 13.16), die aufgrund von Hämorrhagien und Infarzierungen mitunter auch heterogen, mit zystischen Arealen und Verkalkungsherden erscheinen können. Die dopplersonografisch nachgewiesene Perfusion ist sehr variabel und gilt als wichtiger prognostischer Outcome-Parameter [72]. Aufgrund ausgeprägter AV-Malformationen kann es im Schwangerschaftsverlauf zur Entwicklung eines „high cardiac output failure" mit sukzessiver Hydropsentwicklung kommen. Als weitere Komplikationen sind fetale Anämien und Thrombozytopenien, die Ausbildung eines Polyhydramnions sowie intrauterine Wachstumsrestriktionen beschrieben [72]. In einer Serie von 19 Fällen mit pränatal diagnostizierten Chorangiomen (Durchmesser >4 cm) kam es in 18 Fällen zu einer oder mehrerer der oben beschriebenen Komplikationen – bei zwei Dritteln musste aufgrund dieser Komplikationen eine vorzeitige Entbindung erfolgen [73]. Als unabhängige Prognoseparameter gelten Tumorgröße, Vaskularisierung sowie die Lokalisation (Nabelschnuransatznah vs. -fern) [72]. Die Gesamtmortalität größerer Chorangiome wird mit etwa 30 % beziffert [5].

Als Differenzialdiagnosen gelten plazentare Lakunen, Hämatome sowie andere plazentare Tumore. Eine sonografische Unterscheidung zu den deutlich selteneren plazentaren Teratomen kann sehr schwierig sein. Zu plazentaren Metastasierungen kann es in seltenen Fällen auch bei maternalen Melanomen oder Lymphomen sowie fetalen Neuroblastomen kommen.

Pränatale Therapieoptionen

Aufgrund der häufigen pränatalen Komplikationen bei großen Chorangiomen kann in Einzelfällen eine intrauterine Intervention erwogen werden. Am häufigsten sind Amniondrainagen bei Polyhydramnie beschrieben. In Einzelfällen wurden ablative Verfahren zur Devaskularisierung des Tumors durchgeführt. Dazu gehören die Laserablation, die Embolisation, die Sklerosierung mit Alkohol sowie endoskopische Gefäßligaturen [5]. Eine Indikation zur ablativen Intervention sollte nur bei drohender fetaler kardialer Dekompensation und frühem Gestationsalter gestellt werden.

In einer Übersichtsarbeit wurden 12 pränatale Lasertherapien bei großen Chorangiomen zusammengefasst [5]. Die Eingriffe erfolgten zwischen 24 und 32 SSW, wobei in vier Fällen eine interstitielle und in acht Fällen eine oberflächliche Laserkoagulation der zuführenden Gefäße erfolgte. Die Interventionen wurden dabei entweder unter Ultraschallkontrolle (n = 6) oder fetoskopisch (n = 6) durchgeführt. In sieben Fällen waren zusätzliche Amniondrainagen und in vier Fällen intrauterine Bluttransfusionen nötig. Die Überlebensrate betrug 75 %. Neben dem Frühgeburtsrisiko bestehen weitere potenzielle Komplikationen vor allem in fetalen Blutungen, die bei massiver Hämorrhagie bis zum IUFT führen können. Da sich der plazentare Nabelschnuransatz häufig in direkter Nähe des Chorangioms befindet, kann dies die Eingriffe zusätzlich deutlich erschweren.

In einem Fallbericht eines großen Chorangioms, das in der 23. SSW mit Polyhydramnion und fetaler Anämie diagnostiziert wurde, erfolgte eine erfolgreiche intrauterine Therapie mit COX-2-Inhibitoren und fetalen Bluttransfusionen [74]. In der 31. SSW erfolgte die notfallmäßige Sectio bei drohender fetaler Dekompensation. Der weitere neonatale Verlauf gestaltete sich komplikationslos. In dem zusätzlich durchgeführten systematischen Review wurden insgesamt 112 Fälle beschrieben [74]. In 33 Fällen wurde dabei eine intrauterine Therapie durchgeführt. Bei 20 (60,6 %) der betroffenen Feten lag ein Hydrops vor, 10 (30,3 %) zeigten Zeichen einer Anämie und in 26 Fällen (78,8 %) wurde ein Polyhydramnion beschrieben. Am häufigsten wurden Amniondrainagen (n = 10) durchgeführt. Intrauterine Transfusionen und Therapieversuche mit Digoxin wurden in sechs bzw. fünf Fällen beschrieben. Fetalchirurgische Eingriffe erfolgten in 24 Fällen, davon waren acht Laserablationen und fünf bipolare Koagulationen. Die Eingriffe erfolgten im Mittel mit 25 SSW. Neun der pränatal therapierten Feten (27,3 %) verstarben prä- oder neonatal. Das durchschnittliche Geburtsgewicht lag bei 1.600 g und 24 der Feten (72,7 %) wurden vor 37 SSW entbunden. Alle ablativen Eingriffen sind als „Ultima Ratio" zu betrachten, die Indikationsstellung und Durchführung sollte spezialisierten Abteilungen vorbehalten sein.

Literatur

[1]   Cho JY, Lee YH. Fetal tumors: prenatal ultrasonographic findings and clinical characteristics. Ultrasonography. 2014,33,240–251.

[2]   Parkes SE, Muir KR, Southern L, Cameron AH, Darbyshire PJ, Stevens MC. Neonatal tumours: a thirty-year population-based study. Med Pediatr Oncol. 1994,22,309–317.

[3]   Avni FE, Massez A, Cassart M. Tumours of the fetal body: a review. Pediatr Radiol. 2009,39,1147–1157.

[4]   Kamil D, Tepelmann J, Berg C, Heep A, Axt-Fliedner R, Gembruch U, et al. Spectrum and outcome of prenatally diagnosed fetal tumors. Ultrasound in obstetrics & gynecology: the official journal of the International Society of Ultrasound in Obstetrics and Gynecology. 2008,31,296–302.

[5]   Mathis J, Raio L, Baud D. Fetal laser therapy: applications in the management of fetal pathologies. Prenatal diagnosis. 2015,35,623–636.

[6]   Bruny J, Crombleholme TM. Perinatal management of infant tumors and the promise of fetal surgery. Curr Opin Pediatr. 2013,25,31–39.

[7]   Isaacs H, Jr. I. Perinatal brain tumors: a review of 250 cases. Pediatr Neurol. 2002,27,249–261.

[8]   Isaacs H. Fetal brain tumors: a review of 154 cases. American journal of perinatology. 2009,26,453–466.

[9]   Schlembach D, Bornemann A, Rupprecht T, Beinder E. Fetal intracranial tumors detected by ultrasound: a report of two cases and review of the literature. Ultrasound in obstetrics & gynecology: the official journal of the International Society of Ultrasound in Obstetrics and Gynecology. 1999,14,407–418.

[10] Pollard SM. In vitro expansion of fetal neural progenitors as adherent cell lines. Methods Mol Biol. 2013,1059,13–24.

[11] Quinn TM, Hubbard AM, Adzick NS. Prenatal magnetic resonance imaging enhances fetal diagnosis. Journal of pediatric surgery. 1998,33,553–558.

[12] Knipping S, Bau V. [Lymphatic malformations in the head and neck: experiences with sclerotherapy]. HNO. 2011,59,683–688.

[13] Arisoy R, Erdogdu E, Kumru P, Demirci O, Yuksel MA, Pekin O, et al. Prenatal diagnosis and outcome of lymphangiomas and its relationship with fetal chromosomal abnormalities. The journal of maternal-fetal & neonatal medicine: the official journal of the European Association of Perinatal Medicine, the Federation of Asia and Oceania Perinatal Societies, the International Society of Perinatal Obstet. 2016,29,466–472.

[14] Axt-Fliedner R, Hendrik HJ, Schwaiger C, Ertan AK, Friedrich M, Schmidt W. Prenatal and perinatal aspects of a giant fetal cervicothoracal lymphangioma. Fetal diagnosis and therapy. 2002,17,3–7.

[15] Gedikbasi A, Gul A, Sargin A, Ceylan Y. Cystic hygroma and lymphangioma: associated findings, perinatal outcome and prognostic factors in live-born infants. Arch Gynecol Obstet. 2007,276,491–498.

[16] Alqahtani A, Nguyen LT, Flageole H, Shaw K, Laberge JM. 25 years' experience with lymphangiomas in children. Journal of pediatric surgery. 1999,34,1164–1168.

[17] Barnes L, Eveson JW, Reichart P, Sidransky D. World Health Organization Classification of Tumors – Pathology and genetics of head and neck tumors. IARC Press. 2005.

[18] Daskalakis G, Efthimiou T, Pilalis A, Papadopoulos D, Anastasakis E, Fotinos G, et al. Prenatal diagnosis and management of fetal pharyngeal teratoma: a case report and review of the literature. J Clin Ultrasound. 2007,35,159–163.

[19] Tonni G, De Felice C, Centini G, Ginanneschi C. Cervical and oral teratoma in the fetus: a systematic review of etiology, pathology, diagnosis, treatment and prognosis. Arch Gynecol Obstet. 2010,282,355–361.

[20] Thurkow AL, Visser GH, Oosterhuis JW, de Vries JA. Ultrasound observations of a malignant cervical teratoma of the fetus in a case of polyhydramnios: case history and review. Eur J Obstet Gynecol Reprod Biol. 1983,14,375–384.

[21] Hirose S, Sydorak RM, Tsao K, Cauldwell CB, Newman KD, Mychaliska GB, et al. Spectrum of intrapartum management strategies for giant fetal cervical teratoma. Journal of pediatric surgery. 2003,38,446–450; discussion -50.

[22] Laje P, Johnson MP, Howell LJ, Bebbington MW, Hedrick HL, Flake AW, et al. Ex utero intrapartum treatment in the management of giant cervical teratomas. Journal of pediatric surgery. 2012,47,1208–1216.

[23] Mikovic Z, Simic R, Egic A, Opincal TS, Koprivsek K, Stanojevic D, et al. Intrauterine treatment of large fetal neck lymphangioma with OK-432. Fetal diagnosis and therapy. 2009,26,102–106.

[24] Ryan G, Somme S, Crombleholme TM. Airway compromise in the fetus and neonate: Prenatal assessment and perinatal management. Seminars in fetal & neonatal medicine. 2016.

[25] Laje P, Tharakan SJ, Hedrick HL. Immediate operative management of the fetus with airway anomalies resulting from congenital malformations. Seminars in fetal & neonatal medicine. 2016.

[26] Liechty KW, Hedrick HL, Hubbard AM, Johnson MP, Wilson RD, Ruchelli ED, et al. Severe pulmonary hypoplasia associated with giant cervical teratomas. Journal of pediatric surgery. 2006,41,230–233.

[27] Cruz-Martinez R, Moreno-Alvarez O, Garcia M, Mendez A, Pineda H, Cruz-Martinez MA, et al. Fetal Endoscopic Tracheal Intubation: A New Fetoscopic Procedure to Ensure Extrauterine Tracheal Permeability in a Case with Congenital Cervical Teratoma. Fetal diagnosis and therapy. 2015,38,154–158.

[28] Noreen S, Heller DS, Faye-Petersen O. Mediastinal teratoma as a rare cause of hydrops fetalis and death: report of 3 cases. The Journal of reproductive medicine. 2008,53,708–710.

[29] Kamil D, Geipel A, Schmitz C, Breuer J, Herberg U, Knopfle G, et al. Fetal pericardial teratoma causing cardiac insufficiency: Prenatal diagnosis and therapy. Ultrasound in obstetrics & gynecology: the official journal of the International Society of Ultrasound in Obstetrics and Gynecology. 2006,28,972–973.

[30] Fagiana AM, Barnett S, Reddy VS, Milhoan KA. Management of a fetal intrapericardial teratoma: a case report and review of the literature. Congenital heart disease. 2010,5,51–55.

[31] Bader R, Hornberger LK, Nijmeh LJ, Al-Kazaleh F, Ryan G, Toi A, et al. Fetal pericardial teratoma: presentation of two cases and review of literature. American journal of perinatology. 2006,23,53–58.

[32] Isaacs H, Jr. Fetal and neonatal cardiac tumors. Pediatr Cardiol. 2004,25,252–273.

[33] Chao AS, Chao A, Wang TH, Chang YC, Chang YL, Hsieh CC, et al. Outcome of antenatally diagnosed cardiac rhabdomyoma: case series and a meta-analysis. Ultrasound in obstetrics & gynecology: the official journal of the International Society of Ultrasound in Obstetrics and Gynecology. 2008,31,289–295.

[34] Isaacs H. Perinatal (fetal and neonatal) tuberous sclerosis: a review. American journal of perinatology. 2009,26,755–760.

[35] De Rosa G, De Carolis MP, Pardeo M, Bersani I, Tempera A, De Nisco A, et al. Neonatal emergencies associated with cardiac rhabdomyomas: an 8-year experience. Fetal diagnosis and therapy. 2011,29,169–177.

[36] Goyer I, Dahdah N, Major P. Use of mTOR inhibitor everolimus in three neonates for treatment of tumors associated with tuberous sclerosis complex. Pediatr Neurol. 2015,52,450–453.

[37] Heaton TE, Liechty KW. Postnatal management of prenatally diagnosed abdominal masses and anomalies. Prenatal diagnosis. 2008,28,656–666.

[38] Isaacs H, Jr. Fetal and neonatal hepatic tumors. Journal of pediatric surgery. 2007,42,1797–1803.

[39] Gembruch U, Baschat AA, Gloeckner-Hoffmann K, Gortner L, Germer U. Prenatal diagnosis and management of fetuses with liver hemangiomata. Ultrasound in obstetrics & gynecology: the official journal of the International Society of Ultrasound in Obstetrics and Gynecology. 2002,19,454–460.

[40] Makin E, Davenport M. Fetal and neonatal liver tumours. Early Hum Dev. 2010,86,637–642.

[41] Mahony R, McParland P. Approaches to the management of antenatally diagnosed congenital tumours. Pediatr Radiol. 2009,39,1173–1178.

[42] Bejvan SM, Winter TC, Shields LE, Brock BV, Nghiem HV, Schmiedl UP, et al. Prenatal evaluation of mesenchymal hamartoma of the liver: gray scale and power Doppler sonographic imaging. J Ultrasound Med. 1997,16,227–229.

[43] Mhanna A, Franklin WH, Mancini AJ. Hepatic infantile hemangiomas treated with oral propranolol–a case series. Pediatr Dermatol. 2011,28,39–45.

[44] Bosemani T, Puttgen KB, Huisman TA, Tekes A. Multifocal infantile hepatic hemangiomas–imaging strategy and response to treatment after propranolol and steroids including review of the literature. Eur J Pediatr. 2012,171,1023–1028.

[45] Dhir S, Wheeler K. Neonatal neuroblastoma. Early Hum Dev. 2010,86,601–605.

[46] Nuchtern JG. Perinatal neuroblastoma. Semin Pediatr Surg. 2006,15,10–16.

[47] Leclair MD, El-Ghoneimi A, Audry G, Ravasse P, Moscovici J, Heloury Y, et al. The outcome of prenatally diagnosed renal tumors. J Urol. 2005,173,186–189.

[48] Linam LE, Yu X, Calvo-Garcia MA, Rubio EI, Crombleholme TM, Bove K, et al. Contribution of magnetic resonance imaging to prenatal differential diagnosis of renal tumors: report of two cases and review of the literature. Fetal diagnosis and therapy. 2010,28,100–108.

[49] Takahashi H, Ohkuchi A, Kuwata T, Usui R, Takahashi S, Matsubara S. Congenital mesoblastic nephroma: Its diverse clinical features – A literature review with a case report. Journal of obstetrics and gynaecology: the journal of the Institute of Obstetrics and Gynaecology. 2016,36,340–344.

[50] Powis M. Neonatal renal tumours. Early Hum Dev. 2010,86,607–612.

[51] Heling KS, Chaoui R, Kirchmair F, Stadie S, Bollmann R. Fetal ovarian cysts: prenatal diagnosis, management and postnatal outcome. Ultrasound in obstetrics & gynecology: the official journal of the International Society of Ultrasound in Obstetrics and Gynecology. 2002,20,47–50.

[52] Monnery-Noche ME, Auber F, Jouannic JM, Benifla JL, Carbonne B, Dommergues M, et al. Fetal and neonatal ovarian cysts: is surgery indicated? Prenatal diagnosis. 2008,28,15–20.

[53] Bagolan P, Giorlandino C, Nahom A, Bilancioni E, Trucchi A, Gatti C, et al. The management of fetal ovarian cysts. Journal of pediatric surgery. 2002,37,25–30.

[54] Nakamura M, Ishii K, Murata M, Sasahara J, Mitsuda N. Postnatal outcome in cases of prenatally diagnosed fetal ovarian cysts under conservative prenatal management. Fetal diagnosis and therapy. 2015,37,129–134.

[55] Noia G, Riccardi M, Visconti D, Pellegrino M, Quattrocchi T, Tintoni M, et al. Invasive fetal therapies: approach and results in treating fetal ovarian cysts. The journal of maternal-fetal & neonatal medicine: the official journal of the European Association of Perinatal Medicine, the Federation of Asia and Oceania Perinatal Societies, the International Society of Perinatal Obstet. 2012,25,299–303.

[56] Chung MA, Brandt ML, St-Vil D, Yazbeck S. Mesenteric cysts in children. Journal of pediatric surgery. 1991,26,1306–1308.

[57] Tan JJ, Tan KK, Chew SP. Mesenteric cysts: an institution experience over 14 years and review of literature. World J Surg. 2009,33,1961–1965.

[58] Teixeira L, Castro M, Leite J, Teixeira H, Teixeira R, Pettersen H, et al. Mesenteric cystic lymphangioma: a prenatal diagnostic challenge. Prenatal diagnosis. 2007,27,479–480.

[59] Schild RL, Orhan Y, Meyberg H, Braunschweig T, Knopfle G, Gembruch U. Three-dimensional ultrasound of a massive fetal lymphangioma involving the lower extremity. Ultrasound in obstetrics & gynecology: the official journal of the International Society of Ultrasound in Obstetrics and Gynecology. 2003,22,547–549.

[60] Poetke M, Berlien HP. Infantile Hämangiome und andere kongenitale vaskuläre Tumore des Säuglings- und Kleinkindesalters. Haut. 2010,1,6–10.

[61] Krol A, MacArthur CJ. Congenital hemangiomas: rapidly involuting and noninvoluting congenital hemangiomas. Arch Facial Plast Surg. 2005,7,307–311.

[62] Buckmiller LM, Munson PD, Dyamenahalli U, Dai Y, Richter GT. Propranolol for infantile hemangiomas: early experience at a tertiary vascular anomalies center. Laryngoscope. 2010,120,676–681.

[63] Forrester MB, Merz RD. Descriptive epidemiology of teratoma in infants, Hawaii, 1986–2001. Paediatr Perinat Epidemiol. 2006,20,54–58.

[64] Barksdale EM, Jr., Obokhare I. Teratomas in infants and children. Curr Opin Pediatr. 2009,21,344–349.

[65] Hedrick HL, Flake AW, Crombleholme TM, Howell LJ, Johnson MP, Wilson RD, et al. Sacrococcygeal teratoma: prenatal assessment, fetal intervention, and outcome. Journal of pediatric surgery. 2004,39,430–438; discussion -8.

[66] Gucciardo L, Uyttebroek A, De Wever I, Renard M, Claus F, Devlieger R, et al. Prenatal assessment and management of sacrococcygeal teratoma. Prenatal diagnosis. 2011,31,678–688.

[67] Benachi A, Durin L, Vasseur Maurer S, Aubry MC, Parat S, Herlicoviez M, et al. Prenatally diagnosed sacrococcygeal teratoma: a prognostic classification. Journal of pediatric surgery. 2006,41,1517–1521.

[68] Roybal JL, Moldenhauer JS, Khalek N, Bebbington MW, Johnson MP, Hedrick HL, et al. Early delivery as an alternative management strategy for selected high-risk fetal sacrococcygeal teratomas. Journal of pediatric surgery. 2011,46,1325–1332.

[69] Holcroft CJ, Blakemore KJ, Gurewitsch ED, Driggers RW, Northington FJ, Fischer AC. Large fetal sacrococcygeal teratomas: could early delivery improve outcome? Fetal diagnosis and therapy. 2008,24,55–60.

[70] Van Mieghem T, Al-Ibrahim A, Deprest J, Lewi L, Langer JC, Baud D, et al. Minimally invasive therapy for fetal sacrococcygeal teratoma: case series and systematic review of the literature. Ultrasound in obstetrics & gynecology: the official journal of the International Society of Ultrasound in Obstetrics and Gynecology. 2014,43,611–619.

[71] Grethel EJ, Wagner AJ, Clifton MS, Cortes RA, Farmer DL, Harrison MR, et al. Fetal intervention for mass lesions and hydrops improves outcome: a 15-year experience. Journal of pediatric surgery. 2007,42,117–123.

[72] Liu H, Gu W, Li X. Natural history and pregnancy outcome in patients with placental chorioangioma. J Clin Ultrasound. 2014,42,74–80.

[73] Zanardini C, Papageorghiou A, Bhide A, Thilaganathan B. Giant placental chorioangioma: natural history and pregnancy outcome. Ultrasound in obstetrics & gynecology: the official journal of the International Society of Ultrasound in Obstetrics and Gynecology. 2010,35,332–336.

[74] Al Wattar BH, Hillman SC, Marton T, Foster K, Kilby MD. Placenta chorioangioma: a rare case and systematic review of literature. The journal of maternal-fetal & neonatal medicine: the official journal of the European Association of Perinatal Medicine, the Federation of Asia and Oceania Perinatal Societies, the International Society of Perinatal Obstet. 2014,27,1055–1063.

Astrid Hellmund und Ulrich Gembruch

14 Poly- und Oligohydramnie

14.1 Grundlagen

Der Fetus ist bereits in den ersten Wochen der Schwangerschaft von Fruchtwasser umgeben. Die Aufrechterhaltung eines stabilen Fruchtwasservolumens ist für die normale Entwicklung des Feten von großer Bedeutung. Abweichungen der Fruchtwassermenge wie Oligo- oder Polyhydramnie sind mit einer höheren Inzidenz an fetaler und neonataler Morbidität und Mortalität assoziiert [1].

14.1.1 Funktionen

Das Fruchtwasser bietet dem Feten freien Raum für Bewegungen und damit für die Entwicklung des muskuloskelettalen Systems und schützt ihn vor Verletzungen durch Traumata des maternalen Abdomens. Es verhindert eine Kompression der Nabelschnur, sorgt für eine konstante Umgebungstemperatur und bildet ein Reservoir an Flüssigkeit und Elektrolyten für den Feten. Das Schlucken von Fruchtwasser trägt entscheidend zur Ausbildung der fetalen Lunge bei.

14.1.2 Physiologie des Fruchtwassers

Im ersten Trimenon ist der Embryo von zwei flüssigkeitsgefüllten Räumen umgeben, der Amnionhöhle und der Coelomhöhle zwischen Amnion- und Chorionmembran. Die Coelomflüssigkeit bildet sich ab der 7. SSW. Sie nimmt nach der 12. SSW ab und verschwindet mit der Fusion zwischen Amnion- und Chorionmembran in der 14. SSW. Die Amnionflüssigkeit des ersten Trimesters setzt sich aus drei Quellen zusammen: Dem Transsudat aus der fetalen Oberfläche der Plazenta, der transportierten Flüssigkeit aus dem maternalen Kompartiment über die Amnionmembran (transmembranös) und dem Transsudat durch die noch durchlässige Haut des Embryos bzw. Feten. Die Zusammensetzung von Coelom- und Amnionflüssigkeit entspricht zu diesem Zeitpunkt derjenigen von Plasma, da die noch durchlässige fetale Oberfläche einen freien Substanzaustausch zulässt [2].

Im zweiten Trimester, d. h. ab der 15. SSW, wird das Fruchtwasser zunehmend durch zwei andere Quellen gebildet: Die fetale Urinproduktion und die Sekretion von Lungenflüssigkeit [3]. Darüber hinaus führt auch die zunehmende Keratinisierung der fetalen Haut zur Abnahme des transdermalen Flüssigkeitsaustausches, allerdings erst ab der 20. SSW. Auch die chemische Zusammensetzung des Fruchtwassers verändert

DOI 10.1515/9783110431162-014

sich durch die Abgabe des fetalen Urins ins Fruchtwasser, da fetaler Urin eine um ca. 40 % niedrigere Osmolalität besitzt als das Fruchtwasser und so die Osmolalität des Fruchtwassers mit zunehmender Schwangerschaft im Vergleich zu fetalem Plasma sinkt [4].

Die Resorption des Fruchtwassers findet auf zwei Wegen statt, durch intramembranösen Fluss und durch fetales Schlucken von Fruchtwasser. In Terminnähe wird die Zirkulation der Fruchtwassermenge wie folgt reguliert:

Produktion:
– fetale Urinproduktion (800–1.200 ml/d)
– fetale Lungensekretion (170 ml/d)
– oral-nasale Sekretion (25 ml/d)

Elimination:
– fetales Schlucken (500–1.000 ml/d)
– intramembranöser Fluss (200–400 ml/d)
– transmembranöser Fluss (10 ml/d)

Die Fruchtwassermenge nimmt während der Schwangerschaft von ca. 350 ml/d in der 20. SSW bis zur ca. 28. SSW zu, bleibt bis zur 37.–39. SSW konstant und beträgt dann 500–1.200 ml, um in Terminnähe und über Termin abzunehmen. Ab der 41.+0 SSW kommt es zu einer raschen Verminderung der Fruchtwassermenge um ca. 33 % pro Woche. Dabei findet täglich ein kompletter Austausch des Fruchtwassers statt, in Terminnähe beträgt der tägliche Austausch ca. 1.000 ml [4].

14.1.2.1 Fetale Urinproduktion

Das tägliche fetale Urinvolumen beträgt ca. 30 % des fetalen Gewichts und nimmt von 2–5 ml/h in der 23. SSW bis zu 30–50 ml/h in der 40. SSW zu. Die fetale Urinproduktion kann mithilfe der 3D-Sonografie des fetalen Blasenvolumens gemessen werden [5, 6]. Der Fet kann in einem bestimmten Rahmen seine Urinproduktion als Antwort auf veränderte Umweltbedingungen modulieren. Eine Zunahme der fetalen Urinproduktion findet bei fetaler Anämie, Tachyarrhythmie und anderen Zuständen mit erhöhter kardialer Volumenbelastung ebenso statt wie bei einem schlecht eingestellten maternalen Diabetes. Im Tierversuch wurde eine Zunahme der Diurese durch die Stimulation des atrialen natriuretischen Faktors bei Druckerhöhung im fetalen Blutkreislauf nachgewiesen. Eine Abnahme des Urinvolumens findet sich bei pathologischer fetaler Nierenfunktion, Plazentainsuffizienz und pharmakologisch induziert bei Indomethacintherapie.

14.1.2.2 Fetale Lungensekretion

Die fetale Lunge sezerniert ca. 60–100 ml/kg KG Flüssigkeit pro Tag, ein mehrfaches dessen, was für die fetale Lungenentwicklung notwendig ist. Die Hälfte des sezernierten Volumens wird vom Feten wieder verschluckt, 170 ml/d werden zumeist während der fetalen Atembewegungen in die Amnionflüssigkeit abgegeben. Mithilfe aktiver Sekretion werden Chlorid-Ionen aus der fetalen Blutbahn in die Alveolen transportiert, das Lungensekret entspricht bezüglich des Natriumgehaltes und der Osmolalität ungefähr dem fetalen Plasma. Bei fetaler Asphyxie und während der Geburt wird die fetale Lungensekretion gedrosselt.

14.1.2.3 Fetales Schlucken

Der Fet schluckt Fruchtwasser entsprechend ca. 20–25 % seines Körpergewichts (200–250 ml/kg/Tag). Die Schluckakte, obwohl ab dem Ende des ersten Trimesters sonografisch zu beobachten, werden erst im dritten Trimester koordiniert. Bei fehlenden fetalen Schluckakten kommt es zu massivem Polyhydramnion, darüber hinaus ist fetales Schlucken bei Hypotension oder Hypoxie vermindert.

14.1.2.4 Intramembranöse Absorption

Flüssigkeit und Elektrolyte werden aus dem Fruchtwasser über die fetale Seite der Plazenta mittels kleinster Gefäße eliminiert. In Terminnähe beträgt die Resorption ca. 200–400 ml/Tag. Die Existenz dieses amnio-fetalen Absorptionsweges wurde sowohl bei Primaten als auch beim Menschen mittels ins Fruchtwasser instillierten Substanzen, die sich trotz Fehlen fetalen Schluckens im fetalen Plasma fanden, nachgewiesen [7, 8]. Die Ursache des intramembranösen Flusses ist zum einen das relativ große osmotische Gefälle zwischen fetalem Plasma und Amnionflüssigkeit. Darüber hinaus scheint es aktive Transportmechanismen auch gegen das osmotische Gefälle zu geben. Im Tierversuch konnte der intramembranöse Fluss, d. h. die Absorption von Fruchtwasser über die fetale Seite der Plazenta in die fetalen Blutgefäße hinein, nach kontinuierlicher Urindrainage und fetaler Tracheoösophagealokklusion und somit Unterbindung aller relevanten Zu- und Abflüsse ins Fruchtwasser bei Schaffeten gemessen werden und betrug ca. 400 ml pro Tag in Terminnähe [8].

14.1.2.5 Regulation der Fruchtwassermenge

Die Mechanismen des Zu- und Abflusses von Fruchtwasser, im Wesentlichen fetales Schlucken, fetaler Urin und intramembranöse Absorption, führen zu einer Konstanz der Fruchtwassermenge. Diese verändert sich nicht wesentlich von Tag zu Tag, obwohl ein kompletter Austausch des Fruchtwassers innerhalb von 24 h stattfindet. Im dritten Trimester beträgt dieser Austausch ca. 1.000 ml/Tag, sodass der Regulations- und Feedbackmechanismus von Zu- und Abfluss sehr präzise sein muss.

Die Regulation der Fruchtwassermenge scheint über die Zunahme oder Drosselung des intramembranösen Flusses stattzufinden. Der genaue Mechanismus ist unklar, allerdings konnten Regulationsmechanismen der intramembranösen Absorption im Tierversuch nachgewiesen werden. Wird im Tierversuch durch intravasale

Infusion großer Volumina an physiologischer Kochsalzlösung die Urinausscheidung des Feten erhöht, führt dies nicht zu einem massiven Polyhydramnion, da ein Großteil der Fruchtwassermenge über den intramembranösen Weg resorbiert wird [9]. Auch eine direkte Infusion von Ringerlösung führte bei Schafen mit ösophagealer Okklusion nur in einem von sechs Fällen zu Polyhydramnie, während in den anderen Fällen die intramembranöse Absorption bis zu 1.000 ml/Tag gesteigert und so das Fruchtwasservolumen konstant gehalten wurde [10]. Diese Tierversuche zeigen, dass der Fet in der Lage ist, sich gegen Flüssigkeits- oder Salzüberlastung mithilfe eines raschen transplazentaren Transports zum maternalen Gefäßsystem zu schützen. Die gesteigerte intramembranöse Absorption scheint über eine vermehrte VEGF-mRNA-Expression vermittelt zu werden, da eine intravaskuläre Infusion von Flüssigkeit in Rinderfeten zu einer massiven Steigerung der intramembranösen Absorption und zugleich zu einer 2–4-fachen Konzentrationserhöhung von VEGF mRNA in Amnion, Chorion und Plazenta führte [11]. Darüber hinaus scheinen Aquaporine, zellmembranständige Wasserkanäle, bei der Regulation über die intramembranöse Absorption beteiligt zu sein [12].

Ein weiterer Faktor bei der Regulation der Fruchtwassermenge ist der Transfer von Wasser über die Plazenta zwischen Mutter und Fetus. Ursache dieses Wasseraustausches sind hydrostatische und/oder kolloidosmotische Druckgradienten zwischen fetalen und maternalen Blutgefäßen.

Während bei Druckerhöhungen im maternalen Gefäßsystem, wie im Rahmen einer schwangerschaftsinduzierten Hypertonie oder Präeklampsie, kein vermehrtes Vorkommen von Polyhydramnie festgestellt werden konnte, führte eine mütterliche Hydratation mit Wasser hingegen zu einer signifikanten Erhöhung des Fruchtwasservolumens bei Oligohydramnion, wenn die mütterliche Osmolalität gesenkt wurde [13]. Zudem wurde bei maternalem Diabetes insipidus mit konsekutiver Dehydratation und Hyperosmolalität ein erhöhtes Auftreten fetaler Oligohydramnie beschrieben [14].

Ein Abfall des fetalen Blutdrucks führt zur Ausschüttung von fetalem Angiotensin, das im präkapillären fetalen Gefäßbett der Plazenta zur Widerstandserhöhung und damit zur Verminderung des kapillären Drucks führt. Infolge wird der plazentare Fluss von Wasser von der mütterlichen zur fetalen Seite und damit das fetale Blutvolumen erhöht [15]. Hingegen führt ein Druckanstieg im fetalen Kreislauf beim Menschen wie auch im Tierversuch zu einem erhöhten Fluss von Wasser vom fetalen zum maternalen Kompartiment [16].

14.2 Sonografische Beurteilung der Fruchtwassermenge

Die Fruchtwassermenge sollte bei jeder Ultraschalluntersuchung beurteilt werden. Die genaueste Methode, die Fruchtwassermenge zu ermitteln, ist eine Direktmessung im Rahmen der Uterotomie bei Sectio oder eine Farbstoff-Verdünnungstechnik, bei der das Volumen mittels der gemessenen Konzentration berechnet wird [17]. Beide Methoden werden nur in experimentellem Rahmen eingesetzt und sind für den klinischen Alltag nicht geeignet. Auch Bestimmungen mittels 3D-Sonografie und MRT sind aufwendig und zeitintensiv [18].

Im Rahmen der antenatalen Sonografie haben sich zwei Methoden der Fruchtwassermessung durchgesetzt, der „Amniotic fluid index" (AFI) und die „Single deepest pocket" (SDP).

Das maternale Abdomen wird hierzu auf der Höhe des maternalen Nabels in vier Quadranten eingeteilt. Vor der 20. SSW ist diese Einteilung aufgrund des noch nicht den Nabel erreichenden Fundusstandes allerdings nicht möglich. Hier muss eine horizontale Linie auf der geschätzten Mitte der Distanz zwischen Symphyse und Fundus gezogen werden, um eine Einteilung in vier Quadranten zu erzielen.

14.2.1 Single deepest pocket

Die „Single deepest pocket" (SDP; „Deepest vertical pocket", DVP) wird als größtes Depot von Fruchtwasser ohne Inhalt von Nabelschnur oder fetalen Extremitäten bezeichnet. Sie wird im rechten Winkel von der Kontur des Uterus aus vertikal gemessen und muss in der Horizontalen eine Mindestbreite von 1 cm betragen.

Normwerte im zweiten und dritten Trimester sind:
– Oligohydramnie: <2 cm
– Normal: ≥2 bis <8 cm
– Polyhydramnie: ≥8 cm

Im Vergleich mit der invasiven Direktmessung der Fruchtwassermenge wurden in zwei Studien 94 % aller normalen Fruchtwassermengen detektiert, allerdings wurde durch die Messung der SDP kein Fall bzw. nur 18 % der Fälle mit Oligohydramnion erkannt [19, 20]. Im Rahmen der Beurteilung des biophysikalischen Profils wird die SDP ebenfalls verwendet.

14.2.2 Amniotic fluid index

Nach Einteilung des Uterus in vier Quadranten wird die maximale vertikale Fruchtwassertasche in Zentimetern pro Quadrant ohne Inhalt von Nabelschnur oder kindlichen Extremitäten gemessen, und die Ergebnisse aller vier Quadranten werden summiert.

Normwerte sind:
– Oligohydramnie: AFI ≤5 cm
– Normal: AFI >5 bis <25 cm
– Polyhydramnie: AFI ≥25 cm

Bestimmt man die Grenzwerte anhand der Referenzkurven für den AFI mithilfe der 5. und 95. Perzentile abhängig vom Schwangerschaftsalter, ist die Grenze zur Oligohydramnie zwischen der 24. und der 32. SSW bei einem AFI von <8 cm bzw. <7 cm (10. und 5. Perzentile) bereits erreicht [21]. Nach der 32. SSW sinken die entsprechenden Referenzbereiche mit fortschreitender Schwangerschaft ab. In welchen Fällen dies ein physiologisches Phänomen ist oder bereits Anzeichen eines immer höheren Anteils von Feten mit einer relativen plazentaren Dysfunktion, ist derzeit offen.

14.2.3 Detektion von Oligo-/Polyhydramnie durch AFI und SDP

Der Vergleich der direkten Messung mit dem AFI zeigt eine korrekte Detektionsrate normaler Fruchtwasservolumina in 71–87 %, insbesondere Oligohydramnie wurde jedoch unzureichend in nur 8,7–11 % detektiert und zu hohe Fruchtwassermengen wurden in 54 % der Fälle unterschätzt [19]. Auch eine gestationsalterabhängige Bestimmung der 3./5. bzw. 95./97. Perzentile der Fruchtwassermenge mittels SDP- oder AFI-Messung erbrachte nur eine geringe Sensitivität für die Entdeckung von Oligohydramnie [22].

Andere Messmethoden wie die „Two-diameter-pocket"-Technik oder die 2 × 1 cm oder 2 × 2 cm Pocket-Technik haben sich im klinischen Alltag aufgrund unzureichender Vorhersageexaktheit nicht durchgesetzt.

Die Vorhersage von ungünstigem kindlichem Outcome – definiert als Aufenthalt auf der neonatologischen Intensivstation, Nabelschnurarterien-pH <7,1, mekoniumhaltiges Fruchtwasser, 5 min. APGAR-Wert <7 oder Entbindung per Sectio – wurde in einem systematischen Review randomisierter Studien für beide Methoden als gleichermaßen ungenau beschrieben. Mittels AFI-Messung wurden signifikant mehr Fälle mit Oligohydramnie bestimmt, was zu mehr antenataler Intervention wie Geburtseinleitung und elektiver Sectio führte, ohne dass das kindliche Outcome verbessert wurde [23, 24]. In einer anderen Studie waren in 72 % der Fälle bei einem AFI von ≤5 cm die SDP von ≥2 cm noch vorhanden, was eine normale Fruchtwassermenge bei Messung des SDP, aber ein Oligohydramnion bei Anwendung der AFI bedeutet. Von der Mehrzahl der Autoren wird deshalb bei Bestimmung der Fruchtwassermenge zum Ausschluss eines Oligohydramnions die SDP empfohlen [1, 23–25]. Dies bezieht sich allerdings nur auf Schwangerschaften in Terminnähe.

Während ein Zusammenhang zwischen AFI <5 cm und dem Risiko einer Entbindung per Sectio aufgrund von „fetal distress" beschrieben wurde, konnte eine Korrelation zwischen Nabelschnur-pH und AFI <5 cm nicht nachgewiesen werden [26]. Eine randomisierte Studie zur Evaluation der Vorhersage von ungünstigem kindlichem Outcome bei intrapartaler Messung des AFI oder der SDP konnte ebenfalls für keine der beiden Methoden ein signifikantes Ergebnis finden [27].

14.3 Polyhydramnie

14.3.1 Definition

Polyhdramnie ist definiert als eine SDP ≥8 cm oder ein AFI >24 cm bzw. eine Frucht-wassermenge oberhalb der 95. Perzentile. Die Prävalenz beträgt 0,2–3,2 % [28–30]. Das Ausmaß der Polyhydramnie wird als mild, moderat oder ausgeprägt eingeteilt und ist dementsprechend mit steigendem AFI in bis zu 65 % mit fetalen Anomalien assozi-iert (Tab. 14.1) Je ausgeprägter das Polyhydramnion, desto wahrscheinlicher ist eine zugrundeliegende fetale Pathologie und desto höher ist die perinatale Mortalität [1].

Tab. 14.1: Assoziation zwischen Schweregrad der Polyhydramnie und Häufigkeit fetaler Fehlbildun-gen.

Schweregrad	AFI (cm)	Häufigkeit	Häufigkeit assoziierter fetaler Fehlbildungen
mild	>24	68 %	≤6 %
moderat	>32	19 %	bis 45 %
schwer	>44	13 %	bis 65 %

(Harman et al [1])

14.3.2 Ätiologie

Fetale Anomalien, wie gastrointestinale Obstruktionen, Zwerchfellhernie, Hydrotho-rax, neuromuskuläre Erkrankungen, fetale Akinesie-Sequenz, Spina bifida, fetaler Hydrops bzw. hypervolämisches Herzversagen aufgrund von fetalen AV-Malformatio-nen, fetalen Infektionen, Anämie oder Arrhythmie, sind neben Chromosomenano-malien, wie Trisomie 18 und 21, die häufigsten Ursachen einer ausgeprägten Polyhy-dramnie (Tab. 14.2).

Bei monochorialen Gemini ist das fetofetale Transfusionssyndrom häufig zugrun-de liegend. Ein maternaler Diabetes ist in ca. 25 % der Fälle insbesondere bei mildem Polyhydramnion ursächlich. Die Mehrzahl der milden Fälle wird jedoch als idiopa-thisch eingestuft. Allerdings wird in bis zu 1–10 % dieser Feten postnatal eine Ursache gefunden, nicht selten liegt eine Darmatresie vor [3, 31, 32]]. Abhängig vom Schwere-grad der Polyhydramnie lag in einer Studie die Rate an postnatal entdeckten zugrun-de liegenden fetalen Anomalien bei strukturell unauffälligem Ultraschall bei 1 %, 2 % und 11 % bei mildem, moderatem und ausgeprägtem Polyhydramnion [30]. In einer neueren retrospektiven Studie bei 464 Fällen von idiopathischem Polyhydramnion oh-ne größere sonografische Auffälligkeiten fanden sich 9,9 % Chromosomenstörungen, zumeist Trisomie 21, Trisomie 18, Klinefelter-Syndrom, Di-George-Syndrom, aber auch seltenere Befunde wie Prader-Willi-Syndrom oder Tetrasomie 12p. In 28 [6 %] Fällen

Tab. 14.2: Ursachen der Polyhydramnie.

Maternal
- Diabetes mellitus/Gestationsdiabetes
- Niereninsuffizienz
- Lithiumtherapie
- Substanzabusus

Fetal
Vermehrte Urinproduktion
Fetale renale Erkrankungen
- Hydronephrose (polyurische Phase)
- Tubulopathien: Antenatales Bartter-Syndrom

Fetales hypervolämisches Herzversagen
- Fetale Anämie
- Fetale Arrhythmie
- Fetale Tumore
- Chorangiom
- Akzeptor bei fetofetalem Transfusionssyndrom
- Pumpender Fet bei TRAP-Sequenz

Fetale Infektionen
- Parvovirus B 19
- Toxoplasmose

Fetale „Overgrowth-Syndrome" (z. B. Simpson-Golabi-Behmel-Syndrom, Beckwith-Wiedemann-Syndrom, Sotos-Syndrom, Perlman-Syndrom)

Vermindertes Schlucken
Gastrointestinale/tracheale Obstruktionen
- Ösophagusatresie/ösophago-tracheale Fistel
- Duodenalatresie/Darmatresie/Analatresie
- Zwerchfellhernie
- Mikrognathie
- Choanalatresie

Neuromuskuläre Erkrankungen
- Fetale Akinesie-Deformations-Sequenz
- Kongenitale Muskeldystrophien/spinale Muskelatrophie

Andere fetale Erkrankungen
- LKG-Spalte
- Hydrothorax/CPAM/Lungensequester
- Herzfehler
- Skelettfehlbildungen
- Omphalozele
- Anencephalus
- Spina bifida aperta
- Mikrovillus-inclusion-disease (Chloriddiarrhoe)
- Diverse chromosomal und nicht-chromosomal bedingte Syndrome

Idiopathisch

wurde das Bartter-Syndrom gefunden, eine autosomal-rezessiv vererbte Tubulopathie im Bereich des aszendierenden Schenkels der Henle'schen Schleife mit gestörter Reabsorption von Natrium, Chlorid oder Kalium und indirekt auch von Kalzium, die zu schwerer Polyhydramnie im zweiten Trimester führt und postnatal mit Polyurie, Salzverlust und Dehydratation einhergeht. Das Bartter-Syndrom geht pränatal mit einer erniedrigten Konzentration von Gesamtprotein und AFP im Fruchtwasser einher. Entsprechende Mutationen werden in der Mehrzahl der Fälle ebenfalls entdeckt [34–36]. Kürzlich wurde auch eine x-chromosomal vererbte Form eines Bartter-Syndroms mit einer sehr früh einsetzenden (18–20 SSW) schweren, aber transienten Polyhydramnie beschrieben und genetisch identifiziert [37].

Weitere seltene Ursachen von Polyhydramnie sind die Overgrowth-Syndrome wie Sotos-Syndrom, Simpson-Golabi-Behmel-Syndrom oder Beckwith-Wiedemann-Syndrom. Auch das Mikrovillus-Inclusion-Syndrom (Chloriddiarrhoe) kann pränatal mit einer Polyhydramnie, jedoch assoziiert mit dilatierten und hyperperistaltischen Darmschlingen, auffallen [38].

14.3.3 Diagnostik

Im Falle der Diagnose Polyhydramnie ist eine sorgfältige detaillierte Organsonografie erforderlich, ggf. auch eine Bestimmung des Karyotyps, der TORCH-Serologie (insbesondere Parvovirus B19), der Ausschluss einer fetalen Anämie mittels dopplersonografischer Messung der systolischen Spitzengeschwindigkeit der Arteria cerebri media und ein oraler Glukosetoleranztest. Das Risiko einer Chromosomenstörung bei isoliertem Polyhydramnion ohne im Organultraschall diagnostizierte fetale Anomalien beträgt je nach Schweregrad des Polyhydramnions ca. 1–10 % [30, 39]. Deshalb sollte bei ausgeprägtem Polyhydramnion auch in Abwesenheit struktureller Auffälligkeiten beim Feten eine Karyotypisierung und ggf. bei unauffälligem Ergebnis ein CGH-Array erwogen werden. Bei Neuauftreten eines Polyhydramnions nach einem unauffälligen Befund im Organscreening der 20.–22. SSW muss eine erneute detaillierte sonografische Beurteilung erfolgen.

14.3.4 Komplikationen und kindliches Outcome bei Polyhydramnie

Maternale Komplikationen sind vorzeitige Wehentätigkeit, vorzeitiger Blasensprung evtl. mit Nabelschnurvorfall und vorzeitige Plazentalösung. Allerdings konnte kein direkter Zusammenhang zwischen der Schwere des Polyhydramnions und einer Risikoerhöhung für Frühgeburtlichkeit gefunden werden [40]. Darüber hinaus führt der überdurchschnittliche intrauterine Raum zu kindlicher Malposition mit konsekutiver Risikoerhöhung für Geburtstraumata bei vaginaler Entbindung und erhöhter Sectio-Rate. Post partum ist aufgrund der Überdehnung des Uterus das Risiko für eine Atonie erhöht.

Die perinatale Mortalität von Fällen mit idiopathischer Polyhydramnie ist gegenüber Schwangerschaften ohne Polyhydramnie um das Zwei- bis Fünffache erhöht [41]. Das Risiko für einen IUFT ist die gesamte Schwangerschaft hindurch höher als bei Feten mit unauffälliger Fruchtwassermenge, es beträgt in der 37. SSW das 7-fache, am Termin das 11-fache des Risikos für IUFT bei unauffälligen Schwangerschaften [42]. Insgesamt sollte bei idiopathischem Polyhydramnion eine engmaschigere Überwachung des Feten zum Ende der Schwangerschaft hin und ggf. eine frühzeitigere Entbindung erwogen werden [40].

In einer aktuellen Studie fand sich bei Kindern mit isoliertem, pränatal als idiopathisch klassifiziertem Polyhydramnion postnatal eine höhere Rate an genetischen Syndromen, Malformationen, neurologischen Erkrankungen und Entwicklungsverzögerungen [43]. Eine andere Studie fand in 79 % ein normales Outcome der Kinder mit 12 Monaten, ein West-Syndrom, ein polyurisches Syndrom und ein Kind mit Pulmonalstenose [31].

14.3.5 Therapie des Polyhydramnions

Ziel der antenatalen Therapie des Polyhydramnions sollte die Beseitigung der Ursache sein, was bei maternalem Diabetes durch strenge Blutzuckerkontrollen, bei fetaler Anämie durch intrauterine Transfusion, bei fetaler Arrhythmie durch Gabe von Antiarrhythmika an die Mutter und bei Laserung im Falle eines FFTS in vielen Fällen gelingt. Im Falle struktureller fetaler Anomalien ist eine kausale Behandlung nicht möglich, und eine Reduktion der Fruchtwassermenge kann lediglich maternale Symptome wie Atemnot lindern. Zur Reduktion der Fruchtwassermenge wird üblicherweise die Amniondrainage eingesetzt, eine medikamentöse Reduktion der Fruchtwassermenge mit Indomethacin wurde ebenfalls beschrieben.

14.3.5.1 Amniondrainage
Ob eine Fruchtwasserdrainage eine Zervixverkürzung bzw. vorzeitige Wehentätigkeit aufhalten, einen vorzeitigen Blasensprung vermeiden kann oder zu erhöhten Komplikationsraten wie vorzeitigem Blasensprung oder Amnioninfektionssyndrom führt, konnte bisher in großen randomisierten Studien nicht geklärt werden. Insgesamt wird eine Komplikationsrate von 1–3 % angegeben [44], wobei in einigen älteren Arbeiten Fälle von FFTS eingeschlossen sind. Eine aktuelle Studie beschreibt bei 271 Prozeduren eine Rate an vorzeitigen Entbindungen von 4,1 % innerhalb von 48 Stunden nach Amniondrainage, ein vorzeitiger Blasensprung wurde in 1,1 % beobachtet [45]. Intrauterine Infektion und vorzeitige Plazentalösung werden ebenfalls als mögliche Komplikation beschrieben. In einer kürzlich erschienenen retrospektiven Analyse von 135 Einlingsschwangerschaften mit schwerer Polyhydramnie wurde nach Vergleich von 44 Patienten, die eine Fruchtwasserdrainage aus maternaler Indikation benötigten,

mit einer Gruppe von 93 Patientinnen, deren schweres Polyhydramnion nicht behandelt wurde, durch die Amnionreduktion kein signifikanter Unterschied an Komplikationen festgestellt [46]. Bezüglich möglicher Verlängerung der Schwangerschaft durch eine Fruchtwasserdrainage wurde in einer aktuellen Studie nach Amnionreduktion bei 138 Patientinnen mit symptomatischer Polyhydramnie eine Latenz zwischen erster Amniondrainage und Entbindung von 26 Tagen (15–52 Tage) beobachtet. Das mittlere Entbindungsalter betrug 36 + 4 SSW [45]. Allerdings ist ein verlängernder Effekt nicht in randomisierten Studien belegt, und auch bezüglich eines Vorteils der Amniondrainage für das perinatale Outcome gegenüber expektativem Vorgehen existieren keine Studien. Die Indikation für die Fruchtwasserdrainage ist dementsprechend derzeit aufgrund maternaler Symptome zu stellen.

Durchführung der Amniondrainage

Vor der 34. SSW sollte vor der Durchführung der Fruchtwasserdrainage eine Lungenreifeinduktion erfolgen. Ab der Lebensfähigkeit sollte die Prozedur in Sectio-Bereitschaft erfolgen. Eine maternale Sedierung und Analgesie wurde von einigen Autoren beschrieben [45], wird in unserem Zentrum in der Regel jedoch nicht durchgeführt. Nach sorgfältiger Desinfektion des maternalen Abdomens wird sonografisch kontrolliert ein paraplazentarer Zugang gewählt, eine 18-Gauge-Nadel in ein großes, nabelschnurfreies Depot eingeführt und eine Saugdrainage (z. B. ein Redonsystem mit je 400 ml Fassungsvermögen) angeschlossen. Alternativ kann das Fruchtwasser auch mithilfe einer 50-ml-Spritze entfernt werden, eine elektrische Saugvorrichtung (z. B. Hamou Endomat, Karl Storz, Tuttlingen) ist ebenfalls eine Alternative. Während der gesamten Amniondrainage wird die Position der Nadel und die kindliche Herzfrequenz sonografisch überwacht.

Als maximales zu entfernendes Volumen werden 5 l angegeben, üblich sind allerdings selten mehr als 2–2,5 l während einer Drainage [40, 45]. Im Anschluss wird die Schwangere mittels CTG überwacht, bei auftretender Wehentätigkeit kann eine Tokolyse mit Adalat oder Atosiban erfolgen. Nach Amniondrainage muss mit einer Reakkumulation der Fruchtwassermenge in den darauffolgenden Tagen gerechnet werden. Im Verlauf sind wöchentliche Kontrollen der Fruchtwassermenge und des maternalen Befindens angezeigt, um die Notwendigkeit einer Entlastungspunktion rechtzeitig zu erkennen.

14.3.5.2 Medikamentöse Therapie

Indomethacin

Einige Autoren empfehlen die medikamentöse Therapie mit Indomethacin adjuvant nach Fruchtwasserdrainage oder als Monotherapie bei Polyhydramnie vor der 32. SSW. Indomethacin hat einen renovaskulären Effekt und reduziert die fetale Urinproduktion. Randomisierte Studien zur Anwendung von Indomethacin fehlen. Insgesamt sind bisher sechs Studien mit sehr kleinen Fallzahlen und einigen Fallbeschreibungen zur medikamentösen Amnionreduktion durchgeführt worden, in denen eine Erfolgsrate von bis zu 95 % beschrieben wurde [1, 47–50]. Allerdings enthielten diese Studien auch Patienten mit FFTS und maternalem Diabetes. Übliche Dosierungen sind 25 mg oral viermal täglich mit Steigerung bis zu 2–3 mg/kg KG/Tag bei unzureichendem Therapieeffekt. Nach der 32. SSW sollte Indomethacin aufgrund des Risikos des vorzeitigen Verschlusses des Ductus arteriosus nicht mehr angewendet werden, die Häufigkeit einer Ductus-Konstriktion beträgt hier fast 50 % [51]. Allerdings gibt es Hinweise, dass bei langdauernder Applikation von Indomethacin eine mögliche, wenn auch bei frühzeitiger Detektion reversible Ductus-Konstriktion schon früher stattfinden kann [51, 52], sodass unter längerdauernder Indomethacin-Therapie schon ab 24 + 0 SSW engmaschige echokardiografische Kontrollen mit Beurteilung von Rechtsherzbelastung, Trikuspidalinsuffizienz und dopplersonografische Kontrollen des Flusses im Ductus arteriosus empfohlen werden. Bei Indomethacin-Gabe über 48 Stunden wurden ebenfalls Effekte auf den Ductus arteriosus beobachtet, diese waren aber nach Ende der Applikation reversibel [53]. In seltenen Fällen nach mindestens einer erfolglosen Amniondrainage wird von einigen Autoren empfohlen, die Indomethacin-Therapie bis zur 34. SSW unter engmaschiger ggf. 2-tägiger echokardiografischer und dopplersonografischer Kontrolle durchzuführen. Darüber hinaus wurde ein Zusammenhang zwischen einer längerfristigen Indomethacin-Gabe und dem Auftreten einer nekrotisierenden Enterokolitis bei Frühgeborenen sowie eines passageren neonatalen Nierenversagens kontrovers diskutiert [54]. In einer aktuellen Metaanalyse zum neonatalen Outcome bei Anwendung von Indomethacin zur Tokolyse zeigte sich bei 1.621 behandelten Feten kein signifikanter Unterschied bezüglich nekrotisierender Enterokolitis, intraventrikulärer Hämorrhagie, Ductus-arteriosus-Funktion oder neonataler Mortalität gegenüber dem Kontrollkollektiv.

Eine gesicherte Indikation für die antenatale Indomethacin-Therapie ist das fetale Bartter-Syndrom, das oft mit einer sehr ausgeprägten Polyhydramnie einhergeht; hier werden Dosen von 1 mg/kg KG/Tag verteilt auf zwei Einzelgaben empfohlen [36].

Sulindac

Für das Indomethacin-Derivat Sulindac wurden keine Studien zur Therapie des Polyhydramnions durchgeführt, eine signifikante Reduktion der Fruchtwassermenge wurde lediglich im Rahmen von Studien zur tokolytischen Wirkung von Sulindac bei Patientinnen mit normaler Fruchtwassermenge beobachtet [55] – sowie die Reduktion der Fruchtwassermenge bei monoamnialen Zwillingspaaren zur Verhinderung von Cord-Entanglement beschrieben [56, 57]. In einer neueren Arbeit war Sulindac als Tokolytikum ein unabhängiger Risikofaktor für die Entwicklung einer nekrotisierenden Enterokolitis, während für Indomethacin kein Effekt festgestellt werden konnte [58]. Insofern scheint die Datenlage unzureichend, Sulindac zur medikamentösen Therapie des Polyhydramnions zu empfehlen.

14.4 Oligohydramnie

14.4.1 Definition

Oligohydramnie ist definiert als eine Fruchtwassermenge weniger als ein AFI der 5. Perzentile, ein AFI ≤5 cm bzw. als eine SDP weniger als 2 cm [59, 60]. Im ausgeprägtesten Fall besteht ein Anhydramnion. Die Inzidenz beträgt 0,7 % vor der 24. SSW und 5 % im dritten Trimester, aufgrund der Zunahme des vorzeitigen Blasensprungs in der späteren Schwangerschaft [61, 62].

14.4.2 Ätiologie

Ursachen der Oligohydramnie sind zum einen der Verlust von Fruchtwasser bei vorzeitigem Blasensprung sowie die verminderte Produktion von Fruchtwasser bei fetalen urogenitalen Anomalien, kongenitaler CMV-Infektion, maternaler Medikamenteneinnahme [33–36], Terminüberschreitung und IUGR. Eine Übersicht gibt Tab. 14.3. Das Auftreten von Oligohydramnie bei monochorialen Gemini wird an anderer Stelle erläutert (siehe Kap. 2.2).

Tab. 14.3: Ursachen der Oligohydramnie.

Maternal
- Vorzeitiger Blasensprung
- Medikation (ACE-Hemmer, Sartane, Prostaglandinsynthese-Hemmer, wie Indomethacin, Sulindac, Diclofenac, Trastuzumab)

Fetal
- Chromosomenaberrationen
- Syndrome (Meckel-Gruber-Syndrom)
- Kongenitale Anomalien, insbesondere des urogenitalen Systems (bilaterale Nierenagenesie/ -dysgenesie, LUTO)
- Schweres IUGR
- Terminüberschreitung
- Kongenitale Infektionen (CMV)
- Neonatale Hämochromatose

Plazenta
- Plazentainsuffizienz
- Vorzeitige Lösung
- Donor bei fetofetalem Transfusionssyndrom

Idiopathisch

14.4.3 Diagnostik

Die Diagnose des vorzeitigen Blasensprungs erfolgt mittels Anamnese von Flüssigkeitsabgang, klinischer Untersuchung, Ultraschallbefund und ggf. Nachweis des „Insulin-like growth factor-binding protein-1" [63]. Fetale Anomalien wie bilaterale Nierenagenesie und „Lower urinary tract obstruction" (LUTO) lassen sich im Ultraschall nachweisen (siehe Kap. 11.3). Eine bilaterale Nierenagenesie ist durch Oligobzw. im Verlauf Anhydramnie ab der 15.–16. SSW gekennzeichnet. Bei Oligohydramnie bestehen oft schwierige Schallbedingungen, sodass zur eindeutigen Diagnose eine vaginale Sonografie oder eine diagnostische Fruchtwasserauffüllung hilfreich ist. Die fehlende Darstellung der fetalen Nierenarterien mittels Farbdoppler kann zur Bestätigung des Befundes herangezogen werden, wobei bei Nierenagenesie adrenale und lumbale Arterien in dieser Region darstellbar sein können. Zur Differenzierung zwischen Nieren und Nebennieren trägt die Darstellung des Nierenbeckens und der nach der 20. SSW sichtbaren kortiko-medullären Differenzierung des Nierengewebes bei [3]. Die LUTO ist bei kompletter Obstruktion bereits im ersten Trimenon durch das Auftreten einer Megazystis, im Verlauf mit bilateralem Harnstau in Ureteren und Nieren, zu erkennen. Ab der 15.–16. SSW folgt eine zunehmende Oligo-Anhydramnie. In Abhängigkeit von Schwangerschaftsalter und Ausmaß der Obstruktion findet sich auch eine verdickte Blasenwand [3]. Darüber hinaus sollte mittels detaillierter Sonografie und Doppleruntersuchung ein frühes IUGR ausgeschlossen werden. Eine maternale TORCH-Serologie insbesondere auf CMV sowie eine sorgfältige Medikamentenanamnese sind ebenfalls erforderlich.

14.4.4 Komplikationen und kindliches Outcome

Die Prognose des vor der 24. SSW auftretenden Oligohydramnions ist meist schon aufgrund der Ursachen wie frühes IUGR oder fetaler urogenitaler Fehlbildung ungünstig. Da die Oligo- und insbesondere die Anhydramnie häufig zu konsekutiver Lungenhypoplasie führt, trägt dies zur weiteren Verschlechterung der Prognose bei [64].

14.4.4.1 Risiko der Lungenhypoplasie

Das Risiko, bei vorzeitigem Blasensprung und konsekutiver Oligohydramnie eine letale Lungenhypoplasie zu entwickeln, wird mit ca. 12–21 % angegeben, wobei das Gestationsalter bei vorzeitigem Blasensprung, die Schwere und die Dauer der Oligohydramnie bis zur Entbindung entscheidend sind [64–66]. So liegt das Risiko für die Entwicklung einer Lungenhypoplasie, die entweder letal oder intensiv behandlungsbedürftig ist, bei einem vorzeitigen Blasensprung mit schwerer Oligohydramnie zwischen der 15. bis zur 18. SSW bei 70–80 %, während sie bei einem VBS nach der 22. SSW auf 40 % sinkt [66]. Zwischen der 16. und der 26. SSW, der kanalikulären Phase der Lungenentwicklung, werden Tubuli, Canaliculi, Bronchioli terminales und

Bronchioli respiratorii ausgebildet. Zusätzlich findet eine starke Vaskularisierung bei gleichzeitiger Verdünnung des umgebenden Mesenchyms statt, sodass die Blut-Luft-Schranke schmaler wird. Für die regelrechte Lungenentwicklung in diesem Stadium ist eine ausreichende Fruchtwassermenge erforderlich. Eine prospektive Studie bei vorzeitigem Blasensprung zwischen der 15. und der 28. SSW ergab eine Prävalenz für Lungenhypoplasie von 12,9 %, eine perinatale Mortalitätsrate für alle Feten mit frühem vorzeitigem Blasensprung von 54 %, jedoch eine Mortalitätsrate von 95,2 % bei den Feten mit zusätzlicher Lungenhypoplasie. Die Wahrscheinlichkeit der Entwicklung einer Lungenhypoplasie hängt außerdem von der Menge verbleibenden Fruchtwassers ab, wobei schon kleine Unterschiede zwischen einem durchschnittlichen AFI von 1 cm versus 2 cm relevant sind [65, 66].

Insgesamt werden Überlebensraten für Feten mit vorzeitigem Blasensprung vor der Lebensfähigkeit uneinheitlich mit 30–80 % angegeben, wobei in den neueren Studien eine höhere Überlebensrate aufgrund der verbesserten postnatalen Therapie berichtet wird [67, 68]. Darüber hinaus ist das Risiko für eine chronische Lungenerkrankung auch bei Überleben mit Lungenhypoplasie mit ca. 45 % hoch [69].

Konservatives Management mit Prolongation der Schwangerschaft ist mit einer Verbesserung des perinatalen Überlebens verbunden, obwohl das Risiko der Lungenhypoplasie bei länger andauerndem Oligohydramnion zunimmt [66]. Dopplermessungen der Lungenarterien bei Feten mit VBS fanden zwei Wochen nach dem Blasensprung eine erhöhte Pulsatilität der Flussgeschwindigkeitskurven bei den Feten, die eine Lungenhypoplasie entwickelten, gegenüber denjenigen, die ohne Lungenhypoplasie geboren wurden [70]. Ein sonografischer unabhängiger Parameter zur Vorhersage der Lungenhypoplasie konnte bisher nicht gefunden werden [71, 72]. Laut derzeitiger Evidenz haben weder Messungen der kardio-thorakalen Ratio, des Thoraxumfangs, 3D-Messungen des fetalen Lungenvolumens, Dopplerstudien zum pulmonalen Gefäßwiderstand mit maternaler Hyperoxygenierung oder Messung der „Lung area to head circumference" bezüglich des Auftretens einer Lungenhypoplasie bei vorzeitigem Blasensprung vor der Lebensfähigkeit und konsekutivem Oligohydramnion eine verlässliche Vorhersagequalität [73, 74].

14.4.4.2 Kindliches Outcome

Zusätzlich zu den Risiken der mit Frühgeburtlichkeit verbundenen Ursachen wie vorzeitiger Blasensprung und schweres IUGR kann es nach langdauerndem Oligohydramnion zu Gelenkkontrakturen und -fehlstellungen wie beidseitigen Klumpfüßen, fixierter Flexion in Ellbogen-, Hüft- und Kniegelenken [75], Hüftdysplasie und Torticollis kommen, eine Nabelschnurkompression kann zu variablen Dezelerationen und fetaler Hypoxie führen.

Eine Studie an Feten mit VBS <20 SSW fand eine Überlebensrate von 68 %, wobei die überlebenden Kinder in 46 % eine chronische Lungenerkrankung aufwiesen und in nur 31 % ohne erkennbare Morbidität entlassen werden konnten [69]. Insbesondere bei Kindern mit antenatalem Oligohydramnion aufgrund von urogenitalen Fehlbildungen beträgt die perinatale Mortalität derzeit 30 %, die Rate an Langzeitmorbidität sowie die Notwendigkeit frühzeitiger Dialyse und Nierentransplantation ist hoch [76].

14.4.5 Therapie der Oligohydramnie

Je nach Ursache der Oligohydramnie wurden verschiedene Methoden zur Verhinderung der Lungenhypoplasie zum Einsatz gebracht. Bei vorzeitigem Blasensprung wurden das Verkleben der Amnionmembran mit Fibrinkleber [77] und serielle Amnioninfusionen durchgeführt. Eine ältere Studie konnte bei zwei von zwölf Patienten eine komplette Restitution der Fruchtwassermenge nach intrazervikaler Applikation von Fibrinkleber feststellen [78]. Eine aktuelle Cochrane-Analyse beschrieb zwei Studien mit insgesamt 124 Patientinnen, bei denen entweder ein mechanischer Verschluss (zervikaler Adapter) oder ein oral applizierter Immunmodulator verwendet wurden. Beide Studien gaben keine Auskunft über die perinatale Mortalität, im Falle des mechanischen Adapters konnte kein Vorteil gegenüber der Kontrollgruppe ohne Intervention bezüglich neonataler Sepsis oder Chorioamnionitis gefunden werden. Bei Verwendung des oral gegebenen Immunmodulators (bestehend aus Matrix-Metalloproteinase-Inhibitoren und Cytokinen), der eine Stimulation des Heilungsprozesses der Fruchtblase bewirken sollte, wurde ein leichter Vorteil bezüglich der Entbindung <37 SSW und bezüglich des neonatalen Versterbens festgestellt. Insgesamt wurde die Evidenz zur Verwendung dieser Methoden bei PPROM für unzureichend erklärt [79]. Allerdings fehlen randomisierte größere Studien. Bei LUTO kann die frühzeitige Einlage eines vesiko-amnialen Shunts bei noch ausreichender Diurese die Fruchtwassermenge normalisieren und das Auftreten einer Lungenhypoplasie verhindern bzw. deren Ausmaß mildern [80, 81] (siehe Kap. 4.7). Experimentell ist hingegen die – zudem technisch schwierige – fetoskopische Trachealokklusion bei Feten mit langzeitiger Oligohydramnie infolge eines Blasensprungs vor 20 SSW einzustufen, die ähnlich wie bei einer Zwerchfellhernie Wachstum und Reifung der Lunge fördern soll [82–84] (siehe Kap. 4.7).

14.4.5.1 Serielle Amnioninfusion

Grundsätzlich besteht eine Indikation zur seriellen Amnioninfusion mit dem Ziel der Verhinderung der Lungenhypoplasie nur in der Phase der kanalikulären Lungenentwicklung, d. h. bis zur max. 26. SSW, darüber hinaus ist für die Lunge kein wesentlicher Nutzen mehr zu erwarten.

Die Effektivität der seriellen Amnioninfusion bei vorzeitigem Blasensprung wurde kontrovers diskutiert. Während ein aktueller Review von sieben Studien (311 Patientinnen) einen Vorteil in der Gruppe der mit Amnioninfusion behandelten Patientinnen für perinatale Mortalität fand [85], konnte diese Annahme in einer Cochrane-Analyse für transabdominale Amnioninfusion bei vorzeitigem Blasensprung < 26 Wochen aus Mangel an randomisierten Studien nicht belegt werden [86]. Eine randomisierte Studie von Patientinnen mit vorzeitigem Blasensprung zwischen 16 + 0 und 24 + 0 SSW zeigte bei den 28 mit wöchentlichen Fruchtwasserauffüllungen behandelten Feten gegenüber den 28 Patienten der Kontrollgruppe keinen signifikanten Überlebensvorteil. Die Gesamtmortalität war mit 67,9 % hoch, der Anteil gesunder überlebender Kinder betrug 7 %. Auch das intakte respiratorische und neurologische Langzeit-Outcome mit einem und zwei Jahren war in beiden Gruppen nicht signifikant unterschiedlich (4/28 vs. 0/28) [87].

Eine aktuelle Cochrane-Analyse zeigte einen Vorteil für transabdominale serielle Fruchtwasserauffüllung im 3. Trimester bezüglich neonataler Mortalität, neonataler Sepsis und Puerperalsepsis. Allerdings schließen die Autoren, dass die Evidenz nicht ausreicht, um dieses Vorgehen routinemäßig zu empfehlen [88]. Eine Cochrane-Analyse zur Amnioninfusion unter Geburt ermittelte allerdings nur eine randomisierte Studie, die keinen Vorteil bezüglich der Rate an Sectiones, Nabelschnurarterien-pH, neonataler Pneumonie oder Puerperalsepsis feststellen konnte, jedoch eine Zunahme an maternalem Fieber unter Geburt ergab [89].

Einige wenige Versuche von seriellen Amnioninfusionen bei Feten mit angeborener Nierenagenesie oder -dysgenesie wurden bisher beschrieben [90, 91].

Technik der Amnioninfusion

Insbesondere bei Anhydramnie ist die korrekte Platzierung der transabdominal eingeführten Nadel nicht einfach. Unter aseptischen Bedingungen wird eine 18–20-Gauge-Nadel transabdominal unter Ultraschallsicht eingeführt. Die Farb-Dopplersonografie ist hilfreich zur Identifikation von Nabelschnuranteilen. Eine kleine Testmenge von vorgewärmter Ringer- oder Glucose-5 %-Lösung kann beispielsweise in den Bereich zwischen den fetalen Fingern gespritzt werden, dort ist das akzidentelle Setzen eines größeren Flüssigkeitsdepots in das subkutane Gewebe des Feten wenig wahrscheinlich. Eine Chorion-Amnion-Separation durch Positionierung der Nadel vor die Amnionmembran kann so ebenfalls erkannt werden. Nach Erhalt eines sichtbaren injizierten Fruchtwasserdepots kann nun mit 50-ml-Spritzen angewärmter Lösung eine suffiziente Fruchtwasserauffüllung durchgeführt werden, wobei je nach Schwangerschaftsalter eine Menge von 100–200 ml Flüssigkeit bei diagnostischer Auffüllung ausreichend ist.

Für die serielle Amnioninfusion bei vorzeitigem Blasensprung werden wöchentliche Fruchtwasserauffüllungen empfohlen, wenn die SDP bei der wöchentlichen sonografischen Kontrolle <2 cm beträgt. Die Anzahl serieller Amnioninfusionen bis zur Entbindung betrug bei vorzeitigem Blasensprung zwischen 16 und 24 SSW in einer aktuellen Studie 0 bis 12, im Mittel 3 Amnioninfusionen [87].

14.4.5.2 Maternale Hydratation

Eine Cochrane-Analyse von 2002 ergab, dass Hydratation von Schwangeren mit Oligohydramnie mittels hypotoner Flüssigkeit die Fruchtwassermenge erhöhen kann. Die Zufuhr von isotoner Flüssigkeit per Os oder intravenös hatte keinen Effekt [92]. Auch eine aktuelle Metaanalyse kommt zu dem Ergebnis, dass orale Applikation von ca. 1,5 l hypotoner Flüssigkeit über einen längeren Zeitraum von ca. 14 Tagen die Fruchtwassermenge erhöht. Dabei ist orale Applikation effektiver als intravenöse, da die Dauer der Flüssigkeitszufuhr entscheidender zu sein scheint. Inwieweit der Hydratationseffekt langfristig ist und zu verbessertem neonatalem Outcome führt, ist bisher nicht belegt [13].

Literatur

[1] Harman CR. Amniotic fluid abnormalities. Semin Perinatol. 2008,32(4),288–294.

[2] Bauer K, Brace R, Stonestreet B. Fluid Distribution in the Fetus and Neonate. In Polin RA, Fox WW, Abman SH: Fetal and neonatal physiology. 4th edn. Philadelphia: Elsevier/Saunders; 2011.

[3] Gembruch U. Niere und Urogenitaltrakt. In Gembruch U, Hecher K, Steiner H: Ultraschalldiagnostik in Geburtshilfe und Gynäkologie. Berlin: Heidelberg: Springer;2013

[4] Beall M, Ross M. Manipulation of amniotic fluid volume: homeostasis of fluid volumes in the amniotic cavity. In Kilby M, Johnson A, Oepkes D. Fetal therapy: scientific basis and critical appraisal of clinical benefits. Cambridge: New York: Cambridge University Press; 2013.

[5] Lee SM, Park SK, Shim SS, Jun JK, Park JS, Syn HC. Measurement of fetal urine production by three-dimensional ultrasonography in normal pregnancy. Ultrasound Obstet Gynecol. 2007,30(3),281–286.

[6] Touboul C, Boulvain M, Picone O, Levaillant JM, Frydman R, Senat MV. Normal fetal urine production rate estimated with 3-dimensional ultrasonography using the rotational technique (virtual organ computer-aided analysis). Am J Obstet Gynecol. 2008,199(1),57 e1–5.

[7] Gilbert WM, Cheung CY, Brace RA. Rapid intramembranous absorption into the fetal circulation of arginine vasopressin injected intraamniotically. Am J Obstet Gynecol. 1991,164(4),1013–1018; discussion 8–20.

[8] Jang PR, Brace RA. Amniotic fluid composition changes during urine drainage and tracheoesophageal occlusion in fetal sheep. Am J Obstet Gynecol. 1992,167(6),1732–1741.

[9] Brace RA. Fetal blood volume, urine flow, swallowing, and amniotic fluid volume responses to long-term intravascular infusions of saline. Am J Obstet Gynecol. 1989,161(4),1049–1054.

[10] Anderson DF, Jonker SS, Louey S, Cheung CY, Brace RA. Regulation of intramembranous absorption and amniotic fluid volume by constituents in fetal sheep urine. Am J Physiol Regul Integr Comp Physiol. 2013,305(5),R506–511.

[11] Daneshmand SS, Cheung CY, Brace RA. Regulation of amniotic fluid volume by intramembranous absorption in sheep: role of passive permeability and vascular endothelial growth factor. Am J Obstet Gynecol. 2003,188(3),786–793.

[12] Bednar AD, Beardall MK, Brace RA, Cheung CY. Differential expression and regional distribution of aquaporins in amnion of normal and gestational diabetic pregnancies. Physiol Rep. 2015,3(3).

[13] Gizzo S, Noventa M, Vitagliano A, Dall'Asta A, D'Antona D, Aldrich CJ, et al. An Update on Maternal Hydration Strategies for Amniotic Fluid Improvement in Isolated Oligohydramnios and

Normohydramnios: Evidence from a Systematic Review of Literature and Meta-Analysis. PLoS One. 2015,10(12),e0144334.

[14] Hanson RS, Powrie RO, Larson L. Diabetes insipidus in pregnancy: a treatable cause of oligohydramnios. Obstet Gynecol. 1997,89(5 Pt 2),816–817.

[15] Faber JJ, Anderson DF. Angiotensin mediated interaction of fetal kidney and placenta in the control of fetal arterial pressure and its role in hydrops fetalis. Placenta. 1997,18(4),313–326.

[16] Brownbill P, Sibley CP. Regulation of transplacental water transfer: the role of fetoplacental venous tone. Placenta. 2006,27(6–7),560–567.

[17] Queenan JT, Thompson W, Whitfield CR, Shah SI. Amniotic fluid volumes in normal pregnancies. Am J Obstet Gynecol. 1972,114(1),34–38.

[18] Zaretsky MV, McIntire DD, Reichel TF, Twickler DM. Correlation of measured amnionic fluid volume to sonographic and magnetic resonance predictions. Am J Obstet Gynecol. 2004,191(6),2148–2153.

[19] Magann EF, Nolan TE, Hess LW, Martin RW, Whitworth NS, Morrison JC. Measurement of amniotic fluid volume: accuracy of ultrasonography techniques. Am J Obstet Gynecol. 1992,167(6),1533–1537.

[20] Horsager R, Nathan L, Leveno KJ. Correlation of measured amniotic fluid volume and sonographic predictions of oligohydramnios. Obstet Gynecol. 1994,83(6),955–958.

[21] Magann EF, Sanderson M, Martin JN, Chauhan S. The amniotic fluid index, single deepest pocket, and two-diameter pocket in normal human pregnancy. Am J Obstet Gynecol. 2000,182(6),1581–1588.

[22] Magann EF, Doherty DA, Chauhan SP, Busch FW, Mecacci F, Morrison JC. How well do the amniotic fluid index and single deepest pocket indices (below the 3rd and 5th and above the 95th and 97th percentiles) predict oligohydramnios and hydramnios? Am J Obstet Gynecol. 2004,190(1),164–169.

[23] Nabhan AF, Abdelmoula YA. Amniotic fluid index versus single deepest vertical pocket as a screening test for preventing adverse pregnancy outcome. Cochrane Database Syst Rev. 2008,(3),CD006593.

[24] Magann EF, Chauhan SP, Doherty DA, Magann MI, Morrison JC. The evidence for abandoning the amniotic fluid index in favor of the single deepest pocket. Am J Perinatol. 2007,24(9),549–555.

[25] Chauhan SP, Doherty DD, Magann EF, Cahanding F, Moreno F, Klausen JH. Amniotic fluid index vs single deepest pocket technique during modified biophysical profile: a randomized clinical trial. Am J Obstet Gynecol. 2004,191(2),661–667; discussion 7–8.

[26] Chauhan SP, Sanderson M, Hendrix NW, Magann EF, Devoe LD. Perinatal outcome and amniotic fluid index in the antepartum and intrapartum periods: A meta-analysis. Am J Obstet Gynecol. 1999,181(6),1473–1478.

[27] Moses J, Doherty DA, Magann EF, Chauhan SP, Morrison JC. A randomized clinical trial of the intrapartum assessment of amniotic fluid volume: amniotic fluid index versus the single deepest pocket technique. Am J Obstet Gynecol. 2004,190(6),1564–1569; discussion 9–70.

[28] Chamberlain PF, Manning FA, Morrison I, Harman CR, Lange IR. Ultrasound evaluation of amniotic fluid volume. II. The relationship of increased amniotic fluid volume to perinatal outcome. Am J Obstet Gynecol. 1984,150(3),250–254.

[29] Hill LM, Breckle R, Thomas ML, Fries JK. Polyhydramnios: ultrasonically detected prevalence and neonatal outcome. Obstet Gynecol. 1987,69(1),21–25.

[30] Dashe JS, McIntire DD, Ramus RM, Santos-Ramos R, Twickler DM. Hydramnios: anomaly prevalence and sonographic detection. Obstet Gynecol. 2002,100(1),134–139.

[31] Touboul C, Boileau P, Picone O, Foix-l'Helias L, Frydman R, Senat M. Outcome of children born out of pregnancies complicated by unexplained polyhydramnios. BJOG. 2007,114(4),489–492.

[32] Abele H, Starz S, Hoopmann M, Yazdi B, Rall K, Kagan KO. Idiopathic polyhydramnios and post-natal abnormalities. Fetal Diagn Ther. 2012,32(4),251–255.

[33] Dorleijn DM, Cohen-Overbeek TE, Groenendaal F, Bruinse HW, Stoutenbeek P. Idiopathic poly-hydramnios and postnatal findings. J Matern Fetal Neonatal Med. 2009,22(4),315–320.

[34] Allaf B, Dreux S, Schmitz T, Czerkiewicz I, Le Vaillant C, Benachi A, et al. Amniotic fluid bioche-mistry in isolated polyhydramnios: a series of 464 cases. Prenat Diagn. 2015,35(13),1331–1335.

[35] Rachid ML, Dreux S, Pean de Ponfilly G, Vargas-Poussou R, Czerkiewicz I, Chevenne D, et al. Prenatal diagnosis of Bartter syndrome: amniotic fluid aldosterone. Prenat Diagn. 2016,36(1),88–91.

[36] Bhat YR, Vinayaka G, Vani R, Prashanth KA, Sreelakshmi K. Antenatal Bartter syndrome: a rare cause of unexplained severe polyhydramnios. Ann Trop Paediatr. 2011,31(2),153–157.

[37] Laghmani K, Beck BB, Yang SS, Seaayfan E, Wenzel A, Reusch B, et al. Polyhydram-nios, Transient Antenatal Bartter's Syndrome, and MAGED2 Mutations. N Engl J Med. 2016,374(19),1853–1863.

[38] Chen CP, Chiang MC, Wang TH, Hsueh C, Chang SD, Tsai FJ, et al. Microvillus inclusion disea-se: prenatal ultrasound findings, molecular diagnosis and genetic counseling of congenital diarrhea. Taiwan J Obstet Gynecol. 2010,49(4),487–494.

[39] Brady K, Polzin WJ, Kopelman JN, Read JA. Risk of chromosomal abnormalities in patients with idiopathic polyhydramnios. Obstet Gynecol. 1992,79(2),234–238.

[40] Sandlin AT, Chauhan SP, Magann EF. Clinical relevance of sonographically estimated amniotic fluid volume: polyhydramnios. J Ultrasound Med. 2013,32(5),851–863.

[41] Magann EF, Chauhan SP, Doherty DA, Lutgendorf MA, Magann MI, Morrison JC. A review of idiopathic hydramnios and pregnancy outcomes. Obstet Gynecol Surv. 2007,62(12),795–802.

[42] Pilliod RA, Page JM, Burwick RM, Kaimal AJ, Cheng YW, Caughey AB. The risk of fetal death in nonanomalous pregnancies affected by polyhydramnios. Am J Obstet Gynecol. 2015,213(3),410 e1–6.

[43] Yefet E, Daniel-Spiegel E. Outcomes From Polyhydramnios With Normal Ultrasound. Pediatrics. 2016,137(2),1–10.

[44] Elliott JP, Sawyer AT, Radin TG, Strong RE. Large-volume therapeutic amniocentesis in the treat-ment of hydramnios. Obstet Gynecol. 1994,84(6),1025–1027.

[45] Dickinson JE, Tjioe YY, Jude E, Kirk D, Franke M, Nathan E. Amnioreduction in the management of polyhydramnios complicating singleton pregnancies. Am J Obstet Gynecol. 2014,211(4),434 e1–7.

[46] Kleine RT, Bernardes LS, Carvalho MA, de Carvalho MH, Krebs VL, Francisco RP. Pregnancy outcomes in severe polyhydramnios: no increase in risk in patients needing amnioreduction for maternal pain or respiratory distress. J Matern Fetal Neonatal Med. 2016,7,1–4.

[47] Moise KJ, Jr. Indomethacin therapy in the treatment of symptomatic polyhydramnios. Clin Obs-tet Gynecol. 1991,34(2),310–318.

[48] Kirshon B, Mari G, Moise KJ, Jr. Indomethacin therapy in the treatment of symptomatic polyhy-dramnios. Obstet Gynecol. 1990,75(2),202–205.

[49] Rode L, Bundgaard A, Skibsted L, Odum L, Jorgensen C, Langhoff-Roos J. Acute recurrent poly-hydramnios: a combination of amniocenteses and NSAID may be curative rather than palliati-ve. Fetal Diagn Ther. 2007,22(3),186–189.

[50] Mamopoulos M, Assimakopoulos E, Reece EA, Andreou A, Zheng XZ, Mantalenakis S. Ma-ternal indomethacin therapy in the treatment of polyhydramnios. Am J Obstet Gynecol. 1990,162(5),1225–1229.

[51] Vermillion ST, Scardo JA, Lashus AG, Wiles HB. The effect of indomethacin tocolysis on fe-tal ductus arteriosus constriction with advancing gestational age. Am J Obstet Gynecol. 1997,177(2),256–259; discussion 9–61.

[52] Moise KJ, Jr. Polyhydramnios. Clin Obstet Gynecol. 1997,40(2),266–279.

[53] Sawdy RJ, Lye S, Fisk NM, Bennett PR. A double-blind randomized study of fetal side effects during and after the short-term maternal administration of indomethacin, sulindac, and nimesulide for the treatment of preterm labor. Am J Obstet Gynecol. 2003,188(4),1046–1051.

[54] Vanhaesebrouck P, Thiery M, Leroy JG, Govaert P, de Praeter C, Coppens M, et al. Oligohydramnios, renal insufficiency, and ileal perforation in preterm infants after intrauterine exposure to indomethacin. J Pediatr. 1988,113(4),738–743.

[55] Kramer WB, Saade GR, Belfort M, Dorman K, Mayes M, Moise KJ, Jr. A randomized double-blind study comparing the fetal effects of sulindac to terbutaline during the management of preterm labor. Am J Obstet Gynecol. 1999,180(2 Pt 1),396–401.

[56] Peek MJ, McCarthy A, Kyle P, Sepulveda W, Fisk NM. Medical amnioreduction with sulindac to reduce cord complications in monoamniotic twins. Am J Obstet Gynecol. 1997,176(2),334–336.

[57] Pasquini L, Wimalasundera RC, Fichera A, Barigye O, Chappell L, Fisk NM. High perinatal survival in monoamniotic twins managed by prophylactic sulindac, intensive ultrasound surveillance, and Cesarean delivery at 32 weeks' gestation. Ultrasound Obstet Gynecol. 2006,28(5),681–687.

[58] Kamath-Rayne BD, Habli M, Rodriguez Z, Wu M, Gresh J, DeFranco EA. Antenatal exposure to sulindac and risk of necrotizing enterocolitis. Am J Obstet Gynecol. 2015,212(1),96 e1–7.

[59] Moore TR, Cayle JE. The amniotic fluid index in normal human pregnancy. Am J Obstet Gynecol. 1990,162(5),1168–1173.

[60] Reddy UM, Abuhamad AZ, Levine D, Saade GR. Fetal imaging: executive summary of a joint Eunice Kennedy Shriver National Institute of Child Health and Human Development, Society for Maternal-Fetal Medicine, American Institute of Ultrasound in Medicine, American College of Obstetricians and Gynecologists, American College of Radiology, Society for Pediatric Radiology, and Society of Radiologists in Ultrasound Fetal Imaging workshop. Obstet Gynecol. 2014,123(5),1070–1082.

[61] Volante E, Gramellini D, Moretti S, Kaihura C, Bevilacqua G. Alteration of the amniotic fluid and neonatal outcome. Acta Biomed. 2004,75 Suppl 1,71–75.

[62] Chamberlain PF, Manning FA, Morrison I, Harman CR, Lange IR. Ultrasound evaluation of amniotic fluid volume. I. The relationship of marginal and decreased amniotic fluid volumes to perinatal outcome. Am J Obstet Gynecol. 1984,150(3),245–249.

[63] Martinez de Tejada B, Boulvain M, Dumps P, Bischof P, Meisser A, Irion O. Can we improve the diagnosis of rupture of membranes? The value of insulin-like growth factor binding protein-1. BJOG. 2006,113(9),1096–1099.

[64] Magann EF, Haas DM, Hill JB, Chauhan SP, Watson EM, Learman LA. Oligohydramnios, small for gestational age and pregnancy outcomes: an analysis using precise measures. Gynecol Obstet Invest. 2011,72(4),239–244.

[65] Kilbride HW, Yeast J, Thibeault DW. Defining limits of survival: lethal pulmonary hypoplasia after midtrimester premature rupture of membranes. Am J Obstet Gynecol. 1996,175(3 Pt 1),675–681.

[66] Winn HN, Chen M, Amon E, Leet TL, Shumway JB, Mostello D. Neonatal pulmonary hypoplasia and perinatal mortality in patients with midtrimester rupture of amniotic membranes – a critical analysis. Am J Obstet Gynecol. 2000,182(6),1638–1644.

[67] Soylu H, Jefferies A, Diambomba Y, Windrim R, Shah PS. Rupture of membranes before the age of viability and birth after the age of viability: comparison of outcomes in a matched cohort study. J Perinatol. 2010,30(10),645–649.

[68] Williams O, Hutchings G, Debieve F, Debauche C. Contemporary neonatal outcome following rupture of membranes prior to 25 weeks with prolonged oligohydramnios. Early Hum Dev. 2009,85(5),273–277.

[69] Lindner W, Pohlandt F, Grab D, Flock F. Acute respiratory failure and short-term outcome after premature rupture of the membranes and oligohydramnios before 20 weeks of gestation. J Pediatr. 2002,140(2),177–182.

[70] Rizzo G, Capponi A, Angelini E, Mazzoleni A, Romanini C. Blood flow velocity waveforms from fetal peripheral pulmonary arteries in pregnancies with preterm premature rupture of the membranes: relationship with pulmonary hypoplasia. Ultrasound Obstet Gynecol. 2000,15(2),98–103.

[71] Lauria MR, Gonik B, Romero R. Pulmonary hypoplasia: pathogenesis, diagnosis, and antenatal prediction. Obstet Gynecol. 1995,86(3),466–475.

[72] Yoshimura S, Masuzaki H, Gotoh H, Fukuda H, Ishimaru T. Ultrasonographic prediction of lethal pulmonary hypoplasia: comparison of eight different ultrasonographic parameters. Am J Obstet Gynecol. 1996,175(2),477–483.

[73] Cavoretto P. Prediction of pulmonary hypoplasia in mid-trimester preterm prelabor rupture of membranes: research or clinical practice? Ultrasound Obstet Gynecol. 2012,39(5),489–494.

[74] Van Teeffelen AS, Van Der Heijden J, Oei SG, Porath MM, Willekes C, Opmeer B, et al. Accuracy of imaging parameters in the prediction of lethal pulmonary hypoplasia secondary to mid-trimester prelabor rupture of fetal membranes: a systematic review and meta-analysis. Ultrasound Obstet Gynecol. 2012,39(5),495–499.

[75] Merenstein GB, Weisman LE. Premature rupture of the membranes: neonatal consequences. Semin Perinatol. 1996,20(5),375–380.

[76] Klaassen I, Neuhaus TJ, Mueller-Wiefel DE, Kemper MJ. Antenatal oligohydramnios of renal origin: long-term outcome. Nephrol Dial Transplant. 2007,22(2),432–439.

[77] Calado E, Ayres-de-Campos D. Premature rupture of membranes at 20 weeks: report of a successful outcome after transcervical application of fibrin glue. Fetal Diagn Ther. 2007,22(1),14–17.

[78] Sciscione AC, Manley JS, Pollock M, Maas B, Shlossman PA, Mulla W, et al. Intracervical fibrin sealants: a potential treatment for early preterm premature rupture of the membranes. Am J Obstet Gynecol. 2001,184(3),368–373.

[79] Crowley AE, Grivell RM, Dodd JM. Sealing procedures for preterm prelabour rupture of membranes. Cochrane Database Syst Rev. 2016,7,CD010218.

[80] Morris RK, Malin GL, Quinlan-Jones E, Middleton LJ, Hemming K, Burke D, et al. Percutaneous vesicoamniotic shunting versus conservative management for fetal lower urinary tract obstruction (PLUTO): a randomised trial. Lancet. 2013,382(9903),1496–1506.

[81] Stadie R, Strizek B, Gottschalk I, Geipel A, Gembruch U, Berg C. Intrauterine vesicoamniotic shunting for fetal megacystis. Arch Gynecol Obstet. 2016,294(6),1175–1182.

[82] Kohl T, Muller A, Franz A, Heep A, Willinek WA, Bartmann P, et al. Temporary fetoscopic tracheal balloon occlusion enhanced by hyperoncotic lung distension: is there a role in the treatment of fetal pulmonary hypoplasia from early preterm premature rupture of membranes? Fetal Diagn Ther. 2007,22(6),462–465.

[83] Kohl T, Geipel A, Tchatcheva K, Stressig R, Willinek WA, Gembruch U, et al. Life-saving effects of fetal tracheal occlusion on pulmonary hypoplasia from preterm premature rupture of membranes. Obstet Gynecol. 2009,113(2 Pt 2),480–483.

[84] Barth WH, Jr. Fetoscopic tracheal occlusion for previable rupture of the membranes: recklessness or heroic medical innovation? Obstet Gynecol. 2009,113(2 Pt 2),473–475.

[85] Porat S, Amsalem H, Shah PS, Murphy KE. Transabdominal amnioinfusion for preterm premature rupture of membranes: a systematic review and metaanalysis of randomized and observational studies. Am J Obstet Gynecol. 2012,207(5),393 e1–11.

[86] Van Teeffelen S, Pajkrt E, Willekes C, Van Kuijk SM, Mol BW. Transabdominal amnioinfusion for improving fetal outcomes after oligohydramnios secondary to preterm prelabour rupture of membranes before 26 weeks. Cochrane Database Syst Rev. 2013,8,CD009952.

[87] Roberts D, Vause S, Martin W, Green P, Walkinshaw S, Bricker L, et al. Amnioinfusion in very early preterm prelabor rupture of membranes (AMIPROM): pregnancy, neonatal and maternal outcomes in a randomized controlled pilot study. Ultrasound Obstet Gynecol. 2014,43(5),490–499.

[88] Hofmeyr GJ, Eke AC, Lawrie TA. Amnioinfusion for third trimester preterm premature rupture of membranes. Cochrane Database Syst Rev. 2014,3,CD000942.

[89] Novikova N, Hofmeyr GJ, Essilfie-Appiah G. Prophylactic versus therapeutic amnioinfusion for oligohydramnios in labour. Cochrane Database Syst Rev. 2012,9,CD000176.

[90] Bienstock JL, Birsner ML, Coleman F, Hueppchen NA. Successful in utero intervention for bilateral renal agenesis. Obstet Gynecol. 2014,124(2 Pt 2 Suppl 1),413–415.

[91] Haeri S, Simon DH, Pillutla K. Serial amnioinfusions for fetal pulmonary palliation in fetuses with renal failure. J Matern Fetal Neonatal Med. 2016,29,1–3.

[92] Hofmeyr GJ, Gulmezoglu AM. Maternal hydration for increasing amniotic fluid volume in oligohydramnios and normal amniotic fluid volume. Cochrane Database Syst Rev. 2002,(1),CD000134.

Stichwortverzeichnis

www.ingramcontent.com/pod-product-compliance
Lightning Source LLC
Chambersburg PA
CBHW081508190326
41458CB00015B/5322